# Fundamentos e Atualidades em Voz Profissional

Thieme Revinter

## Leonardo Lopes
Fonoaudiólogo
Especialização em Voz pela Universidade Federal de Pernambuco (UFPE)
Mestre em Ciências da Linguagem pela Universidade Católica de Pernambuco (Unicap)
Doutor em Linguística pela Universidade Federal da Paraíba (UFPB)
Pós-Doutorado em Distúrbios da Comunicação Humana pela
Universidade Federal de São Paulo (UNIFESP)
Professor Titular do Departamento de Fonoaudiologia da UFPB
Professor Permanente do Programa Associado de Pós-Graduação em Fonoaudiologia (UFPB/UFRN) do Programa de Modelos de Decisão e Saúde (UFPB) e do Programa de Linguística (UFPB)
Bolsista de Produtividade em Pesquisa do CNPq
Coordenador do Departamento de Voz da Sociedade Brasileira de Fonoaudiologia (SBFa) – Gestão: 2017-2019
Presidente da SBFa – Gestão: 2020-2022

## Felipe Moreti
Fonoaudiólogo
Especialista em Voz, Disfagia e Motricidade Orofacial pelo Conselho Federal de Fonoaudiologia (CFFa)
Mestre e Doutor em Distúrbios da Comunicação Humana pela
Universidade Federal de São Paulo (UNIFESP)
Docente e Orientador do Curso de Especialização em Voz do Centro de
Estudos da Voz (CEV)
Docente e Orientador do Curso de Especialização em Disfagia pelo Centro Universitário FMABC
Fonoaudiólogo do Complexo Hospitalar Municipal de São Bernardo do Campo (CHMSBC)
Vice-Coordenador do Departamento de Voz da Sociedade Brasileira de Fonoaudiologia (SBFa) – Gestão: 2017-2019
Coordenador do Comitê de Fononcologia da SBFa – Gestão: 2020-2022

## Fabiana Zambon
Fonoaudióloga Especialista em Voz
Mestre e Doutora em Distúrbios da Comunicação Humana pela
Universidade Federal de SãoPaulo (UNIFESP)
Coordenadora do Programa de Saúde Vocal do SinproSP
Professora do Centro de Estudos da Voz (CEV)
Coordenadora do Comitê de Voz Profissional da Sociedade Brasileira de Fonoaudiologia (SBFa) – Gestão: 2017-2019
Diretora Tesoureira da SBFa – Gestão: 2020-2022

## Thays Vaiano
Fonoaudióloga
Mestre e Doutora em Distúrbios da Comunicação Humana pela
Universidade Federal de SãoPaulo (UNIFESP)
Especialista em Voz e Fisiologia do Exercício
Coordenadora do Formação Integrada em Voz (FIV) do Centro de Estudos da Voz (CEV)
Membro da Diretoria do Capítulo Brasileiro da The Voice Foundation
Criadora dos Atletas da Voz
Vice-Coordenadora do Comitê de Voz Profissional da Sociedade Brasileira de Fonoaudiologia (SBFa) – Gestão: 2017-2019
Vice-Coordenadora do Departamento de Voz da SBFa – Gestão: 2020-2022

# Fundamentos e Atualidades em Voz Profissional

Leonardo Lopes
Felipe Moreti
Fabiana Zambon
Thays Vaiano

Thieme
Rio de Janeiro • Stuttgart • New York • Delhi

**Dados Internacionais de Catalogação na Publicação (CIP) de acordo com ISBD**

F981

Fundamentos e Atualidades em Voz Profissional/ Leonardo Lopes ... [et al.]. – Rio de Janeiro : Thieme Revinter Publicações Ltda, 2022.

394 p.: il.: 16 cm x 23 cm.
Inclui bibliografia
ISBN 978-65-5572-117-1
eISBN 978-65-5572-118-8

1. Medicina. 2. Fonoaudiologia. I. Lopes, Leonardo. II. Moreti, Felipe. III. Zambon, Fabiana. IV. Vaiano, Thays. V. Título.

2021-3396

CDD: 616.855
CDU: 612.78

Elaborado por Vagner Rodolfo da Silva – CRB-8/9410

**Contato com os autores:**
LEONARDO LOPES
lwlopes@hotmail.com

FELIPE MORETI
felipemoreti@uol.com.br

FABIANA ZAMBON
fabianazambon@hotmail.com

THAYS VAIANO
tvaiano@gmail.com

**Conselho Editorial SBFa:**
Fabiana Zambon
Felipe Moreti
Leonardo Lopes
Thays Vaiano

© 2022 Thieme. All rights reserved.

Thieme Revinter Publicações Ltda.
Rua do Matoso, 170
Rio de Janeiro, RJ
CEP 20270-135, Brasil
http://www.ThiemeRevinter.com.br

Thieme USA
http://www.thieme.com

Design de Capa: © Thieme
Créditos Imagem da Capa: imagem da capa combinada pela Thieme usando as imagens a seguir:
Microphone and radio wave © New Africa/stock.adobe.com

Impresso no Brasil por Forma Certa Gráfica Digital Ltda.
5 4 3 2 1
ISBN 978-65-5572-117-1

Também disponível como eBook:
eISBN 978-65-5572-118-8

**Nota:** O conhecimento médico está em constante evolução. À medida que a pesquisa e a experiência clínica ampliam o nosso saber, pode ser necessário alterar os métodos de tratamento e medicação. Os autores e editores deste material consultaram fontes tidas como confiáveis, a fim de fornecer informações completas e de acordo com os padrões aceitos no momento da publicação. No entanto, em vista da possibilidade de erro humano por parte dos autores, dos editores ou da casa editorial que traz à luz este trabalho, ou ainda de alterações no conhecimento médico, nem os autores, nem os editores, nem a casa editorial, nem qualquer outra parte que se tenha envolvido na elaboração deste material garantem que as informações aqui contidas sejam totalmente precisas ou completas; tampouco se responsabilizam por quaisquer erros ou omissões ou pelos resultados obtidos em consequência do uso de tais informações. É aconselhável que os leitores confirmem em outras fontes as informações aqui contidas. Sugere-se, por exemplo, que verifiquem a bula de cada medicamento que pretendam administrar, a fim de certificar-se de que as informações contidas nesta publicação são precisas e de que não houve mudanças na dose recomendada ou nas contraindicações. Esta recomendação é especialmente importante no caso de medicamentos novos ou pouco utilizados. Alguns dos nomes de produtos, patentes e design a que nos referimos neste livro são, na verdade, marcas registradas ou nomes protegidos pela legislação referente à propriedade intelectual, ainda que nem sempre o texto faça menção específica a esse fato. Portanto, a ocorrência de um nome sem a designação de sua propriedade não deve ser interpretada como uma indicação, por parte da editora, de que ele se encontra em domínio público.

Todos os direitos reservados. Nenhuma parte desta publicação poderá ser reproduzida ou transmitida por nenhum meio, impresso, eletrônico ou mecânico, incluindo fotocópia, gravação ou qualquer outro tipo de sistema de armazenamento e transmissão de informação, sem prévia autorização por escrito.

# APRESENTAÇÃO

Seguindo na linha histórica do Departamento de Voz da Sociedade Brasileira de Fonoaudiologia com a formação e atualização técnico-científica dos fonoaudiólogos na área de voz, temos o prazer de apresentar o segundo volume da Coleção *Fundamentos e Atualidades em Voz Clínica, Fononcologia e Voz Profissional*.

Este segundo volume, intitulado *Fundamentos e Atualidades em Voz Profissional*, traz 23 capítulos escritos por 61 profissionais de destaque nacional e internacional. Os capítulos deste volume são voltados para a realidade do fonoaudiólogo na atuação em Voz Profissional, com base na *expertise* dos autores convidados e atualidades da literatura científica.

A primeira parte da obra se destina às particularidades da voz profissional falada, abordando temas clássicos como expressividade, atuação fonoaudiológica nas especificidades dos profissionais da voz falada, como professores, teleoperadores, jornalistas, dubladores, imitadores, atores e locutores, além de capítulos destinados à comunicação em público, sotaque, liderança, a importante interface entre voz profissional e processamento auditivo, assessoria em locução na audiodescrição, demandas contemporâneas em comunicação profissional, além de aspectos do Distúrbio de Voz Relacionado ao Trabalho e a Classificação Internacional de Funcionalidade, Incapacidade e Saúde. Já a segunda parte da obra conta com as especificidades da voz profissional cantada, desde avaliação e reabilitação fonoaudiológica, diferenças e similaridades na atuação fonoaudiológica no canto popular, erudito e teatro musical, atuação *in loco*, condicionamento vocal para o cantor de alto desempenho, distorções vocais no canto, além do uso de novas tecnologias, como fotobiomodulação e eletroestimulação. Por fim, a obra se encerra com seu último capítulo contando com a autoria de dois grandes nomes da ciência vocal internacional, abordando a avaliação aerodinâmica e acústica vocal.

Com esta obra, entregamos todo avanço que houve na área de Voz Profissional na última década e sabemos que o leitor terá, a cada capítulo, mais ferramentas para atuar com aqueles que têm a voz como seu principal instrumento de trabalho.

*Leonardo Lopes*
*Felipe Moreti*
*Fabiana Zambon*
*Thays Vaiano*

# COLABORADORES

**ADRIANA BEZERRA**
Fonoaudióloga
Especialista em Voz
Mestre em Ciências da Saúde pela Faculdade de Ciências Médicas da Santa Casa de São Paulo (FMSC/SP)
Preparadora Vocal de Teatro Musical

**ADRIANA DI DONATO CHAVES**
Fonoaudióloga
Doutora em Linguística pela Universidade Federal da Paraíba (UFPB)
Docente Adjunto da Universidade Federal de Pernambuco (UFPE)
Especialista em Linguagem e Fonoaudiologia Educacional pelo Conselho Federal de Fonoaudiologia (CFFa)
Audiodescritora

**ALINE NATALLIA SIMÕES DE ALMEIDA**
Fonoaudióloga
Especialista em Voz pela Santa Casa de São Paulo, Brasil

**ANA CAROLINA DE ASSIS MOURA GHIRARDI**
Fonoaudióloga pela Universidade Federal de São Paulo (UNIFESP)
Especialização em Voz pela Pontifícia Universidade Católica de São Paulo (PUC-SP)
Mestre e Doutora em Fonoaudiologia pela PUC-SP
Professora Adjunta do Curso de Graduação em Fonoaudiologia da Universidade Federal de Santa Catarina (UFSC)

**ANA CELIANE DA NÓBREGA E UGULINO**
Fonoaudióloga
Especialista em Voz pelo Centro de Estudos da Voz (CEV-SP)
Mestre em Distúrbios da Comunicação Humana pela Universidade Federal de São Paulo (UNIFESP)
Formação Integrada em Voz (FIV) pelo CEV-SP
Fonoaudióloga da Rede Paraíba de Comunicação (Afiliada da Rede Globo na Paraíba)
Fonoaudióloga Responsável pelo Núcleo da Voz da Clínica de Otorrino em João Pessoa, PB

**ANA ELISA MOREIRA-FERREIRA**
Fonoaudióloga
Mestre em Fonoaudiologia pela Pontifícia Universidade Católica de São Paulo (PUC-SP)
Especialista em Voz e Motricidade Orofacial pelo Conselho Federal de Fonoaudiologia (CFFa)
Aprimoramento em Promoção da Saúde pela Faculdade de Medicina da Universidade de São Paulo (FMUSP)
Pós-Graduação em Dinâmica dos Grupos – SBDG e *Neurocoach* pela Results Coaching System – NLI
Pós-Graduanda em Neurociência e Psicologia Aplicada pelo Mackenzie
Diretora e Coordenadora de Programas de Saúde Vocal pela Univoz
Fonoaudiologia Ocupacional e Organizacional

**ANA FLAVIA ZUIM**
Diretora do Programa de *Performance* Vocal na Escola Steinhardt da New York University
Pianista de Ensaio do Musical Hamilton
PhD em Belas Artes e Artes Cênicas pela Florida Atlantic University
Certificado em Vocologia pela University of Utah

**BRUNO TAVARES DE LIMA GUIMARÃES**
Fonoaudiólogo
Especialização em Saúde do Idoso pela Universidade Estadual do Ceará (UFC)
Fonoaudiólogo da Clínica Espaço Água, CE

**CHARLESTON TEIXEIRA PALMEIRA**
Fonoaudiólogo
Mestre em Psicologia pela Universidade de Fortaleza
Docente Adjunto da Universidade de Fortaleza
Especialista em Voz, Fonoaudiologia do Trabalho e Fluência pelo Conselho Federal de Fonoaudiologia (CFFa)

**CIDA STIER**
Fonoaudióloga pela Pontifícia Universidade Católica do Paraná (PUCPR)
Especialista em Voz pelo Centro de Estudos da Voz (CEV-SP)
Especialista em Educação Especial pela PUCPR
Especialista em Distúrbio da Comunicação pela PUCPR
MBA Comunicação e *Marketing* pela Faculdade e Instituto de Ensino Superior de Curitiba (FIC-PR)
Mestre em Distúrbios da Comunicação pela Universidade Tuiuti do Paraná
*Doctor of Science in Business Administration in Neuromarketing* pela FCU

**CLARA ROCHA**
Fonoaudióloga Clínica
Especialista em Voz
Atriz
Locutora
Dubladora
Mestre em Artes da Cena

**CLAUDIA PACHECO**
Fonoaudióloga
Especialista em Voz
Mestre em Distúrbio da Comunicação pela Universidade Federal de São Paulo (UNIFESP)

## COLABORADORES

**DEBORAH FEIJÓ**
Fonoaudióloga
Especialista em Voz – CECEV – SP
*Fellow* pelo American Institute for Voice and Ear Research – Dr Robert Sataloff – Philadelphia, EUA
Mestre em Comunicação Humana pela Escola Paulista de Medicina da Universidade Federal de São Paulo (EPM-UNIFESP)
Membro da The Voice Foundation desde 1996 – Philadelphia, EUA
Revisora do Journal of Voice – Philadelphia, EUA
Diretora do Brazilian Chapter da The Voice Foundation

**DIANA MELISSA FARIA**
Fonoaudióloga formada pela Universidade Estadual Paulista (Unesp)
Mestre em Fonoaudiologia Clínica pela Pontifícia Universidade Católica de São Paulo (PUC-SP)
Especialista em Voz
Formadora de Profissionais da Área da Educação com os temas de Aprendizagem e Comunicação
Cofundadora da *Startup ProBrain* Soluções Neurotecnológicas para Saúde e Educação
Fundadora e Professora na Aprendedoria

**DOMINGOS SÁVIO FERREIRA DE OLIVEIRA**
Fonoaudiólogo
Doutor em Letras/Estudos Linguísticos pela Universidade Federal Fluminense (UFF)
Mestre em Teatro/Estética da Voz Universidade Federal do Estado do Rio de Janeiro (Unirio)
Especialista em Voz pelo Conselho Federal de Fonoaudiologia (CFFa)
Professor Associado IV de Voz e Movimento I e Artes Vocais no Bacharelado em Atuação Cênica e no Programa de Pós-Graduação em Artes Cênicas (PPGAC) da Unirio
Coautor do Programa PratiCanto 2.0

**ELISABETH AMIN**
Fonoaudióloga Especialista pelo Conselho Federal de Fonoaudiologia (CFFa)
Musicista (Cantora e Compositora) pela Berklee College of Music – Boston, EUA
Professora de Canto Certificada no Método SVW™ – The Lovetri Method, EUA
Professora Assistente do Método SVW™ – The Lovetri Method no Brasil
Orientadora Vocal do CORALUSP
Professora do Centro de Estudos da Voz (CEV)

**ÉMILE ROCHA SANTANA**
Mestre em Saúde, Ambiente e Trabalho pelo Programa de Pós-Graduação em Saúde, Ambiente e Trabalho da Faculdade de Medicina da Universidade Federal da Bahia (PPGSAT/UFBA)
*Vocal Coach* pela New York Vocal Coaching™ (NY/USA)
Especialista em Voz pela Conselho Federal de Fonoaudiologia (CFFa)
*Vocologist* pela University of Iowa e National Center for Voice and Speech (NCVS-Denver/USA)
Docente Substituta da Universidade do Estado da Bahia (UNEB)
Docente Titular da União Metropolitana em Educação e Cultura (UNIME)
Fonoaudióloga Clínica Formada pela Universidade do Estado da Bahia (UNEB)
Assessora e Consultora em Voz Profissional

**FABIANA ZAMBON**
Fonoaudióloga Especialista em Voz
Mestre e Doutora em Distúrbios da Comunicação Humana pela Universidade Federal de São Paulo (UNIFESP)
Coordenadora do Programa de Saúde Vocal do SinproSP
Professora do Centro de Estudos da Voz (CEV)
Coordenadora do Comitê de Voz Profissional da Sociedade Brasileira de Fonoaudiologia (SBFa) – Gestão: 2017-2019
Diretora Tesoureira da SBFa - Gestão: 2020-2022

## FELIPE MORETI
Fonoaudiólogo
Especialista em Voz, Disfagia e Motricidade Orofacial pelo Conselho Federal de Fonoaudiologia (CFFa)
Mestre e Doutor em Distúrbios da Comunicação Humana pela Universidade Federal de São Paulo (UNIFESP)
Docente e Orientador do Curso de Especialização em Voz do Centro de Estudos da Voz (CEV)
Docente e Orientador do Curso de Especialização em Disfagia do Centro Universitário FMABC
Fonoaudiólogo do Complexo Hospitalar Municipal de São Bernardo do Campo (CHMSBC)
Vice-Coordenador do Departamento de Voz da Sociedade Brasileira de Fonoaudiologia (SBFa) – Gestão: 2017-2019
Coordenador do Comitê de Fononcologia da SBFa – Gestão: 2020-2022

## FILIPA M. B. LÃ
Bióloga e Cantora Doutora em Música pela Universidade de Sheffield, Reino Unido
Professora e Investigadora na Faculdade de Educação da UNED, no Âmbito do Programa de Atração de Talento Investigador da Comunidade de Madrid, Espanha

## FLÁVIA BADARÓ
Fonoaudióloga e Fisioterapeuta
Especialista em Voz e Linguagem
Mestranda em Ciências da Saúde

## GEOVÁ OLIVEIRA DE AMORIM
Fonoaudiólogo
Doutor em Neuropsiquiatria e Ciências do Comportamento pela Universidade Federal de Pernambuco (UFPE)
Docente da Escola Técnica de Artes (ETA) da Universidade Federal de Alagoas (UFAL)

## GLAUCYA MADAZIO
Fonoaudióloga Especialista em Voz
Doutora em Distúrbios da Comunicação Humana pela Universidade Federal de São Paulo (UNIFESP)
Professora de Comunicação em Negócios no Insper, SP
Professora do Centro de Estudos da Voz (CEV)

## GUILHERME PECORARO
Fonoaudiólogo
Especialista em Voz
Pós-Graduado em Voz Clínica e Profissional pelo Centro de Estudos da Voz (CEV)

## IÁRA BITTANTE DE OLIVEIRA
Fonoaudióloga Clínica
Especialista em Voz
Doutora em Psicologia Ciência e Profissão
Professora da Faculdade de Fonoaudiologia da Pontifícia Universidade Católica de Campinas (PUC-Campinas)

## INGRID GIELOW
Fonoaudióloga
Doutora em Ciências dos Distúrbios da Comunicação Humana pela Universidade Federal de São Paulo (UNIFESP)
Especialista em Voz
Professora de MBA da Fundação Getúlio Vargas e do Centro de Estudos da Voz
Consultora em Comunicação e Desenvolvimento Humano
Cofundadora e CEO da *Startup ProBrain* Soluções Neurotecnológicas para Saúde e Educação
Vice-Presidente da Sociedade Brasileira de Fonoaudiologia (SBFa) – Gestão: 2020-2022

**JAMILE MEIRA DE VASCONCELOS**
Fonoaudióloga
Mestre em Engenharia de Produção pela Universidade Federal de Pernambuco (UFPE)
Especialista em Voz, Fonoaudiologia do Trabalho e Motricidade Orofacial pelo Conselho Federal de Fonoaudiologia (CFFa)
*Coach* pela Results Coaching System – Instituto Felipelli
Coordenadora Pedagógica de cursos de Pós-Graduação em Fonoaudiologia pela Faculdade IDE
Diretora da Dialog Consultoria

**JOÃO LOPES**
Fonoaudiólogo
Especialista em Voz
Mestre em Fonoaudiologia pela Universidade Veiga de Almeida (UVA)
Doutor em Fonoaudiologia pela Pontifícia Universidade Católica de São Paulo (PUC-SP)
Professor Assistente da UVA
Professor da Faculdade CAL de Artes Cênicas

**JOHAN SUNDBERG**
Estudou Musicologia na Uppsala University
Pesquisa de Dissertação sobre a Acústica de Tubos de Órgão como Pesquisador Convidado no Departamento de Gunnar Fant no Royal Institute of Technology (KTH)
Fundador do Grupo de Pesquisa KTH em Aspectos Acústicos da Música

**JULIANA ALGODOAL**
Doutora em Linguística Aplicada e Estudos da Linguagem – Linha Análise do Discurso em Situação de Trabalho pela Pontifícia Universidade Católica de São Paulo (PUC-SP)
Fonoaudióloga pela PUC-SP
Sócia Fundadora da Linguagem Direta

**JULIANA PORTAS**
Fonoaudióloga
*Coach*, Especialista em Motricidade Orofacial e Voz
Mestre em Ciências pelo A.C. Camargo Câncer Center
Doutora em Ciências pelo Hospital de Câncer de Barretos
Atua na Criação e Realização de Treinamentos dentro das Organizações nas Áreas de Comunicação, Expressividade e Facilitação de Comunicação Não Violenta
Consultora, Instrutora e pela Artinsight – Desenvolvimento Humano e Instituto Tiê
Fonoaudióloga Colaboradora do Núcleo Trans da UNIFESP (NTU), voltado ao estudo, pesquisa, assistência e extensão da população Transgênero e Travesti

**JUVENAL DE MOURA**
Fonoaudiólogo e músico, professor de canto, preparador vocal, pianista, cantor e regente
Especialização em piano erudito pela Faculdade Santa Marcelina (FASM)
Extensão universitária em Canto pela Universidade Federal do Paraná (UFPR)
Fonoaudiólogo pela Faculdade Metropolitanas Unidas (FMU)
Especialização em Voz no Centro de Estudos da Voz (CEV)
Membro da The Voice Foundation Brazilian Chapter
Professor do Curso de Especialização em Voz do CEV e do Curso de Aprimoramento – Formação Integrada em Voz (FIV)
Palestrante em Congressos, Cursos e *Workshops* de Canto e Voz, no Brasil e Exterior

**LENY KYRILLOS**
Mestre e Doutora em Ciências dos Distúrbios da Comunicação pela Universidade Federal de São Paulo (UNIFESP)
Fonoaudióloga pela UNIFESP
Especialista em Voz
Comentarista da Coluna Semanal Comunicação e Liderança na Rádio CBN

**LEONARDO LOPES**
Fonoaudiólogo
Especialização em Voz pela Universidade Federal de Pernambuco (UFPE)
Mestre em Ciências da Linguagem pela Universidade Católica de Pernambuco (Unicap)
Doutor em Linguística pela Universidade Federal da Paraíba (UFPB)
Pós-Doutorado em Distúrbios da Comunicação Humana pela Universidade Federal de São Paulo (UNIFESP)
Professor Titular do Departamento de Fonoaudiologia da UFPB
Professor Permanente do Programa Associado de Pós-Graduação em Fonoaudiologia (UFPB/UFRN) do Programa de Modelos de Decisão e Saúde (UFPB) e do Programa de Linguística (UFPB)
Bolsista de Produtividade em Pesquisa do CNPq
Coordenador do Departamento de Voz da Sociedade Brasileira de Fonoaudiologia (SBFa) – Gestão: 2017-2019
Presidente da SBFa – Gestão: 2020-2022

**LÉSLIE PICCOLOTTO FERREIRA**
Doutora em Distúrbios da Comunicação Humana pela Escola Paulista de Medicina da Universidade Federal de São Paulo (EPM-UNIFESP)
Professora Titular do Departamento de Fundamentos da Fonoaudiologia e da Fisioterapia da Pontifícia Universidade Católica de São Paulo (PUC-SP)
Coordenadora do Laboratório de Voz (LaborVox) da PUC-SP

**LUANA CURTI**
Fonoaudióloga
Especialista em Voz
Mestra em Artes cênicas

**MARA BEHLAU**
Fonoaudióloga Especialista em Voz
Doutora em Distúrbios da Comunicação Humana pela Universidade Federal de São Paulo (UNIFESP)
Professora de Comunicação em Negócios no Insper, SP
Professora do Centro de Estudo da Voz (CEV)

**MARCIA H. M. MENEZES**
Fonoaudióloga, Consultora e *Coach*
Especialista em Voz
Mestre em Distúrbios da Comunicação pela Pontifícia Universidade Católica de São Paulo (PUC-SP)
Doutora em Ciências – Área de Concentração Otorrinolaringologia pela Faculdade de Medicina da Universidade de São Paulo (FMUSP)
Professora Universitária por 18 anos, responsável pelas disciplinas de Voz e Fluência do Curso de Fonoaudiologia da Universidade Guarulhos, SP
Coordenadora do Departamento de Voz da Sociedade Brasileira de Fonoaudiologia (SBFa) – Gestão: 2014-2016
Atua em um Programa Específico de E-Comunicação junto a *casters, podcaster, youtoubers* e comunicadores digitais
Fundadora e CEO da Plenavox – Centro de Comunicação Humana

**MARCIA SIMÕES-ZENARI**
Fonoaudióloga Especialista em Voz
Mestre e Doutora em Saúde Pública pela Faculdade de Saúde Pública da Universidade de São Paulo (USP)
Fonoaudióloga Assistente do Departamento de Fisioterapia, Fonoaudiologia e Terapia Ocupacional, Faculdade de Medicina da USP

**MARIA CRISTINA DE MENEZES BORREGO**
Fonoaudióloga
Doutora em Ciências pelo Programa de Pós-Graduação do Departamento de Fonoaudiologia da Universidade Federal de São Paulo (UNIFESP)
Coordenadora e Professora do Curso de Aprimoramento em Motricidade Orofacial e Voz da Derdic/Pontifícia Universidade Católica de São Paulo (PUC-SP)
Especialista em Voz pelo Conselho Federal de Fonoaudiologia (CFFa)

**MARIA CRISTINA PEDRO BIZ**
Doutoranda em Saúde, Interdisciplinaridade e Reabilitação pela Universidade Estadual de Campinas (Unicamp)
Coordenadora do GT CIF da Sociedade Brasileira de Fonoaudiologia (SBFa)
Fonoaudióloga da Prefeitura Municipal de Santos

**MARIA FABIANA BONFIM DE LIMA-SILVA**
Fonoaudióloga Especialista em Voz
Mestre em Fonoaudiologia pela Pontifícia Universidade Católica de São Paulo (PUC-SP)
Doutora em Linguística Aplicada e Estudos da Linguagem pela PUC-SP
Docente do Departamento de Fonoaudiologia, do Programa de Pós-Graduação em Fonoaudiologia e do Programa de Pós-Graduação em Linguística da Universidade Federal da Paraíba (UFPB)

**MARIA LUCIA O. SUZIGAN DRAGONE**
Fonoaudióloga Especialista em Voz
Mestre e Doutora em Educação Escolar (UNESP FCLAr)
Docente do PPG em Processos de Ensino, Gestão e Inovação – Área Educação A Universidade de Araraquara (UNIARA)
Coordenadora do Programa de Comunicação Oral e Voz para professores – Secretaria Municipal de Educação de Araraquara/UNIARA

**MARIA LÚCIA VAZ MASSON**
Pós-Doutorado no MGH Voice Center, Harvard Medical School
Doutora em Educação pela Universidade Estadual Paulista (Unesp)
Professora Associada do Departamento de Fonoaudiologia e do Programa de Pós-Graduação em Saúde, Ambiente e Trabalho da Universidade Federal da Bahia (UFBA)

**MARTA ASSUMPÇÃO DE ANDRADA E SILVA**
Mestre em Distúrbios da Comunicação e Doutora em Comunicação e Semiótica pela Pontifícia Universidade de São Paulo (PUC-SP)
Coordenadora do Programa de Pós-Graduação em Comunicação Humana e Saúde da PUC-SP
Profa. Adjunta no Curso de Fonoaudiologia da Faculdade de Ciências Médicas da Santa Casa de São Paulo (FCMSCSP)
Coordenadora do Ambulatório de Artes Vocais da Santa Casa

**MAURO FIUZA**
Professor de Canto
Pós-Graduado em voz profissional pelo Centro de Estudo em Voz (CEV)
Mestre em Fonoaudiologia pela Pontifícia Universidade de São Paulo (PUC-SP)

### OLAVO PANSERI
Linguista e Fonoaudiólogo Formado pela Universidade de São Paulo (USP)
Tradutor e Intérprete Diplomado pela ESIT (École Supérieure d'Interprètes et Traducteurs), de Paris, nos Idiomas Português, Francês, Inglês e Espanhol
Trabalhou como Pesquisador no Laboratório de Fonética da Université Sorbonne Nouvelle, onde Obteve o Título de Master 2 em Sciences du Langage
Atua em Consultório Particular, notadamente nas Áreas de Distúrbios Neurológicos, Transtornos de Aprendizagem, Implante Coclear, Competência Comunicativa, Modificação de Sotaque e Plurilinguismo

### PATRÍCIA BALATA
Fonoaudióloga Clínica do Hospital dos Servidores do Estado de Pernambuco
Especialista em Voz
Mestra em Hebiatria
Doutora em Neuropsiquiatria e Ciências do Comportamento

### REYNALDO GOMES LOPES
Fonoaudiólogo
Especialista em Voz
Mestre em Educação pela Universidade do Estado do Rio de Janeiro (UERJ)
Professor Adjunto, Tempo Integral da Graduação em Fonoaudiologia da Universidade Veiga de Almeida, RJ
Preceptor de Estágio em Voz no Centro de Saúde Veiga de Almeida (CSVA)

### SANDRA MADUREIRA
Foneticista
Doutora em Linguística Aplicada pela Pontifícia Universidade Católica de São Paulo (PUC-SP)
Estágio de Pós-Doutorado na Universidade estadual de Campinas (LAFAPE-IEL-Unicamp)
Professora Titular do Departamento de Linguística
Docente do PEPG em Linguística Aplicada e Estudos da Linguagem
Coordenadora e pesquisadora do Laboratório Integrado de Análise Acústica (LIAAC) da PUC-SP

### SÁVIO BASTOS
Chefe do Serviço de Fonoaudiologia do Hospital Pronto-Socorro Municipal Mário Pinotti – Belém, PA
Docente da Pós-Graduação em Voz da Universidade Municipal de São Caetano do Sul – São Luís, MA
Pós-Graduado em Voz e Motricidade Orofacial com Ênfase em Fonoaudiologia Hospitalar pela Escola Superior da Amazônia (ESAMAZ) – Belém, PA

### SUSANA PIMENTEL PINTO GIANNINI
Pós-Doutorado em Fonoaudiologia pela Pontifícia Universidade Católica de São Paulo (PUC-SP)
Doutora em Epidemiologia pela Faculdade de Saúde Pública da Universidade de São Paulo (USP)
Fonoaudióloga do Hospital do Servidor Público Municipal de São Paulo

### THAIS RAIZE
Fonoaudióloga
Especialista em Voz

**THAYS VAIANO**
Fonoaudióloga
Mestre e Doutora em Distúrbios da Comunicação Humana pela Universidade Federal de São Paulo (UNIFESP)
Especialista em Voz e Fisiologia do Exercício
Coordenadora do Formação Integrada em Voz (FIV) do Centro de Estudos da Voz (CEV)
Membro da Diretoria do Capítulo Brasileiro da The Voice Foundation
Criadora dos Atletas da Voz
Vice-Coordenadora do Comitê de Voz Profissional da Sociedade Brasileira de Fonoaudiologia (SBFa) – Gestão: 2017-2019
Vice-Coordenadora do Departamento de Voz da SBFa – Gestão: 2020-2022

**VANESSA MOUFFRON**
Fonoaudióloga na Universidade Federal de Minas Gerais (UFMG)
Especialista em Motricidade Orofacial (CRFa) e Pós-Graduada em Voz pelo Centro de Estudos da Voz (CEV)
Mestra em Ciências Fonoaudiológicas
Membra da Sociedade Brasileira de Fonoaudiologia e da World Association for Laser Therapy

**VANESSA PEDROSA**
Mestre e Doutora em Ciências com Enfoque em Saúde Baseada em Evidências pela Universidade Federal de São Paulo (UNIFESP)
Fonoaudióloga Especialista em Voz pelo Centro de Estudos da Voz (CEV)
Sócia Fundadora da Fonoevidence Consultoria em Comunicação Humana

**VIVIANE BARRICHELO**
Fonoaudióloga
Mestre em Distúrbios da Comunicação pela Universidade Federal de São Paulo (UNIFESP)
Especialista em Voz pelo Conselho Federal de Fonoaudiologia (CFFa)
Estágio de Aperfeiçoamento em Voz Profissional pelo American Institute for Voice and Ear Reseach – Filadélfia, EUA
Aprimoramento pelo Hospital do Servidor Público Estadual
Diretora da Vocalis Voz & Expressão

**WALTER CHAMUN**
Regente e Preparador Vocal do Coral "*a tempo*" e
Madrigal EnCanto
Mestre em canto pelo Instituto de Artes da Universidade Estadual Paulista (Unesp)
Bacharel em Fonoaudiologia pela FMU
Especialista em Docência do Ensino Superior de UNICSUL
*Latu Senso* em Formação Integrada em Voz e Especialização em Voz pelo Centro de Estudos da Voz (CEV)
Bacharel e Pós-Graduado em canto pela Faculdade de Música Carlos Gomes
Regeu o Coral Telefônica, foi preparador vocal do Coral Nextel e Coral Tgestiona, integrou o Coral Sinfônico da Orquestra do Estado de São Paulo
Pianista e correpetidor de cantores
Solista para vários eventos com orquestra e concertos de câmara
Participou como preparador vocal do coral, da estreia mundial (03/2017) da Ópera O Espelho de Jorge Antunes no Theatro São Pedro
Participa de atualização profissional na EPM, Escola Paulista de Medicina nos ambulatórios de laringe e voz profissional e disfonias organofuncional e funcional
Especialista em voz pelo CEV
Diretor pedagógico do estúdio Encanto
Pesquisador em ciência da voz e pedagogia vocal
Docente autorizado nos três níveis do método Lovetri (*somatic voice work*) trade mark

**WILSON JÚNIOR DE ARAÚJO CARVALHO**
Fonoaudiólogo
Doutor em Letras pela Universidade Federal da Bahia (UFBA)
Docente Adjunto da Universidade Estadual do Ceará (UECE)
Professor do Programa de Pós-graduação em Linguística Aplicada da UECE

**ZULEICA CAMARGO**
Fonoaudióloga
Doutora em Linguística Aplicada e Estudos da Linguagem (LAEL) da Pontifícia Universidade Católica de São Paulo (PUC-SP)
Professora Assistente da Faculdade de Filosofia Comunicação Letras e Artes (FAFICLA)
Pesquisadora do Laboratório Integrado de Análise Acústica e Cognição (LIAAC)
Especialista em Voz pelo Conselho Federal de Fonoaudiologia

**ZULINA SOUZA DE LIRA**
Fonoaudióloga
Doutora em Linguística da Universidade Federal da Paraíba (UFPB)
Docente Associado da Universidade Federal de Pernambuco (UFPE)
Professora do Programa de Pós-Graduação em Saúde da Comunicação Humana da UFPE
Especialista em Voz e Motricidade Orofacial – Conselho Federal de Fonoaudiologia
Audiodescritora

# SUMÁRIO

PRANCHAS EM CORES ................................................................................................ xix

**1** EXPRESSIVIDADE NA VOZ PROFISSIONAL FALADA ........................................... 1
Maria Cristina de Menezes Borrego ▪ Sandra Madureira ▪ Zuleica Camargo

**2** VOZ DO PROFESSOR ............................................................................................. 11
Fabiana Zambon ▪ Maria Fabiana Bonfim de Lima-Silva ▪ Maria Lucia O. Suzigan Dragone
Marcia Simões-Zenari

**3** SAÚDE VOCAL E EXPRESSIVIDADE EM TELESSERVIÇOS ................................ 29
Ana Elisa Moreira-Ferreira ▪ Jamile Meira de Vasconcelos ▪ Viviane Barrichelo

**4** VOZ DO JORNALISTA ............................................................................................. 51
Deborah Feijó ▪ Cida Stier

**5** VOZ DO DUBLADOR E IMITADOR ........................................................................ 61
Luana Curti ▪ Thais Raize

**6** VOZES DO ATOR E DA ATRIZ ............................................................................... 71
**Seção I** ▪ Exercícios Rítmicos de Impacto Aplicados à Voz – ERIV.DS ................ 73
Domingos Sávio Ferreira de Oliveira

**Seção II** ▪ Preparação Vocal Cênica ........................................................................ 81
João Lopes

**Seção III** ▪ A Urgência Vocal em Atores-Cantores e Atrizes-Cantoras ................. 88
Reynaldo Gomes Lopes

**7** ATUAÇÃO FONOAUDIOLÓGICA COM LOCUTORES ......................................... 95
Iára Bittante de Oliveira ▪ Clara Rocha

**8** ABORDAGEM FONOAUDIOLÓGICA NO APRIMORAMENTO DA
COMUNICAÇÃO EM PÚBLICO .............................................................................. 107
Mara Behlau ▪ Glaucya Madazio

**9** PAPEL DO FONOAUDIÓLOGO NA COMUNICAÇÃO E LIDERANÇA ................ 117
Juliana Algodoal ▪ Leny Kyrillos ▪ Vanessa Pedrosa

**10** SOTAQUE: PERSPECTIVAS NA ATUAÇÃO FONOAUDIOLÓGICA .................... 131
Leonardo Lopes ▪ Olavo Panseri

11 DEMANDAS CONTEMPORÂNEAS EM COMUNICAÇÃO PROFISSIONAL ...................... 155
Marcia H. M. Menezes • Juliana Portas

12 VOZ PROFISSIONAL E PROCESSAMENTO AUDITIVO .................................................. 169
Ingrid Gielow • Diana Melissa Faria

13 ASSESSORIA EM LOCUÇÃO NA AUDIODESCRIÇÃO ..................................................... 185
Zulina Souza de Lira • Adriana Di Donato Chaves • Wilson Júnior de Araújo Carvalho
Charleston Teixeira Palmeira

14 DISTÚRBIO DE VOZ RELACIONADO COM O TRABALHO (DVRT) E A
CLASSIFICAÇÃO INTERNACIONAL DE FUNCIONALIDADE,
INCAPACIDADE E SAÚDE (CIF) ........................................................................................... 199
Léslie Piccolotto Ferreira • Maria Lúcia Vaz Masson • Susana Pimentel Pinto Giannini
Maria Cristina Pedro Biz

15 FOTOBIOMODULAÇÃO APLICADA À VOZ PROFISSIONAL ......................................... 223
Patrícia Balata • Vanessa Mouffron • Sávio Bastos

16 AVALIAÇÃO E REABILITAÇÃO FONOAUDIOLÓGICA DA VOZ
PROFISSIONAL CANTADA ................................................................................................... 237
Felipe Moreti • Juvenal de Moura • Ana Celiane da Nóbrega e Ugulino

17 DIFERENÇAS E SIMILARIDADES NA ATUAÇÃO FONOAUDIOLÓGICA NOS
CANTOS POPULAR E ERUDITO ......................................................................................... 251
Marta Assumpção de Andrada e Silva • Walter Chamun • Ana Carolina de Assis Moura Ghirardi

18 ATUAÇÃO IN LOCO NA VOZ PROFISSIONAL CANTADA ............................................. 259
Elisabeth Amin • Émile Rocha Santana

19 CONDICIONAMENTO VOCAL PARA O CANTOR DE ALTA PERFORMANCE .................. 273
Thays Vaiano • Flávia Badaró

20 DISTORÇÕES VOCAIS NO CANTO: ASPECTOS FISIOLÓGICOS,
ESTILÍSTICOS E ACÚSTICOS ............................................................................................... 283
Mauro Fiuza • Guilherme Pecoraro

21 ATUAÇÃO FONOAUDIOLÓGICA E PEDAGÓGICA NA PRODUÇÃO
VOCAL NO TEATRO MUSICAL ............................................................................................ 303
Claudia Pacheco • Ana Flavia Zuim • Adriana Bezerra

22 APLICABILIDADE DA ELETROESTIMULAÇÃO EM CANTORES PROFISSIONAIS............ 315
Bruno Tavares de Lima Guimarães • Geová Oliveira de Amorim • Aline Natállia Simões de Almeida

23 AVALIAÇÃO AERODINÂMICA E ACÚSTICA DA FONTE DE VOZ................................... 329
Johan Sundberg • Filipa M. B. Lã

ÍNDICE REMISSIVO ....................................................................................................................... 353

# PRANCHAS EM CORES

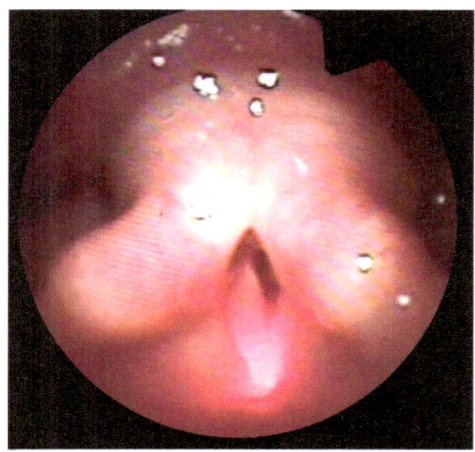

**Fig. 15-2.** Prega vocal iluminada durante irradiação com *laser* vermelho (660 nm) realizada externamente, com equipamento em contato com a pele, na região da comissura. (Fonte: Arquivo pessoal.)

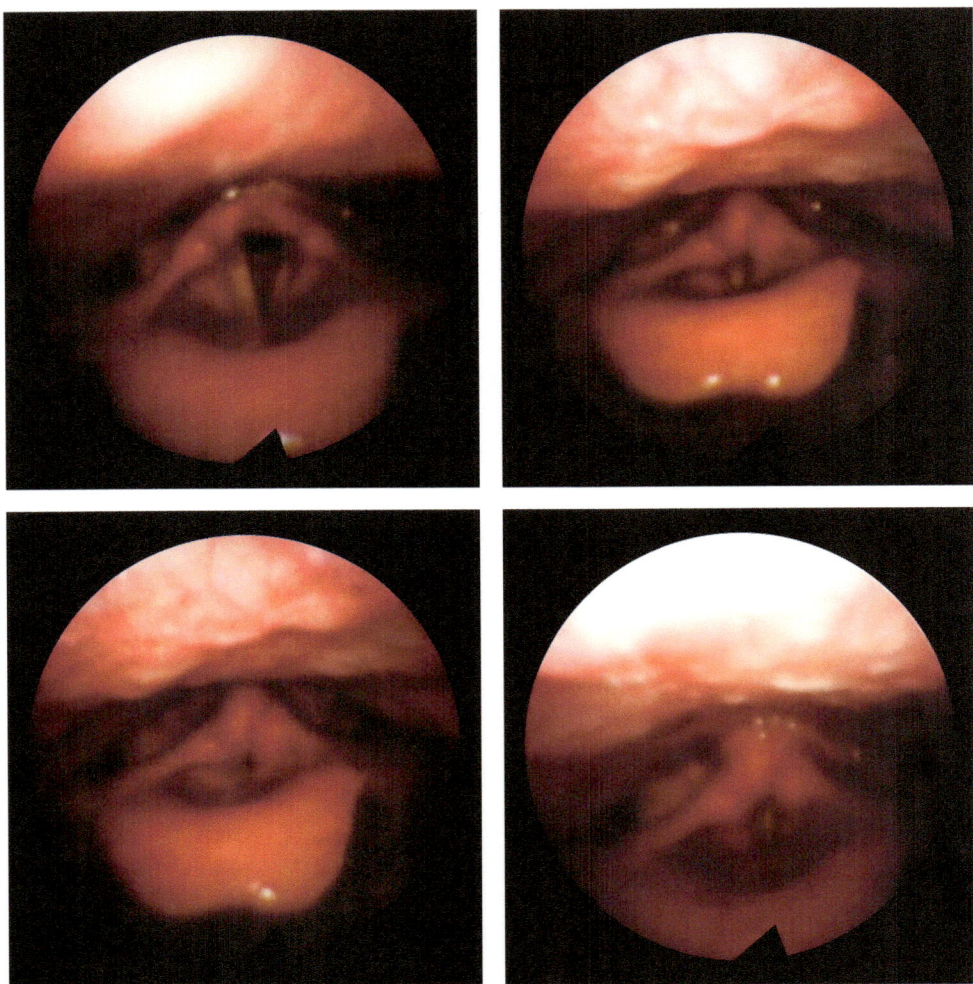

**Fig. 20-1.** Sequência de fechamento e abertura de uma distorção vocal vestibular, com cobertura total das pregas vocais. (Imagem cedida pelo Dr. Luciano Rodrigues Neves.)

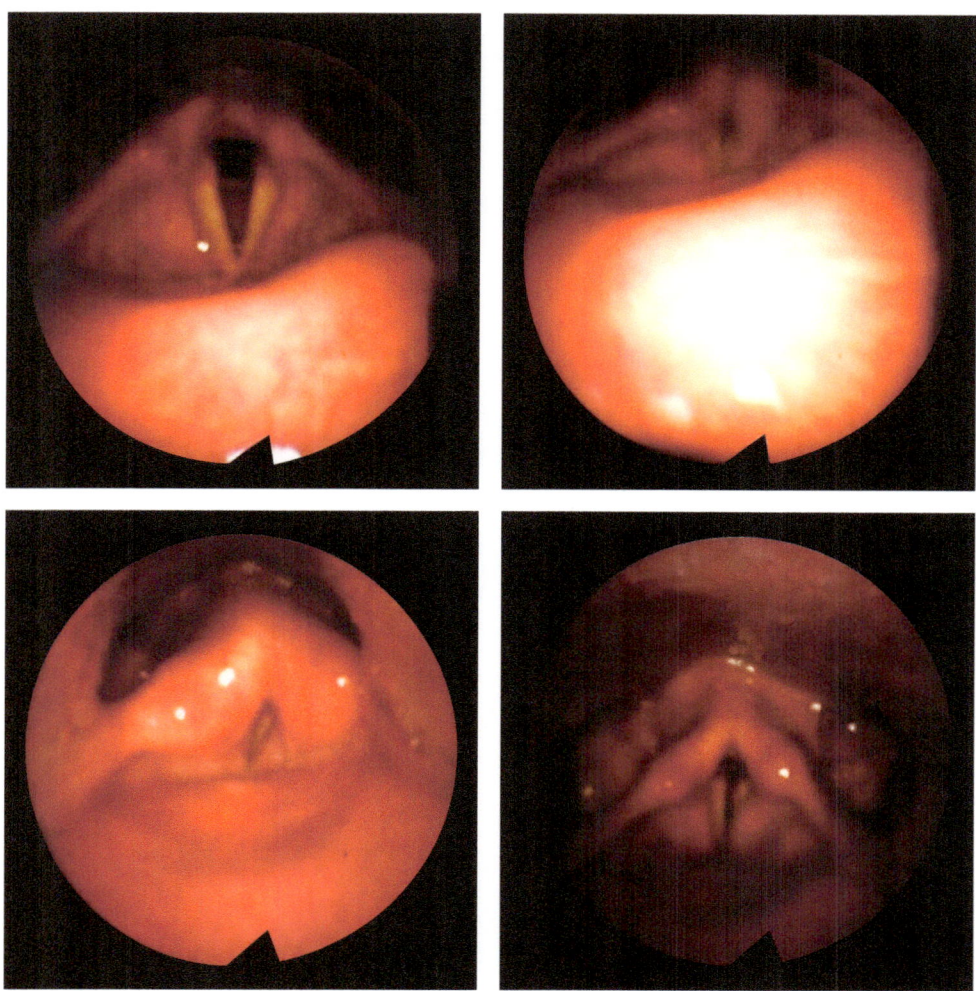

**Fig. 20-2.** Sequência de fechamento e abertura de uma distorção vocal vestibular, com cobertura parcial das pregas vocais. (Imagem cedida pelo Dr. Luciano Rodrigues Neves.)

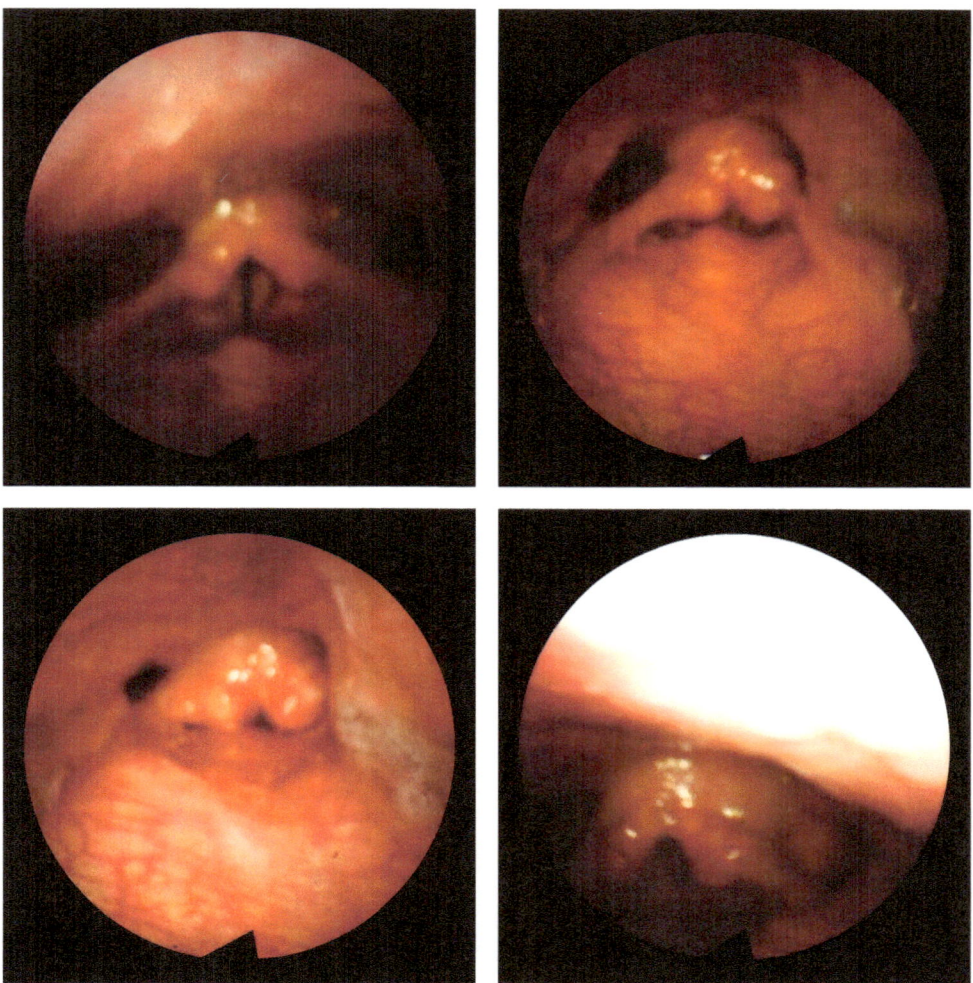

**Fig. 20-3.** Sequência de fechamento e abertura de uma distorção vocal ariepiglótica. (Imagem cedida pelo Dr. Luciano Rodrigues Neves.)

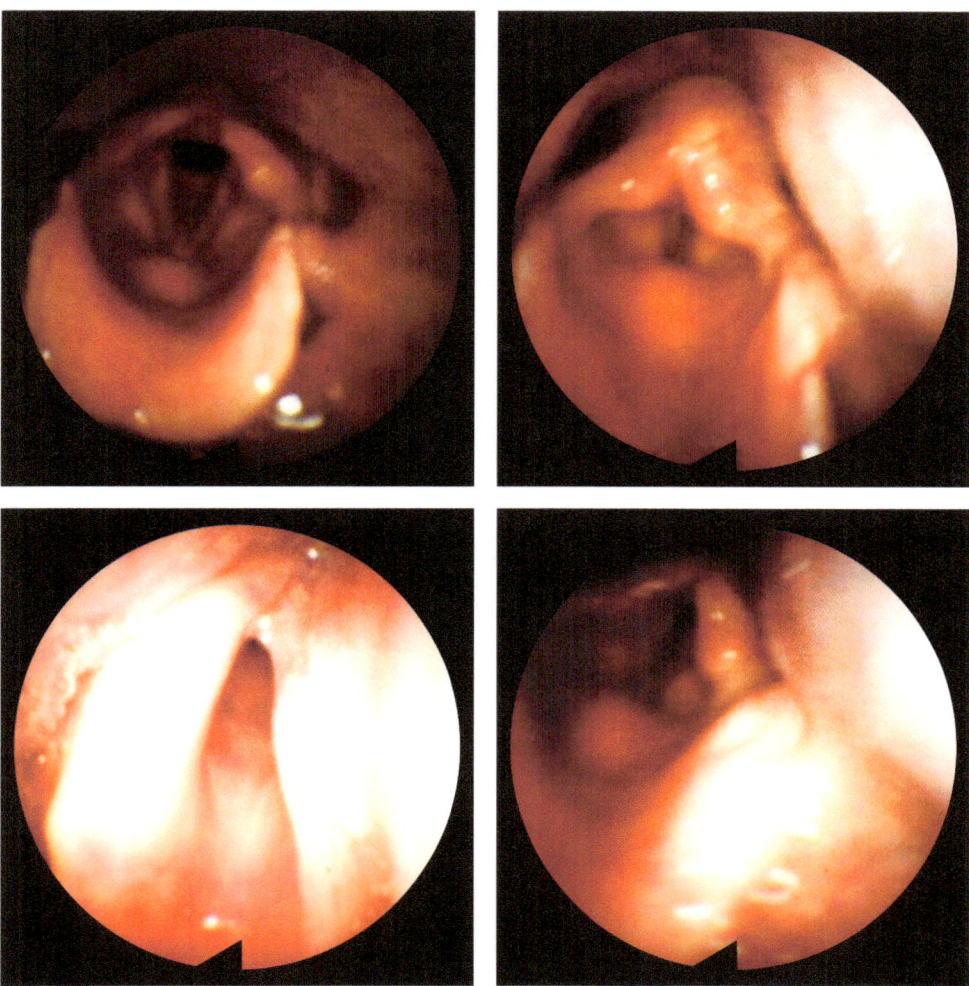

**Fig. 20-4.** Sequência de fechamento e abertura de uma distorção vocal aspirada com participação de diferentes articuladores. (Imagem cedida pelo Dr. Luciano Rodrigues Neves.)

# Fundamentos e Atualidades em Voz Profissional

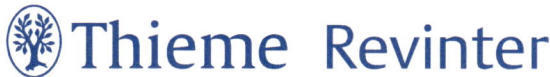

# EXPRESSIVIDADE NA VOZ PROFISSIONAL FALADA

Maria Cristina de Menezes Borrego • Sandra Madureira
Zuleica Camargo

## INTRODUÇÃO

Este capítulo visa abordar a expressividade da fala, o desenvolvimento da expressividade no trabalho de aprimoramento da comunicação profissional e apresentar uma proposta de oficina de leitura expressiva, que foi desenvolvida no Laboratório Integrado de Análise Acústica e Cognição da Pontifícia Universidade Católica de São Paulo. Compreende, portanto, três seções que se dedicam a explorar os fundamentos teóricos que remetem à pesquisa de natureza fonética sobre a fala expressiva, à prática fonoaudiológica de assessoria ao uso profissional da voz e à aplicação à formação leitora.

## EXPRESSIVIDADE DA FALA

A fala é expressiva e impressiva,[1] pois por ela podemos expressar funções linguísticas (modalidades, sinalização de início e término de enunciados e de partes do discurso etc.), paralinguísticas (atitudes, emoções) e extralinguísticas (sexo, idade, condição social, estados fisiológicos etc.), bem como causar impressões no ouvinte, que, a partir das pistas acústicas depreendidas do sinal da fala, atribui sentidos à matéria fônica. Ao escutar as gravações de uma mesma frase enunciada por um grupo de pessoas, o ouvinte é capaz de fazer inferências a partir da matéria fônica sobre as características físicas, sociais, e psicológicas dos indivíduos que o constituem.

A expressividade da fala concerne o poder de expressão de efeitos de sentido pela matéria fônica que é evidenciado por fatores como o simbolismo sonoro,[2] as metáforas sonoras,[3] os códigos biológicos,[4,5] o modo poético de percepção de fala[6] e a ocorrência de determinado nível de informação na mensagem falada que se manifesta pela prosódia de uma enunciação que revela estados internos do falante.[7] Esses fatores referenciados nas obras aqui citadas têm implicações relevantes para o entendimento de como se constrói a expressividade da fala.

A expressividade da fala remete ao simbolismo sonoro que evidencia os vínculos diretos entre o som e o sentido, ou seja, sentidos são atribuídos a partir da materialidade fônica e esta é utilizada para produzir sentidos. Nessa linha de pensamento, o som evoca sentido e o sentido evoca o som.[8] Portanto, a epistemologia do som não pode ser desvinculada da epistemologia do sentido.[9]

Cinco tipos de simbolismo sonoro (corporal, imitativo, sinestésico, metalinguístico e convencional) são propostos por Hinton et al.[1] Esses tipos de simbolismo apontam usos que remetem à imitação de sons ambientais e internos aos organismos, à expressão de estados interiores tanto físicos quanto emocionais, à manifestação de relações sociais; a características salientes dos objetos e atividades; a marcadores gramaticais e discursivos e a expressões avaliativas e afetivas emitidas pelos falantes.

A expressividade da fala também pode ser contemplada a partir da codificação fonética. Madureira[3] relaciona a expressividade da fala com os códigos biológicos mencionados na literatura fonética: o código de frequência;[10,11] o código de esforço e o de produção ou respiratório;[12] e o código sirênico.[13]

O código de frequência está relacionado com a frequência fundamental. A correlação entre valores relativamente altos de frequência fundamental e submissão ou docilidade, ou entre valores relativamente baixos de frequência fundamental e padrões de agressividade e hostilidade foram explicados de acordo com a teoria da evolução das espécies[14] e por regras motivacionais estruturais dada a relevância do tamanho do animal na hipotética seleção natural implicada na sobrevivência da espécie.[15] Vozes femininas e de crianças, por apresentarem frequência fundamental mais alta do que a de homens e provocarem sensação auditiva de *pitch* agudo, são consideradas mais frágeis e menos autoritárias do que as de homens.

O código de produção está relacionado com a articulação; quanto mais alto o grau de esforço articulatório, mais precisa a articulação. Em termos de sentidos potenciais, maior grau de esforço articulatório implica na atribuição de sentidos de tensão, de esforço e de determinação, enquanto menor grau de esforço está ligado a relaxamento, desinteresse e indecisão.

O código de esforço ou respiratório está relacionado com a pressão de ar subglótica. No final de enunciados, a pressão subglótica diminui e, no começo, aumenta. Em termos de potenciais efeitos de sentido, podemos elencar finalidade, fraqueza e lassidão (baixa pressão subglótica) e agitação, entusiasmo e vigor (alta pressão subglótica).

O código sirênico está relacionado com a produção da qualidade de voz denominada *whispery voice/murmur/breathy voice* em que a parte anterior das pregas vocais vibra, mas há escape de ar com turbulência entre as aritenoides que estão separadas.[16] O *whispery voice* é utilizado em muitas culturas como índice de atratividade feminina.[13]

A codificação sonora explicita relações entre som e sentido que revelam o caráter expressivo e impressivo da fala. Segundo Tsur,[6] a potencialidade de as características dos sons da fala impressionarem os ouvintes tem bases intersubjetivas nos níveis acústicos, fonéticos e fonológicos da estrutura sonora da língua.

A associação de certo tipos de segmentos e elementos prosódicos para expressar certos efeitos de sentido, como fricativas para movimentos rápidos de um objeto no ar e *creaky voice* para expressar angústia, usos produtivos de sons que não são comuns em contextos linguísticos não concretizados por simbolismo sonoro e relaxamento de restrições que em outros contextos da língua são fortes, além da presença produtiva de reduplicações, evidenciam domínios de aplicação do simbolismo sonoro, que, segundo Abelin,[17] explica o fato de as reações das pessoas serem mais ágeis, mais fortes e mais acuradas e, consequentemente, mais efetivas, mais emocionantes e poéticas.

Há que se considerar, no domínio do simbolismo sonoro, a metaforização. Segundo Fonagy,[3,18] as relações entre som e sentido podem ser consideradas a partir de representações sintomáticas e simbólicas. Na representação sintomática, a reprodução de um sintoma pode sinalizar emoções dela derivadas, por exemplo; a contração de músculos do aparelho fonador pode sinalizar tensão, nervosismo, raiva etc. Na representação simbólica, um órgão do aparelho fonador pode representar outro órgão do corpo, um objeto ou uma condição de tamanho, proximidade, de distância, de estado fisiológico etc. Desta maneira, formam-se as metáforas sonoras.

A investigação do efeito ou do leque de efeitos de sentido desencadeado(s) a partir de um estímulo de fala tem motivação nos detalhes fonéticos e imagéticos que se manifestam nos planos acústico e facial[19] e que revelam regularidades, irregularidades e dinâmicas temporais e espaciais que podem ser mensuradas e avaliadas e essas medidas e avaliações podem ser correlacionadas com os efeitos de sentido percebidos.

O simbolismo sonoro subjaz todos os processos relativos à expressividade da fala que se revela em usos dos segmentos fônicos (vogais e consoantes) e dos elementos prosódicos vocais (ritmo, entoação, qualidade de voz, taxa de elocução, pausas e padrões de acentuação) e visuais (movimentação dos músculos da face e gestos corporais).

Vogais e consoantes coarticuladas constituem o fluxo da fala e suas características fonéticas se alteram, dependendo das características prosódicas. Como a estruturação prosódica interage com a organização sintática, semântica e pragmática, os resultados provenientes da investigação sobre a prosódia das línguas são cruciais para o entendimento de como se dá a expressão de várias modalidades e efeitos de sentido a partir de uma mesma sequência de segmentos na fala natural.

As variações para cima e para baixo no contorno melódico dos enunciados são acompanhadas por mudanças de ajustes de qualidade de voz que vão desde a *creaky voice* (o nível tonal mais baixo) até o falsete (o nível tonal mais alto), passando pelo modal (o nível médio). Além das variações melódicas, as rítmicas (relacionadas com a estruturação que se estabelece a partir das regularidades percebidas nas unidades proeminentes da fala (entre sílabas acentuadas e não acentuadas ou entre sílabas breves e longas) e de taxas de elocução (normal, rápida e lenta) têm importantes implicações para a análise da fala expressiva.

A análise da expressividade da fala requer a consideração dos aspectos fonéticos, estilísticos, dos papéis exercidos pelos falantes e das correlações entre som e sentido que remetem a noções de metáfora sonora e de simbolismo sonoro.[1,4,5,9,20-35]

Ao escolher os elementos fônicos para expressar o sentido interpretado, o falante trabalha as correlações entre som e sentido e o produto do seu trabalho pode ser analisado como um ponto de partida para se aprimorar o conhecimento sobre a maneira como a expressividade da fala é construída.

A análise fonético-acústica, por integrar o meio de produção ao de percepção, constitui uma modalidade eficaz para a caracterização de como a materialidade fônica da fala expressiva é construída. Uma ferramenta útil para tal finalidade de caracterização das propriedades acústicas é o *script Expression Evaluator*, desenvolvido por Barbosa[36] para a descrição das características acústicas da fala expressiva. O *Expression Evaluator* compreende um conjunto de 12 medidas acústicas relativas à frequência fundamental, à intensidade, à inclinação espectral e ao espectro de longo termo.

Tanto os segmentos quanto os elementos prosódicos são passíveis de serem analisados quanto aos 3 parâmetros acústicos: duração, frequência fundamental e intensidade. No caso dos segmentos, referimo-nos à duração, frequência fundamental e intensidade intrínsecas (microprosódia), e no caso dos elementos prosódicos, referimo-nos à duração, à frequência fundamental e à intensidade das unidades maiores do que o segmento, como a sílaba (macroprosódia).

A análise fonética deverá, portanto, levar em conta o uso de: variantes segmentais; padrões acentuais; padrões entoacionais; padrões rítmicos; variações de taxa de elocução; pausas (distribuição e tipologia); ajustes de qualidades de voz; acentos de *pitch*; e alongamento de vogais e consoantes.

Além da realização da descrição fonética, é necessária a investigação de aspectos sintáticos, semânticos, pragmáticos e discursivos. Só dessa maneira é possível o estabelecimento de correlações entre as categorias da estruturação discursiva e as características fonéticas. Por exemplo, a transição entre partes do discurso, como acontece entre a introdução de uma palestra em que o falante se apresenta e o início do desenvolvimento da temática pode ser sinalizado por alterações de ajustes de qualidade de voz, de estruturação rítmica ou de dinâmica de voz, entre outros recursos fônicos.

O sentido de um mesmo enunciado pode ser alterado em função das escolhas prosódicas que fazemos. São as relações entre som e sentido que se colocam aí. Essas relações têm sido debatidas ao longo dos séculos por filósofos e linguistas. Platão, em um dos seus famosos diálogos, o Crátilo,[37] discute se as relações entre som e sentido se estabelecem por convenção ou por natureza, apresentando argumentos a favor das duas interpretações. O fato é que os dois aspectos estão envolvidos, se considerarmos, por um lado, o caráter arbitrário da linguagem (signo arbitrário) e, por outro, o caráter simbólico dos sons (signo natural e signo motivado), que interessa particularmente à investigação da expressividade oral por implicar relações entre som e sentido que se estabelecem a partir das evocações motivadas pelas características fônicas. Svantssom[38] argumenta haver um número crescente de achados de pesquisa fonética e psicológica que evidenciam relações motivadas entre som e sentido, algumas delas universais.

Essas teorizações nos ajudam a formular hipóteses sobre os mecanismos utilizados por ouvintes quando instados a correlacionar tamanhos, cores, formatos com sons da fala;[39,40] a associação entre [i] e o que é pequenino; entre [u] e o que é escuro, por exemplo.

Em suma, as relações entre som e sentido constituem o cerne da expressividade da fala, pois os sons evocam sentidos, os sentidos evocam sons e os sons impressionam os sentidos (audição, visão, tato, olfato e paladar), o que faz com que atribuições as mais diversas (formas, cores, texturas, comprimentos, estados afetivos, entre outros) sejam realizadas. São correspondências transmodais que se verificam nas associações entre características de tamanho, cor, tonalidade, entre outras, e as características fonéticas e essas correspondências se concretizam como instâncias de simbolismo sonoro.

## ATUAÇÃO FONOAUDIOLÓGICA
### A Evolução da Atuação Fonoaudiológica em Voz Profissional

Há aproximadamente 20 anos a atuação fonoaudiológica em voz profissional falada no Brasil está intimamente ligada a propostas de intervenção que abordam o desenvolvimento da expressividade no trabalho de aprimoramento da comunicação profissional. Nesse período, diversos temas têm sido investigados e encontram-se elencados em numerosas publicações na área.[41-48]

Diversificados, também, são os aspectos descritos nas referidas pesquisas. Trata-se de estudos relacionados com os parâmetros de avaliação da expressividade, com as estratégias de intervenção, com os exercícios selecionados e sua forma de aplicação, levando-se em conta as exigências próprias do uso profissional da voz, bem como os objetivos e as diferentes configurações do trabalho realizado, seja ele individual ou em grupo, no formato de treinamento, curso ou oficina.

Professores, locutores de rádio, jornalistas e apresentadores de programas de televisão, atores, dubladores e teleoperadores são exemplos de algumas das analisadas categorias de profissionais da voz falada.[48-53] Além de se voltar a esse público específico, a atuação fonoaudiológica em expressividade também é endereçada às pessoas que desejam desenvolver sua competência comunicativa em diversas situações pessoais e profissionais, entre elas a fala em público.[53-56]

Contudo, é importante ressaltar que, antes disso, há mais de 40 anos, o tema expressividade já ocupava seu espaço na prática fonoaudiológica brasileira.[57] Resgatar as publicações da década de 1970[58,59] e observar a evolução dos estudos nessa área de atuação, desde aquele momento até os dias atuais, pode ser uma interessante maneira de entender como o fonoaudiólogo se apropriou do trabalho de expressividade junto aos profissionais da voz falada, além de acompanhar a composição dos diferentes processos de avaliação e intervenção propostos.

Inicialmente, a atuação fonoaudiológica junto ao profissional da voz abordava os aspectos preventivos e a intervenção estava voltada à correção de desvios e à reabilitação de problemas de comunicação. Depois de alguns anos, a partir do final dos anos de 1980 e na década de 1990, as demandas específicas dos diferentes grupos de profissionais da voz falada passaram a ser descritas de maneira cada vez mais detalhada.[50,57,60]

A prática fonoaudiológica passou a englobar a promoção da saúde do profissional da voz e tinha como objetivo o aprimoramento da comunicação por meio de ajustes de corpo, voz e fala às necessidades particulares de cada categoria profissional. Ela compreendia o desenvolvimento tanto de aspectos técnicos como expressivos da comunicação e, ao considerar o papel primordial da voz na veiculação do sentido da mensagem, explorava os elementos de interpretação e os aspectos prosódicos da fala.

Por fim, nos anos 2000, o termo **expressividade** passou a ser citado de forma recorrente nos estudos relacionados com o aprimoramento da comunicação do profissional da voz falada e ficou consagrado na literatura fonoaudiológica brasileira.[61]

Após essa breve apresentação sobre o assunto, abordaremos as estratégias de intervenção fonoaudiológica com foco em expressividade.

## Intervenção Fonoaudiológica com Foco em Expressividade

Por um lado, ao examinar as publicações sobre o trabalho fonoaudiológico na área, é possível notar uma grande diversidade de propostas de atuação. Diante dessa constatação, Borrego e Behlau[62] organizaram um mapeamento do eixo condutor da prática fonoaudiológica em expressividade por meio do levantamento da opinião de um grupo de fonoaudiólogos com experiência na área. Nesta pesquisa, os entrevistados concordaram que, na maior parte das vezes, o trabalho de expressividade é prático e costuma ser realizado com pequenos grupos, sendo composto por dinâmicas e exercícios que promovem uma comunicação condizente com o conteúdo da mensagem. Algumas dessas estratégias serão apresentadas e discutidas no presente capítulo, mais adiante. Por outro lado, os participantes da pesquisa discordaram nas questões relacionadas com a duração do trabalho e com a terminologia empregada na área, constituindo pontos que merecem investigação mais aprofundada em estudos futuros.

Por outro lado, ao tomar contato com as publicações sobre o treinamento fonoaudiológico voltado aos profissionais da voz falada, percebe-se que as pesquisas mostram os efeitos positivos dos programas de intervenção.[63] Há, contudo, diferenças evidentes entre os estudos nacionais e internacionais. Enquanto as publicações estrangeiras descrevem estratégias mais direcionadas ao desenvolvimento de aspectos técnicos da voz profissional, como flexibilidade e resistência vocal,[64-67] as publicações brasileiras apresentam propostas de intervenção que aliam as questões técnicas ao trabalho de expressividade. Tais programas de treinamento fonoaudiológico têm como objetivos promover o aperfeiçoamento vocal e proporcionar clareza, segurança e naturalidade à comunicação do profissional da voz. Eles são compostos, de forma geral, por orientações sobre saúde e bem-estar vocal, exercícios de aquecimento do corpo e da voz, e estratégias que favorecem o uso consciente e controlado dos recursos vocais, explorando os parâmetros de frequência e intensidade da voz, focos de ressonância, padrão de articulação dos sons e velocidade de fala, modulação, respiração, coordenação pneumofonoarticulatória e qualidade da voz. A abordagem de expressividade concilia a utilização de tais recursos aos aspectos de interpretação e de transmissão dos sentidos do que é dito, mobilizando os elementos prosódicos da fala como acento, entoação, ritmo, taxa de elocução e qualidade vocal.[41-48]

Esses recursos podem ser trabalhados de diversas formas, dependendo do público-alvo, da quantidade de pessoas envolvidas em ações individuais ou em grupo, da duração e do formato do programa de intervenção oferecido e dos objetivos das propostas apresentadas. Tratam-se de dinâmicas de expressividade que envolvem exercícios de leitura em voz alta, jogos de simulação e improvisação, que despertam o interesse dos participantes e promovem seu engajamento nas atividades, mostrando-se bastante eficientes em viabilizar a aplicação do que é praticado no treinamento em situações reais da vida pessoal e profissional.

Para isso, as formas de se apresentar e de realizar os exercícios parecem ser determinantes para o sucesso da proposta. As práticas que envolvem a leitura em voz alta fazem parte do rol de estratégias usadas pelo fonoaudiólogo há muitos anos,[58,59] tanto na rotina clínica como na intervenção voltada ao aperfeiçoamento da comunicação.

Em pesquisas recentes da Fonoaudiologia sobre o tema expressividade, exercícios de leitura em voz alta foram utilizados com estudantes universitários e de cursos tecnólogos das áreas de jornalismo e comunicação, sendo descritos de maneira detalhada.[48,68,69] Um dos objetivos das intervenções mencionadas era promover uma comunicação oral adequada ao teor da mensagem dentro de uma proposta mais ampla de treinamento voltado ao aperfeiçoamento vocal. É interessante observar que, para isso, os fonoaudiólogos envolvidos no trabalho assumiram a posição de mediadores de um processo que levou os estudantes a se apropriarem do conteúdo escrito por meio de estratégias de compreensão global e interpretação do texto,[70] transmissão dos sentidos e comunicação da mensagem.[71] Dessa forma, os recursos vocais foram mobilizados a partir do conteúdo do texto e tornaram-se mais flexíveis e disponíveis para a manifestação da expressividade oral e para a veiculação dos sentidos.[45,68]

A seguir, a apresentação e a descrição de uma atividade organizada como Oficina de Leitura Expressiva pretendem mostrar a abrangência do trabalho de expressividade, seu diálogo com áreas afins e outras possibilidades de intervenção, trazendo novas ideias para a prática fonoaudiológica nesse campo de atuação.

## OFICINA DE LEITURA EXPRESSIVA
### A Proposta da Oficina
O trabalho com a expressividade da fala, que se realizou com o oferecimento uma Oficina de Leitura Expressiva, derivou de um projeto de natureza interdisciplinar, idealizado por Sandra Madureira e implementado em conjunto com Zuleica Camargo e Mario Augusto

de Souza Fontes e demais pesquisadores do Laboratório Integrado de Análise Acústica e Cognição (LIAAC) da Pontifícia Universidade Católica de São Paulo.

O oferecimento de oficinas de leitura expressiva visa a formar leitores para a gravação dos livros falantes de tal modo a garantir uma leitura qualificada que instrua os falantes a utilizarem os recursos da prosódia vocal (acentuação, entoação, qualidade vocal, taxa de elocução, ritmo e pausa) para atribuir ênfases e criar efeitos de sentido.

O oferecimento da oficina é apenas uma das vertentes do projeto. A outra consiste em fazer a gravação de leitura de livros para atender a demandas de cegos, internas e externas à Instituição, contribuindo para a sua inclusão social.

## O Conteúdo da Oficina

A Oficina de Leitura Expressiva abrangeu conteúdos sobre a produção, percepção e acústica da fala. Esse embasamento de natureza fonética foi introduzido de maneira a contemplar as características do público-alvo formado por leigos, ou seja, não se pressupôs conhecimento prévio sobre o assunto e se evitou introduzir o jargão especializado na forma de explicar os elementos da fala.

Ressaltaram-se as relações entre matéria fônica e efeitos de sentido. Práticas que estimulavam a escuta atenta e a percepção de sentidos a partir de enunciações e, posteriormente, práticas a partir da enunciação de uma mesma frase com alterações no modo de dizer (modificações em relação aos elementos prosódicos e ao uso de segmentos) foram introduzidas e os participantes solicitados a relatar os efeitos de sentido percebidos.

Os contornos de frequência fundamental no PRAAT, *software* desenvolvido por Paul Boersma e David Weenink da Universidade de Amsterdam, foram utilizados como pistas visuais para a produção de ênfases e padrões melódicos.

Os participantes também ouviram a leitura de um texto por uma atriz. O desempenho vocal expressivo da atriz foi discutido e os efeitos de sentido produzidos pelo seu trabalho em relacionar as formas e os conteúdos foram considerados. Em seguida, cada um dos participantes teve oportunidade de fazer sua interpretação oral.

O conteúdo da oficina que foi desenvolvido em 2 semanas consecutivas, 3 horas em cada semana, pode ser acessado no *link* https://www.pucsp.br/liaac/oficinas.html.

## CONSIDERAÇÕES FINAIS

O conteúdo deste capítulo apresenta evidências da relevância da integração entre áreas do saber voltadas para a implementação de práticas que desenvolvam a comunicação falada.

A cooperação entre foneticistas e fonoaudiólogos no desenvolvimento e implementação de práticas que instruam leitores, comunicadores e profissionais da voz é vista como altamente producente.

## REFERÊNCIAS BIBLIOGRÁFICAS

1. Madureira S. Portuguese rhotics in poem reciting: perceptual, acoustic, and meaning-related issues. In: Gibson M, Gil J (orgs.). Romance Phonetics and Phonology: Oxford University Press, 2018. p. 191-215.
2. Hinton L, Nichols, J, Ohala J. Sound Symbolism. Cambridge: Cambridge University Press. 1994.
3. Fónagy I. La vive voix: Essais de psycho-phonétique. Paris: Payot, 1983.
4. Madureira S. The Investigation of Speech Expressivity. In: Mello H, Panunzi A, Raso T (Eds.). Illocution, modality, attitude, information patterning and speech annotation. Firenze: Firenze University Press. 2011. p. 101-18.

5. Madureira S (Org.). Sonoridades - Sonorities: a expressividade da fala, no canto e na declamação. São Paulo: Edição da Pontifícia Universidade Católica de São Paulo. 2016.
6. Tsur R. What Makes Sound Patterns Expressive? The Poetic Mode of Speech Perception. Durham, NC: Duke University Press, 1992.
7. Beller G. Transformation of expressivity in speech. In: Lang P (Ed.). The role of prosody in the expression of emotions in english and in french. Peter Lan Erik Blankinsh, 2008.
8. Albano E. Fazendo sentido do som, Ilha do Desterro. A Journal of English Language, Literatures in English and Cultural Studies. 1988;19:11-26.
9. Madureira S. O sentido do som [tese]. São Paulo: Pontifícia Universidade Católica de São Paulo; 1992.
10. Ohala JJ. The frequency codes underlies the sound symbolic use of voice pitch. In: Hinton L, Nichols J, Ohala JJ (Eds.). Sound symbolism. Cambridge: Cambridge University Press, 1994. p. 325-47.
11. Ohala JJ. Sound symbolism. In: Proceedings of the 4th Seoul International Conference on Linguistics [SICOL]. 1997;911-15:8-103.
12. Gussenhoven C. Intonation and Interpretation: phonetics and phonology. In: Proceedings of the 1st International Conference on Speech Prosody, Aix-en-Provence. 2002;47-57.
13. Gussenhoven C. Foundations of intonation meaning: anatomical and physiological factors. In: Oller DK, Dale R, Griebel U (Eds.). Topics in Cognitive Science. 2016;8(2):425-34.
14. Darwin C. The expression of the emotions in man and animals. Chicago: University of Chicago Press. 1872/1965.
15. Morton ES. On the occurrence and significance of motivation-structural rules in some bird and mammal sounds. American Naturalist. 1977;111:855-69.
16. Laver J. The Phonetic Description of Voice Quality. Cambridge: Cambridge University Press, 1980.
17. Abelin A. Studies in Sound Symbolism [Doctoral dissertation]. Gothenburg: Göteborg University, 1999.
18. Fónagy I. Languages within language: an evolutive approach. Amsterdam: John Benjamins, 2001.
19. Fontes MAS. Gestualidade vocal e visual, expressão de emoções e comunicação falada [tese]. São Paulo: Pontifícia Universidade Católica de São Paulo, 2014.
20. Madureira S. A qualidade de voz como recurso fonoestilístico. Revista Intercâmbio. 1991;1:99-120.
21. Madureira S. A materialidade fônica, os efeitos de sentido e os papéis do falante. Revista D.E.L.T.A. (Documentação de Estudos em Linguística Teórica e Aplicada). 1996;12(1):87-93.
22. Madureira S. A expressão de atitudes e emoções na fala. In: Kyrillos L (Org.). Expressividade. São Paulo: Revinter, 2004. p. 15-25.
23. Madureira S. Reciting a sonnet: production strategies and perceptual effects. In: Barbosa PA, Madureira S, Reis C (Eds.). Proceedings of the 4th Conference on Speech Prosody (Speech Prosody 2008). São Paulo, 2008. p. 697-700.
24. Madureira S. Intonation and variation: the multiplicity of forms and senses. Dialectologia, Special Issue. 2016b;VI:54-74.
25. Madureira S, Fontes MAS. The analysis of facial and speech expressivity: tools and methods. In: Lahoz-Bengoechea JM, Ramón RP (Eds.). Subsidia: Tools and Resources for Speech Sciences, University of Malaga. 2019;19-26.
26. Madureira S, Fontes MAS, Fonseca BC. Voice quality and speaking styles. In: Dialectologia, Special Issue. 2016;VI:171-190.
27. Madureira S, Camargo Z. Exploring sound symbolism in the investigation of speech expressivity. In: Botinis A (Ed.). Proceedings of the 3rd ISCA Tutorial and Research Workshop on Experimental Linguistics (ExLing 2010). Athens: ISCA and University of Athens. 2010;105-8.
28. Fontes MAS, Madureira S. Gestural prosody and the expression of emotions: a perceptual and acoustic experiment. The Scottish Consortium for ICPhS 2015 (Ed.), Proceedings of the 18th International Congress of Phonetic Sciences, Glasgow, UK: The University of Glasgow [Internet]. 2015:0390.
29. Viola IC. Efeito expressivo das variantes estilísticas do /r/. Intercâmbio. 2006;15:1-10.

30. Menegon P, Madureira S. Metáforas no Ensino de Canto e seus Efeitos na Qualidade Vocal: um Estudo Acústico-Perceptivo. In: Madureira S (org.). Sonoridades – Sonorities. São Paulo: Edição da Pontifícia Universidade Católica de São Paulo, 2016.
31. Lomba J, Madureira S, Fontes MAS. As Palavras Cantada, Falada e Declamada: Um Estudo Sobre a Relação Entre, Fala e Declamação e seus Efeitos Impressivos. In: Madureira S (Org.). Sonoridades – Sonorities, São Paulo: Edição da Pontifícia Universidade Católica de São Paulo, 2016.
32. Viola IC, Madureira S. A qualidade vocal como elemento expressivo. In: Aragão MSS, Silveira RC (Org.). Diversidade de estudos em Fonética e Fonologia no Brasil. João Pessoa – PB: ANPOLL; 2007;1:78-86.
33. Viola IC, Madureira S. Voice quality and Speech Expressiveness. In: Paralinguistic Speech07- between models and data -16th International Conference on Phonetic Sciences, 2007, Saarbrücken. University of Maryland Working Papers in Linguistics. Saarbrucken: DFKI Publications. 2007. p. 65-70.
34. Viola IC, Madureira S. The roles of pause in speech expression. Proceedings of the Fourth Conference on Speech Prosody. In: Speech Prosody. Campinas, 2008. p. 721-4.
35. Marquezin DMSS, Viola I, Ghirardi ACAM, et al. Executives' speech expressiveness: analysis of perceptive and acoustic aspects of vocal dynamics. CoDAS. 2015;27(2):160-9.
36. Barbosa PA. Detecting changes in speech expressiveness in participants of a radio program. In: Proceedings of the 10th Annual Conference of the International Speech Communication Association (Interspeech 2009). Brighton. 2009:2155-8.
37. Vieira CO. Crátilo, ou sobre a correção dos nomes. São Paulo: Paulus, 2014.
38. Svantesson JO. Sound symbolism: the role of word sound in meaning. WIREs Cogn Sci. 2017;8:e1441.
39. Peterfalvi JM. Les recherches expérimentales sur le symbolisme phonétique. L'année Psychologique. 1965;65(2):439-74.
40. Woodworth NL. Sound symbolism in proximal and distal forms. Linguistics. 1991;29:273-99.
41. Borrego MCM, Gasparini G, Behlau M. The effects of a specific speech and language training program on students of a radio announcing course. J Voice. 2007;21(4):426-32.
42. Farghaly SM, Andrade CRF. Programa de treinamento vocal para locutores de rádio [Voice training program for radio presenters]. Rev Soc Bras Fonoaudiol Portuguese. 2008;13(4):316-24.
43. Azevedo JBM, Ferreira LP, Kyrillos LR. Julgamento de telespectadores a partir de uma proposta de intervenção fonoaudiológica com telejornalistas [Viewers' perception on television journalists after a proposed speech-language intervention]. Portuguese Rev. CEFAC. 2009;11(2):281-9.
44. Trindade LLM. Julgamento do efeito de um programa de intervenção fonoaudiológica na expressividade oral de repórteres [dissertação]. São Paulo: Pontifícia Universidade Católica de São Paulo, 2008.
45. Oliveira GC. Leitura em voz alta: programa de intervenção fonoaudiológica para estudantes de graduação em produção audiovisual [dissertação]. São Paulo: Pontifícia Universidade Católica de São Paulo, 2012.
46. Rodrigues FMA. Expressividade na locução comercial radiofônica: análise dos efeitos de uma proposta de intervenção fonoaudiológica [dissertação]. São Paulo: Pontifícia Universidade Católica de São Paulo, 2010.
47. Neiva TMA, Gama ACC, Teixeira LC. Expressividade vocal e corporal para falar bem no telejornalismo: resultados de treinamento [Vocal and body expressiveness to speak well in telejournalism: training results]. Portuguese Rev. CEFAC. 2016;18(2):498-507.
48. Santos TD. Intervenção fonoaudiológica com foco na comunicação televisiva: efeito de uma proposta com graduandos de jornalismo [dissertação]. São Paulo: Pontifícia Universidade Católica de São Paulo, 2016.
49. Nogueira ALFR. Análise da constituição do estilo oral por radialistas: um estudo fonético-acústico comparativo. In: Ferreira LP, organizador. Dissertando sobre voz. Carapicuíba: Pró-Fono. 1998:63-98.

50. Behlau M, Feijó D, Madazio G, et al. Voz profissional: aspectos gerais e atuação fonoaudiológica. In: Behlau M, organizador. Voz: o livro do especialista. Rio de Janeiro: Revinter, 2005. 2. p. 287-407.
51. Oliveira IB, Kyrillos LCR, Teixeira LC, Borrego MCM. Voz na locução de rádio e telejornalismo. In: Marchesan IQ, Justino H, Tomé MC (Ogs.). Tratado das especialidades em fonoaudiologia. São Paulo: Guanabara Koogan, 2014. 1. p. 240-9.
52. Viola IC, Ghirardi ACMA, Ferreira LP. Expressividade no rádio: a prática fonoaudiológica em questão [Expressiveness on the radio: speech-language pathology practices in question]. Portuguese Rev Soc Bras Fonoaudiol. 2011;16(1):64-72.
53. Penteado RZ, Gastaldello LM, Silva EC. Mudanças no telejornalismo esportivo e os efeitos na expressividade: estudo dos recursos vocais e não-verbais dos apresentadores no programa Globo Esporte [Changes in television sports journalism and the effects on the expressivity: a study of the vocal and non-verbal resources of the anchors in the "Globo Esporte tv show]. Portuguese Distúrb Comun. 2014;26(3):482-92.
54. Marinho ACF, Medeiros AM, Gama ACC, Teixeira LC. Fear of public speaking: perception of college students and correlates. J Voice. 2016;31(1):127.e7-127.e11.
55. Pedrotti CA, Behlau M. Recursos comunicativos de executivos e profissionais em função operacional [Communication resources of managers and business professional]. Portuguese CoDAS. 2017;29(3):e20150217.
56. Lira AAM, Borrego MC, Behlau M. Autoavaliação dos recursos comunicativos por representantes comerciais e sua relação com o desempenho em vendas. CoDAS. 2019.
57. Ferreira LP, Expressividade: a trajetória da Fonoaudiologia brasileira. In: Kyrillos LR, organizador. Expressividade: da teoria à prática. Rio de Janeiro: Revinter, 2005. p. 1-14.
58. Mello EB de S. Educação da voz falada. Rio de Janeiro: Gernasa, 1972.
59. Soares RMF, Piccolotto L. Técnicas de impostação e comunicação oral. São Paulo: Loyola, 1977.
60. Ferreira LP (Org.). Trabalhando a voz: vários enfoques em Fonoaudiologia. São Paulo: Summus, 1988.
61. Kyrillos LR (Org.). Expressividade: da teoria à prática. Rio de Janeiro: Revinter, 2005. p. 325.
62. Borrego MCM, Behlau M. Mapeamento do eixo condutor da prática fonoaudiológica em expressividade verbal no trabalho de competência comunicativa [A mapping of the Speech Language Pathologist practice pathway in verbal expressivity in the work of communicative competence]. Portuguese CoDAS. 2018;30(6):e20180054.
63. Hazlett DE, Duffy OM, Moorhead SA. Review of the impact of voice training on the vocal quality of professional voice users: Implications for vocal health and recommendations for further research. J Voice. 2011;25(2):181-91.
64. Timmermans B, Coveliers Y, Wil M, et al. The effect of a short voice training program in future teachers. J Voice. 2011;25(4):e191-e198.
65. Timmermans B, Coveliers Y, Wuyts FL, Van Looy L. Voice training in teacher education: the effect of adding an individualized microteaching session of 30 minutes to the regular 6-hour voice training program. J Voice. 2012;26(5):669.e1-669.e9.
66. Rodero E, Diaz-Rodrigues C, Larrea O. A training model for improving journalists' voices. J Voice. 2018;32(3):386.e11-386.e19.
67. Van Lierde K, D'haeseleer E, Baudonck N, et al. The impact of vocal warm-up exercises on the objective vocal quality in female students training to be speech language pathologists. J Voice. 2011;25(3):e115-e121.
68. Borrego MCM. Proposta de atuação fonoaudiológica para estudantes de comunicação: efeitos de dois tipos de treinamento [tese]. São Paulo: Universidade Federal de São Paulo, 2017.
69. Oliveira GC, Farghaly SM, Silva MAA. Fonoaudiologia e formação profissional em rádio e televisão: uma relação produtiva [Speech therapy and professional training on radio and television: a productive relationship]. Portuguese Distúrb Comun. 2013;25(2):293-6.
70. Kleiman A. Oficina de leitura: teoria e prática. 15. ed. Campinas: Pontes; 2013:155.
71. Bajard E. Ler e dizer: compreensão e comunicação do texto escrito. 6. ed. São Paulo: Cortez, 2014. p. 127.

# VOZ DO PROFESSOR

Fabiana Zambon • Maria Fabiana Bonfim de Lima-Silva
Maria Lucia O. Suzigan Dragone • Marcia Simões-Zenari

## CONTEXTUALIZAÇÃO DA VOZ DO PROFESSOR NO TRABALHO DOCENTE

A Fonoaudiologia tem estudado a voz do professor em decorrência da demanda intensa de docentes com distúrbios vocais que buscam atendimento nas clínicas fonoaudiológicas. Inicialmente tendia-se a culpar o professor por utilizar indevidamente sua voz durante as aulas, porém, aos poucos, compreendeu-se que na sala de aula também se encontravam presentes múltiplos fatores extrínsecos ao professor, ambientais e organizacionais, interferentes na saúde vocal desses profissionais. Foi observado que não havia ligação biunívoca entre esses fatores e a presença de distúrbios vocais, pois as demais questões relacionadas com os hábitos e alterações de saúde do próprio professor compunham uma complexa rede de interferências.[1]

As pesquisas desenvolvidas por fonoaudiólogos brasileiros, no decorrer dos anos de 1994 a 2008, mostraram o interesse em identificar a ocorrência do distúrbio vocal entre professores, definir protocolos específicos que abrangessem saúde vocal, compreender as condições e a organização de trabalho dessa classe profissional, descrever ações pontuais em grupo para informar e despertar o interesse do professor em relação aos cuidados com a voz e prevenção dos distúrbios vocais. Além disso, sinalizaram a pouca ocorrência de estudos que se aproximassem mais do trabalho docente, tais como investigações em sala de aula sobre comportamentos vocais praticados nas interações com os alunos.[2]

Sob esse direcionamento, nos anos subsequentes, o foco de estudo sobre essa problemática se ampliou e os resultados contribuíram para o aprofundamento da fundamentação teórica sobre o distúrbio vocal nessa classe profissional, para estabelecer parâmetros de avaliação e de propostas de intervenções terapêuticas mais condizentes com a realidade do uso da voz no trabalho docente, e principalmente, despertaram no fonoaudiólogo uma visão mais ampla sobre o trabalho do professor.[1]

A importância desses estudos consolidou-se quando foram considerados para compor os conceitos básicos de propostas de políticas públicas voltadas para o reconhecimento do distúrbio vocal decorrente do trabalho docente, além de leis que pudessem dar suporte à promoção de saúde dessa classe profissional. Paulatinamente foi possível entender que o contexto no qual a voz do professor é utilizada era essencial tanto para a avaliação do distúrbio vocal como para o planejamento das estratégias terapêuticas e intervenções em grupo que pudessem atender não somente a voz, mas, também, compor orientações sobre o uso da comunicação oral permeando a maioria das interações que ocorrem em sala de aula.

Nesse cenário, tornou-se necessário ao fonoaudiólogo aprofundar-se no entendimento do trabalho docente. Trata-se de compreendê-lo como determinado por relações complexas entre seres humanos, com a finalidade de transformá-los por meio da educação e instrução. Portanto, a comunicação oral e a voz precisam ser consideradas como recursos do professor, permeando a transmissão do conhecimento em ações com resultados pouco previsíveis e não imutáveis, visto que os alunos têm vontades próprias e interesses diversos. Dessa forma, ensinar é saber como agir sutilmente com seres humanos, num jogo de reconhecimentos de papéis resultantes de expectativas diversas e perspectivas ajustadas entre as partes. O cerne do trabalho docente é composto pela transmissão do conhecimento e pela gestão das interações em sala de aula.[3]

Obviamente que, diante dessas considerações, as interações comunicativas em sala de aula colaboram para a aproximação entre professor e alunos, o que os conduz a serem parceiros na construção do conhecimento. Sob essa perspectiva, o ensino é uma atividade linguística e discursiva que requer um entendimento entre o professor e os alunos, para que estejam sempre prontos a ouvir e a aderir à aprendizagem, e para que possam argumentar e serem ouvidos pelo professor.[3] Para tanto, o professor precisa ter competências sociais diversas e, entre elas, encontra-se a habilidade de comunicação.

Portanto, no gerenciamento das intercorrências multifatoriais presentes na sala de aula, destacadas como interferentes ao trabalho do professor[4] e da construção de interações efetivas com o aluno, encontram-se a comunicação oral, a voz, as formas de falar e o uso da linguagem eleita pelo professor, compondo o âmago das relações sociais necessárias ao trabalho docente.[5] Uma comunicação efetiva evita que ocorram barreiras impeditivas para o estabelecimento da interação entre professor e aluno e da motivação para aprender, além de favorecer mediações e soluções de conflitos, transformando o contexto e as pessoas nele inseridas.[6,7]

Nessa conjuntura, a voz é um recurso profissional, cujo papel fundamental é compor a comunicação oral, tanto no que diz respeito à clareza das emissões quanto na complementação do conteúdo do que é falado.

A voz tem um importante papel de oferecer destaques, reforçar conceitos e deixar clara a intenção do falante. À vista disso, deve-se destacar que são os elementos não verbais da palavra falada, tais como qualidade e as variações de entonação modulando a intensidade e frequência fundamental da voz, que oferecem dados para que o interlocutor avalie, segundo suas experiências, o impacto positivo ou não da mensagem.[8] Sendo assim, distúrbios vocais não somente produzem impedimento do uso vocal, como também dificultam a plasticidade da voz necessária para complementar a eficiência da comunicação oral do professor.

Portanto, há necessidade de que na formação inicial de docentes sejam apresentados os papéis da voz na comunicação oral, permitindo reflexões sobre ela na interação entre professores e alunos em sala de aula e influenciando o desempenho do docente.[9] Muitas vezes, esse saber não é abordado na formação desse profissional, deixando uma lacuna sobre aspectos relevantes nas interações com os alunos, tais como: saber ouvir, usar uma linguagem aceita e compreensível ao contexto social, além da forma de falar carregada de significado, que pode aproximar ou distanciar o aluno.

Frente a essa contextualização recomenda-se que o fonoaudiólogo passe a ter um olhar mais amplo voltado para a voz do professor, percebendo a complexidade das relações entre voz e comunicação oral no trabalho docente, com todos os seus múltiplos fatores: interações presentes no processo de ensinar e aprender, na organização do trabalho e no contexto histórico dessa classe profissional.[1]

O cenário aqui exposto revela ser indispensável que o fonoaudiólogo aborde a voz do professor considerando essa complexidade, para que as intervenções, individuais e em grupo, sejam um espaço educativo, no qual a relevância da voz como recurso do trabalho docente seja enfatizada. Essa abordagem pode despertar o professor para o cuidado vocal, favorecer aderência às intervenções, além de proporcionar resultados mais duradouros.

## PREVALÊNCIA DE DISTÚRBIOS VOCAIS EM PROFESSORES

A prevalência de distúrbios de voz entre professores têm sido foco de estudos há bastante tempo, assim como o entendimento sobre os fatores de risco, para que se compreenda melhor este fenômeno e possam ser propostas ações efetivas, tanto para promoção da saúde quanto para minimizar a ocorrência desses distúrbios.

Levantamentos realizados sobre o tema indicam variação desta prevalência entre 4,4 e 90%, considerando pesquisas nacionais e internacionais.[10-13] As pesquisas na área tiveram como foco professores de ambos os sexos e com idades diversas, lecionando em diferentes níveis de ensino, mas principalmente ensino fundamental na rede pública e ou privada. As definições de disfonia foram bastante variadas, a maioria dos estudos foi transversal, com amostras por conveniência e de tamanhos distintos, utilizando questionários, sendo que poucos estudos apresentaram avaliação fonoaudiológica e exame laríngeo.[2,12-15]

No adoecimento vocal desta população diversos fatores devem ser considerados, além dos anatômicos e fisiológicos: comorbidades (como refluxo gastroesofágico, gastrite), estilo de vida (fumo, repouso, hidratação), espaço físico (presença de ruído e poeira) e organização do trabalho (carga excessiva, salas de aula com muitos alunos, pressão por resultados), aspectos sociais (violência na escola, comportamento das crianças em sala de aula, deslocamentos para acessar o local de trabalho, entre outros), elevada demanda vocal e falta de preparo para uso da voz durante a formação.[10-17]

As pesquisas também apontam que a incidência estimada de disfonia em professores é de 3,9 novos casos por ano para cada 1000 docentes.[18] Estudo epidemiológico realizado por Behlau *et al.*[19] por meio de questionário aplicado à população representativa de todo o Brasil encontrou 11,6% dos professores indicando a presença de alteração vocal naquele momento. Os que haviam experimentado problema de voz em algum momento da vida totalizaram 63% e que referiram disfonia crônica foram 33%. Os professores indicaram faltar mais ao trabalho por disfonia do que outros profissionais e atribuíram à voz as dificuldades com sua performance profissional, além de cerca de 16% considerarem a necessidade de mudança futura de profissão em decorrência de um possível problema de voz. Fadiga, desconforto e esforço vocal, bem como dificuldades para projetar a voz foram os sintomas mais frequentes apresentados por esses professores.

Observando estudos realizados em vários países a partir de 2014 percebe-se, ainda, a preocupação em estimar a prevalência do distúrbio vocal e o mapeamento de fatores causais que possam ser minimizados.

Na Itália, estudo desenvolvido com 157 professores do ensino fundamental identificou, por meio de questionários, exame laríngeo e avaliação fonoaudiológica, prevalência de distúrbios vocais de 51,6% entre os professores, mais elevada do que no grupo controle.[20] Cerca de 86% indicaram ter tido alteração vocal em algum momento da carreira. Dentre os distúrbios identificados os nódulos de pregas vocais e os sinais de refluxo gastroesofágico foram mais frequentes nos professores. Nove de doze aspectos acústicos diferenciaram professores da população em geral. Não houve associação entre disfonia e anos de docência, fumo, consumo de café ou ansiedade.

A prevalência de distúrbios de voz entre professores australianos do ensino fundamental e médio foi de 33,2% considerando qualquer momento da carreira, 24,7% no ano e 13,2% no dia da pesquisa.[21] Foi maior entre aqueles que lecionavam no ensino fundamental, mulheres e com idades entre 51 e 60 anos. Esforço vocal, quebras de sonoridade, dificuldade para projetar a voz e desconforto na garganta foram associados a distúrbio vocal. Aqueles com muitas horas de treinamento para uso da voz apresentaram menos sintomas vocais.

Estudo realizado no Irã[22] com professores de ambos os sexos que atuavam em diferentes níveis de ensino identificou, por meio da aplicação de questionários, que os professores reportaram maior prevalência de queixas vocais (54,6%) do que a população em geral (21,1%), bem como maior esforço vocal. Professores com queixa vocal apresentaram maior esforço vocal, fatores físicos e ambientais negativos quando comparados aos professores sem queixa vocal. Não houve associação entre distúrbios de voz e sexo, nível de ensino, uso de giz ou hábito de pigarrear.

Extensa pesquisa envolvendo dados de 5.900 pacientes com sintomas vocais que foram a hospital especializado em Massachusetts entre os anos de 1993 e 2013 identificou que a categoria profissional que mais procurou atendimento foi a de professores,[23] ficando entre as três com maior risco relativo para distúrbios vocais juntamente com atores e advogados.

Pesquisa realizada na Índia a partir da aplicação de questionário junto a professores do ensino fundamental de escolas públicas e privadas encontrou prevalência de distúrbios vocais de 17,4%.[24] Neste caso os professores deveriam considerar alteração vocal quando sua voz não estivesse soando como deveria ou se houvesse interferido em sua comunicação e no desempenho durante o trabalho. Não houve associação entre o distúrbio vocal e idade ou sexo, nem com os hábitos de fumar, consumir bebida alcoólica ou café, hidratação e prática de atividade física. Níveis elevados de ruído em sala de aula, estresse psicológico, grito, controle inadequado da respiração, abertura de mandíbula restrita durante a fala e canto foram mais frequentes nos professores com alteração vocal, assim como o consumo de medicamentos e infecções de vias aéreas superiores. Fadiga vocal, dor de garganta/garganta seca, tensão vocal e no pescoço e dificuldade para projetar a voz foram os sintomas mais frequentes relatados pelos professores com problemas vocais.

Na Letônia, o primeiro estudo epidemiológico sobre o tema identificou 66,7% dos professores relatando distúrbios de voz em algum momento da carreira: 8% no momento da pesquisa, 36,9% nos últimos nove meses e 21,6% no passado.[25] Participaram docentes de ambos os sexos e foram usados questionários. A maior parte dos professores com distúrbios vocais indicou que o início dos problemas se deu na carreira profissional e as mulheres apresentaram maior prevalência. Não houve associação entre os distúrbios de voz e a disciplina que ministravam ou com a idade. Houve correlação entre disfonia e tempo de docência (21 anos ou mais), esforço vocal, horas de trabalho, intensidade vocal, gritar, pigarrear, dar aula com dor de garganta, número de crianças por sala, ruído, falta de disciplina das crianças, giz e qualidade do ar na sala de aula. Estudo recente realizado na Arábia Saudita com professores de diferentes níveis de ensino[26] encontrou prevalência de rouquidão de 27%. Não houve diferença em relação ao sexo nem aos anos de exercício profissional. Os professores com rouquidão faltaram mais ao trabalho, com média de sete dias por ano. Houve associação entre rouquidão e fumo, tanto nos fumantes ativos quanto nos passivos. Refluxo gastresofágico, problemas auditivos, gripe, infecções de garganta, estresse, ansiedade e histórico familiar de disfonia foram mais frequentes entre os professores com rouquidão.

Na Coreia do Sul, uma grande amostra de professores do ensino fundamental e médio foi pesquisada por meio de questionário e 11,6% referiram distúrbios vocais mais de uma vez por semana.[27] Houve associação entre o distúrbio vocal e sexo feminino, dificuldade com licenças médicas, lecionar música e ter menos de seis horas de sono por noite.

Estudo brasileiro recente foi realizado junto a professoras do ensino fundamental de escolas públicas por meio de questionários.[28] A prevalência de distúrbio vocal crônico foi de 39,7% e as principais queixas foram garganta seca, rouquidão, cansaço vocal, pigarro e falha na voz. Foram associados à presença de distúrbio vocal: tempo na docência, ruído, uso da voz no dia-a-dia, ausência no trabalho por problemas de voz, alergias e problemas respiratórios, consulta médica para a voz e fonoterapia.

Utilizando o *Dysphonia Severity Index* (DSI), questionários e exame laríngeo, pesquisadores alemães investigaram professores de diferentes níveis de ensino e de ambos os sexos.[29] Cerca de 58% responderam ter tido distúrbios de voz em algum momento da carreira; mulheres e professores do ensino fundamental apresentaram índices maiores. Professores mais jovens apresentaram menos problemas. O exame laríngeo foi alterado em 25% dos participantes, com as mulheres apresentando menos lesões, o que indica que apresentaram mais alterações funcionais. A média do DSI foi mais elevada nas mulheres e não houve relação entre os achados fisiológicos e a autoavaliação.

Notou-se que a literatura mais recente indica novos rumos das pesquisas, pois os estudos sobre prevalência passaram a rarear e novas temáticas começaram a ser priorizadas: análise acústica em professores com disfonia,[30] influência do ruído na voz do professor,[31] relação entre sinais laríngeos, medidas acústicas e qualidade de vida em professores do ensino infantil e fundamental,[32] múltiplas avaliações da voz do professor na clínica e na rotina do lar,[33] o efeito da função pulmonar na incidência de fadiga vocal em professores,[34] práticas de bem-estar vocal entre professores,[35] relação entre distúrbios vocais e Síndrome de Burnout em professores,[36] distúrbios vocais e estresse em professores[37] são alguns exemplos.

Mantém-se a identificação de múltiplos fatores e intercorrências pessoais e profissionais compondo o quadro de causas prováveis do distúrbio de voz entre professores. Confirma-se que a intervenção em saúde vocal não pode ser algo pontual, mas, é necessário envolver as diversas dimensões do trabalho do professor, refletir sobre as interfaces causais e buscar ações que possam minimizá-las. Essas ações precisam ser disparadas também pelas gestões escolares e governamentais na organização do trabalho do professor.

## Avaliação Vocal de Professores

No contexto multifatorial do distúrbio de voz de um professor, a avaliação vocal completa deve considerar diferentes perspectivas, incluindo a do fonoaudiólogo, a do próprio paciente, a do médico otorrinolaringologista e a relacionada com a organização de trabalho. Em alguns casos, avaliações complementares podem ser necessárias, como por exemplo, de médico gastroenterologista, endocrinologista, fisioterapeuta e/ou psicólogo.

Ao avaliar a voz de um professor é importante que o fonoaudiólogo, primeiramente, entenda a queixa deste profissional, o que o fez procurar ajuda, lembrando que, em alguns casos, o distúrbio vocal do docente pode não necessariamente ter relação direta com o uso vocal profissional. Um exemplo para essa questão seria uma professora procurar um fonoaudiólogo com sintomas vocais e com queixa vocal presente há cerca de dois meses, referindo lecionar no Ensino Fundamental, dois períodos diários, porém, a sua queixa principal ter relação com a dificuldade em atingir notas agudas no canto, visto que em todos os finais de semana canta na igreja. Sendo assim, é importante que o fonoaudiólogo amplie a sua escuta e não comece a avaliação vocal do professor com a ideia pré-concebida de que o distúrbio de voz tem somente relação com o uso vocal profissional.

De acordo com o protocolo utilizado no Programa de Saúde Vocal do Sindicato dos Professores de São Paulo – SinproSP,[38,39] alguns aspectos são importantes de serem investigados em uma primeira avaliação, tais como: rede (pública e/ou privada) e nível de ensino (educação infantil, ensino fundamental I e/ou II, ensino médio e/ou ensino superior) que o professor leciona, número de alunos por sala de aula, tempo de docência, carga horária de trabalho, consulta e/ou tratamento otorrinolaringológico e/ou fonoaudiológico prévio, cuidados com a voz, uso de microfone ao lecionar, uso de medicamentos, uso vocal extraprofissional, tabagismo e etilismo, prática de atividades físicas, queixas auditivas e antecedentes familiares de problemas vocais. Além disso, é importante que o fonoaudiólogo entenda como é o uso profissional desse paciente, observando pessoalmente a aula do professor ou solicitando um vídeo para posterior análise. Neste momento devem ser avaliadas questões relacionadas com o uso da voz e comunicação, aspectos do comportamento vocal que possam influenciar na gênese e manutenção do distúrbio de voz, bem como estrutura física da sala de aula. Caso o professor use microfone, é importante que o fonoaudiólogo avalie se esse equipamento está sendo usado corretamente, em um volume adequado e se não está comprometendo a comunicação do docente ou gerando um ruído adicional para as outras salas de aula.

Muito tem sido investido em criar ou validar instrumentos que padronizem a avaliação de voz específica para essa classe profissional, muitos deles podem ser utilizados em conjunto para formar um quadro mais amplo dos fatores a serem cuidados em prol da voz do professor.

- *Condição de Produção Vocal-Professor (CPV-P):* desenvolvido por Ferreira et al.,[40] é um questionário específico para avaliar a voz de professores, contendo 84 questões divididas em: identificação do entrevistado, situação funcional, aspectos gerais de saúde, hábitos e aspectos vocais.
- *Protocolo de Rastreio de Disfonia Geral (PRRD-Geral):* desenvolvido para rastrear o risco de disfonia na população em geral, tem como complemento instrumentos específicos para profissionais da voz falada, particularmente, os professores. O PRRD-Geral investiga queixas e sintomas vocais, uso da voz fora do trabalho, estilo de vida, consumo de medicamentos, entre outros, e o PRRD-Específico analisa as questões ocupacionais.[41]
- *Lista de Sinais e Sintomas de Voz:* aspecto importante de ser investigado nos docentes, visto que esses profissionais comumente lecionam com excessivo número de sintomas vocais.[19,42,43] Trata-se de uma lista com catorze sinais e sintomas de voz que foi elaborada para uma pesquisa epidemiológica americana sobre problemas de voz em professores,[42] sendo posteriormente traduzida para o português brasileiro e utilizada em um estudo também epidemiológico sobre problemas de voz em docentes de todo Brasil.[19] Posteriormente estes sintomas foram investigados em três grupos de professores: sem queixa vocal, com queixa vocal e que nunca procuraram ajuda profissional, e com queixa vocal e que procuraram tratamento no Programa de Saúde Vocal do SinproSP.[43] Os professores sem queixa apresentaram, em média, 2,0 sintomas, os que apresentaram queixa, mas nunca procuraram ajuda, 6,6 sintomas e os que procuram tratamento 8,6. Esses dados mostram que, em muitos casos, os professores procuram ajuda tardiamente, quando

apresentam muitos sinais e sintomas vocais negativos, aspecto que deve ser considerado na avaliação e reabilitação vocal.
- *Screening Index for Voice Disorders:* instrumento interessante de ser usado na triagem e avaliação de professores, composto por doze sintomas relacionados com o uso vocal. O estudo que desenvolveu e validou o questionário mostrou que a nota de corte que sinaliza o risco de alteração vocal nos docentes foi de cinco sintomas.[44]

Alguns protocolos, mesmo não tendo sido desenvolvidos especificamente para professores, podem ajudar a compreender o impacto do distúrbio de voz sob a visão do docente, além da identificação de aspectos a serem trabalhados na reabilitação vocal, de acordo com a perspectiva do profissional.

- *Índice de Desvantagem Vocal (IDV)*[45]*, Índice de Desvantagem Vocal – 10 (IDV-10)*[46]*, Protocolo de Qualidade de Vida em Voz (QVV)*[47] *e Escala de Sintomas Vocais (ESV)*[4]*:* instrumentos validados para o português brasileiro e que possuem valores de corte que separam indivíduos vocalmente saudáveis de disfônicos,[49] podendo ser úteis na avaliação vocal do professor. Esses protocolos podem auxiliar a compreender a percepção do professor em relação ao distúrbio de voz, podendo ser usados tanto na avaliação quanto na reavaliação do docente após a reabilitação.
- *Protocolo do Perfil de Participação e Atividades Vocais (PPAV):* obtém dados de autoavaliação sobre o impacto do distúrbio de voz na participação em atividades vocais. Ao usar protocolos de autoavaliação em professores deve-se ficar atento aos valores de corte, que podem ser diferentes para esses profissionais, visto a particularidade do uso vocal do docente. O valor de corte do PPAV que separa os professores disfônicos dos vocalmente saudáveis é muito maior (escore total de 14,6) do que o que separa os indivíduos disfônicos em geral dos vocalmente saudáveis (escore total de 4,5).[50] Provavelmente por conta da alta demanda vocal que os professores possuem, mesmo sem apresentarem disfonia, percebem muito mais impacto do que a população geral na participação em atividades vocais, o que mostra o alto risco vocal apresentado por essa categoria profissional.

Alguns protocolos que investigam aspectos mais específicos também podem ser úteis para complementar a avaliação vocal de professores.

- *Protocolo de Estratégias de Enfrentamento na Disfonia (PEED):* ajuda a compreender as estratégias que um indivíduo utiliza para lidar com o estresse gerado pelo problema de voz, o que pode ser uma informação útil no processo de orientação, treinamento e reabilitação vocal de professores.[43,51]
- *URICA – VOZ:* Tem o objetivo de indicar o estágio de prontidão em que o paciente se encontra para a reabilitação de voz, aspecto que pode direcionar as estratégias do terapeuta para aumentar a adesão do professor ao tratamento.[52,53]
- *Índice de Fadiga Vocal (IFV):* Investiga aspectos relacionados com a sensação de fadiga vocal, bem como a recuperação a partir do repouso,[39,54] informações que podem favorecer a intervenção fonoaudiológica com o docente.[19,55]
- *Questionário Reduzido de Autorregulação*[56]*:* auxilia na compreensão de como o paciente se autorregula para atingir seus objetivos, o que pode ser extremamente importante na intervenção com os docentes, profissionais que muitas vezes apresentam disfonias com base comportamental e precisam mudar algumas estratégias de uso de voz e comunicação para a melhora e manutenção vocal.

É imprescindível que os professores sejam encaminhados para um médico otorrinolaringologista, cuja avaliação é fundamental para definição do diagnóstico. Além disso, por todas as peculiaridades do exercício profissional que impactam na voz, é importante que o professor faça periodicamente avaliação fonoaudiológica e otorrinolaringológica para prevenir e detectar precocemente distúrbios vocais.

## Intervenção Fonoaudiológica em Professores

Historicamente as intervenções fonoaudiológicas em favor da voz de professores iniciaram-se por terapia individual locadas em clínicas, passando para formação de grupos terapêuticos atendendo semelhantes distúrbios de voz, e paulatinamente, foi-se ampliando o rol de ação para os ambientes escolares, focando em promoção de saúde vocal e prevenção de distúrbios de voz, além da conscientização dos professores sobre a voz ser um recurso do trabalho que permeia as interações com os alunos. Sob essa perspectiva, os professores passaram a compreender que uma alteração vocal pode influenciar diretamente nas interações com os alunos e ampliaram-se as possibilidades de intervenções, passando-se a incluir no trabalho vocal, estratégias para aprimorar a comunicação do professor em sala de aula.

Seguindo esse movimento, a intervenção fonoaudiológica na voz do professor vem se adaptando e se diversificando, seja por meio individual, grupal, virtual ou presencial, com foco na saúde do trabalhador e na comunicação, abrangendo aspectos perceptivos (auditivos e visuais), emocionais, fisiológicos, acústicos e aerodinâmicos. Portanto, a abordagem fonoaudiológica passou a ser multidimensional, tanto com relação ao distúrbio da voz, por ser um fenômeno multifatorial, quanto pelo trabalho com a comunicação oral.

Nessa perspectiva, os cursos de fonoaudiologia do Brasil têm investido em projetos de extensão para a comunidade com a finalidade de promover ações voltadas à saúde vocal e comunicação do professor, dentro das escolas públicas (municipais e estaduais) e privadas. Essas extensões promovem ações de prevenção do distúrbio de voz e de promoção da saúde, bem como abordam estratégias de competência comunicativa e de aprimoramento vocal, sendo realizadas geralmente em grupo.[57,58]

Nesse sentido, a escolha da modalidade das ações (promoção ou reabilitação), da maneira como serão propostas (individual ou grupal), do tipo de abordagem (direta, indireta ou combinada), das técnicas vocais e estratégias, dependem de cada profissional, da queixa do professor, da demanda e do contexto de trabalho. Destaca-se que essas escolhas, realizadas pelos fonoaudiólogos, definem também os instrumentos de avaliação complementares que podem oferecer dados mais consistentes sobre o professor ou sobre grupos de professores, fornecendo componentes específicos que são integrados e analisados pelo fonoaudiólogo, a fim de se estabelecer um diagnóstico bem como um direcionamento para o planejamento terapêutico ou aprimoramento da comunicação.

As abordagens diretas na reabilitação se caracterizam pela realização de exercícios e técnicas vocais específicas com foco na respiração, fonação, ressonância e articulação para modificar aspectos da produção vocal e permitir melhor padrão de fonação. Os aconselhamentos e orientações sobre higiene vocal, com objetivo de aprendizado e cuidado com a voz, são característicos das abordagens indiretas. Estas duas formas de abordagens não são excludentes e, na intervenção fonoaudiológica com os docentes, devem ser associadas, constituindo, assim, uma abordagem combinada.[59]

De forma geral, as pesquisas relacionadas com a reabilitação de distúrbios vocais em professores indicam que as abordagens, em maioria, combinam estratégias indiretas e diretas. Na abordagem indireta as evidências apontam benefícios com o uso de microfone e, na abordagem direta, o uso de exercícios de função vocal e terapia de voz ressonante.[60-62]

Segundo publicações nacionais no período de 2008 a 2018, que buscaram a efetividade das ações fonoaudiológicas em grupo voltados à saúde vocal do professor, verificou-se que as intervenções eram realizadas de forma eclética, abordando os seguintes conteúdos: comportamentos vocais, hábitos e cuidados de higiene e saúde vocal, exercícios e técnicas vocais, e noções de anatomofisiologia da produção vocal.[63-70]

Dentre os exercícios e as estratégias mais utilizadas na abordagem direta destacam-se: som nasal, vibração de língua e lábios, mastigação selvagem, fricativos surdos e sonoros em tempo máximo de fonação, rotação de língua no vestíbulo, bocejo-suspiro, firmeza glótica, voz salmodiada e manipulação digital de laringe.[63-65,67,68,71]

As ações promovidas pelos estudos contemplaram atividades de relaxamento, alongamento (cervical e/ou corporal), respiração e coordenação pneumofonoarticulatória e trabalho articulatório com trava-línguas.[63-68,70,71] A prática de nebulização aparece como um recurso complementar no trabalho vocal com professores.[69]

Exercícios realizados em tubos e canudos também podem ser benéficos para os professores, pois ajudam a promover uma fonação mais equilibrada, com melhor integração fonte-filtro, diminuindo a participação de estruturas supra-glóticas e o atrito entre as pregas vocais.[72-75]

Quanto à abordagem indireta, as orientações de higiene vocal mais referidas nas pesquisas foram: importância da hidratação, hábitos vocais inadequados, como lidar com o ruído em sala de aula, a importância de aquecer e desaquecer a voz e conhecimento sobre anatomofisiologia da fonação.[64,66-68,71] Além disso, apenas um estudo inseriu dinâmicas para trabalhar a expressividade verbal e não verbal,[65] o que revela um avanço na intervenção fonoaudiológica, buscando uma abordagem mais ampliada, para além da saúde vocal.

O uso de microfone tem sido apontado como um recurso que pode ajudar a poupar a voz do professor,[62,76,77] porém é importante que esse profissional receba treinamento fonoaudiológico prévio, para que consiga usar esse equipamento da forma correta. Vale lembrar que as escolas apresentam, frequentemente, elevados níveis de ruído,[78] o que favorece que o professor vá aumentando a intensidade da voz no decorrer das aulas.[79,80] Diante disso, sem treinamento, o docente pode usar o microfone em forte intensidade vocal, gerando ruído adicional e comprometendo a comunicação com os alunos.

As pesquisas indicam que as ações fonoaudiológicas foram comumente promovidas em grupos de 5 a 90 professores, variando de um a doze encontros (mensais/quinzenais/semanais), com duração de trinta minutos a duas horas cada, o que mostra o quanto essas intervenções são diversificadas, provavelmente porque os grupos foram estruturados de acordo com a necessidade de cada tipo de ação e dos locais que foram realizadas.[63-71]

Em relação ao aprendizado adquirido nas ações fonoaudiológicas houve pesquisas que objetivaram reforçá-lo no longo prazo, com distribuição de materiais de apoio, contendo as seguintes informações: explicações sobre os conteúdos abordados, exercícios trabalhados, dicas básicas de respiração e estratégias para flexibilizar a dinâmica vocal.[64,65,67,68,81,82]

Ao final das ações desenvolvidas alguns pesquisadores se preocuparam em obter a opinião dos participantes acerca das atividades realizadas e da modalidade em grupo e verificaram que as estratégias utilizadas foram satisfatórias e positivas.[17,63,64,66,83] Por outro lado, Rossi-Barbosa et al.,[84] ao realizarem estudo sobre prontidão para mudança de comportamento em professores, observaram que grande parte dos indivíduos se mostrou resistente, desmotivada e não pronta para programas de terapia ou de promoção da saúde, aspectos que devem ser considerados pelo fonoaudiólogo nas intervenções com esses profissionais.

Tais ações fonoaudiológicas foram realizadas no âmbito escolar, em grupos, para que o professor se sentisse mais à vontade em frequentar as atividades, bem como gerassem a possibilidade de discussões sobre fatores ambientais e organizacionais presentes na instituição de ensino. Vale salientar que as ações fonoaudiológicas nas escolas permitem a criação de um ambiente favorável para discussão, solução de problemas e estreitamento de laços entre os professores, promovendo uma rede de apoio e aprendizado compartilhado.

Outra questão que também merece destaque é o referencial teórico que deve embasar a atuação fonoaudiológica com docentes nesta área: a voz deve ser entendida tanto em relação ao aspecto orgânico (qualidade de voz) quanto psicossocial (expressividade), conforme pontuado por Ferreira et al.[1] Fundamentado na linguística, pode-se entender a expressividade da fala como o resultado de interações entre os elementos segmentais (vogais e consoantes) e prosódicos (qualidade vocal, ritmo, entoação, taxa de elocução, pausas e padrões de acento) e de suas relações entre o som e sentido.[85] Os aspectos prosódicos são considerados elementos chave na potencialização da formação do professor e na motivação no seu processo de cuidar de sua voz e produzir bem-estar vocal. Nesse sentido, a atuação fonoaudiológica com os docentes vem se aprimorando e tem incluído procedimentos diferenciados nas suas ações, como por exemplo, aqueles que abrangem a análise e a intervenção na expressividade oral e corporal, promovendo nos professores mudanças no ato de ensinar e na comunicação.[65,86]

No que se refere às dificuldades encontradas nos programas de saúde vocal na modalidade presencial, a desistência e a baixa adesão por parte dos professores são os fatores principais, o que se relaciona com a falta de tempo disponível para se inserirem nas intervenções em razão de rotina cansativa e elevada carga horária de trabalho.[87]

Diante dessa problemática enfrentada em intervenções presenciais, estudos propõem programas de intervenção na modalidade Educação a Distância (EAD), seja de modo totalmente on-line[63] ou semipresencial.[68] Os resultados desses programas mostraram que foi possível promover aumento significativo dos conhecimentos em saúde vocal, fornecendo ao professor o aprendizado necessário para obter melhor qualidade de vida e bem-estar vocal, tornando-o agente e protagonista de sua própria saúde.

Além disso, por tratar-se de uma modalidade de intervenção que utiliza ferramentas diferenciadas, o professor tem fácil acesso aos conhecimentos sobre os cuidados com a voz sem precisar se deslocar de casa e no horário que for mais conveniente, conciliando de forma eficiente estudo e trabalho.[88]

Tanto na abordagem em grupo como na individual é importante que o fonoaudiólogo tenha em mente que, em muitos casos, o distúrbio vocal do docente está relacionado com o comportamento vocal, portanto, tal fato deve ser reconhecido pelo professor e trabalhado durante todo o processo. Para isso, as estratégias de autorregulação, que têm sido utilizadas e pesquisadas na fonoaudiologia, podem ser extremamente úteis na reabilitação vocal dos professores. Um estudo mostrou que indivíduos com maior número de sintomas vocais apresentam menores níveis de autorregulação, o que pode comprometer as mudanças de comportamento necessárias para a melhora vocal.[56] É importante que o professor reconheça e tente modificar, de forma consciente, os aspectos do comportamento vocal que possam estar influenciando no distúrbio vocal. Deve-se lembrar que algumas questões da organização de trabalho do professor não são possíveis de serem modificadas, porém, se ele estiver usando a voz de forma mais consciente, usará estratégias de uso vocal e de comunicação para tentar amenizar os efeitos desses aspectos na voz.

Outra questão importante de ser pensada é que, a partir das transformações e desenvolvimento tecnológico, os meios de comunicação se diversificaram contribuindo para o surgimento e aperfeiçoamento de tecnologias (*smartphones*, redes de internet e redes sociais), que repercutem em novas exigências e demandas quanto às questões da fala, da voz, da comunicação e da linguagem dos professores. Além disso, nos últimos anos, muitas instituições (universidades públicas e privadas) implantaram cursos *on-line* (educação a distância – EAD) ou cursos de pós-graduação em programas associados entre duas ou mais universidades, que exigem formações na área, uma vez que algumas ou todas as aulas são transmitidas em forma de videoconferência. Assim, esse novo canal de interação entre o discente e docente gera novas demandas fonoaudiológicas no treinamento de comunicação deste profissional para que se promova um processo de ensino-aprendizagem com excelência.

## ABORDAGENS DA SAÚDE VOCAL E DA COMUNICAÇÃO ORAL DO PROFESSOR EM DIFERENTES CONTEXTOS

Fato é que o distúrbio vocal do professor tem causas multifatoriais e envolve tanto aspectos intrínsecos diretamente relacionados com o professor, como os extrínsecos relacionados com a organização de seu trabalho. Tendo isso claro, qualquer tipo de intervenção, seja terapêutica, de promoção de saúde ou de formação precisará abranger ações que minimizem tais fatores.

O fonoaudiólogo que atua com esse profissional precisa organizar suas ações buscando melhores abordagens e estratégias que favoreçam a motivação dos professores a participarem efetivamente e que possam ser facilmente assimiladas e apreendidas pelo docente no seu exercício profissional. Para tanto, é necessário compreender o professor, as suas condições reais de trabalho e identificar suas disponibilidades, para programar as ações e facilitar sua participação e aderência.

Há diversas possibilidades que podem ser desenvolvidas, tais como: ações terapêuticas individuais ou em grupos com diagnósticos semelhantes, realizando o acompanhamento dos participantes no longo prazo; ações mais pontuais em grupo realizadas durante horas de trabalho pedagógico coletivo (HTPC) ou em reuniões pedagógicas nas escolas, e até formações de longa ou curta duração a serem realizadas nos cursos de graduação em pedagogia ou em educação continuada.

A abordagem terapêutica individual com professores pode favorecer que os exercícios e estratégias de uso de voz e comunicação sejam mais personalizados, de acordo com as necessidades de cada docente. O Programa de Saúde Vocal do SinproSP realiza há 17 anos atendimentos em professores da rede privada de ensino da cidade de São Paulo, oferecendo a esses profissionais avaliação, orientação, aprimoramento e tratamento de voz. Durante o tratamento são trabalhadas, de forma combinada, abordagens diretas e indiretas, sempre associando voz e competência comunicativa. A percepção vocal é trabalhada em todas as estratégias, para que eles consigam monitorar o uso de voz e comunicação em sala de aula, perceber sinais e sintomas vocais, compreender quando a voz está fadigada e buscar alternativas para a manutenção e recuperação vocal. Exercícios de aquecimento e desaquecimento são fundamentais para esses profissionais, sempre padronizados de acordo com as necessidades de cada docente. Após receberam alta, os professores são acompanhados longitudinalmente, para manutenção da qualidade vocal, bem como dos exercícios realizados. Além disso, são realizadas palestras nas escolas da rede privada de São Paulo, com o objetivo de informar e sensibilizar os professores sobre a importância da voz e da comunicação, além de oficinas de voz e competência comunicativa que acontecem em grupo na sede do Sindicato.[38,39] No início do ano letivo e após as férias de julho são realizadas oficinas de preparo vocal para condicionar as vozes dos professores para o retorno às aulas. Materiais de orientação e sensibilização vocal, desenvolvidos pelo SinproSP em parceira com o Centro de Estudos da Voz (CEV), são utilizados em todas as ações, tais como, o guia **Bem-estar vocal: uma nova perspectiva de cuidar da voz**[89] e o filme **Minha Voz, Minha Vida**.[90]

Abordagens em grupos, realizadas em parcerias com as instituições de ensino, visando a troca de informações sobre a realidade do trabalho dos professores e a busca por estratégias que minimizem o uso vocal intenso pelo próprio grupo, têm sido bastante produtivas e com resultados duradouros.[17,83] No Programa de Comunicação Oral e Voz para Professores, uma parceria de mais de 15 anos entre a Universidade de Araraquara e a Secretaria Municipal de Educação de Araraquara-SP, os agendamentos das ações são realizados em comum acordo com a direção das escolas em períodos de HTPC ou em reuniões pedagógicas, com encontros de uma hora e meia. Neles os professores são levados a refletir sobre a relevância da comunicação oral como recurso para manter as interações com os alunos, e a relacionar a saúde vocal como elemento essencial para que essa comunicação realmente seja efetiva. Os conceitos básicos sobre cuidados com a voz são trabalhados e reforçados com a entrega das FAQs elaboradas pelo Departamento de Voz da Sociedade Brasileira de Fonoaudiologia, impressos, com apoio da Secretaria de Educação, além de serem introduzidos exercícios básicos de relaxamento do trato vocal, de aquecimento e ressonância de voz a serem utilizados diariamente por eles. Observa-se gradualmente que os professores passam a conversar sobre essas questões e a divulga-las entre os colegas que não puderam participar. Ainda como parte integrante deste programa foi realizada uma formação de curta duração (30 horas), no Centro de Desenvolvimento Profissional de Educadores **Paulo Freire** vinculado à secretaria, abordando de forma mais abrangente as mesmas questões e com possibilidade de reprodução de exercícios, voltados tanto para a saúde vocal, como aprimoramento da comunicação oral (articulação de fala, entonação, projeção da voz, psicodinâmica vocal). Importante destacar que para esse tipo de formação houve maior dificuldade de adesão, por ser fora do horário de trabalho e em local que exigia deslocamento dos professores.

O Programa de Assessoria Vocal para o Professor (ASSEVOX), uma parceria entre a Universidade Federal da Paraíba (UFPB) e a Prefeitura Municipal de João Pessoa (Paraíba), desde 2012 promove uma ação contínua de extensão com foco na promoção da saúde vocal do professor. O foco do Programa é propiciar o bem-estar vocal do docente, bem como reduzir o número de afastamentos e readaptações neste profissional, usando estratégias educativas integradas, realizadas dentro da escola por uma equipe multidisciplinar, composta por fonoaudiólogos e fisioterapeutas.[57] Assim, esse projeto de extensão consiste na capacitação desses profissionais por meio de ações como palestras, triagens vocais, oficinas de vivência, incluindo voz e corpo. Estas oficinas compreendem quatro encontros, com duração de 50 minutos, realizados em grupo, no horário de trabalho pedagógico coletivo (HTPC) ou de reuniões departamentais, quinzenalmente, na modalidade presencial ou semipresencial (uma parte a distância – *on-line,* com uso de *chats* e fóruns). Esses encontros são fundamentados na dinâmica de promoção da saúde e na educação popular em saúde, isto é, deixando os professores cientes de sua atuação enquanto atores sociais empenhados e responsáveis na busca de melhorias e aprimoramentos que otimizem sua atuação. Vale ressaltar que são realizadas avaliações (questionários e avaliação perceptivo-auditiva) antes e após as oficinas, e que os encontros *on-line* são ofertados na plataforma da Secretaria de Educação e Cultura Municipal (SEDEC), aspecto que tem auxiliado na interação com estes trabalhadores. Além disso, as oficinas seguem uma abordagem terapêutica eclética, envolvendo conteúdos teórico-práticos para ambas as modalidades (presencial e semipresencial). A abordagem indireta contempla os seguintes conteúdos: principais causas; sintomas dos distúrbios de voz; cuidados vocais; diferenças entre voz normal, alterada e adaptada; doenças laríngeas que mais acometem os professores; psicodinâmica vocal; expressividade, aspectos verbais e não-verbais da comunicação e as condições de trabalho dentro das escolas. Já os conteúdos da abordagem direta compreendem exercícios de aquecimento e desaquecimento vocal, de respiração, de aquecimento e alongamento corporal, de expressividade oral e corporal. Salienta-se que na última oficina sempre é entregue aos professores uma cartilha de orientação vocal com os principais conteúdos abordados ao longo da intervenção. Além das contribuições à saúde vocal dos professores das escolas públicas e privadas, a criação do ASSEVOX possibilitou ao aluno uma formação social, humanística, multi e interdisciplinar com vivências de educação popular em saúde e de ações de promoção da saúde dentro da comunidade escolar, na realidade educacional do estado e promoveu um suporte teórico-prático às atividades relacionadas com as disciplinas da grade curricular de Fonoaudiologia e de Fisioterapia.

O Laboratório de Investigação Fonoaudiológica em Voz (LIF Voz) do Curso de Fonoaudiologia da Faculdade de Medicina da Universidade de São Paulo (FMUSP) atende profissionais da voz dos quais uma parcela é composta por professores. Todos passam por avaliação vocal inicial incluindo questionários como o PRRD-Geral,[41] análise perceptivo-auditiva e acústica e do uso da voz durante o exercício profissional, avaliação do processamento auditivo central e exame laríngeo. Este último é realizado no Ambulatório de Otorrinolaringologia da FMUSP. Para o atendimento desses casos foi desenvolvido o Programa Vocal Cognitivo, o qual é composto por oito sessões e que pode ser aplicado individualmente ou para pequenos grupos. Contempla orientações sobre bem-estar vocal e exercícios que envolvem percepção e suavização da emissão, competência glótica, otimização dos padrões de respiração, coordenação respiração-fala, ressonância, articulação dos sons da fala e projeção vocal. Em todas as sessões utilizam-se vídeos e materiais sobre a produção da voz para introdução gradativa dos conceitos relacionados com a respiração, vibração de pregas vocais e ressonância. A fundamentação teórica baseia-se na Epistemologia Genética de Jean Piaget e todas as tarefas extra sessão são anotadas em planilhas específicas.

Disciplinas curriculares abordando a comunicação oral do professor e as questões de saúde vocal podem ser um forte recurso para minimizar os distúrbios vocais, pois, oferecem na formação inicial do professor subsídios básicos para a compreensão de como utilizar esse recurso de trabalho de forma mais eficiente e minimizando fatores de desgaste da voz. Desde 2009 o Curso de Pedagogia da Universidade de Araraquara (UNIARA) implantou uma disciplina de 36 horas atendendo a esse conteúdo, intitulada Comunicação Oral e Trabalho Docente, com apreciação positiva da comissão do Ministério de Educação e Cultura no ato da avaliação do curso. O conteúdo aborda desde a compreensão da relevância das interações por comunicação oral em sala de aula, atualização sobre as questões relacionadas com o Distúrbio de Voz Profissional do professor e estratégias de promoção de saúde vocal dos futuros professores.

# REFERÊNCIAS BIBLIOGRÁFICAS

1. Ferreira LP, Dragone MLS, Giannini SPP, Zambon FC. Atuação Fonoaudiológica com professores: da voz profissional à voz como recurso do trabalho docente. In: Marchesan I, Justino H, Tomé MC. (org) Tratado das Especialidades em Fonoaudiologia. São Paulo: Guanabara Koogan Ltda. 2014. p. 250-9.
2. Dragone MLS, Ferreira LP, Giannini SPP, et al. Voz do professor: uma revisão de 15 anos de contribuição Fonoaudiológica. Rev Soc Bras Fonoaudiol. 2010;15(2):289-96.
3. Tardif M. Saberes docentes e formação profissional. 8. ed. Petrópolis, RJ: Vozes. 2007. p. 325.
4. Marin AJ. O trabalho docente: núcleo de perspectiva globalizadora de estudos sobre ensino. In: Marin AJ. (coord) Didática e trabalho docente. Araraquara: Junqueira&Marin. 2005. p. 23-43.
5. Dragone MLS. O despertar da relação consciente da voz na formação inicial do professor. Tese [Doutorado em Educação Escolar]. UNESP- FCLAr, Araraquara-SP. 2007.
6. Aguiar WMJ, Soares JR. A formação de uma professora do ensino fundamental: contribuições da Psicologia sócio histórica. Revista Semestral da Associação Brasileira de Psicologia Escolar e Educacional (ABRAPEE). Maringá: UEM-Pr. 2008;2(1):221-234.
7. Tapia JA, Fita EC. A motivação em sala de aula: o que é, como se faz. (Título original: La Motivaciòn em la aula) São Paulo: Edições Loyola. 2004. p. 148.
8. Barros Filho C, Lopes F, Belizário F. A construção social da voz. Revista FAMECOS: Porto Alegre. 2004;23:97-108.
9. Dragone MLS, Giovanini LM. O professor iniciante e a comunicação oral em sala de aula: algumas reflexões em direção a políticas de inserção profissional docente. In: Giovanini, Luciana Maria; Marin, Alda Junqueira. Professores iniciantes: diferentes necessidades em diferentes contextos. Araraquara-SP: Junqueira&Marin. 2014. p. 61-78.
10. Martins RH, Pereira ER, Hidalgo CB, Tavares EL. Voice disorders in teachers. A review. J Voice. 2014;28:716-24.
11. Mattiske JA, Oates JM, Greenwood KM. Vocal problems among teachers: a review of prevalence, causes, prevention and treatment. J Voice. 1998;12:489-499.
12. Provenzano LCFA, Sampaio TMM. Prevalência de disfonia em professores do ensino público estadual afastados de sala de aula. Rev. CEFAC. 2010;12(1):97-108.
13. Simões M, Latorre MRDO. Alteração vocal em professores: uma revisão. J Bras Fonoaudiol. 2002;3(11):127-134.
14. Cutiva LCC, Vogel I, Burdorf A. Voice disorders in teachers and their associations with work-related factors: a systematic review. J Communicat Dis. 2013;46:143-155.
15. Romano CC, Alves LA, Silva LA, et al. Alterações vocais decorrentes do trabalho em professores: uma revisão de literatura. Rev Enferm UFPE. 2009;3(3):269-77.
16. Ferreira LP, Servilha EAM, Masson MLV, Reinaldi MBFM. Políticas públicas e voz do professor: caracterização das leis brasileiras. Rev Soc Bras Fonoaudiol. 2009;14(1):1-7.
17. Dragone MLS. Programa de saúde vocal para educadores: ações e resultados. Rev. CEFAC, São Paulo [Internet]. 2011;13(6):1133-1143.
18. Assunção AA, Bassi IB, Medeiros AM, et al. Occupational and individual risk factors for dysphonia in teachers. Occupational Medicine. 2012;62:553-559.
19. Behlau M, Zambon F, Guerrieri A C, Roy N. Epidemiology of voice disorders in teachers and nonteachers in Brazil: prevalence and adverse effects. J Voice. 2012;26(5):665.e9-18.
20. Lira Luce F, Teggi R, Ramella B, et al. Voice disorders in primary school teachers. Acta Otorhinolaryngol Ital. 2014;34(6):412-418.
21. Leão SHS, Oates JM, Purdy SC, et al. Voice Problems in New Zealand Teachers: A National Survey. J Voice. 2015;29(5):645.e1-645.e13.
22. Seifpanahi S, Izadi F, Jamshidi A-A, et al. Prevalence of voice disorders and associated risk factors in teachers and nonteachers in Iran. J Voice. 2016;30(4):506.e19-506.e23.
23. Mori MC, Francis DO, Song PC. Identifying occupations at risk for laryngeal disorders requiring specialty voice care. Otolaryngol Head Neck Surg. 2017;157(4):670-675.
24. Devadas U, Bellur R, Maruthy S. Prevalence and risk factors of voice problems among primary school teachers in India. J Voice. 2017;31(1):117.e1-117.e10.

25. Trinite B. Epidemiology of voice disorders in Latvian school teachers. J Voice. 2017;31(4):508. e1-508.e9.
26. Alrahim A A, Alanazi R A, Al-Bar M H. Hoarseness among school teachers: a cross-sectional study from Dammam. J Family Community Med. 2018;25(3):205-210.
27. Lee Y-R, Kim H-R, Lee S. Effect of teacher's working conditions on voice disorder in orea: a nationwide survey. Ann Occupat Environmental Med. 2018;30:43.
28. Rossi-Barbosa L A R, Guimarães D H F, Arantes E S, et al. Teachers' self-reffered chronic dysphonia associated factors. Rev Fund Care Online. 2019;11(2):411-416.
29. Nusseck M, Spahn C, Echternach M, et al. Vocal health, voice self-concept and quality of life in German school teachers. J Voice. 2018.
30. Souza et al. Acoustic measurements of the glottic source of female teachers with dysphonia. J Voice. In press. 2019.
31. Phadke KV, Abo-Hasseba A, Svec JG, Geneid A. Influence of noise resulting from the location and conditions of classrooms and schools in upper Egypt on teachers' voices. J Voice. In press. 2019.
32. Munier C, Brockmann-Bauser M, Laukkanen A-M, et al. Relationship between laryngeal signs and symptoms, acoustic measures, and quality of life in finnish primary and kindergarten school teachers. J Voice. In press. 2019.
33. Jaber B, Remman R, Matra N. Repetitive voice evaluation in dysphonic teachers: office versus home. J Voice. In press. 2019.
34. Sathyanarayan M, Boominathan P, Nallamuthu A. Vocal health practices among school teachers: a study from Chennai, India. J Voice. In press. 2019.
35. Hunter EJ, Maxfield L, Graetzer S. The effect of pulmonary function on the incidence of vocal fatigue among teachers. J Voice. In press. 2019.
36. Mota AFB, Giannini SPP, Oliveira IB, et al. Voice disorder and Burnout Syndrome in teachers. J Voice. In press. 2019.
37. Vertanen-Greis H, Löyttyniemi E, Uitti J. Voice disorders are associated with stress among teachers: a cross-sectional study in Finland. J Voice. In press. 2019.
38. Zambon FC, Barbagli L, Behlau M. Vocal Health Program for Teachers. In: Aliaa Khidr. (Org.). Voice Training Programs for Professional Speakers: Global Otcomes. San Diego: Plural Publishing. 2017.
39. Zambon F, Moreti F, Ribeiro VV, Nanjundeswaran C, Behlau M. Vocal Fatigue Index: Validation and Cut-off Values of the Brazilian Version. J Voice. 2020;S0892-1997(20)30235-6.
40. Ferreira LP, Giannini SPP, Latorre MRDO, Zenari MS. Distúrbio de voz relacionado ao trabalho: proposta de um instrumento para avaliação de professores. Distúrb Comun. 2007;19(1):127-37.
41. Silva BG, Chammas TV, Simões-Zenari M, et al. Análise de possíveis fatores de interferência no uso da voz durante atividade docente. Rev Saúde Pública. 2017;51:124.
42. Roy N, Merrill RM, Thibeault S, et al. Voice disorders in teachers and the general population: effects on work performance, attendance, and future career choices. J Speech Lang Hear Res. 2004;47(3):542-51.
43. Zambon F, Moreti F, Behlau M. Coping strategies in teachers with vocal complaint. J Voice. 2014;28(3):341-8.
44. Ghirardi AC1, Ferreira LP, Giannini SP, Latorre Mdo R. Screening index for voice disorder (SIVD): development and validation. J Voice. 2013;27(2):195-200.
45. Behlau M, Santos LMA, Oliveira G. Cross-cultural adaptation and validation of the voice handicap index into Brazilian Portuguese. J Voice. 2011;25(3):354-9.
46. Costa T, Oliveira G, Behlau M. Validation of the Voice Handicap Index: 10 (VHI-10) to the Brazilian Portuguese. Codas. 2013;25(5):482-5.
47. Gasparini G, Behlau M. Quality of life: validation of the Brazilian version of the voice-related quality of life (V-RQOL) measure. J Voice. 2009 Jan;23(1):76-81.
48. Moreti F, Zambon F, Oliveira G, Behlau M. Cross-cultural adaptation, validation, and cutoff values of the Brazilian version of the Voice Symptom Scale-VoiSS. J Voice. 2014;28(4):458-68.

49. Behlau M, Madazio G, Moreti F, et al. Efficiency and Cutoff Values of Self-Assessment Instruments on the Impact of a Voice Problem. J Voice. 2016;30(4):506.e9-506.e18.
50. Zambon F, Moreti F, Vargas A C, Behlau M. Efficiency and cutoff values of the Voice Activity and Participation Profile for nonteachers and teachers. Codas. 2015;27(6):598-603.
51. Oliveira G, Hirani S, Epstein R, et al. Validation of the Brazilian Version of the Voice Disability Coping Questionnaire. J Voice. 2016;30(2):247.e13-21.
52. Aguiar AC, Almeida LN, Pernambuco L, et al. Stages of Readiness in Patients With Dysphonia: A Proposal Based on Factor Analysis Using the URICA-V Scale. J Voice. 2018.
53. Teixeira LC, Rodrigues ALV, Silva AFG, et al. Escala URICA-VOZ para identificação de estágios de adesão ao tratamento de voz. CoDAS. 2013;25(1):8-15.
54. Nanjundeswaran C, Jacobson BH, Gartner-Schmidt J, Verdolini Abbott K. Vocal Fatigue Index (VFI): Development and Validation. J Voice. 2015;29(4):433-40.
55. Abou-rafee M, Zambon F; Badaro F, Behlau M. Fadiga vocal em professores disfônicos que procuram atendimento fonoaudiológico. CoDAS [online]. 2019;31(3):e20180120.
56. Almeida AA, Behlau M. Relations Between Self-Regulation Behavior and Vocal Symptoms. J Voice. 2017;31(4):455-461.
57. Lima-Silva MFB, Alencar GNSV, Paletot YA, Souza SMA. Temas diversos na educação e sua importância para extensão universitária. Vol 1, n.1, Gráfica e Editora F&F. 2016.
58. Teixeira LC, Amaral MS, Maciel CA. Relato de experiência de bolsistas da fonoaudiologia no projeto de extensão promoção da saúde vocal, In: Anais do XXIII Congresso Brasileiro e IX Congresso Internacional de Fonoaudiologia. Salvador (BA). Brasil. 2015.
59. Santos ACM, Borrego MCM, Bhelau M. Effect of direct and indirect voice training in Speech-Language Pathology and Audiology students. CoDAS. 2015;27(4):384-91.
60. Stemple JC, Lee L, D'Amico B, Pickup B. Efficacy of vocal function exercises as a method of improving voice production. J Voice. 1994;8(3):271-8.
61. Verdolini-Marston K, Burke M K, Lessac A, et al. Preliminary study of two methods of treatment for laryngeal nodules. J Voice. 1995;9(1):74-85.
62. Ziegler A, Gillespie A I, Abbott K V. Behavioral treatment of voice disorders in teachers. Folia Phoniatr Logop. 2010;62(1-2):9-23.
63. Almeida KA, Nuto LTS, Oliveira GC, et al. Prática da interdisciplinaridade do petsaúde com professores da escola pública. Rev. Bras. Promo. Saúde. 2012;25(1):80-5.
64. Kasama ST, Martinez EZ, Navarro VL. Proposta de um programa de bem estar vocal para professores: estudo de caso. Disturb. Comum. 2011;23(1):35-42.
65. Luchesi KF, Mourão LF, Kitamura S. Efetividade de um programa de aprimoramento vocal para professores. Revista CEFAC. 2012;14(3):459-70.
66. Pizolato RA, Mialhe FL, Barrichelo RCO, et al. Práticas e percepções de professores, após a vivência vocal em um programa educativo para a voz. Rev Odonto. 2012;20(39):35-44.
67. Pizolato RA, Rehder MIBC, Meneghim MC, et al. Impact on quality of life in teachers after educational actions for prevention of voice disorders: a longitudinal study. Health Qual Life Outcomes .2013;11(28):1-9.
68. Ribas TM, Penteado RZ, García-Zapata MTA. Qualidade de vida relacionada à voz: impacto de uma ação fonoaudiológica com professores. Rev CEFAC. 2014;16(2):554-565.
69. Santana ER, Araújo TM, Masson MLV. Autopercepção do efeito da hidratação direta na qualidade vocal de professores: um estudo de intervenção. Rev CEFAC. 2018.20(6).
70. Trigueiro JS, Silva MLS, Brandão RS, et al. A voz do professor: um instrumento que precisa de cuidado. J. res.: fundam. Care. 2015;7(3):2865-73.
71. Silvério KCA, Gonçalves CGO, Penteado RZ, et al. Ações em saúde vocal: proposta de melhoria do perfil vocal de professores. Pró-fono R Atual Cient. 2008;20(3):177-82.
72. Titze I. Phonation into a Straw as a Voice Building Exercise. J Sing. 2000;57(1):27-28.
73. Titze I. Voice training and therapy with a semi-occluded vocal tract: rationale and scientific underpinnings. J Speech Lang Hear Res. 2006;49(2):448-59.
74. Simberg S, Laine A. The resonance tube method in voice therapy: description and practical implementation. Logopedics Phon Vocol. 2007;32(4):165-170.

75. Paes SM, Zambon F, Yamasaki R, et al. Immediate effects of the Finnish resonance tube method on behavioral dysphonia. J Voice. 2013;27(6):717-22.
76. Roy N, Weinrich B, Gray SD, et al. Voice amplification versus vocal hygiene instruction for teachers with voice disorders: a treatment outcomes study. J Speech Lang Hear Res. 2002;45(4):625-38.
77. Roy N, Weinrich B, Gray SD, et al. Three treatments for teachers with voice disorders: a randomized clinical trial. J Speech Lang Hear Res. 2003;46(3):670-88.
78. Rantala LM, Hakala S, Holmqvist S, Sala E. Classroom Noise and Teachers' Voice Production. J Speech Lang Hear Res. 2015;58(5):1397-406.
79. Guidini RF, Bertoncello F, Zanchetta S, Dragone MSL. Correlações entre ruído ambiental em sala de aula e voz do professor. Rev Soc Bras Fonoaudiol. 2012:17(4).
80. Mendes ALF, Lucena BTL, Araujo AMGD, et al. Voz do professor: sintomas de desconforto do trato vocal, intensidade vocal e ruído em sala de aula. Codas. 2016;28(2):168-175.
81. Anjos LM, Paletot YA, Souza SMA, Lima-Silva MFB. Contribuições de um programa de intervenção fonoaudiologica em voz para professores causas In: One GMC, Albuquerque HN (eds). Saúde e meio ambiente: os desafios da interdisciplinaridade nos ciclos da vida humana. Campina Grande – PB: IBEA. 2017;p.407-25.
82. Bolbo SA, Zalat MM, Hammam RAM, Elnakeb NL. Risk factors of voice disorders and impact of vocal hygiene awareness program among teachers in public schools in Egypt. J Voice. 2016;31(2):251.e9-251.e16.
83. Dragone MLS. Ações de saúde vocal – o que o professor utiliza na rotina profissional em longo prazo? In: Anais XXIII Congresso Brasileiro e IX Congresso Internacional de Fonoaudiologia. Salvador-Bahia. Outubro 2015. Disponível em: http://sbfa.org.br/portal/anais2015/premios/PP-095.pdf.
84. Rossi-Barbosa LA, Gama ACC, Caldeira AP. Association between readiness for behavior change and complaints of vocal problems in teachers. CoDAS. 2015;27(2):170-7.
85. Madureira S. A Expressividade da fala. In: Kyrillos LR. Expressividade: da Teoria à Prática. Rio de Janeiro: Revinter; 2005.
86. Azevedo LL, Martins PC, Mortimer EF, et al. Recursos de expressividade usados por uma professora universitária. Revista Distúrbios da Comunicação. 2014;26(4):777-789.
87. Rodrigues ALV, Medeiros AM, Teixeira LC. Impact of the teacher's voice in the classroom: a literature review. Distúrb Comun. 2017;29(1):2-9.
88. Penha PB. Efetividade do programa de assessoria vocal para o professor: análise de uma modalidade de intervenção semipresencial. Dissertação (Mestrado em Fonoaudiologia). Universidade Federal da Paraíba, João Pessoa. 2019.
89. Zambon F, Behlau M. Bem-estar vocal: uma nova perspectiva de cuidar da voz. 3º edição. Sinpro SP, CEV [Intertete]. 2016.
90. Fiuza D. Minha Voz, Minha Vida. Direção: Produção: Sinpro SP [Internete]. São Paulo (SP). 2011.

# SAÚDE VOCAL E EXPRESSIVIDADE EM TELESSERVIÇOS

### CAPÍTULO 3

Ana Elisa Moreira-Ferreira ▪ Jamile Meira de Vasconcelos
Viviane Barrichelo

## MAIS DE 30 ANOS DE FONOAUDIOLOGIA EM TELESSERVIÇOS

A Fonoaudiologia completou mais de 30 anos de atuação com teleoperadores.[1] Nesse período avançamos junto com um acompanhamento que, por cerca de duas décadas, crescia mais de 20% ao ano, ampliando a inserção de jovens, muitos deles sem experiências anteriores no mercado de trabalho.

Colaboramos com a regulamentação da área, atuando na elaboração da Norma Regulamentadora (NR) 17, anexo II, que trata do Trabalho em Teleatendimento/Telemarketing,[2] e as condições de saúde e segurança nos ambientes das centrais de telesserviços.

Pesquisamos os fatores que contribuem para o risco da disfonia ocupacional e propusemos ações de promoção e prevenção da saúde vocal nos ambientes de trabalho, o que culminou no documento Distúrbio de Voz Relacionado ao Trabalho (DVRT).[3]

Acompanhamos as inovações tecnológicas e suas interferências nas formas de comunicação com o cliente, além das modificações de perfil e necessidades desses consumidores, assimilando novas orientações em comunicabilidade para esses vários canais de contato e relação cliente-empresa.

Aprendemos muito com a área, que também aprendeu com os fonoaudiólogos, sobre a necessidade e importância dos cuidados com a saúde vocal de seus trabalhadores e a relevância dos trabalhos de competência comunicativa para as relações com o cliente, sendo uma das populações de profissionais da voz mais pesquisada.[4]

Neste último aspecto, nosso trabalho ampliou-se para apoiar o teleoperador, entendido não apenas como um profissional da voz,[5] que está em risco pelo uso desta em atribuições de trabalho, mas que também tem o **ofício da palavra e da linguagem**,[6] precisando, assim, aprimorar seu vocabulário, gramática, clareza, objetividade, argumentação, escuta, entre outros recursos, ou seja, utilizar de uma complexidade linguístico-discursiva.[7] Foram todos esses trabalhos que o fonoaudiólogo abraçou nessa jornada de prestação de serviços para as centrais de telesserviços e em sua prática clínica.

Neste cenário evolutivo, a atenção para a voz profissional do teleoperador ganha, então, duas dimensões importantes:

1. A saúde vocal ocupacional;
2. A voz e a fala expressiva nas relações com o cliente.

Apesar de nomeadas separadamente, acreditamos no quanto ambas caminham juntas: a voz saudável, sem limitações de qualidade e sem sensações de desconforto em seu uso, favorece a ampliação dos recursos expressivos; ao mesmo tempo, uma voz e fala expressiva, com psicodinâmica adequada em cada orientação fornecida ao cliente, também expressa sua integridade fisiológica e anatômica, sugerindo conforto e bem-estar na comunicação.

## DIMENSÃO DA SAÚDE VOCAL OCUPACIONAL DO TELEOPERADOR
### NR 17, Anexo II e o Programa de Saúde Vocal

As Normas Regulamentadoras (NRs)*, que tratam das condições de saúde e segurança no trabalho e que são de observância obrigatória para quem possui empregados regidos pela Consolidação das Leis do Trabalho (CLT), completaram 40 anos em 2018. Como dito anteriormente, dentre essas normas, a NR 17, anexo II, veio incentivar o trabalho fonoaudiológico nas centrais de telesserviços com ações que protegem a saúde vocal dos teleoperadores, ressaltando a voz como uma das cinco dimensões em risco ocupacional nesse segmento.

Apesar da obrigatoriedade dos cuidados com a voz, infelizmente nem todas as empresas de telesserviços realizam ações de promoção e prevenção direcionadas para a voz ou contam com a atuação de fonoaudiólogos em suas equipes de saúde ocupacional. Mais comum é a contratação de ações isoladas como, por exemplo, uma palestra ou um único treinamento pontual. Nesses casos, o risco de teleoperadores serem admitidos já disfônicos, ou desencadearem uma disfonia de origem ocupacional, ou ainda terem agravada uma alteração de voz preexistente, é eminente.

Essas alterações vocais são impactantes na vida social e profissional do teleoperador, com ônus tanto para a empresa quanto para os clientes. O desconforto físico gerado pelo esforço vocal **para a voz sair** frequentemente é mencionado pelos próprios teleoperadores; não ser plenamente entendido pelo cliente é outro fator de tensão; a falta de expressividade de uma voz disfônica pode impactar na oferta de um produto ou na credibilidade de um serviço; faltas frequentes de um funcionário disfônico, que não se sente confortável com sua voz, impactam claramente nos indicadores de absenteísmo da empresa.

Todos perdem com o DVRT, entendido como qualquer forma de desvio vocal diretamente relacionado com o uso da voz durante a atividade profissional que diminua, comprometa ou impeça a atuação e/ou comunicação do trabalhador, podendo ou não haver alteração orgânica da laringe.[8]

Sabendo disso, empresas conscientes implantam, agregados ou não ao Programa de Controle Médico e Saúde Ocupacional (PCMSO), o Programa de Saúde Vocal (PSV) ou Programa de Conservação Vocal (PCV), programas esses que já foram amplamente descritos em trabalhos anteriores.[9-14]

De acordo com Gray e Larson,[15] "um programa é uma série de projetos múltiplos, relacionados e coordenados que continuam por tempo estendido até a obtenção de um objetivo." Dessa forma, pode-se definir Programa de Saúde Vocal como sendo um conjunto de projetos, que por meio de ações longitudinais, coordenadas e interligadas, têm como finalidade promover o bem-estar vocal. Inclusive no documento *Total Worker Health*, publicado pelo *National Institute* for *Occupational Safety and Health*,[16] há forte recomendação

---

* Para a Fonoaudiologia as NRs mais utilizadas são as NR 6 (Equipamentos de Proteção Individual), NR 7 (Programa de Controle Médico e Saúde Ocupacional), NR 9 (Programa de Prevenção de Riscos Ambientais), NR 15 (Atividades ou Operações Insalubres) e a NR 17 anexo II (Trabalho de Telemarketing/Teleatendimento), sendo amplamente utilizadas nas perícias trabalhistas.

para que as abordagens em saúde ocupacional sejam sempre implementadas de maneira abrangente e integral.

Um PSV surge com o intuito de gerenciar a saúde vocal dos teleoperadores, acompanhando-os desde a sua contratação até o desligamento. O papel do fonoaudiólogo do trabalho é observar se a ergonomia vocal[12,17,18] está sendo respeitada, adaptando as condições de trabalho aos teleoperadores, além de oferecer orientações e apoio para que estes compreendam mais sobre hábitos vocais saudáveis, identifiquem os riscos para a produção vocal, assumam ajustes vocais confortáveis, assumam cuidados diante da presença de sinais e sintomas vocais e pratiquem exercícios vocais. Com todas essas práticas, o fonoaudiólogo do trabalho também apoia a empresa para que o risco no ambiente ocupacional seja reduzido e ocorram menos perdas por absenteísmos ou afastamentos do trabalho.

Também para apoiar a empresa no sentido de demonstrar que a mesma cumpre as exigências estabelecidas na NR 17, anexo II, é muito importante que o fonoaudiólogo do trabalho documente todas as ações realizadas no PSV. Para isso deve-se registrar por meio da coleta de assinaturas e de registro de voz quando os teleoperadores participam das avaliações vocais admissionais, periódicas e demissionais; em palestras, treinamentos e recebimento de orientações; em momentos de exercícios vocais em grupo; campanhas de saúde como a Campanha Amigos da Voz, entrega de *squeezes*, dentre outras ações. Em algumas situações, dependendo da autorização das empresas, também são utilizados registros de foto ou vídeo das atividades. Tais registros geram documentos importantes que comprovam o cuidado da empresa com a saúde do teleoperador, inclusive nos casos de auditorias e perícias, deixando mais claras as responsabilidades das partes na prevenção de um DVRT.

Comentamos a seguir alguns aspectos da referida NR2 que atuam como importantes argumentos para justificar ao empresário o cumprimento da legislação, com a inclusão de ações do fonoaudiólogo do trabalho na empresa:

- O item 6.1 trata da capacitação dos teleoperadores, destacando a importância de se instruir sobre as formas de adoecimento relacionadas com sua atividade, suas causas e medidas de prevenção, o que direciona nossa participação nos treinamentos e nas orientações educacionais de forma geral (treinamentos de integração, reciclagens e campanhas educativas). Em seus subitens detalham que uma capacitação para teleoperadores deve incluir: os fatores de risco para a saúde vocal em teleatendimento; as medidas de prevenção; os sintomas de adoecimento das funções vocais e auditivas; a utilização correta dos mecanismos de ajuste do mobiliário e dos equipamentos dos postos de trabalho, incluindo a alternância dos fones monoauriculares ou o uso de biauriculares entre as orelhas, além da limpeza e substituição de tubos de voz. Especifica, ainda, que a capacitação deve ser realizada durante a jornada de trabalho, deve ter a duração de 4 horas no período de admissão e reciclagens devem ser realizadas a cada 6 meses, independentemente de campanhas educativas que sejam promovidas pelos empregadores. A distribuição de material didático impresso com o conteúdo apresentado é obrigatória;
- No item 8.1 é descrito que o PCMSO (Programa de Controle Médico e Saúde Ocupacional) deve, necessariamente, reconhecer e registrar os riscos identificados na análise ergonômica e isto inclui a ergonomia vocal;
- O item 8.2 respalda as avaliações e triagens vocais, uma vez que indica que o empregador deve implementar um programa de vigilância epidemiológica para detecção precoce de casos de doenças relacionadas com o trabalho, seja por vigilância passiva ou ativa. Passiva quando há demanda espontânea do trabalhador, e ativa por convocação

em exames médicos dirigidos que incluam, além dos exames obrigatórios por norma, coleta de dados sobre sintomas referentes também ao aparelho fonador, e suas análises epidemiológicas.

## Gerenciamento do Programa de Saúde Vocal

Antes de propor para as empresas a implantação de um PSV, ou mesmo ações pontuais de saúde vocal, é importante realizarmos um diagnóstico, reconhecendo as características dos problemas e suas causas. Nesse momento de diagnóstico inicial é importante a realização de uma avaliação vocal de referência, que indicará a situação da população estudada, ou seja, o número de teleoperadores disfônicos naquele ponto específico do tempo, fornecendo um primeiro indicador que é o de prevalência. Ela pode ser calculada com o número de teleoperadores disfônicos dividido pelo número total de teleoperadores avaliados, multiplicado por 100.

Sendo o diagnóstico inicial o ponto de partida do gerenciamento do PSV, seguimos com avaliações periódicas. Aplica-se, assim, outro indicador para comparar os dados da avaliação de referência com a periódica: o indicador de incidência. Ele demonstra a quantidade de casos novos de teleoperadores que tiveram a disfonia desencadeada dentro de determinado período. A taxa de incidência pode ser obtida pelo número de novos casos de teleoperadores com vozes alteradas dividido pelo número total de teleoperadores avaliados, multiplicado por 100.

Estas taxas de prevalência e incidência fornecem informações numéricas valiosas, tanto para, a partir dos resultados encontrados, propor um plano de ação, visto que algumas variáveis podem ser específicas à ergonomia vocal, como para se avaliar a eficácia das ações do PSV.

Na presença de disfonia, já diagnosticada na avaliação vocal de referência ou detectada em uma avaliação periódica, é importante a realização de exames complementares para que, de posse da anamnese clínico-ocupacional, da avaliação laringológica, da avaliação vocal e da análise dos riscos vocais ocupacionais, seja possível, em conjunto com uma equipe de profissionais (fonoaudiólogo, médico do trabalho e otorrinolaringologista), realizar um diagnóstico diferencial entre os casos de DVRT e DVNRT (Distúrbio Vocal não Relacionado ao Trabalho).

Esta identificação deve ser feita com bastante cautela, pois os distúrbios de voz geralmente estão associados a fatores multicausais, o que dificulta sua caracterização de forma objetiva. Por esse motivo, independente da disfonia caracterizar-se como um DVRT ou DVNRT, em ambos os casos os teleoperadores devem ser atendidos no PSV. Cada caso demandará condutas de encaminhamentos específicos e a definição pela permanência ou não na função. Caso o teleoperador permaneça na função, o fonoaudiólogo do trabalho deve seguir monitorando sua evolução.

Em relação à caracterização do quadro disfônico, é importante que o fonoaudiólogo do trabalho acompanhe o teleoperador para caracterizar quatro critérios importantes que apoiam as condutas de capacidade para o trabalho e de acompanhamento do teleoperador no PSV:

1. A presença de queixas autorreferidas;
2. A severidade da disfonia;

3. A frequência dos episódios de alteração/piora da voz;
4. A duração desses episódios.

Na Figura 3-1 apresentamos o fluxograma do gerenciamento do PSV, que ilustra o acompanhamento dos teleoperadores a partir da avaliação vocal de referência. Esse fluxograma detalha a fase de decisão a partir da presença ou não de disfonia, identificando aqueles que seguirão apenas nas atividades de promoção e prevenção por não apresentaram disfonia, e os demais que serão encaminhados para um fluxo de atenção especial em virtude da presença de alterações vocais.

A partir de 2018, os casos de suspeita de DVRT passaram a contar com a possibilidade de serem notificados na Ficha de Notificação de Agravos ao Trabalhador no SINAN (Sistema de Informação de Agravos de Notificação), para as ações de vigilância em saúde do trabalhador serem estimuladas. Qualquer profissional da saúde pode notificar a presença de profissionais da voz com disfonia e este procedimento não caracteriza um DVRT, pois apenas notícia sua suspeita. No entanto, não tem até o momento, sido uma prática adotada nos PSV pelos fonoaudiólogos por sua recente publicação, e pelo modelo de contratação da empresa, que solicita deixar a cargo do médico do trabalho a decisão de notificação dessa suspeita.

Tão importante quanto o diagnóstico individual e diagnóstico coletivo identificados no gerenciamento do PSV, é o estabelecimento do diagnóstico da organização do trabalho e das condições ambientais, que deve apontar os principais problemas e, a partir daí, as suas causas. A partir da compilação de todos estes diagnósticos podemos traçar um plano de ação com objetivos, estratégias e ações bem definidas.

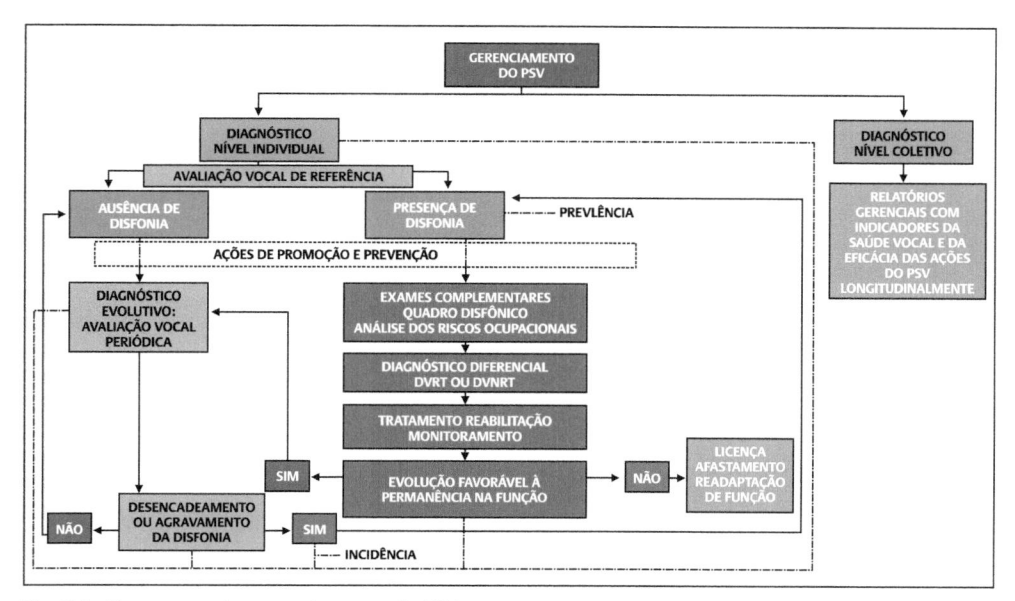

**Fig. 3-1.** Fluxograma do gerenciamento do PSV.

Para facilitar a compreensão desse processo de mapeamento do cenário e implantação de ações, representamos por meio de outro fluxograma (Fig. 3-2) as etapas que deverão ser definidas até chegarmos na elaboração de um plano de ação. Esse fluxograma nos oferece uma visão sistêmica e longitudinal das ações que devem ser implantadas e da importância de seu planejamento:

- *Fase I*: refere-se ao diagnóstico situacional, composto por: 1. identificação do problema; 2. reconhecimento das características do problema; 3. descoberta das principais causas; 4. identificação das ações preventivas ou corretivas;
- *Fase II*: diz respeito à definição das ações por prioridade. São representados pelos círculos A, B ou C indicando, respectivamente, ações que devem ser implantadas de modo imediato, em médio prazo, ou longitudinalmente para manutenção e controle. A definição das ações por prioridade é muito importante, uma vez que as prioritárias pedem urgência, evitando os agravos à saúde dos teleoperadores. Há de se considerar também a possibilidade de nem todas as ações identificadas como necessárias serem executadas, seja por questão financeira, de organização do tempo, por estratégia da própria empresa, ou pelo menos não imediatamente à implantação de um PSV;
- *Fase III*: refere-se ao planejamento das ações após terem sido definidas por prioridade, sendo o momento de refletir sobre o que fazer, como fazer, onde fazer, para que fazer, quando fazer e quanto custará. A resposta a estes questionamentos permite registrar, de maneira organizada e planejada, como serão efetuadas as ações, ou seja, o plano de ação propriamente dito.

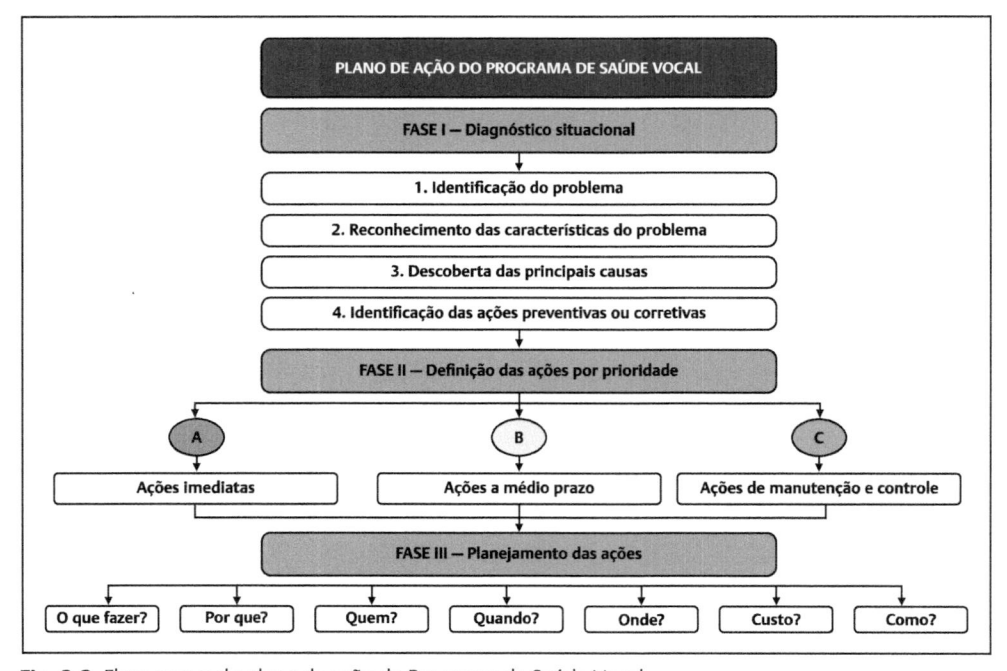

**Fig. 3-2.** Fluxograma do plano de ação do Programa de Saúde Vocal.

Algumas dessas ações estão descritas nas NRs e oferecem respaldo para nossa atuação nas centrais de telesserviços, mas se apresentam como um escopo mínimo de trabalho. Frente à complexidade e variedade de fatores que estão envolvidos na dimensão do DVRT, consideramos que o PSV, entendido como um programa, deve contemplar outras ações importantes para a real atuação na promoção e prevenção da saúde vocal do trabalhador. Destacamos os aspectos principais daquelas mais comumente aplicadas e que farão parte do processo decisório de planejamento das ações, contempladas na Fase III do fluxogramada Figura 3-2.

### Avaliações da Ergonomia Vocal
Trata-se de um diagnóstico dos fatores ergonômicos que contribuem para o risco ocupacional na saúde vocal do trabalhador e deve ocorrer como diagnóstico situacional, descrita como fase I do fluxograma.

### Avaliações Vocais Admissional, Periódica e Demissional
A avaliação vocal no processo seletivo, realizada pelo fonoaudiólogo, é essencial para o diagnóstico da qualidade da voz, procurando identificar uma disfonia já presente ou seu risco eminente. Representa proteção para ambos os lados, trabalhador e empresa. Também é útil para se levantar possíveis ajustes vocais inadequados do comportamento vocal que podem ser considerados de risco. Acompanhar os teleoperadores anualmente, repetindo a avaliação vocal no exame periódico, ajuda no diagnóstico precoce da disfonia e no acompanhamento dos dados epidemiológicos das centrais de telesserviços. As avaliações admissionais acontecem na fase I, descrita no fluxograma. Já as avaliações periódicas e demissionais normalmente acontecem como ação de manutenção e controle, descrita no fluxograma como item "C" da fase II.

### Palestras
São ações pontuais, com duração média de 1 (uma) hora, geralmente aplicadas na contratação, ou no formato de reciclagens anuais, que têm como objetivo alertar sobre riscos, sinais e sintomas e as orientações preliminares para os cuidados com a voz.

### Treinamentos
São ações de maior duração, com o objetivo de preparar o teleoperador para o uso profissional da voz, oferecendo autopercepção vocal, trabalho com vários parâmetros vocais e ajustes confortáveis, além do aprendizado de exercícios de aquecimento e desaquecimento vocal. Nesse momento, a voz também é abordada do ponto de vista da expressividade, como recurso para aumentar a conexão com o cliente, reduzindo fatores de estresse nesse relacionamento, conforme discutiremos mais adiante.

### Exercícios Vocais Regulares em Grupo
A prática dos exercícios vocais em grupo, aplicados e dirigidos por fonoaudiólogos, estimulando o aquecimento vocal e a manutenção da resistência vocal ao longo do dia, bem como o desaquecimento no final do turno, ajudam na proteção da voz e recuperação da fadiga vocal.

## Atendimentos de Urgência

Nestes casos são identificados os fatores que desencadearam quadro recente de disfonia, como, por exemplo, os decorrentes de quadros inflamatórios das vias aéreas, os relacionados com o uso da voz dentro e fora do contexto de trabalho, ou até mesmo os ligados ao estresse, seja com clientes ou pela pressão em atender os indicadores de desempenho.

A conduta pode adotar o repouso vocal relativo (com breve interrupção de algumas horas no uso vocal profissional), orientações e exercícios para a recuperação vocal, com o monitoramento do fonoaudiólogo nos momentos ou dias subsequentes.

Nos casos em que há suspeita de um quadro não relacionado com o uso vocal, a atuação conjunta do fonoaudiólogo, médico do trabalho e otorrinolaringologista é essencial para direcionar a conduta correta para os cuidados com a voz, evitando que o teleoperador trabalhe em condições desfavoráveis e/ou obtenha excessivo e desnecessário número de dias afastado por solicitação de serviços que não acompanham o histórico do teleoperador.

## Encaminhamento para Atendimento Clínico Externo

O atendimento clínico realizado por otorrinolaringologista e fonoaudiólogo é realizado fora das empresas, em clínicas da rede referenciada. No entanto, cabe ao fonoaudiólogo do trabalho acompanhar e apoiar o colaborador no curso de tais tratamentos e ajudar os demais profissionais a compreenderem o cenário ocupacional das centrais de telesserviços.

Essas cinco últimas ações descritas poderão ser planejadas e implantadas de modo imediato, a médio prazo ou como ações de manutenção e controle, conforme descritas nos itens (A), (B) e (C) do fluxograma da Figura 3-2, dependendo dos indicadores de risco levantados na Fase I diagnóstico situacional.

Também para além da Norma, sabemos que não basta planejar, oferecer e implantar tais ações. É crucial gerenciar o PSV a cada ação proposta, desde a concepção até a obtenção e mensuração de resultados, permitindo que se cumpram todas as etapas do chamado ciclo PDCA. Ferramenta utilizada pela administração para planejar (P, *plan*), executar (D, *do*), monitorar (C, *check*) e propor (A, *act*) melhorias contínuas.[19] Dessa forma, estabelecem-se indicadores que possam mensurar e monitorar os resultados obtidos longitudinalmente e, a partir daí, manter o que já foi atingido com eficácia e eficiência e melhorar continuamente o que foi revelado como um resultado passível de correções.

O PSV dispõe de vários instrumentos que podem ser utilizados como métricas de gerenciamento dos resultados, sendo os mais comuns:

- Comparação dos dados da avaliação vocal admissional e a periódica, tanto em termos de qualidade vocal avaliada, como em relação aos sinais e sintomas autorreferidos;[20]
- Protocolos de autopercepção sobre o impacto da voz e da disfonia,[21-23] podendo ser aplicados antes e depois de ações ou nas reavaliações anuais;
- Avaliação de mudanças comportamentais relacionadas com o uso profissional e extraprofissional da voz a partir de ações como treinamentos, orientações e pronto-atendimentos;[24-27]
- Avaliação de satisfação com relação às ações implantadas, medidas por meio de perguntas abertas ou fechadas que envolvam a percepção do teleoperador sobre o benefício, adesão e aderência às ações oferecidas. Vale ressaltar que é um grande desafio conquistar a adesão de todos os teleoperadores à participação nas ações e a aderência a cada uma das orientações. Há de se considerar que muitos não têm queixa espontânea de alterações da voz e não vêm a importância dos cuidados para a promoção de saúde e prevenção

de possíveis problemas vocais. Sinais e sintomas podem ser considerados pelos teleoperadores como inerentes ao trabalho e não estimular os cuidados.[25]

Ressaltamos o quanto tais indicadores são úteis para demonstrar o objetivo e impacto de cada ação. Um exemplo é a empresa acreditar que, implantando a avalição vocal admissional e evitando contratar candidatos com alterações vocais já instaladas, eliminarão o risco de um DVRT.

Muitas vezes falta o conhecimento de que teleoperadores aptos para a função, admitidos sem nenhuma alteração vocal, quando expostos à um ambiente sem ações de promoção e prevenção e sem cuidados com a ergonomia vocal, são colocados em risco para desenvolver disfonia. Isso é confirmado por estudos que demonstram que a avaliação vocal periódica indica aumento do número de disfônicos após um período de atuação profissional.[20]

Outro engano que os indicadores podem evitar é a ideia de que, após somente uma palestra, os teleoperadores mudarão seus hábitos vocais negativos, realizarão exercícios com regularidade ou demonstrarão melhores ajustes vocais, como é a expectativa de algumas empresas ao contratar essa ação. Voz é comportamento aprendido e, como tal, o teleoperador precisa de informação, conscientização, experimentações, práticas e mais tempo de assimilação para que possa fazer novas escolhas e efetivamente ganhar novos comportamentos vocais.

Um PSV requer tempo para que promova uma mudança cultural na organização, a ponto de refletir diretamente no engajamento dos teleoperadores para com sua voz, saindo do estágio de pré-contemplação até a mudança de hábitos.[12]

Dessa forma, a adesão aos cuidados com a voz se dá com implantação de ações longitudinais, criativas, motivacionais, de forma sempre positiva, não impostas, mas conquistadas por meio de um bom relacionamento e efetivo envolvimento de todos. Medir esse indicador é essencial para demonstrar o sucesso das ações.

Importante frisar que não basta a adesão dos teleoperadores aos treinamentos ou orientações individuais, sem a participação efetiva de seus líderes. A gestão precisa se ver envolvida nas medidas necessárias para a manutenção da saúde vocal e entender o impacto do clima organizacional e dos aspectos da ergonomia cognitiva, organizacional e psicológica,[12] tanto na saúde geral, como na maneira de falar dos colaboradores.

Os supervisores de equipes, quando bem conscientes dos agravos que um problema de voz pode trazer, tanto para o teleoperador como para a empresa, se tornam parceiros dos Programas de Saúde Vocal e, ao identificar que algo não vai bem na saúde do teleoperador, se antecipam, determinando a pausa do trabalho e solicitando a atuação do fonoaudiólogo, evitando, assim, comprometimento da saúde vocal.

Por fim, os agravos à saúde vocal do teleoperador não estão relacionados apenas com os fatores intrínsecos ao indivíduo ou a forma com que o trabalho é realizado, dentro da demanda e condições ambientais e organizacionais que conhecemos.

Podemos dizer que a causa dos agravos possa ser justificada também pela:

- Ausência de um Programa de Saúde Vocal;
- Execução somente de ações pontuais e isoladas;
- Falta de gerenciamento dos resultados do programa;
- Falta de adesão de todos: colaboradores, supervisores, coordenadores e alta gestão.

## Riscos Ocupacionais à Saúde Vocal nos Telesserviços

Uma vez discutidas as ações de um Programa de Saúde Vocal nas centrais de telesserviços, não podemos deixar de abarcar os principais riscos ocupacionais, uma vez que teleoperadores têm, no geral, duas a quatro vezes mais chance de desenvolveram uma desordem vocal, se comparados com não profissionais da voz.[26,27]

Diante dessa realidade, no documento Distúrbio de Voz Relacionado ao Trabalho, do Ministério da Saúde em 2018, discutem-se fatores laborais e extralaborais que atuam em conjunto como riscos potenciais para desencadear uma disfonia, implicando diretamente nos afastamentos, na incapacidade laboral e na elevação de custos financeiros e sociais. Tais fatores de riscos, agravantes ou desencadeantes, podem ser agrupados em três categorias. Ressaltamos abaixo o que pode se relacionar com a atuação dos teleoperadores:

1. *Fatores relacionados com a característica e organização do trabalho*: demanda vocal excessiva, ausência de pausas e de locais de descanso durante a jornada, falta de autonomia, ritmo de trabalho acelerado para o cumprimento de metas, trabalho sob forte pressão, insatisfação com o trabalho ou com a remuneração, postura e equipamentos inadequados, dificuldade de acesso à hidratação e aos sanitários, entre outros;
2. *Fatores relacionados com o ambiente de trabalho*: pressão sonora acima dos níveis de conforto, acústica desfavorável, mobiliário e recursos materiais inadequados ou insuficientes, desconforto e choque térmico, má qualidade do ar, ventilação inadequada do ambiente, baixa umidade, entre outros;
3. *Fatores relacionados com o indivíduo*: idade, sexo feminino, alergias respiratórias, doenças de vias aéreas superiores, influências hormonais, medicações, etilismo, tabagismo, entre outros.

Considerando a natureza multicausal do DVRT, não se pode mais abordar o adoecimento da voz com base na culpabilização do indivíduo, sob alegação de que o mesmo não sabe utilizar a sua voz, e sim fortalecer a concepção de que a conscientização para mudança comportamental, somada a ambientes e condições de trabalho mais saudáveis, é necessária, permitindo a satisfação e pleno exercício profissional, sem o comprometimento da saúde e qualidade de vida.[28]

Sabe-se que a atividade vocal exercida em turnos de trabalho de pouco mais de 6 horas, o que já, por si só, caracteriza essa população de teleoperadores como usuários profissionais da voz,[18] pode ou não ser considerada como insalubre, a depender de fatores relacionados com o indivíduo, a organização do trabalho e com o ambiente do trabalho.

A literatura apoia a necessidade de se avaliar o impacto: do ruído; da reverberação; da qualidade do ar e temperatura; da falta de treinamento; das práticas no trabalho, tais como, períodos longos de fala, fala à distância, fala em forte intensidade; das possibilidades limitadas de repouso vocal e estresse, além das posturas corporais adotadas durante o trabalho, sem desconsiderar, ainda, fatores psicossociais e outras condições de saúde como o refluxo gastroesofágico, sinusites e alergias.[18,26,27,29,30]

Tais fatores expõem o teleoperador ao aparecimento de sinais e sintomas de alteração vocal, primeiros indicadores do risco eminente de um quadro disfônico que possa dificultar, limitar ou até impedir sua atuação nesta profissão. De acordo com o estudo de Fuentes-López *et al.*,[29] a frequência de fatores adversos para a saúde vocal aumenta linearmente a frequência de sintomas vocais. O estudo de Santos *et al.*[31] demonstra que existe associação entre as condições de trabalho autorreferidas pelos teleoperadores, a presença de queixa vocal e o número de sintomas vocais auditivos e sensoriais.

A prática clínica e a literatura nos oferece uma extensa lista de sintomas relatados por teleoperadores: fadiga vocal, sensação de esforço, sensação de voz tensa, sensação de corpo estranho na garganta, dificuldade em falar sob ruído ambiente, necessidade frequente de tossir e limpar a garganta, falhas na voz, voz fraca, garganta e/ou boca seca, sensação de ressecamento das vias aéreas, ardor na garganta, rouquidão, além de dores na região de nuca e pescoço.[21,29,31-42]

O entendimento da ergonomia vocal e a complexidade dos fatores exógenos e endógenos que atuam como fatores adversos para a saúde do teleoperador nos faz discutir especificamente alguns deles.

## Ajustes Vocais

A dimensão da saúde vocal do operador é complexa e exige um olhar atento do fonoaudiólogo do trabalho. Determinados ajustes vocais, isolados ou ainda em conjunto, podem representar sobrecarga e levar à fadiga vocal, tais como: a incoordenação pneumofonoarticulatória, a velocidade e a intensidade elevadas, uma frequência fundamental desviada, a variação melódica restrita ou repetitiva, a imprecisão articulatória, um foco ressonantal mais baixo ou posterior. Mas, muitas vezes, o que parece ser inerente ao operador, pode ter sido estimulado ou reforçado também pelas condições de trabalho.

São impostos ao teleoperador tempos máximos de atendimento (TMA, que regula quanto uma ligação pode durar), número mínimo de chamadas atendidas por dia, horários específicos para intervalos de descanso e alimentação, roteiros de atendimento com orientações muitas vezes obrigatórias para cada procedimento, locais de trabalho ruidosos ou equipamentos de má qualidade que não amplificam o som da chamada, e essas condições podem, muitas vezes, serem os estímulos para os ajustes fonatórios e de fala inadequados citados.

Depoimentos como "*falo rápido para o cliente não me interromper, quero desligar logo para não estourar o TMA, o cliente não me escuta e por isso aumento o volume, falo tudo de uma vez para eu não esquecer, preciso repetir várias vezes para o cliente entender*" revelam as dimensões cognitiva e organizacional da saúde vocal e a relação direta com o comportamento vocal.

## Quadros Alérgicos ou Inflamatórios

Quadros inflamatórios ou alérgicos das vias aéreas superiores e/ou inferiores são frequentes e recorrentes, sendo um desafio ao PSV. Se não uma laringite propriamente dita, o desconforto no trato vocal causado por uma dor de garganta ou por uma congestão nasal já parece ser o suficiente para desequilibrar a produção vocal. Se mantida a demanda vocal sob condições adversas e/ou se o quadro inflamatório/alérgico não for bem tratado do ponto de vista médico, existe o risco de se desenvolver uma disfonia secundária à condição preexistente.

Parecem fundamentais as orientações do fonoaudiólogo para que o colaborador exercite o uso econômico da voz (falar menos, com mais pausas, em intensidade reduzida e de maneira mais modulada) e seja encaminhado para atendimento médico ambulatorial na própria empresa ou ainda para atendimento especializado de um otorrinolaringologista, geralmente pertencente a um serviço médico externo. Uma vez medicado e, se indicado, resta ao teleoperador o repouso da voz, mas acompanhado de orientações de saúde vocal e/ou da prática de exercícios vocais prescritos pelo fonoaudiólogo, visando à sua recuperação mais rápida.

Importante que a gestão esteja alinhada com a equipe de saúde (médico, fonoaudiólogo e enfermeiro do trabalho) e sensível para tomadas de decisão sobre retirar o operador da linha de atendimento, deixando-o em outra função sem uso vocal nos dias que, apesar de ter se apresentado ao trabalho, traz alguma queixa ou alteração vocal. Ainda que esse presenteísmo* não seja ideal por afetar os indicadores da empresa, a recuperação da voz pode acontecer de forma mais rápida e menos custosa para a saúde do teleoperador se o repouso vocal for respeitado durante algumas horas ou poucos dias.

Um agravante para todo esse quadro respiratório pode estar no ambiente climatizado, por vezes extremamente frio, que exige atenção com a hidratação e a proteção da laringe, e as condições de limpeza e manutenção desses equipamentos. De acordo com a NR 17, anexo II, no item 4.2, alínea b, os ambientes de trabalho devem obedecer a um índice de temperatura efetiva entre 20° e 23°C. Mesmo não sendo o fonoaudiólogo o profissional responsável por aferir e controlar os índices de temperatura, faz-se necessário sinalizar a equipe de Segurança do Trabalho para que possam tomar as medidas cabíveis.

## *Alimentação*
Considerando a saúde de modo geral, orientações para uma alimentação equilibrada não podem ser desconsideradas. O funcionário deve fazer suas escolhas alimentares, mas há de se lembrar que a rotina e as escalas de trabalho podem atrapalhar o ciclo natural da fome e os intervalos das refeições, o que pode culminar em queixas gastrointestinais. Tais queixas podem, por sua vez, estar relacionadas, também, com os sintomas vocais.[34,37,43]

Um estudo brasileiro, que abordou o estado nutricional de teleoperadores questionando o ganho de peso após iniciarem nessa função, encontrou alta prevalência de sobrepeso e obesidade, principalmente entre os homens, informações essas autorreferidas pelos participantes.[44] O ganho de peso foi associado pelos participantes da pesquisa a aspectos como constante postura sentada, além do ritmo intenso no trabalho (e falta de controle sobre ele), falta de pausas, metas qualitativas e quantitativas e relacionamento com clientes. Mais pesquisas sobre esses aspectos são necessárias.

## *Influência dos Fatores Emocionais*
O estresse, utilizado aqui como um termo genérico, está presente na vida de uma parcela dos teleoperadores e não se pode desprezar a influência de fatores como atuação repetitiva (física e mental), falta de autonomia, dificuldade em gerenciar conflitos, cobrança por resultados, exigências da monitoria de qualidade, todos eles integrantes da dimensão psicológica da ergonomia vocal. Pesquisas que estudaram a insatisfação no trabalho de teleoperadores discutiram a relação dela com pausas determinadas e pouco tempo de descanso, *feedback* negativo da gestão, a exigência por habilidades como atenção, concentração, memória, lógica, além da demonstração obrigatória de gentileza, paciência e cordialidade.[45,46]

Há casos de disfonias funcionais com provável influência emocional. A alteração vocal aparece subitamente, de modo que até poderia ser interpretada auditivamente como fruto de um quadro inflamatório, mas que, após alguns minutos de breve anamnese, triagem e exercícios exploratórios, se revela funcional e temporária.

---

* Presenteísmo – quando o trabalhador se apresenta ao trabalho, mas sem condição de exercer a tarefa para o qual foi contratado, mas com condição de desempenhar outras atribuições. No caso dos operadores, quando estão com disfonia ou afonia, mas sem prejuízo para a saúde geral, somente não estão em condição de atender as chamadas telefônicas.

A *expertise* do fonoaudiólogo no momento da avaliação, com aplicação de provas terapêuticas bem específicas, ajuda a definir as condutas em conjunto com a equipe multiprofissional. Sabemos que o que fará diferença para o teleoperador nessa condição é o acolhimento, exercícios que proporcionem uma sonorização equilibrada e a tomada de consciência do que altera a sua voz. A escuta generosa do fonoaudiólogo certamente é importante, assim como o encaminhamento correto para os cuidados médicos diante da persistência dos sintomas. Sendo assim, o monitoramento desses casos nos dias subsequentes é essencial.[25]

## *Ruído Ambiental*

A presença do ruído ambiental é outro aspecto da dimensão física da ergonomia vocal que deve ser considerada. Falar mais forte em ambientes ruidosos é uma adaptação automática conhecida como Efeito Lombard e que modifica, de fato, a intensidade e frequência fundamental.

A experiência prática e vários estudos indicam a associação de sintomas vocais e o uso vocal em ambiente ruidoso, como sensação de corpo estranho na garganta, esforço vocal, voz fraca e cansaço vocal.[27,29,47] Ainda que tais sintomas sejam elencados por teleoperadores em outras situações, segundo Fuentes-López *et al.*,[29] a frequência deles parece estar também associada à competição com o ruído ambiental.

De acordo com a NR 17, anexo II, no item Condições Ambientais de Trabalho, os locais devem ser dotados de condições acústicas adequadas à comunicação telefônica, adotando-se medidas específicas para o arranjo físico geral e dos postos de trabalho, pisos e paredes, isolamento acústico do ruído externo, tamanho, forma, revestimento e distribuição das divisórias entre os postos, com o fim de atender aos parâmetros de ruído.

Entretanto, o ruído nas centrais de telesserviços não tem como fonte apenas uma possível acústica desfavorável. Não se pode desconsiderar: o hábito de falar em intensidade elevada de alguns teleoperadores; o deslocamento de funcionários na troca de turnos; os estilos de comemoração quando batem alguma meta, chegando até mesmo a usar instrumentos musicais nessas situações. O som que reverbera atrapalha o monitoramento e *feedback* auditivo, levando os funcionários a falarem mais forte e, fatalmente, em fonação mais tensa, o que cria o ciclo vicioso do ruído ambiental.

Sabe-se que os prejuízos transcendem as questões vocais e auditivas, comprometendo a qualidade de vida do teleoperador, uma vez que o ruído pode agir como estressor ou potencializador do estresse.[34]

Campanhas de conscientização pela diminuição do ruído dentro do cronograma anual de ações devem ser implementadas. Simples ações promovidas pelos próprios colaboradores e gestores são bem-vindas, por exemplo: evitar conversas paralelas enquanto não se está em linha com o cliente, bem como recados da supervisão transmitidos em voz alta nos corredores sem o cuidado com o volume ou gritos ecoados com a intenção de motivar os funcionários. Outros aspectos ainda precisam ser considerados na orientação sobre a intensidade da voz:

A) Personalidade e herança familiar cultural fazem diferença e o funcionário precisa aprender a se observar;
B) A falsa percepção de que é necessário elevar a intensidade da própria da voz quando o cliente fala em intensidade reduzida;
C) A ideia enganosa de que algumas dinâmicas de atendimento devem ser feitas com intensidade elevada para transmitir motivação para o cliente. A estratégia de ocluir

com a mão a orelha contralateral à usada com o *headset* parece colaborar com o automonitoramento e redução da intensidade.

Os níveis de ruído a que os teleoperadores estão expostos (ruído ambiental e do *headset*) durante sua jornada de trabalho, geralmente não chegam a desencadear perdas auditivas ocupacionais por não ultrapassarem os limites de tolerância para ruídos contínuos ou intermitentes estabelecidos pela NR 15, anexo I. Contudo, há centrais que ultrapassam o nível aceitável para efeito de conforto acústico, contribuindo para o aumento do volume dos *headsets*, a fim de se escutar melhor a mensagem. Conforme a NBR 10152, norma brasileira registrada no INMETRO, o nível de ruído aceitável para efeito de conforto acústico é de até 65 dB(A) e a curva de avaliação de ruído (NC) de valor não superior a 60 dB.

Pesquisa de Silva,[48] que buscou avaliar a exposição de teleoperadores ao ruído, relações com sintomas auditivos e extra-auditivos e a aplicabilidade dos *headsets* mono e binaurais, encontrou que a utilização do *headset* binaural é uma alternativa viável para esses profissionais por produzir níveis de pressão sonora significantemente menores do que os *headsets* monoaurais além de, na opinião dos teleoperadores avaliados, proporcionar mais atenção e concentração.

## *Hidratação*

Para o profissional da voz de forma geral, a ingestão da água é fundamental para promover a hidratação das pregas vocais, auxiliando na adequada produção da voz.

Tão importante é a hidratação para o teleoperador, que a NR 17, anexo II, no item 8.2.1, alínea c, descreve que empregadores devem implementar, entre outras medidas, o estímulo à ingestão frequente de água potável fornecida gratuitamente. A fim de atender a essa exigência, o trabalho fonoaudiológico deve contemplar campanhas educativas com orientações sobre a importância da ingestão da água para a produção vocal. Essas campanhas podem ser extremamente criativas, estimulando a manutenção da água nas PAs (Posições de Atendimentos), o uso de garrafas ou copos descartáveis, e até a aplicação de questionários para mapeamento da quantidade de água ingerida por teleoperador no momento do trabalho e fora dele.

Importante lembrar que a recusa à ingesta de água pode estar relacionada com poucas pausas permitidas para o deslocamento e uso do banheiro e, infelizmente, à falta de liberdade para tal momento quando sentem necessidade. Também acontece por escolha do teleoperador que não quer deixar de fazer um certo número de ligações em virtude da competição pelas metas de atendimento. O trabalho com a gestão orientando sobre essa flexibilidade de pausas relacionadas com a saúde do trabalhador é imprescindível.

## Perícia e Assistência Técnica Pericial em Telesserviços

Uma das atribuições essenciais do fonoaudiólogo no PSV é subsidiar a empresa com laudos que ofereçam respaldo sobre as condições de saúde, riscos associados e relações de causa. Segundo a Resolução CFFa n° 428, de 02 de março de 2013, que dispõe sobre a atuação do fonoaudiólogo na saúde do trabalhador, em seu Inciso I do Art. 1°, compete ao fonoaudiólogo atuar de forma ampla e estruturada na emissão de laudos, pareceres e relatórios "sobre os agravos relacionados com o trabalho ou limitações dele resultantes que afetem a habilidade do trabalhador na área da comunicação, bem como sugerir em caso de desencadeamento ou de agravamento de quadro clínico fonoaudiológico, o afastamento ou readaptação das funções laborais por tempo determinado."

Por meio das diferentes ações para diagnósticos individuais e coletivos levantadas nesse capítulo, o fonoaudiólogo tem condições de estabelecer relação saúde-trabalho-doença entre os transtornos fonoaudiológicos e as atividades do trabalhador, considerando:

A) A história clínica e ocupacional, atual e pregressa;
B) A história epidemiológica do agravo;
C) As normas existentes sobre o processo de trabalho investigado;
D) As avaliações fonoaudiológicas e complementares (Resolução CFFa nº 428, Inciso II, Art. 1º).

Além dessas ações de rotina no PSV, em casos de reclamatórias trabalhistas, o fonoaudiólogo pode atuar como Perito do Juízo ou Assistente Técnico de uma das partes (a empresa ou o teleoperador).

O Perito do Juízo (PJ) será nomeado pelo juiz como profissional técnico de sua confiança, de acordo com o Código de Processo Civil/2015, artigo 156, quando a prova do fato depender de conhecimento técnico ou científico. Deve ser imparcial e buscar a verdade para que, por meio do laudo pericial, esclareça ao juiz questões de cunho técnico-científico, indicando se o distúrbio de voz apresentado pelo teleoperador (reclamante) está relacionado com o trabalho, caracterizando-o como um DVRT ou não, estabelecendo assim se há nexo causal ou não. Para tal, se faz importante a análise minuciosa do histórico clínico e ocupacional, da avaliação vocal, da patologia vocal e dos fatores de risco à saúde vocal.

Os fatores de risco foram amplamente discutidos ao longo desse capítulo, incluindo as características de uso vocal no trabalho, os níveis de ruído e temperatura, os equipamentos, *layout* e mobiliários existentes, as tarefas executadas e a relação delas com a organização do trabalho. Importante avaliar também os fatores individuais que podem coexistir com o DVRT, tais como uso vocal inapropriado ou excessivo em atividades extraprofissionais, alergias respiratórias e doenças de vias aéreas superiores, etilismo, tabagismo, falta de hidratação, estresse, refluxo gastroesofágico, entre outros. Sendo assim, existe a possibilidade de se estabelecer o nexo concausal, uma vez que os distúrbios vocais podem ter mais de uma causa, ligadas ou não ao trabalho desenvolvido.

O DVRT pode causar incapacidade laboral.[40] Desta forma, também compete ao fonoaudiólogo, na condição de perito do Juízo, quando for objeto da perícia, estabelecer a capacidade vocal funcional do teleoperador, ou seja, avaliar o quanto a presença de uma disfonia oferece grau de capacidade ou de incapacidade laboral e quais as limitações, com o objetivo de indicar competências laborais e eventuais alterações ou adaptações funcionais e suas repercussões na atividade laboral do reclamante.

Já o Assistente Técnico Pericial (AT) pode atuar como contratado pela empresa (reclamada) ou pelo próprio teleoperador, para produzir um parecer técnico que ofereça subsídios técnico-científicos para defesa dos mesmos, sendo, portanto, parcial. Dentre as atividades realizadas pelo AT estão a formulação de quesitos a serem respondidos pelo Perito do Juízo, as manifestações ao laudo pericial concordando ou discordando do perito e o acompanhamento do exame pericial.

É importante definir previamente antes da contratação com a empresa de telesserviços se o PSV contemplará atuação em perícias ou, em caso de ocorrência, que seja cobrado um valor à parte do acordado.

De acordo com a Resolução CFFa nº 467, de 24 de abril de 2015, que dispõe sobre as competências relativas ao fonoaudiólogo especialista em Fonoaudiologia do Trabalho, em seu Art. 3º, inciso 1, área do conhecimento; o domínio do Especialista em Fonoaudiologia do Trabalho inclui aprofundamento em estudos específicos voltados à área de saúde do trabalhador:

A) Conhecimento sobre os agravos fonoaudiológicos relacionados com o trabalho;
B) Conhecimento sobre as doenças relacionadas com o trabalho, suas causas e efeitos, assim como a sua notificação;
C) Avaliação da capacidade do trabalhador nos assuntos de competência fonoaudiológica.

Por fim, é fundamental que o fonoaudiólogo que atua, ou queira atuar, como perito ou assistente técnico judicial, tenha conhecimentos de perícia judicial, ou seja, dos trâmites processuais, suas peças, e da linguagem jurídica e formal que a atividade exige. É necessário, também, que tenha *expertise* específica na área de voz. Tão importante quanto ter o domínio das questões jurídicas e de *expertise* técnica, é o conhecimento das Normas Regulamentadoras (NRs) e das legislações.

## DIMENSÃO DA EXPRESSIVIDADE VOCAL E DE FALA EM TELESSERVIÇOS

Quando falamos sobre expressividade vocal, não pressupomos ausência de disfonia, mas, indiretamente, ao se aprimorar os recursos vocais, visando o melhor relacionamento com o cliente, estamos trabalhando também com aspectos da saúde vocal do teleoperador. Sendo assim, o trabalho com expressividade vocal apoia os objetivos de promoção e prevenção da saúde vocal do PSV.

Esse é um escopo de trabalho amplo e autônomo, considerando-se a importância das questões de psicodinâmica vocal quando se fala de comunicação à distância.[49,50] Aguçamos os sentidos quando somos impedidos de usá-los em sua totalidade e, ao telefone, os aspectos da sonoridade da voz ganham importância na transmissão do conteúdo emocional e atitudinal da mensagem.

Isso é tão verdade que o estudo de Moreira-Ferreira[7] revelou que clientes julgam a competência dos teleoperadores a partir dos recursos vocais e linguísticos-discursivos. Um teleoperador pode ter seu desempenho avaliado como insatisfatório se a comunicação soar pouco expressiva e pouco humanizada, sendo fator de reclamação por parte do cliente, por entender como ausência de qualidade no atendimento. Hoje, até a inteligência artificial com a presença dos robôs nos atendimentos tem procurado trazer uma fala julgada como mais natural, a ponto, inclusive, de ser confundida com a voz humana.

A forma de se comunicar nos telesserviços, por muitos considerada robotizada, pode ser também justificada pela dimensão organizacional da ergonomia vocal, que nem sempre colabora com a saúde da voz, tampouco incentiva a espontaneidade e a expressividade, suprimindo a fluência e a naturalidade do falante.

Se de um lado temos a exigência de uma comunicação de qualidade com o cliente, do outro temos condições que podem ser desfavoráveis ao bom uso da expressividade vocal e da fala, a saber:

- Metas de produtividade por um eficiente nível de serviço (número de atendimentos por tempo ou período);
- Reduzidos tempos de cada chamada;
- Metas de ofertas ou vendas efetuadas;
- Falta de autonomia na tomada de decisão com várias regras que devem ser seguidas;
- Frequentes interações conflituosas com clientes;
- Dificuldades em coordenar o preenchimento de cadastros concomitantemente à fala;
- Exigência de *scripts* a serem seguidos na íntegra.

De certa forma, essas condições de trabalho apressam e pressionam o teleoperador, que também se vê com receio de errar e de ser interrompido, e é compelido a falar sempre da mesma maneira, ou do modo que julga "dar certo", sem tanta oportunidade para a flexibilidade.

Assim, o fonoaudiólogo que atua no PSV pode abrir frentes de trabalho no desenvolvimento da expressividade vocal e de fala, como as que descrevemos a seguir.

## Ações Voltadas à Expressividade Vocal e de Fala em Telesserviços

A atenção aos aspectos de expressividade deve estar presente do momento da seleção até o acompanhamento, e as ações tomadas para apoiar teleoperadores e centrais nesse aspecto, relatamos a seguir.

### Avaliação da Expressividade

A avaliação da expressividade da voz e da fala no processo seletivo permite observar o impacto que a voz do candidato pode gerar ao ser veiculada durante as ligações.

Nessa fase são utilizadas entrevistas por telefone, observando-se a agradabilidade e inteligibilidade de voz e fala, adequação ao segmento para o qual o teleoperador será contratado, ou se ainda não está dentro do esperado, qual o potencial para trabalharmos a flexibilidade vocal para diferentes intenções e o controle emocional. Uma qualidade vocal com pouca inflexão pode ser adequada para um atendimento cuja intenção de seriedade seja a principal, mas poderá ser fator de impacto negativo com o cliente em atendimentos que devam ser mais motivacionais e positivos.

Pode-se, também, avaliar o uso dos recursos vocais durante conversas espontâneas, nas interações gerais entre os candidatos, nas dinâmicas de grupo e em simulados de ligação.

### Treinamentos e Oficinas

Os treinamentos e oficinas de expressividade são importantes ações de orientação e educação para aperfeiçoamento da voz e fala do teleoperador, possibilitando que ele se perceba como comunicador e possa transmitir as melhores impressões, acerca de si mesmo e da empresa. Nesses momentos são explorados exercícios vocais de expressividade, jogos teatrais e simulados de situações de atendimento.

O aperfeiçoamento da expressividade deve contar com estratégias que levem o teleoperador a perceber as questões relacionadas com a psicodinâmica vocal, de forma a desenvolver o uso consciente dos recursos vocais, de acordo com as diferentes intenções do discurso. Por exemplo, as impressões de pressa, rispidez, falta de vontade ou mecanicidade têm seus correlatos vocais, influenciando o julgamento do cliente sobre o atendimento. É importante considerar que cada tipo de atendimento requer um tipo de comunicação. Espera-se, por exemplo, que a voz do teleoperador do SAC (Serviço de Atendimento ao Cliente) transmita calma e segurança para acolher reclamações e solicitações, enquanto a do vendedor soe mais dinâmica, podendo imprimir maior variação melódica.

Outro ponto que deve ser abordado é o impacto das questões emocionais sobre a voz e como ter controle sobre a expressividade. Precisamos lembrar que a voz é influenciada pelo clima organizacional, pela satisfação no trabalho e na vida pessoal, bem como pelas situações de conflito ou negativas de clientes.

Faz parte da discussão sobre o controle emocional a importância da escuta atenta e empática que, por sua vez, influenciará as escolhas discursivas e os recursos vocais utilizados, como as pausas e as inflexões vocais. A escuta possibilita a interação no processo de comunicação e tem relação direta com a espontaneidade da voz e do discurso.

Também não podem ser esquecidos nos momentos de prática e orientações os ajustes de fala adequados, uma vez que a articulação imprecisa desequilibra a produção vocal e gera problemas de inteligibilidade, sendo necessário repetir a mensagem mais de uma vez.

Para que a espontaneidade da fala esteja presente na interação com os clientes, o fonoaudiólogo pode auxiliar também a rever o estilo de comunicação adotado, lidando especificamente com a estrutura verbal do que será dito.[7,10,51-53]

Se a empresa direciona a atividade com *scripts*, aspecto da dimensão cognitiva da ergonomia vocal, o funcionário enrijece o discurso, ficando preso às mesmas ideias. Se o *script* não é, de fato, entendido, fatalmente será lido ou falado sem nenhuma conexão emotiva, o que, por sua vez, o tornará artificial ou mecânico. Como escreveu Berry,[54] "frequentemente nos vemos envolvidos com o que estamos dizendo para nós mesmos e não no como estamos dizendo para o outro". Essa citação explica exatamente o que acontece com o discurso automático.

Para viabilizar tal mudança é importante que se estabeleça uma parceria entre os fonoaudiólogos envolvidos no PSV e a gestão, com troca de impressões acerca da relação dos scripts e expressividade vocal favorável à experiência do cliente. Esse trabalho conjunto colabora com adaptações de textos que aproximem a comunicação escrita da comunicação oral. Isso deixa o trabalho menos prescrito e mais próximo de conversas reais, naturais, claras e objetivas, com trocas de turnos entre os interlocutores, com gramática correta, de fácil entendimento, promovendo assim um diálogo e uma percepção positiva do cliente.

O teleoperador precisa, inicialmente, se apropriar dos procedimentos e produtos da empresa para que, a partir dos conhecimentos adquiridos, possa realizar um discurso que se renova a cada contato. A associação de um trabalho que explore o desenvolvimento dos recursos vocais e linguístico-discursivos faz a diferença na conquista de uma comunicação que soe natural e expressiva.

Outros fatores como treino, motivação, acreditar no produto, sentir-se valorizado e recompensado também pode influenciar na forma como o teleoperador se expressa.

Vale frisar que todo esse trabalho é bem amplo e merece mais discussões a respeito.

## *Monitoria de Ligações e* Feedback

A atuação em centrais de telesserviços oferece ao fonoaudiólogo um material muito rico de trabalho quando se pode escutar as ligações e monitorar a interação teleoperador-cliente. A partir dessa estratégia é possível estabelecer avaliação e acompanhamento contínuo do teleoperador, destacando pontos da interação que necessitem de ajustes na comunicação.[55] Como na maioria das centrais é possível resgatar as chamadas que são armazenadas por um período, estimulamos a autopercepção do colaborador a respeito do seu padrão de comunicação convidando-o a ouvir suas próprias ligações. Na realidade das centrais de atendimento, esse momento é denominado *feedback,* quando, além da escuta para ampliar a percepção, oferecemos orientações específicas e exercícios que podem ajudá-los na modificação da sua expressão vocal e de fala.

Tais ações não encontram respaldo na legislação por não estarem diretamente relacionadas com os aspectos da saúde do trabalhador. No entanto, são de fácil aceitação, especialmente em centrais de telesserviços próprias, que não terceirizam seus atendimentos e prezam pelo excelente relacionamento com seus clientes, cujo acompanhamento de índices de satisfação estão atrelados ao excelente desempenho de seus profissionais a cada contato. Há relatos de clientes que se dizem insatisfeitos com a forma como foram tratados, mesmo e apesar de suas solicitações terem sido resolvidas pelo profissional.

## CONSIDERAÇÕES FINAIS

Nesse capítulo demos atenção a dois pilares da atuação fonoaudiológica em telesserviços, a saúde vocal ocupacional e a voz e fala expressivas nas relações com o cliente. Didaticamente eles até podem estar descritos separadamente, mas, na prática, voz saudável e expressiva estão interligadas e fazem parte de um momento único do processo de comunicação.

Sobre o primeiro pilar que aborda a saúde vocal ocupacional, consideramos que é fundamental que se implante um PSV nos telesserviços, visando melhorar o bem-estar vocal, reduzir as queixas vocais causadas pela relação da fala semicontínua sob condições organizacionais e ambientais específicas e de risco, além de prevenir o DVRT. Citamos alguns aspectos da NR 17, anexo II, que, mesmo não contemplando todas as possibilidades de nossa atuação nos telesserviços, nos auxilia e respalda a implantação de um PSV.

É fundamental a identificação dos fatores de risco à saúde vocal e das formas de prevenção, mantendo a vigilância constante da voz do teleoperador, por meio de avaliações e intervenções que propiciem uma ergonomia vocal equilibrada, oferecendo um ambiente seguro para o teleoperador executar seu trabalho com o menor risco possível. Ressaltamos que o PSV também contribui para as empresas com a redução do número de adoecimentos e, consequentemente, a probabilidade de processos judiciais, além de oferecer subsídios técnicos para a assistência técnica pericial.

No segundo pilar abordamos a expressividade vocal e de fala, defendendo que é importante a inclusão desse olhar desde o processo seletivo até o acompanhamento dos teleoperadores no dia a dia, com treinamentos, monitoria de ligações e *feedback*.

Por fim, concluímos que, apesar de tratarmos aqui da voz em suas dimensões saúde ocupacional e expressividade, o trabalho com o teleoperador possibilita a implantação de programas específicos, que abraçam a comunicação numa visão mais ampla, possibilitando uma comunicação saudável, expressiva e competente.

## REFERÊNCIAS BIBLIOGRÁFICAS

1. Ferreira LP, Migliorini DR. Fonoaudiologia e Telemarketing: como tudo começou. In: Alloza RG, Salsztein BW. Fonoaudiologia na empresa: atuação em call center. Rio de Janeiro: Revinter. 2002. p. 01-07.
2. Brasil. Anexo II da NR-17. Portaria SIT n.º 09, 30 de março de 2007, 07, Trabalho em Teleatendimento/Telemarketing. Ministério do Trabalho e Emprego [Internet]. 2007.
3. Ministério da Saúde. Distúrbio de Voz Relacionado ao Trabalho – DVRT; Secretaria de Vigilância em Saúde, Departamento de Vigilância em Saúde Ambiental e Saúde do Trabalhador Brasília [internete]. 2018.
4. Moreira-Ferreira AE, Algodoal J. A voz no telesserviços. In: Motta L, Amorim, GO, Raize, T, Dragone MLS, Almeida AA. Voz Profissional: Produção científica da Fonoaudiologia brasileira. (organizadores). São Paulo: Soc Bras Fonoaudiol. – SBFa [Internete], 2013.
5. Koufman JA, Isacson G. Voice Disorders. Philadelphia: Saunders, 1991.
6. Boutet J. Dialogues professionnels en centres d'appel (Travail langagier en centres d'appel): comment être un expert sans le dire. D. Vincent (ed.). Québec: Editions Nota Bene, 2005.
7. Moreira-Ferreira AE. Recursos de expressividade oral e linguístico-discursivos de teleoperadores de telemarketing: relação com a sensação gerada em prováveis clientes e o desempenho profissional. [Dissertação]. São Paulo: Pontifícia Universidade Católica de São Paulo – PUCSP, 2007.

8. Ferreira LP, Nakamura HY, Zampieri E, Constantini AC. Distúrbio de Voz Relacionado ao Trabalho: proposta de uma ficha de notificação individual. Distúrb. Comun. São Paulo. 2018;30(1):170-8.
9. Alloza RG, Salsztein BW. Fonoaudiologia na empresa: atuação em call center. Rio de Janeiro; Revinter, 2002.
10. Ferreira LP, Moreira-Ferreira AE. Fonoaudiologia nas empresas de telesserviços. In: Ferreira LP, Andrada e Silva MA, Giannini SPP (Eds.). Distúrbio de voz relacionado ao trabalho: práticas fonoaudiológicas. São Paulo: Ed. Roca, 2014. p. 185-95.
11. Moreira-Ferreira AE, Ferreira LP. Fonoaudiologia nas empresas de Telesserviços. In: Ferreira LP, Silva MAA, Giannini SPP. Distúrbio de Voz Relacionado ao Trabalho - Práticas Fonoaudiológicas. São Paulo: Editora Roca, 2015.
12. Moreira-Ferreira AE, Oliveira S, Algodoal J. Atuação Fonoaudiológica junto aos operadores de telesserviços In: Oliveira IB, Almeida AAF, Raize T, Behlau M. Atuação Fonoaudiológica em Voz Profissional. São Paulo: Roca, 2011. p. 21-55.
13. Oliveira S, Raize T, Algodoal J, et al. A Voz no Telesserviço. In: Oliveira IB, Almeida AAF, Raize T (organizadores). Voz Profissional: produção científica da Fonoaudiologia brasileira [online]. São Paulo: Soc. Bras. Fonoaudiol. – SBFa [Internet], 2007.
14. Salzstein RBW, Alloza RG. Conhecimentos Essenciais para Atuar Bem em Empresas - Call Center. São Paulo: Pulso, 2003.
15. Gray CF, Larson EW. Gerenciamento de projetos: o processo gerencial. São Paulo: McGraw-Hill, 2009.
16. National Institute for Occupational Safety and Health (NIOSH). The Research Compendium: The NIOSH Total Worker Health™ Program: Seminal Research Papers. [Internet], 2012.
17. Moreira-Ferreira AE. Vocal Health and communication Training of Telemarketers in Brazil. In: Khidr A. Voice Training Programs for Professional Speakers. Estados Unidos: Global Outcomes, Plural Publishing, 2017. p. 189-234.
18. Vilkman E. Voice problems at work: a challenge for occupational safety and health arrangement. Folia Phoniatrica et Logopaedica. 2000;52:120-5.
19. Daychoum M. 40 ferramentas e técnicas de gerenciamento. Rio de Janeiro: Brasport, 2007.
20. Lourenço L, Ribeiro R. Perfil de atendimentos fonoaudiológicos em empresa de saúde ocupacional com foco em profissionais da voz. In: II Encontro Nacional do Departamento de Voz. Soc. Bras. Fonoaudiol. - SBFa. São Paulo, 2007. p. 29-30.
21. Constancio S, Moreti F, Guerrieri AC, Behlau M. Dores corporais em teleoperadores e sua relação com o uso da voz em atividades laborais. Rev Soc Bras Fonoaudiol. 2012;17(4):377-84.
22. Piwowarczyk TC, Oliveira G, Lourenço L, Behlau M. Vocal symptoms, voice activity, and participation profile and professional performance of call center operators. J Voice. 2012;26(2):194-200.
23. Pedrosa V, Moreira-Ferreira AE. Proposed self-assessment protocols for professional speaking voice. Philadelphia: The Voice Foundation 44th Annual Symposium: Care Professional Voice. 2015.
24. Moreira-Ferreira AE. Contribuição do programa de conservação vocal no desempenho profissional do operador de telemarketing. Santos, São Paulo, Brasil: XIII Congresso Brasileiro de Fonoaudiologia, 2005.
25. Moreira-Ferreira AE, Dragone MLS. Pronto atendimento em voz – efeitos no desempenho profissional e na saúde vocal de teleoperadores. São Paulo, Brazil: Anais do 16º Congresso Brasileiro de Fonoaudiologia, Sociedade Brasileira de Fonoaudiologia. 2008.
26. Cantor-Cutiva LC. Association between occupational voice use and occurrence of voice disorders: Voice disorders and work. Areté issn-l:1657-2513 [Internet]. 2018;18(2):1-10.
27. Jones K, Sigmon J, Hock L, et al. Prevalence and risk factors for voice problems among telemarketers. Archives of Otolaryngology-Head and Neck Surgery. 2002;128(5):571-7.
28. Masson MLV, Ferrite S, Pereira LMA, et al. Em busca do reconhecimento do distúrbio de voz como doença relacionada ao trabalho: movimento histórico-político. Ciênc Saúde Colet [Internet]. 2019;24:805-16.

29. Fuentes-López E, Fuente A, Contreras KV. Inadequate vocal hygiene habits associated with the presence of self-reported voice symptoms in telemarketers. Logopedics Phoniatrics Vocology. 2019;44(3):105-14.
30. Rantala L, Hakala S, Holmqvist S, Sala E. Associations between voice ergonomic risk factors and acoustic features of the voice. Logopedics Phoniatrics Vocology. 2013:1-7.
31. Santos CT, Santos C, Lopes LW, et al. Relação entre as condições de trabalho e de voz autorreferidas por teleoperadores de uma central de emergência. CoDAS, ISSN. 2317-1782. 2016;28(5):583-94.
32. Amorim GO, Bommarito S, Kanashiro CA, Chiari BM. Comportamento vocal de teleoperadores pré e pós-jornada de trabalho. J Soc Bras Fonoaudiol. 2011;23(2):170-6.
33. Dassie-Leite AP, Lourenço L, Behlau M. Relação entre dados ocupacionais, sintomas e avaliação vocal de operadores de telesserviços. Rev Soc Bras Fonoaudiol. 2011;6;1:59-63.
34. Ferreira LP, Akutsu CM, Luciano P, Viviano NDAG. Condições de produção vocal de teleoperadores: correlação entre questões de saúde, hábitos e sintomas vocais. Rev Soc Bras Fonoaudiol. 2008;13(4):307-15.
35. Girardi BB, Marchand DLP, Moreira TC, et al. Relação entre condições de trabalho e sintomas vocais em operadores de um call center modelo. Audiol Communicat Res. 2017;22:1-7.
36. Hazlett DE, Moorhead SA, Duffy OM. Occupational voice demands and their impact on the call-centre industry. BMC Public Health [Internet]. 2009;9:108.
37. Hazlett DE, Duffy OM, Moorhead SA. Review of the impact of voice training on the vocal quality of professional voice users: Implications for vocal health and recommendations for further research. J Voice. 2011;25(2):181-91.
38. Hazlett DE, Moorhead SA, Duffy OM. Working voices. An epidemiological study of occupational voice demands and their impact on the call center industry—IOSH Research Committee. England: IOSH, University of Ulster, 2011.
39. Padilha MP, Moretti F, Raize T, et al. Grau de quantidade de fala e intensidade vocal de teleoperadores em ambientes laboral e extralaboral. Rev Soc Bras Fonoaudiol. 2012;17(4):385-90.
40. Przysiezny PE, Przysiezny LT. Work-related voice disorder. Braz J Otorhinolaryngol. 2015;81;2:202-11.
41. Santos AP, Silverio KCA, Dassie-Leite AP, et al. Relation Between Musculoskeletal Pain and Voice Self-Assessment in Tele-Operators. J Voice [Internet], 2018.
42. Taylor P, Baldry C, Bain P, Ellis V. A unique working environment: Health, sickness and absence management in UK call centres. Work, Employment and Society. 2011;17(3):435-58.
43. Garrett CG, Cohen SM. Otolaryngological perspective on patients with throat symptoms and laryngeal irritation. Curr Gastroenterol Rep. 2008;10:195-9.
44. Cristofoletti MF, Souza MFM, Cardoso MA, Rocha LE. Prevalência de sobrepeso, obesidade e obesidade abdominal em operadores de duas centrais de atendimento telefônico da cidade de São Paulo. Rev Bras Med Trab. 2005;3(1):37-46.
45. Honorato AEO, Oliveira AMB. Application of Job Satisfaction survey in telemarketing operators in Brazil. Brazilian Journal of Production Engineering. 2018;4(2):98-114.
46. Gorde S. A study of job satisfaction in a call centre with special reference to Pune in India. International Journal of Engineering and Management Research. 2018;8(5):163-8.
47. Rechenberg L, Goulart BN, Roithmann R. Impact of call center work in subjective voice symptoms and complaints – an analytic study. J Soc Bras Fonoaudiol. 2011;23:301-7.
48. Silva BG. Exposição ao ruído em call center: headsets, sintomas auditivos e extra auditivos de operadores de telemarketing. [Dissertação]. São Paulo: Universidade de São Paulo – USP, 2018.
49. Gélinas-Chebat C, Chebat JC. Voice and advertising: Effects of intonation and intensity of voice on source credibility, attitudes toward the advertised service and the intent to buy. Perceptual and Motor Skills. Eastern Virginia. 1996;83:243-62.
50. Gélinas-Chebat C, Chebat J, Boivin R. Impact of male and female voice cues on consumers'attitudes. In Int.Congress Phonetic Sciences – ICPHS, Telemarketing. San Francisco, CA. 1999;2ed:1577-80.

51. Algodoal MJAO. As práticas de linguagem em situação de trabalho de telemarketing ativo de uma editora de São Paulo. [Doutorado]. São Paulo: Pontifícia Universidade Católica de São Paulo – PUCSP, 2002.
52. Moreira-Ferreira AE, Spina SL, Algodoal J, Barrichelo V. Atuação Fonoaudiológica nos telesserviços – Saúde e Aprimoramento. In Marchesan I, Silva HJ, Tomé MC (Editores). Tratado das Especialidades em Fonoaudiologia. São Paulo: Soc. Bras. Fonoaudiol. – SBFa.
53. Moreira-Ferreira AE, Moraes M. Programa de Monitoria para Aprimoramento do Desempenho em Comunicação Oral Profissional em Serviços de Atendimento ao Cliente. In: Ferreira LP, Andrada e Silva MA & Pinto Giannini SP (Eds.). Distúrbio de Voz Relacionado ao Trabalho: Práticas Fonoaudiológicas. São Paulo: Roca, 2014. p. 203-12.
54. Berry C. Voice and the Actor. NY: A Simon & Schuster Macmillan Company, 1973.
55. Moreira-Ferreira AE, Lavado MCM. Programa de monitoria para aprimoramento do desempenho em comunicação oral profissional em serviços de atendimento ao cliente. In: Ferreira LP, Andrada e Silva MA, Giannini SPP (Eds.). Distúrbio de Voz Relacionado ao Trabalho: Práticas Fonoaudiológicas. São Paulo: Ed. Roca, 2014. p. 203-11.

# VOZ DO JORNALISTA

## CAPÍTULO 4

Deborah Feijó • Cida Stier

## COMUNICAÇÃO NA MÍDIA

Nos últimos anos, a tecnologia e a internet trouxeram novos referenciais para a comunicação. As redes sociais quebraram barreiras e impactaram o modo como as pessoas se relacionam e interagem com as informações, naturalmente refletindo o trabalho dos jornalistas.

Do jornal impresso aos portais de notícias, a história do jornalismo foi construída por sucessivas transformações, que refletem o modo de viver da sociedade e, com as mudanças atuais, repórteres e apresentadores de televisão são orientados a informar e criar mais proximidade, como se estivessem conversando com o telespectador. A busca é por menos formalidade, sempre que possível.

Historicamente, pode-se constatar que a comunicação adotada no rádio e na televisão reflete as características da sociedade de cada época e, por isso, é marcada por diferentes estilos de fala. No passado, por exemplo, no Brasil, **O Repórter Esso** foi um noticiário histórico do rádio e da televisão brasileira, que se manteve no ar por 27 anos – de 28 de agosto de 1941 a 31 de dezembro de 1968. O estilo de locução era impostado e formal, com pronúncia marcada nos fonemas /R/ e /L/. A formalidade marcou a época e se tornou símbolo de credibilidade, sendo comum à época ouvir: "se não deu no Esso, não aconteceu".

Outro exemplo, o Manual de Telejornalismo da Rede Globo (1986),[1] demonstra o cuidado com a forma ideal de transmitir as informações. Ele foi desenvolvido por profissionais muito experientes do telejornalismo e tinha como objetivo orientar os colegas mais jovens quanto ao texto televisivo.

Ele propunha:

> Imagine que você está contando alguma coisa para alguém. Sempre que escrever, imagine uma pessoa – é com ela que você vai conversar, é para ela que você vai transmitir a sua informação. Não esqueça que é importante motivar a pessoa que vai receber o seu recado [...] O importante é levar a notícia, a ideia em poucas e bem escolhidas palavras. Não se quer um texto vulgar. O que se quer é um texto coloquial, com palavras bem escolhidas usadas na hora certa e no ritmo certo.[1]

Ao longo do tempo, o conceito de conversa com o telespectador mudou e há cada vez mais a necessidade de estabelecer engajamento pela maneira de falar. Há alguns anos, o repórter basicamente escrevia seu texto para ler – *off*\* – ou para falar de forma decorada na passagem\*\* ou *link*\*\*\*. Atualmente, a maioria dos profissionais, nas entradas ao vivo, elabora o texto mentalmente e o organiza em tópicos para falar em frente da câmera. Para os repórteres mais desenvoltos apenas o *off* é lido. Esta diferença marca a mudança no modo como esses profissionais precisam se comunicar, mas é fundamental compreender que isso requer dominar muitas habilidades de comunicação. Falar espontaneamente é absolutamente diferente de ler ou de reproduzir um texto decorado. Isso exige que eles estruturem o pensamento e organizem a fala com agilidade, independentemente se estão em entradas ao vivo, em condições de elevado estresse ou relaxadamente, mostrando as belezas da natureza, por exemplo. Para eles, é importante ter amplo repertório de palavras, adquirido especialmente pelo hábito da leitura e ricas experiências de vida.

Como falar com naturalidade passou a ser regra para o repórter e o estilo solicitado pelas emissoras de televisão, há várias maneiras de se ajustar ao modelo proposto. Entretanto, o conceito de natural é ainda subjetivo, controverso e possibilita diferentes interpretações. Para muitos, o termo é erroneamente associado à excessiva informalidade ou a falas improvisadas, sem estruturação prévia da sequência de ideias. A falta de cuidado com a língua portuguesa e a presença de vícios de linguagem de muitos profissionais inexperientes contrasta com a credibilidade conquistada por profissionais importantes do telejornalismo nacional.

## INFORMAÇÃO E CREDIBILIDADE

O maior desafio do jornalista sempre foi passar a informação com credibilidade, e o mundo atual, com tantas informações nem sempre verdadeiras, circulando em redes sociais, aumenta a complexidade desse desafio.

As diversas opções de mídia atuais mobilizam os públicos que passam a ter maior controle sobre a informação. Clark apud Jenkins *et al.*,[2] descreve essa mídia como "mídia pública 2.0" e diz que:

> Em vez de esperar passivamente pelo conteúdo a ser distribuído como na época da radiofusão aberta, os usuários estão buscando ativamente e comparando mídia sobre assuntos importantes por meio de mecanismos de buscas, recomendações, vídeos on demand, guia de programas interativos, feed de notícias e sites de nichos. Isso está colocando pressão sobre os criadores para que convertam seu conteúdo, de forma que ele fique não apenas acessível através de várias plataformas e dispositivos, mas também formatado e marcado de forma adequada para que tenha maior probabilidade de ser encontrado.

Com diversas possibilidades de fontes de informação e a incerteza do que é divulgado nas redes, o que distingue o jornalismo é a sua qualidade. Segundo Rosental *apud* Pimentel:[3] "só os que conseguirem construir credibilidade é que vão sobreviver a esse novo ambiente" e ressalta que o jornalismo vive não só uma crise comercial, mas de credibili-

---

\* *Off*: texto elaborado pelo repórter com as informações da matéria. Geralmente é narrado e gravado em uma cabine especial, na fase final da reportagem. A narração do off é utilizado para cobrir as imagens.
\*\* Passagem: momento em que o repórter aparece em frente à câmera, no local da reportagem. O texto pode ser decorado ou falado espontaneamente.
\*\*\* *Link*: trata-se de uma entrada ao vivo, do local onde está ocorrendo a notícia.

dade e, por esta razão, é muito importante que o jornalista esteja ligado nos fundamentos básicos da profissão.

Independentemente do modo de atuação, o papel do jornalista é informar. Ele não é a informação. Diferentemente de um *influencer*, o novo profissional das redes sociais em que ele mesmo é a própria informação, o jornalista deve sempre fazer a ponte entre a notícia e o telespectador: a atenção deve recair sobre a notícia. Sua presença deve demonstrar conhecimento, atualização e visão de mundo.

Neste sentido, a maior rede de comunicação do Brasil estabeleceu uma série de diretrizes sobre como os jornalistas de seus diferentes veículos devem usar as redes sociais. A orientação expressa é que os jornalistas evitem tudo aquilo que possa comprometer a percepção de que exercem a profissão com isenção e correção.[4]

Desde a sua criação, ao longo das décadas, o jornalismo de televisão investe em soluções para buscar informações com celeridade. Cada vez mais utiliza recursos tecnológicos para levar informações à sociedade, em tempo real, na maioria das vezes. Diariamente, produtores, repórteres cinematográficos, editores, repórteres e apresentadores estão espalhados por todo o planeta para cobrir os fatos e enfrentam enormes desafios para apurar esses fatos e colocá-los no ar, com responsabilidade, mas como refere-se King,[5] "uma entrevista não pode ser informativa se não for interessante."

Bonner[6] lembra que a televisão brasileira nasceu na metade do século passado e que os redatores de jornalismo tinham como referência o sucesso do rádio de então. De lá para cá a Língua Portuguesa se transformou, palavras desapareceram e novas surgiram. Os telejornais são vistos e ouvidos. O texto de televisão deve retratar a linguagem falada pelas pessoas para que a informação seja compreendida com facilidade. Isso representa um desafio para todos os jornalistas.

Os recursos paraverbais utilizados na comunicação desempenham papel significativo na compreensão da mensagem. As vozes femininas e masculinas apresentam aumento da média da frequência fundamental nos enunciados positivos e um decréscimo nos enunciados negativos, mostrando que a voz desempenha importante papel na estratégia de persuasão, na busca de credibilidade da informação e na adesão do espectador.[7]

As variações vocais usadas pelo repórter interferem na percepção da veracidade da informação. Panico e Fukusima[8] estudaram os traços acústicos que caracterizam a confiabilidade de uma informação transmitida pelo repórter de televisão e percebidas pelos telespectadores, e identificaram que as características da voz responsáveis pela inferência de confiabilidade foram intensidade, frequência e duração da fala. Os autores sugerem que a fala deve ter ritmo dinâmico, com pausas breves; poucas variações de grave e agudo e uso de intensidade mais forte.

A partir da busca de uma nova forma de conversar com o telespectador, os profissionais de televisão precisam compreender o conceito de falar com naturalidade sem perder o diferencial de saber se expressar bem para assegurar a credibilidade de uma informação. Jenkins, Ford e Green[1] observam que a televisão contemporânea vive um novo paradigma com base no engajamento.

Se, por um lado, telejornalistas consagrados pela competência e credibilidade estão buscando adaptar-se a um novo modo de transmitir informações, sem perder a credibilidade, por outro, muitos telejornalistas das novas gerações, que já têm proximidade com o vídeo desde a infância, não percebem a necessidade de cuidados com a comunicação. É comum observar o excesso de autoconfiança em profissionais que, aparecem, sem querer, mais do que a notícia ou que deixam a informação em segundo plano, ou por tornar as notícias sérias em apenas casuais.

As sutilezas da comunicação no vídeo requerem o desenvolvimento de muitas habilidades que garantam a credibilidade da informação, independentemente do estilo do repórter.

## ATUAÇÃO FONOAUDIOLÓGICA

Existem diversos aspectos relevantes na função do jornalista, mas seu principal objetivo é informar fatos e notícias e, para tanto, este profissional necessita de conteúdo, repertório e informação.

Durante a sua formação acadêmica os jornalistas aprendem a compreender o que é notícia e, em geral, para contar uma história, guiam-se pelas perguntas: **Quem?**, **Quando?**, **Onde?**, **Como?**, **O quê?** e **Por quê?** Em nossa opinião, o jornalista deve alinhar sua comunicação pensando também em **Para quem?** e **De que forma?** eu vou contar essa história. Quando essa consciência do processo de comunicação não existe, a forma de expressão pode ser errônea, comprometendo a compreensão ou passando uma mensagem diferente daquela que era a sua intenção. O papel do fonoaudiólogo é preparar o jornalista para contar a sua história usando, de forma eficiente, os recursos verbais e não verbais.

A atuação do fonoaudiólogo com jornalistas de televisão e de outras mídias com vídeo visa a fornecer o melhor conhecimento científico possível, com soluções e técnicas apropriadas, para que as notícias sejam transmitidas com uma fala agradável, autêntica e natural. Contribuímos para que repórteres e apresentadores desenvolvam ao máximo suas potencialidades e falem com clareza, de forma expressiva e, consequentemente, com naturalidade. É importante notar que toda tentativa em ser natural, mas de modo exagerado e forçado, é facilmente percebido como artificial e por mais contraditório que possa parecer, o domínio das técnicas assegura a comunicação natural e autêntica.

A comunicação pode ser dividida em duas grandes categorias: aspectos verbais, relativos às palavras que compõem a linguagem, e aspectos paraverbais, relacionados com o tom de voz, gestos e expressões faciais por acompanharem as palavras e aumentarem seu significado.[9] Para alguns autores como Boone & Plante,[10] os aspectos paraverbais são definidos como não verbais e nem sempre são intencionais.

Ter noções sobre a qualidade vocal e os gestos que podem provocar impacto na comunicação pode contribuir para que o indivíduo que fala constantemente em público torne sua comunicação mais eficiente. Pedrotti e Behlau[11] observam que grande parte da nossa comunicação oral é transmitida por meio da voz e da linguagem corporal.

Behlau et al.[12] descrevem que telejornalistas têm preferência por vozes com frequência grave, com intensidade média, ressonância difusa e articulação precisa. Segundo os autores deve haver harmonia entre voz, expressão facial e gestos.

É muito importante deixar claro que a terapia e/ou treinamento e desenvolvimento destes profissionais não deve ter o objetivo de padronizar a expressão ou de buscar um modelo preconcebido. O fonoaudiólogo deve atuar como facilitador para que o jornalista atinja seus objetivos na comunicação.

O fonoaudiólogo que trabalha nessa área deve estar preparado não somente com os conhecimentos técnicos em relação à comunicação, como estar atualizado e informado em relação a notícias tanto atuais quanto antigas. Conhecimentos gerais correlatos na área de História, Geografia e Esportes, por exemplo, são essenciais para a troca com o profissional.

Outro aspecto que consideramos de grande relevância tem relação com o fato de que a atuação de cada fonoaudiólogo representa a profissão como um todo. Jornalistas são considerados "formadores de opinião" pela possibilidade de levarem informações a um grande número de pessoas. Para muitos jornalistas, o contato com o fonoaudiólogo que trabalha com televisão é o primeiro contato com um representante da classe fonoaudiológica, por isso, consideramos que devemos levar a melhor informação possível sobre a formação dos profissionais da fonoaudiologia tão fundamental na vida de tantos.

O fonoaudiólogo deve usar seu conhecimento sobre os processos de comunicação e suas variáveis para orientar e conduzir o desenvolvimento do jornalista, que para obter uma fala natural e autêntica no vídeo precisa ter conhecimento do assunto; compreender quem será seu ouvinte; saber qual sua intenção ao passar as informações; produzir um texto com as características da oralidade; ter controle da voz e suas variações; articular com clareza e agilidade e usar gestos que sejam adequados à sua fala.

De forma didática dividimos esse trabalho nos seguintes parâmetros: voz, articulação, prosódia, gestos, linguagem e intenção comunicativa.

## Voz

Repórteres e apresentadores de televisão são considerados profissionais da voz. Koufmann e Isacson[13] apresentam uma classificação de uso da voz levando em consideração a demanda do uso e o impacto de alterações vocais. Eles definem quatro níveis de vocais: o nível 1 seria a elite vocal de cantores e atores profissionais que seriam afetados por leves alterações vocais; no nível 2 estariam os profissionais de voz falada como professores; no nível 3 estariam os não profissionais de voz falada que seriam atingidos somente por disfonias severas; e o nível 4 para aqueles profissionais que não seriam impactados em suas funções por qualquer tipo de disfonia. Os jornalistas de vídeos seriam classificados como profissionais do nível 1, pois eles precisam falar bem e ter boa qualidade vocal para desempenharem suas atividades e uma leve alteração já prejudica o exercício da profissão.

Rulnick *et al.*[14] descrevem alguns pré-requisitos para o fonoaudiólogo que deseja trabalhar com profissionais da voz. São eles: ser supersensível para compreender o que estes profissionais detectam como problemas; saber aconselhar e criticar de forma positiva, pois alguns têm dificuldade em admitir que podem estar usando alguma técnica errada; procurar um equilíbrio entre os parâmetros de voz de uma forma holística; explicar objetivo e função de cada exercício; estar preparado para modificações rápidas na terapia e ajustar-se ao ritmo do paciente; quando necessário, estabelecer boa qualidade de voz mesmo em presença de alterações laríngeas.

A maior parte desses profissionais não apresenta uma alteração de qualidade vocal, articulação ou linguagem. Na prática clínica, o que mais observamos são alterações relacionadas com o esforço para produção da voz profissional, alterações de ressonância, pouca projeção de voz e dificuldades em dissociar intensidade e frequência vocal.

Para todos os jornalistas deve ser realizada uma avaliação vocal que inclua anamnese específica, avaliação perceptivo-auditiva e avaliação acústica. A partir do resultado dessa avaliação são feitos os encaminhamentos necessários e os objetivos são determinados.

## Articulação

Avalia-se a precisão articulatória e possíveis desvios, levando-se em consideração os desvios leves, pois tem grande impacto em vídeo. Quando não há desvio articulatório, o objetivo será aprimorar a agilidade articulatória, pois a falta dela poderá impactar em uma alteração de prosódia, já que o esforço articulatório modifica o ritmo de fala.

## Prosódia

Aspectos prosódicos como ênfase, ritmo, entonação e pausa devem estar em harmonia com o conteúdo a ser transmitido. A variação de volume e frequência na voz, as pausas e o ritmo somadas às ênfases em determinadas palavras, podem modificar completamente o sentido de uma frase. As pessoas normalmente fazem essas variações de forma intuitiva e inconsciente, mas para o profissional de voz, principalmente aquele que lida com informação, e, notícia, esses são aspectos que devem ser desenvolvidos de forma totalmente consciente tanto na fala quanto na leitura.

Para avaliar esses parâmetros utilizamos leituras de textos jornalísticos e não jornalísticos, somados a avaliações de áudio e vídeos profissionais. Observa-se o uso adequado, ou não, de ênfases, modulação, entonação, ritmo e pausas.

No trabalho fonoaudiológico deve-se começar pela percepção auditiva das variações dos sons. No nosso trabalho desenvolvemos essa percepção associada aos sons da fala ou até com sons utilizados para aquecimento vocal. As variações de sons são percebidas quando produzidas pelo indivíduo, associando a percepção corporal e visual ao apoio de programas acústicos.

Consideramos o desenvolvimento dessas percepções a base do trabalho para que o profissional possa usar ajustes de forma consciente ao valorizar uma palavra, uma sentença ou uma informação. A partir dessa consciência trabalhamos as variações associadas a palavras e significados.

## Gestos

Os gestos têm significado, transmitem informações e quando não são adequados a determinadas situações podem comprometer uma mensagem. Por exemplo, apresentar uma notícia dramática com um sorriso no rosto é uma forma de confundir o ouvinte/espectador e isso acontece com muita frequência.

No final do século 19, em "A expressão das emoções nos homens e nos animais", Darwin[15] afirma que a capacidade de comunicação entre os membros de uma mesma tribo por meio da linguagem foi de uma importância crucial no desenvolvimento do homem. Para o autor, os movimentos do rosto e do corpo são muito importantes para o bem-estar e os movimentos expressivos conferem vivacidade e energia às palavras.

Existe uma diferença entre ser natural e parecer natural e as pessoas percebem essa diferença. Ekman[16] afirma que toda emoção básica tem uma raiz biológica universal, primitiva e independente da cultura. Alegria, tristeza, medo, raiva, surpresa e desgosto são expressões faciais universais de emoção, ou seja, independente da cultura, nacionalidade ou língua falada, qualquer indivíduo é capaz de perceber essas emoções.

Ekman[16] vai mais além e cita Duchenne de Boulogne, neurologista francês, que há mais de 100 anos descobriu como o verdadeiro sorriso de satisfação difere de todos os outros sorrisos.

> À emoção da franca alegria está expressa na face pela contração combinada dos músculos zigomático maior e orbicularis oculi. O primeiro obedece à vontade, mas o segundo só é ativado pelas doces emoções da alma; à alegria falsa, o riso enganoso não pode provocar a contração desse segundo músculo.[16]

Os estudos de Darwin[15] e Ekman[16] mostram que a expressão facial ativa o corpo e o cérebro e então prepara o corpo para a ação. Desta forma, movimentamos a face, com expressões que tenham significado, de forma inconsciente. Os gestos **nascem** antes da palavra e a harmonia entre os movimentos corporais e a fala, realmente autênticos, precisam corresponder ao que o indivíduo está pensando e sentindo.

A complexa neurofisiologia da execução dos gestos realmente autênticos e adequados mostra o quanto pode ser difícil **ensinar** gestos para um uso expressivo. Para o profissional de comunicação, a consciência dos movimentos e o reconhecimento do impacto que eles geram é fundamental para conseguir modificá-los de forma eficiente.

Em uma avaliação da linguagem corporal observa-se a qualidade dos movimentos e sua relação com a informação. Em relação ao corpo, movimentos excessivamente tensos ou relaxados também podem confundir uma mensagem que tenha outra intenção. Por exemplo, movimentos repetitivos de dedos e mãos transmitem informação de impaciência mesmo que a voz e a mensagem sejam de tranquilidade.

## Linguagem

A linguagem envolve complexos sistemas de expressão e compreensão e a organização de pensamento, o desenvolvimento de vocabulário, memória e atenção estão diretamente relacionados com essa atividade.

Falar muito bem requer o domínio de diferentes habilidades, que são resultantes da atividade de diversas áreas cerebrais. Herculano-Houzel *apud* Lent,[17] afirma que "a linguagem é a mais lateralizada das funções cerebrais", sendo que a maior parte dos mecanismos é operada pelo hemisfério esquerdo na maioria das pessoas, na porção posterior e lateral, na chamada área de Broca. A autora reforça ainda que a fala para ser emitida ou compreendida depende da consulta a sofisticados dicionários mentais, os léxicos, em busca do som de fonemas, das sílabas e das palavras, da organização gramatical que lhes conferem sentido. Além disso, um conjunto de modulações de voz, mímica facial e gestos corporais dá o colorido afetivo à fala humana.

No desenvolvimento da linguagem, muitos comportamentos de fala são definidos por hábitos e influenciados por inúmeros fatores como aspectos genéticos, emocionais, socioculturais, ambientais e econômicos. Portanto, cada indivíduo, carrega uma forma própria de usá-la.

Um profissional que trabalhe com notícia está lidando com a linguagem em seus múltiplos aspectos em todos os momentos. Existe uma diferença enorme entre a linguagem oral e a escrita, assim como entre uma conversa – como acontece em uma entrevista – e uma fala ao vivo na televisão. Na televisão, ou em outras mídias com vídeos, a linguagem usada deve ser a oral, mas muitas vezes o texto é escrito antes. O texto na TV é escrito para ser falado por um repórter ou apresentador e, porque precisa ser entendido de forma instantânea precisa ser claro, objetivo e com características de oralidade.[18]

A oralidade e a escrita utilizam áreas cerebrais diferentes para a construção do texto. A oralidade é muito mais exercitada pela maior parte das pessoas e além de ser construída no momento da fala, tende a ser mais informal, com pausas naturais, ênfases adequadas, permitindo correções quando necessárias. A escrita, por sua vez, além de ser um aprendizado que acontece muito depois da fala, é bem menos exercitado. Quando escrevemos profissionalmente temos a tendência a ser mais formais, usamos regras mais rígidas de linguagem e não nos preocupamos em pausas respiratórias. O texto escrito é muito difícil de ser lido de forma coloquial e natural se ele não tiver sido escrito com esse objetivo. Por isso, o texto escrito para a TV deve ter características de fala, permitindo uma leitura com características de oralidade.

## Intenção Comunicativa

Toda fala tem um objetivo e para que ele seja cumprido é necessário, primeiro, que se saiba aonde quer chegar. Jornalistas vivem da informação e da notícia e a forma como contam uma história sempre causará algum impacto no ouvinte. O jornalista deve ser o mais imparcial possível, pois os fatos são sempre mais importantes, mas não podemos desprezar as características intrínsecas ao processo de comunicação. Já vimos, ao longo deste capítulo, como as variações de voz, as ênfases, o ritmo de fala, os gestos e tantas outras variáveis impactam a forma como o ouvinte percebe o que está sendo dito e exatamente por isso acreditamos que a consciência do impacto da forma precisa ser desenvolvida.

O bom jornalista consegue transmitir a informação pelo conteúdo e pela forma de maneira intencional e eficiente. Com isso queremos dizer que matérias pesadas precisam ser transmitidas com ajustes mais graves, articulação precisa, ênfases realizadas com variações de volume e que causem uma emoção mais séria. Por outro lado, matérias mais leves podem ter velocidade mais lenta, *pitch* mais agudo e ênfases mais suaves.

## Caminhando para o Futuro

As grandes transformações vivenciadas na sociedade refletem-se em todas as mídias. No jornalismo, isso implica na necessidade de constantes análises e redirecionamentos para o cumprimento do seu papel de informar todos os segmentos sociais.

Para o repórter de televisão, a realidade aponta para o profissional multimídia, capaz de realizar seu trabalho de maneira diferente do que faz há décadas. O repórter multimídia, além de dominar o conteúdo, precisa saber operar câmeras com diferentes tecnologias, equipamentos de áudio e iluminação; ser capaz de entrar ao vivo em um telejornal com o próprio celular; produzir e editar uma reportagem com diferentes formatos para TV, portais de notícias na internet e redes sociais.

Profissionais de hoje não sabem exatamente em que plataforma estarão se comunicando no futuro, mas uma certeza nós temos, a comunicação humana continuará existindo e manterá as características de produção neurofisiológica tanto de compreensão quanto de expressão. Na comunicação sempre será mais competente aquele indivíduo que tiver mais recursos e souber usá-los de forma eficiente para transmitir sua mensagem. Isso garante que o futuro na profissão, ainda que incerto, possa ser promissor.

## REFERÊNCIAS BIBLIOGRÁFICAS

1. Manual de Telejornalismo. Rio de Janeiro: TV Globo, 1986.
2. Jenkins H, Ford S, Green J. (Coord.). Cultura da Conexão: criando valor e significado por meio da mídia propagável. São Paulo: Editora Aleph, 2014.
3. Pimentel M. Qual o significado do prêmio recebido pelo 'Nexo' para o jornalismo no Brasil [Internete], 2017.
4. Portal G1. Grupo Globo divulga diretrizes sobre o uso de redes sociais por jornalistas. G1 01 jul [Internete], 218.
5. King L. How to Talk to Anyone, Anytime, Anywhere. New York: Crown Publishers, Inc, 1994.
6. Bonner W. Jornal Nacional: modo de fazer. Rio de Janeiro: Globo, 2009.
7. Franco EDA. O discurso e a voz nos telejornais. In: Aquino Z, Segundo P, Pinto M (Orgs.). Estudos do discurso: o poder do discurso o discurso do poder. Volume I. São Paulo: Ed. Paulistana, 2018.
8. Panico ACB, Fukusima SS. Confiabilidade: traços acústicos que a caracterizam e como desenvolvê-los. In: Kyrillos L (Org.). Fonoaudiologia e telejornalismo: relatos de experiências na Rede Globo de Televisão. Rio de Janeiro: Revinter, 2003. p. 47-58.
9. Barone O, Tellis C. Your voice is your business: free your feminine voice. San Diego: Plural Publishing, 2009.

10. Boone DR, Plante E. Comunicação humana e seus distúrbios. Porto Alegre: Artes Médicas, 1994.
11. Pedrotti CA, Behlau M. Recursos comunicativos de executivos e profissionais em função operacional. CoDAS, São Paulo [Internet], 2017;29(3).
12. Behlau M, Feijó D, Madazio G, *et al.* Voz profissional: Aspectos gerais e atuação fonoaudiológica. In BEHLAU M. Voz o livro do especialista, volume I. Rio de Janeiro: Revinter, 2005.
13. Koufman JA, Isacson G. Voice Disorders. Philadelphia: Saunders, 1991.
14. Rulnick R, Heuer R, Perez K, *et al.* Voice therapy. In: Sataloff R. (Ed.). Professional Voice: the Science and Art of Clinical Care, 2th ed. New York: Raven, 1997. p. 335-6.
15. Darwin C. A expressão das emoções no homem e nos animais. São Paulo: Companhia das Letras, 2009.
16. Ekman L. A linguagem das emoções. São Paulo: Lua de Papel, 2011.
17. Lent R. Cem bilhões de neurônios: conceitos fundamentais de neurociência. Rio de Janeiro: Atheneu, 2010.
18. Paternostro V. I. O texto na TV: manual de telejornalismo. Rio de Janeiro: Editora Campus, 1999.

# VOZ DO DUBLADOR E IMITADOR

CAPÍTULO 5

Luana Curti ▪ Thais Raize

## INTRODUÇÃO
A literatura fonoaudiológica sobre dublagem continua restrita, mas o desafio encontrado na elaboração do capítulo foi informação sobre os imitadores, por esse motivo, recorremos a entrevistas com três imitadores atuantes para entender melhor essa prática e os desafios vocais.

O levantamento de referências foi fundamentado em títulos que consideramos base para o trabalho fonoaudiológico com o artista da voz, baseando e delineando o relato com a atualização do mercado e atuação fonoaudiológica das autoras.

O capítulo a seguir tem por objetivo compartilhar as atualidades do mercado na dublagem, que hoje conta com um campo mais vasto e com desafios vocais mais amplos e principalmente como a fonoaudiologia pode colaborar de diferentes formas na vida do ator/atriz, além do entendimento do universo do imitador e como é sua relação com estudo e conhecimento vocal.

## CONTEXTUALIZAÇÃO DO UNIVERSO DA VOZ NA DUBLAGEM
O mercado de dublagem no Brasil está cada vez mais aquecido e se expandindo para além do eixo Rio – São Paulo. Para entender como cuidar da voz do ator que exerce essa função, é importante contextualizar as diferentes demandas que ele atende, suas exigências nas diferentes áreas de atuação e conceituar termos técnicos e trabalhos distintos que são comumente confundidos nesse universo.

Algumas mudanças no mercado da dublagem tiveram início em 2009, com o fechamento dos dois principais estúdios de dublagem do Brasil, Herbert Richard do Rio de Janeiro e Álamo de São Paulo. O motivo do encerramento foi o mesmo, impacto no rendimento da receita em decorrência do aumento de concorrentes que ofereciam os serviços com preços menores.

A partir desse momento, o mercado está mais aquecido, justificado pelo crescimento da demanda de dublagem em séries, filmes, realities, *games* e, por consequência, o aumento significativo de estúdios em diferentes estados, expandindo o que, antigamente, se concentrava somente nas cidades de São Paulo e Rio de Janeiro.

Essa contextualização se expande e vai além de ver a dublagem apenas como o uso da voz em versão brasileira. Atualmente, é importante explorar algumas atividades que o artista da voz tem exercido, conforme as exigências do mercado e fazendo paralelos com a atuação fonoaudiológica.

Para melhorar a compreensão do universo da dublagem, é essencial que ela seja abordada conceitualmente para não ser confundida com outras demandas que comumente são atendidas pelos mesmos artistas:

Voz original, dublagem, localização, documentários, que serão descritos a seguir.

## Dublagem

O trabalho do ator em dublagem unifica a interpretação e a voz na sincronia da imagem. Portanto, cabe ao artista a capacidade de conexão com o personagem e entendimento da atuação original para a ponte cultural.

Na década de 1960 era solicitado que o ator imitasse o som original, mas com o passar do tempo, foi entendido que para realização da versão brasileira, o artista deveria considerar a psicodinâmica vocal adequada ao brasileiro.

Na dublagem, o ator, predominantemente, trabalha sozinho dentro do estúdio, sob a orientação de um diretor. O foco está no sincronismo labial (sinc) e interpretação. Um termo muito usado nesta área é o *Rapport*, termo francês *Rapporter*, cujo significado vem da sincronização que permite estabelecer relação harmônica.

O ator não tem contato prévio com o texto e a contabilização do trabalho é realizada por anéis, sendo que cada anel se refere a 20 segundos de vídeo. A solicitação dos estúdios é que se duble no mínimo 20 anéis por hora e a remuneração é feita dessa maneira. Por isso, além da interpretação, há uma exigência de fluência de leitura, pois quanto mais anéis o ator produzir no menor espaço de tempo, mais lucrativo para todos.

A seleção do ator para dublagem não requer vasto repertório vocal, tanto que ao realizar um registro em estúdio, o que é solicitado ao artista é que apresente uma única voz em atividade. Assim, a exigência é por vozes críveis e atores em prontidão, que tenham agilidade de leitura e experiência de *sinc* e *rapport*.

O canto na dublagem é comum em animes e desenhos infantis. Hoje em dia se tem preferência e, em alguns casos, até exigência de que o mesmo ator faça a voz falada e cantada do personagem.

## Voz Original

Na voz original, o ator cria a voz do personagem e uma animação é feita a partir dessa atuação, ou seja, os movimentos labiais e expressões corporais serão desenhados pela equipe de criação de forma que a animação atenda a essa voz.

No processo de seleção de vozes para voz original, o ator recebe um esboço da ilustração, não sendo a arte final – *Animatic*, termo técnico – grava a voz e envia ao estúdio. O ator selecionado tem o contato com o texto anteriormente à captação de voz, possibilitando o entendimento, compreensão da personalidade e da história do personagem. Diferente da dublagem, a gravação é realizada com todos os atores dentro do estúdio, o que facilita a troca e a comunicação entre eles.

Para esse tipo de demanda é desejável que o artista da voz tenha flexibilidade e expressividade vocal, pois o que lhe é exigido envolve uma capacidade de criação vocal aliada à interpretação. Inclusive, é comum que um mesmo ator faça mais de um personagem na mesma animação.

## Localização

Localização é o termo utilizado para gravação de voz de personagens e reações em jogos, o que vem crescendo muito nos últimos anos. Esta atividade é determinada pelo tamanho do áudio, sem que o artista tenha contato com a imagem do *game*, portanto, não há necessidade de sincronismo labial (*sinc*) mas é exigido que as frases e reações estejam em duração exata ou aproximada do áudio original. A remuneração dos atores é feita por hora ou por arquivo gravado.

A demanda do profissional que atua nesse segmento é de prontidão de ouvir falas e intenções e reproduzi-las em seu idioma imediatamente, além de resistência vocal para dar conta das reações diversas já que muitos *games* reproduzem situações de guerras e combates cheios de ataques e gritos.

## Documentários Narrativos

Essa demanda pode ser atendida por atores ou locutores. Nesse segmento, o narrador, assim como na dublagem, não tem contato prévio com o texto. Atualmente há uma crescente nessa área, pois como temos uma amplitude de realities, documentários e biografias, é a forma de condução para o expectador acompanhar o programa ou filme.

Antigamente, esperava-se vozes clássicas e empostadas, mas hoje os estúdios procuram vozes naturais e realistas que aproximem o público. A remuneração é feita por episódio ou por anéis, de acordo com o estúdio ou tipo do programa.

A maior demanda desse profissional é de flexibilidade vocal, leitura expressiva, com uso adequado de pausas e ênfases, e habilidade de ler e interpretar com variação de velocidade de acordo com áudio original ou concomitante a ele.

## ATUAÇÃO E ATUALIDADES FONOAUDIOLÓGICAS NO CUIDADO COM O ATOR

A fonoaudiologia tem feito parte da equipe docente em escolas e centros de treinamento de dublagem. Nessa área, o aluno, obrigatoriamente, já possui a formação de ator e embora seja esperado que ele tenha conhecimento de voz e recursos de atuação, é comum que esse aluno chegue a esses cursos com muitas dúvidas e pouca autonomia no cuidado vocal. Assim, para colaborar com essa expansão profissional, o fonoaudiólogo pode-se valer das seguintes bases em sala de aula:

- Fisiologia da voz;
- Identificação de alterações vocais, articulatórias ou até mesmo fluência de leitura e conduzir a encaminhamentos devidos;
- Diferenciação entre aquecimento vocal e treinamento de habilidades de voz e comunicação;
- Exercício-gatilho – execução de sons ou frases na sensação do personagem;
- Expressividade vocal e uso de micro movimento corporal, buscando alinhamento de voz-corpo dentro do estúdio. O que difere dos movimentos amplos e qualidades vocais do ator no palco;
- Estímulos e treinamentos auditivos para que esse aluno tenha domínio do entendimento e execução da psicodinâmica vocal;
- Possibilidades de tempo-ritmo, modulação de fala e tipos de ênfases;
- Consciência vocal treinada a partir de recursos como: tom de voz; intensidade; velocidade de fala; articulação; ressonância;
- Prontidão na execução de vozes e mudanças diante de solicitação feita por diretor.

Uma interpretação correta do personagem facilita o sincronismo labial, para isso o fonoaudiólogo que trabalha com dublagem deve treinar o aluno em sala de aula para que ele esteja com a voz disponível, os recursos de atuação expandidos e o entendimento da relação voz-corpo-pensamento de forma perspicaz para que o processo de *rapport* aconteça e ele entregue todo o seu trabalho de forma efetiva e ainda seja capaz de ser conduzido pela direção em total disponibilidade.

Em consultório, o fonoaudiólogo trabalha com demandas individuais, tanto com atores em fase de treinamento para dublagem, quanto com pacientes experientes na área. Para isso, é essencial que o profissional compreenda o universo e as exigências do mercado de trabalho desse ator. Assim, pode-se atentar às seguintes premissas:

- Avaliação completa e multidisciplinar;
- Entendimento da diferenciação entre Reabilitação e Habilitação dos recursos de voz e comunicação;
- Compreensão da demanda do ator, da sua voz atual e da voz que ele almeja;
- Treinamento personalizado;
- Flexibilidade × resistência vocal;
- Aquecimento diferenciado a cada demanda;
- Treinamento de habilidades específicas;
- Alinhamento voz-corpo-pensamento.

Em ambos os quadros, a atuação fonoaudiológica com os artistas da voz visa ao melhor aproveitamento vocal. Uma voz bem aproveitada vai além da compreensão de técnica e saúde vocal, mas também considera a efetividade da entrega que o dono dessa voz se propôs a fazer. Portanto, no cuidado com esses artistas, o orientador necessita de vasto conhecimento fisiológico e sensibilidade para saber conduzir o processo de criação vocal, e para isso é essencial mergulhar no universo do ator.

A voz é a expressão do que pensa e sente aquele que expressa, por isso deve ser para o público um facilitador de entendimento do personagem e sua trajetória. Essa informação norteia o processo de criação vocal, pois entregar por meio da voz a mentalidade do personagem é um desafio de disponibilidade do ator:

- O Ator entrega;
- O Diretor molda;
- O Fonoaudiólogo expande às possiblidades de entrega do ator.

Para isso, existem diversos recursos, dinâmicas, exercícios que estimulam e colaboram com esse ator e suas diferentes necessidades. Abaixo, uma das estratégias que pode ser utilizada pelo fonoaudiólogo tanto em sala de aula como no consultório, será detalhada como forma de facilitar o ponto de convergência entre fisiologia e atuação.

## Roda da Criação Vocal

Um recurso criado pelo Voz do Ser – empresa especializada em voz e comunicação efetiva – é a *Roda da Criação Vocal*, uma metodologia que prepara o artista para compreender um sistema de pensamento e suas condizentes expressões.

A imagem de uma roda, simboliza que os itens envolvidos na sua execução não necessitam de uma ordem preestabelecida, pois o entendimento de qualquer um deles já resulta em uma transformação vocal.

Os elementos da **Roda da Criação Vocal** são:

- *Perfil Comportamental*: a maneira como esse personagem se apresenta revela como ele pensa. Sua forma de agir, se movimentar e se comunicar conta quais são as bases do seu

comportamento. Uma forma de conduzir o entendimento do paciente sobre esse item é propor perguntas como:
- Quais suas características físicas?
- Como se comporta esse personagem?
- O que ele pensa sobre si?
- O que ele pensa sobre as pessoas?
- Como ele movimenta seu corpo?
- Quais são as suas prioridades?
- Quais seus sonhos e medos?
- Como ele se relaciona com as pessoas?

- *Sensação*: o que o personagem está sentindo naquele exato momento. Essa compreensão leva o ator a entrar em contato com a fisiologia que essa sensação acarreta. Pode-se conduzir perguntas como: O que esse personagem está sentindo? Qual o nome dessa sensação? Você conhece essa sensação? Onde, no seu corpo, ela se manifesta?
- *Contexto*: tempo/espaço onde o personagem está inserido. Isso leva o ator a entender a atmosfera e a cultura que cercam esse sistema de pensamento. Perguntas como: Que lugar ele está? Em qual tempo? Com quem? O que esse contexto significa para ele? Como ele chegou até essa cena? Quais os itens compõem o cenário que ele está?
- *Interlocutor*: a voz e as intenções variam de acordo com o que o personagem pensa sobre a pessoa com a qual ele está se comunicando. É importante indagar o ator com questões como: Com quem ele está falando? O que é esse interlocutor para ele? Qual o nível de proximidade dessa relação? Como é essa relação? Qual a importância desse interlocutor para o personagem e suas metas?
- *Intenção da Expressão*: o que o personagem pretende alcançar com suas colocações. Isso ajudará o ator a modular a sua voz de forma condizente com o objetivo da comunicação do personagem. Exemplos de conduções: Que efeito que esse personagem está esperando causar com sua expressão? Para onde ele pretende conduzir o diálogo? O que ele está querendo ao dizer isso? Qual o subtexto dessa frase? O que está por trás do que ele está dizendo? Como ele gostaria que o interlocutor reagisse?

Esses elementos são completamente interligados e interdependentes, o que facilita muito o processo de criação e expressão vocal, pois entender a coerência desse sistema de pensamento permite que a voz emitida seja crível e completamente condizente com o personagem.

O que vai ditar por qual item iniciar essa investigação é o veículo para o qual aquela voz será entregue, pois em cada caso o artista tem acesso a informações específicas. Na dublagem, por exemplo, o ator observa a sensação e o interlocutor por meio das imagens e fica a cargo do diretor compartilhar informações sobre o perfil comportamental, contexto e intenções.

Na preparação do ator, essa roda pode ser um objeto de estudo e treino que o habilite a fazer isso da forma mais ágil possível.

Portanto, o trabalho fonoaudiológico que considera o universo do artista capacita-o a aliar arte à consciência vocal, entregando ao mercado profissionais cada vez mais aptos e seguros, pois o que a atualidade espera é disponibilidade e prontidão.

## CONTEXTUALIZAÇÃO DO UNIVERSO DO IMITADOR

Existe um equívoco por parte de algumas pessoas que, por saberem imitar personagens, entendem que esse é um dos caminhos para a dublagem, por isso, em escolas ou estúdios é comum notar uma hostilidade em relação a essa confusão, já que saber imitar uma voz não garante que todas as exigências requeridas ao ator no universo da dublagem estejam garantidas.

Dessa forma, três imitadores profissionais foram entrevistados pelas autoras do capítulo para que o universo da imitação seja compreendido pelo leitor.

Os imitadores entrevistados têm formações diversas nas áreas de comunicação, música e artes cênicas e relataram seus processos criativos na percepção e cópia de vozes e personalidades.

Perceberam, desde a infância, uma facilidade em copiar timbres e trejeitos. Começaram com brincadeiras em casa, imitações de professores na escola e até passando trote. Alguns foram estudar teatro e exercícios vocais por conta própria. Não se tem registros de cursos específicos para imitadores ou uma carreira predeterminada a ser seguida. Um dos profissionais relata o quanto, em 2006, a imitação estava em alta na televisão, porém, com o avanço da internet e programas que usaram em demasiado essa atração, uma pessoa imitar a outra tornou-se algo rotineiro e ele acredita que o brilho do trabalho diminuiu, assim como o encantamento do espectador. Dessa forma, como nos depoimentos de todos, eles buscam manter o treino, a escuta e o máximo de exatidão na imitação para que esse recurso vá além da comédia e seja um trabalho minucioso que impressione.

As autoras indagaram sobre o processo que eles utilizam para chegar a uma imitação fidedigna e todos iniciaram suas explicações pela escuta. O treino, segundo eles, é ouvir, ouvir em um processo repetitivo e atento. Sentem que o corpo responde a essa escuta e a voz se expressa, depois vêm as falas e, se houver, os jargões, e então, um trabalho mais afinado de imitar a partir do visual, com gestos e trejeitos. Para se aperfeiçoar, um dos imitadores, que prefere a titularidade da profissão original de ator, conta que busca ao máximo entender como a pessoa pensa para que ele possa agir como ela.

Suas rotinas são de *shows*, como no caso do imitador que é também cantor e faz imitações apenas de músicos; aparições na TV; canal no Youtube e um deles depois de um longo período de apresentações em casas de *shows* e aparições na TV, tem atuado com voz original e dublagem, deixando claro o quanto sua carreira foi pautada na formação como ator, como alguém que estuda a fundo as mentalidades dos personagens e os revela em suas expressões.

O que essas entrevistas trazem de reflexão para nós é o quanto o processo de imitação pode ser ainda mais consciente e estudado pelos profissionais da voz a fim de colaborar com a carreira dos imitadores do ponto de vista da saúde vocal e da preciosidade artística.

Embora as entrevistas tenham sido feitas no intuito somente de compreender o universo desse profissional e não para estudos e estatística, os três imitadores nunca passaram por consulta fonoaudiológica. Assim, pode-se pensar na ideia de compartilhar o quanto o aperfeiçoamento vocal, as estratégias de processamento auditivo, a consciência fisiológica da voz e o entendimento da relação voz-corpo-pensamento são recursos que a fonoaudiologia se mostra uma forte aliada no processo criativo e na longevidade da carreira de imitadores.

## CONCLUSÃO

Gostaríamos de finalizar este capítulo com a recomendação de que o fonoaudiólogo se dedique a compreender para além da ciência e olhe para o campo da arte como um foco de estudo para complementar cada vez mais as orientações e estratégias de voz e comunicação;

que se alinhe com a realidade do mercado do artista da voz, se adeque e explore possibilidades de atuação dentro desse universo.

Sabemos que no Brasil o artista da voz atua no teatro, televisão, dublagem, publicidade, entre diversas ramificações. Se conseguimos entender o mercado e as exigências vocais de cada área, temos como orientar e acolher as demandas dos artistas, complementando e ofertando novas possibilidades a ele.

O artista da voz pode contar com o foco fonoaudiológico de manter uma voz saudável e com longevidade de carreira, bem como colaborar no processo de reinventar-se e de oferecer à população uma entrega verdadeira. O fonoaudiólogo que alinha ciência à arte cuida da expressão e de quem expressa.

## BIBLIOGRAFIA

Barbosa LM, Rocha C, Curti L, et al. A construção de um perfil expressivo na formação de atores e atrizes. In: XXIII Congresso Brasileiro e IX Congresso Internacional de Fonoaudiologia, 2015, Salvador. Anais SBFa. 2015:7728.

Behlau M. Voz – O Livro do Especialista (Volume II). (2ª impressão). Rio de Janeiro: Revinter, 2004.

Bogart A, Landau T. The Viewpoints book: a practical guide to Viewpoints and composition. New York: TCG, 2005.

Curti L. Voz em ações básicas de esforço: uma busca de repertório vocal inspirada Laban. Dissertação (Mestrado em Programa de Pós-Graduação em Artes) - Universidade Estadual Paulista Júlio de Mesquita Filho, Coordenação de Aperfeiçoamento de Pessoal de Nível Superior. Orientador: Suely Master, 2015.

Grotowski J, Flaszen L, Barba E. Teatro Laboratório de Jerzy Grotowski. São Paulo: Editora Perspectiva, 2010.

Holesgrove TW. Organicidade e liberação da voz natural: princípios de uma técnica corporal de transmissão. Tese Doutorado – Escola de Comunicações e Artes/USP, 2014.

Nardes M, Cruz BSC, Oliveira IB. A Dublagem de Olaf: A Voz nas Diferentes Raízes de Línguas. In: Anais de Congresso 22º Congresso de Fonoaudiologia, Pôster 5324. Joinville, Santa Catarina, 2014.

Rocha C, Barbosa LM, Curti L, et al. Jogos Teatrais como Instrumento para o Desenvolvimento da Expressividade Oral de Atores em Formação. In: Ferreira LP, de Andrada e Silva MA, Giannini SPP (Orgs.). Distúrbios de Voz relacionado ao trabalho: Práticas Fonoaudiológicas. São Paulo: ROCA, 2015. p. 226-32.

Rocha C, Lazzaratto M. Treinamento técnico e trabalho improvisacional na formação do artista da cena: reflexões sobre a relação entre trabalho corporal e vocal. In: Andraus MBM (Orgs.). Marcialidade e a Cena: técnicas e poéticas nas relações tradição-contemporaneidade. Curitiba: Prismas, 2016.

Rocha C. O Improviso Como Espaço De Investigação E Percepção Do Trabalho Vocal Técnico-Expressivo Do Ator. Mestrado em ARTES DA CENA, Universidade Estadual de Campinas, UNICAMP, Brasil. Orientador: Marcelo Ramos Lazzaratto, 2017.

Rocha CL. Atuação Fonoaudiológica na Dublagem (Apresentação de Trabalho/Conferência ou palestra), 2018.

Vaiano T, Moreti F, Zambom F, et al. Body pain in professional users. Journal of Speech Pathology & Therapy. 2016;1:107.

## Anexo

## ENTREVISTAS COM IMITADORES NA ÍNTEGRA

### F. J.
1. Qual sua formação inicial?
   **R**: Músico imitador de cantores vocalista na banda Badallados.
2. Como você descobriu que é imitador?
   **R**: Desde criança, quando comecei a cantar, eu tentava cantar imitando os artistas. Logo notei que tinha uma grande facilidade para mudar o timbre de minha voz!
3. Que passos você deu para isso? Cursos, estudos, treinos...
   **R**: Eu sempre treinava modulando minha voz em cima da voz do cantor, colocava um CD e cantava em cima para pegar o timbre do artista ao qual eu queria imitar.
4. Você já fez terapia fonoaudiológica? Como foi o processo? Ou como é?
   **R**: Nunca fiz nenhum acompanhamento!
5. Quando você imita a voz, a quais características você se atenta, que caminho mental você faz para chegar na exata voz?
   **R**: É um processo onde tenho que estar sempre treinando minhas imitações em cima da voz do cantor, coloco a música e canto em cima para modular e a aperfeiçoar o timbre... Se eu ficar sem fazer este processo, aos poucos vou perdendo o timbre! Bebo gelado quando estou cantando e não tenho problema, só evito bebidas alcoólicas, pois me deixa relaxado e com a dicção arrastada.
6. Como funciona essa carreira? Qual sua rotina como imitador?
   **R**: Tenho 18 anos de carreira, ensaio durante a semana e nos finais de semana geralmente faço *shows* tanto com a banda Badallados quanto com meu projeto solo.
7. Como a carreira de imitador é vista pelos demais artistas?
   **R**: Meu trabalho é sempre muito elogiado por outros artistas, a proposta do meu trabalho não é fazer algo cômico; tento fazer a voz do artista sem exageros!
8. Você já dublou? Tem vontade? Os dubladores têm algum tipo de preconceito com o imitador?
   **R**: Nunca fiz dublagens, até mesmo porque não consigo imitar falando. Somente cantando, pois são técnicas diferentes na impostação da voz.

### R. V.
1. Qual sua formação inicial?
   **R**: Ator formado em 2004.
2. Como você descobriu que é imitador?
   **R**: Desde criança eu imitava as pessoas que achava interessante, mas tinha vergonha de fazer qualquer coisa na frente delas. Então só fazia no banheiro sozinho ou passando trote no telefone, aquela época boa que não tinha bina, risos.
3. Que passos você deu para isso?
   **R**: Cursos, estudos, treinos... Sempre quis ser ator, então fui buscar esse caminho, me formando no Célia Helena. Logo após isso montei um grupo de atores, com enfoque no humor, e começamos a fazer apresentações semanais. A proposta era trazer um personagem por semana. Na busca de personagens, algumas celebridades estavam

em alta no momento e eu acabava estudando a pessoa para fazer uma sátira no *show*, a algumas dessas eu fui muito fiel na voz e corpo e me destaquei como imitador por isso.
4. Você já fez terapia fonoaudiológica? Como foi o processo? Ou como é?
**R**: Infelizmente não, embora eu faça mais de 20 tipos de vozes, não faço a menor ideia de onde elas surgem. Eu sei que a fono seria uma aliada maravilhosa, mas sempre posterguei a ideia de fazer.
5. Quando você imita a voz, a quais características você se atenta, que caminho mental você faz para chegar na exata voz?
**R**: Meu processo todo vem pelo ouvido. Não sei se consigo te explicar, mas quando escuto a voz ou o jeito de falar de algumas pessoas, automaticamente meu corpo sabe o que fazer e de onde tirar aquela voz. Depois disso o corpo do personagem, muitas vezes, vem sozinho, mas claro que busco aperfeiçoar e entender como aquela pessoa que vou interpretar pensa, para saber agir como ela.
6. Como funciona essa carreira? Qual a sua rotina como imitador?
**R**: Durante anos eu me apresentei em casas de *show* e fiz participações em TV. Mas hoje eu trabalho mais as vozes no campo da Voz Original ou dublagem. Raramente faço imitações.
7. Como a carreira de imitador é vista pelos demais artistas?
**R**: Acho que sim. Não sei. Honestamente, aprendi com a vida que as pessoas vão achar o que elas quiserem achar, se seu público e clientes estão satisfeitos, é o que importa.
8. Você já dublou? Tem vontade? Os dubladores têm algum tipo preconceito com o imitador?
**R**: Faço voz original, também dublo, mas muito menos. Quanto ao preconceito, se existe, acho que seria com pessoas que não são atores treinados e são contratados para dublar, que apenas sabem emular a voz e os trejeitos de alguém e podem estar tirando o espaço de um profissional que estudou para aquilo. Mas, isso é especulação da minha parte.
**OBS**: Nunca me considerei um imitador, até hoje não me considero, penso que sou um ator que estuda o personagem que vai interpretar. O que quero dizer é que meu objetivo não é impressionar pela semelhança e sim passar o recado do texto, da apresentação. Enfim, sinto que imitação vai apenas no superficial da personagem e a interpretação mergulha e vai profundo.

## T. G.
1. Qual sua formação inicial?
**R**: Formado em Publicidade e propaganda pela Uniban, cursando atualmente o segundo período em Jornalismo pela Uninove.
2. Como você descobriu que é imitador?
**R**: Descobri que tinha a facilidade em fazer diversas vozes aos 12 anos, assistia aos programas e, sem perceber, imitava a sonoridade que ouvia, porém, só percebi mesmo na escola. Eu imitava os professores para os meus amigos e eles morriam de rir, nesse momento percebi que era imitador.
3. Que passos você deu para isso? Cursos, estudos, treinos...
**R**: Não fiz curso algum específico para a voz, obtive um treinamento quando fiz teatro, exercícios simples como o **Si Fu Xi Pá** me ajudaram a treinar ainda mais minha voz.
4. Você já fez terapia fonoaudiológica? Como foi o processo? Ou como é?

**R**: Nunca fiz fono, me interessei por algumas técnicas, porém, vistas no YouTube, caneta embaixo da Língua, sopro, bochecho, uso essas técnicas diariamente para manter o controle.

5. Quando você imita a voz, quais características você se atenta, que caminho mental você faz para chegar na exata voz?

   **R**: Minha técnica é basicamente ouvir, ouvir e ouvir, eu ouço determinada voz e sinto se conseguirei **copiá-la** ou não passo a ver inúmeros vídeos da pessoa e faço uma espécie de **colagem**, onde pego os jeitos, as principais falas, vejo se a pessoa tem uma espécie de **bordão** para que facilite a colagem, depois disso passo a interiorizar o personagem, gravo-me, assisto, gravo de novo, faço no espelho até eu achar que está bom.

6. Como funciona essa carreira? Qual sua rotina como imitador?

   **R**: Por ser YouTuber, semanalmente tento levar ao canal, algo ligado à imitação, uma coisa, diga-se de passagem, muito difícil, criar é algo mega complicado é preciso inspiração, e isso é o mais difícil nessa carreira.

7. Como a carreira de imitador é vista pelos demais artistas?

   **R**: Quando comecei a imitar na Televisão em 2006, a imitação estava super em alta, nós nos conhecíamos pelo nome por que ainda havia **poucos** imitadores, com a força da internet e com programas que usavam e abusavam dessa técnica, a graça foi se perdendo, o encanto de ver uma pessoa imitando outra, tornou-se algo comum, diminuindo o brilho e encanto do espectador, e com isso a cobrança de cada dia mais manter a perfeição do imitado e trazer novos personagens aumentou.

8. Você já dublou? Tem vontade? Os dubladores têm algum tipo preconceito com o imitador?

   **R**: Sou ator e poderia dublar, mas não sei dizer por que essa área ainda não me interessou, eu acho incrível e sou fã de diversos dubladores, não creio que haja rivalidade ou preconceito entre nós, o principal é a formação a técnica usada na dublagem não é pra qualquer um, assim como fazer imitações.

**Agradecimentos especiais aos imitadores entrevistados**:

F. J.: Músico Imitador de cantores e vocalista na banda Badallados.

R. V.: Ator (formado pelo Célia Helena) à serviço da voz original, dublagem e imitação.

T. G.: Formado em Publicidade e propaganda pela Uniban, cursando Jornalismo pela Uninove.

# VOZES DO ATOR E DA ATRIZ

CAPÍTULO 6

Domingos Sávio Ferreira de Oliveira ▪ João Lopes
Reynaldo Gomes Lopes

**INTRODUÇÃO**

As vozes do ator e da atriz abrigam um grande universo, haja vista as diferentes teorias e filosofias do fazer teatral. Diante disso, o que escrever? Já que se trata de produção partilhada por três fonoaudiólogos, especialistas em voz, com ações diferenciadas no trabalho com o ator e atriz. Antes do pontapé inicial, os autores reuniram-se a fim de discutir as possibilidades de escrita sobre a voz nas artes da cena. A experiência, naturalmente, foi o norte para a estruturação do capítulo. Os três atuantes na docência, na clínica e na arte, desenvolvendo projetos específicos relativos à voz na interpretação. Como se trata de uma obra sobre Atualidades em Voz Profissional, descartou-se, de início, a clínica, decidindo-se por uma abordagem que reunisse as *expertises* dos autores. Mais do que isso, os trabalhos mais recentes, as atualidades em voz na arte. A considerar a trajetória de cada um, os estudos desenvolvidos e as publicações, o grupo preferiu seguir nessa mesma linha: a da pesquisa teórico-prática. Em síntese, os resultados dos estudos empreendidos – da potencialização da voz (ERIV.DS) à direção vocal e às novas tecnologias coadjuvantes (S.O.S vocal).

Os Exercícios Rítmicos de Impacto aplicados à Voz (ERIV.DS) resultam de estudos desenvolvidos nas disciplinas de voz, ministradas pelo professor Domingos Sávio, no curso de Bacharelado em Atuação Cênica, da Universidade Federal do Estado do Rio de Janeiro (UNIRIO). Neste capítulo serão apresentados os Estudos ERIV.DS1, 2 e 3, em atenção aos objetivos propostos, pois se trata de escritos compartilhados por mais dois autores com trabalhos distintos. Em breve, o Método-Movimento ERIV.DS* será publicado na íntegra, no formato livro. Os vídeos dos recortes de aula que servirão de exemplos para os três estudos, são postados no YouTube Domingos Sávio FO/Canal acadêmico** para fins didáticos, de modo que não há a preocupação com uma qualidade excessiva de imagem. Para os atores e as atrizes inscritos/as na disciplina Voz e Movimento I (UNIRIO), o objetivo é revisitá-los,

---

\* As Vozes sem fim: Método-Movimento ERIV.DS é o título final do estágio Pós-Doutoral desenvolvido no Programa de Pós-Graduação em Artes Cênicas (UnB), sob a supervisão do Professor Doutor César Lignelli. Este projeto reuniu três décadas de atuação do autor como fonoaudiólogo e docente-artista em Voz e Movimento, ministrando disciplinas em voz no Bacharelado em Atuação Cênica e no Programa de Pós-Graduação em Artes Cênicas (UNIRIO). As Vozes sem fim serão publicadas, no formato livro, brevemente.
\*\* https://www.youtube.com/channel/UC5L3lvks3d1qK65R0Tkm-tQ/videos?view_as=subscriber

a fim de compreender o processo vivenciado e de corrigir/avaliar realizações ou esforços desnecessários. Nesta seção, o leitor poderá acessá-los por meio do endereço eletrônico.

A preparação vocal aborda a composição vocal do personagem e o papel fundamental do fonoaudiólogo junto ao ator e à atriz. A proposta é trazer alguns pontos entre a relação da cena e a construção da voz pelos artistas, passando pela direção e atuação do fonoaudiólogo na percepção do espetáculo teatral. Trabalho esse realizado pelo professor João Lopes no curso de bacharelado em teatro da Faculdade CAL de Artes Cênicas.

Por fim, as novas tecnologias coadjuvantes que auxiliam na recuperação vocal do artista performático serão descritas aqui como urgência vocal. Esse trabalho é desenvolvido pelo professor fonoaudiólogo Reynaldo Lopes no Centro de Saúde Veiga de Almeida e nele são colocados em treinamento práticos estudantes que estão em processo de graduação em Fonoaudiologia. O público deste ambulatório é composto por atores e atrizes, cantores e cantoras e outros profissionais da voz que estão com algum transtorno vocal. O foco da descrição de técnicas coadjuvantes será aquele que se aplica a esses profissionais e visam a auxiliar na pronta recuperação do artista em cena apoiado em práticas fonoaudiológicas associadas ao uso de termoterapia, fotobiomodulação de baixa intensidade e eletroterapia em conjunto com técnicas fonoaudiológicas já consagradas na literatura e na prática clínica.

## Seção I • Exercícios Rítmicos de Impacto Aplicados à Voz – ERIV.DS

*Domingos Sávio Ferreira de Oliveira*

## INTRODUÇÃO

Os exercícios rítmicos de impacto aplicados à voz (ERIV.DS) são movimentos cadenciados e de **esforço controlado**, cujos propósitos são a liberação sonora, o fortalecimento das estruturas que compõem o sistema fonador e a dilatação/potencialização corpórea vocal\*, sobressaindo-se as musculaturas intrínseca e extrínseca da laringe e os músculos de apoio à respiração e ao equilíbrio do corpo, bases fundamentais da fonação falada e cantada. Não se trata de método mecanicista, prática que se quer neutralizar, haja vista a conscientização corporal-vocal a partir dos movimentos rítmicos ou de **esforço controlado** propostos aos atores e atrizes, como mais uma prática de voz integrada ao corpo, e do corpo integrado à voz, cujo maior benefício é o desvelamento de uma potencialização da voz – a descoberta do potencial vocal é uma dentre muitas preciosidades guardadas/adormecidas por nós humanos. É preciso, pois, desvelá-las, trazê-las à tona, a fim de aperfeiçoar a dinâmica da voz para a vida em cena. Daí os estudos/movimentos vocais ERIV.DS empreendidos há mais de duas décadas, apresentados em eventos científicos das Artes Cênicas e da Fonoaudiologia. Por meio do movimento livre, **inconsciente**, e de imersões rítmicas, pessoais e grupais, os estudos ensejam o ator e a atriz na desconstrução de padrões vocais engessados, **vivenciados** de fora para dentro, a ter por objetivo o **aprender a ser livre e a conhecer a si mesmo**.[1]

---

\* O neologismo corpóreo-vocal ou corporal-vocal forma um todo, uma única palavra, indissolúvel. Não há como dissociar o corpo da voz, pois que se completam em si mesmos. E têm por efeito subverter a hierarquia de um sobre o outro, a provocar descobertas inesperadas e a situar o/a leitor/a quanto à experiência do corpo e da voz na trajetória do autor como artista-docente. É resultado da elasticidade da linguagem, do que era insignificante, a alçar novo patamar poético ou semântico. O movimento corpóreo-vocal desloca o corpo e a voz para outro lugar, de novas semantizações, do que foi deixado de lado, do que foi esquecido no interior do processo seletivo dos significantes e significados – de um signo linguístico. Portanto, há que perfurá-lo, a fim de encontrar outros significantes/significados para o gesto corpóreo-vocal. É um dos neologismos, entre ouros, adotados na linguagem das Vozes sem fim: Método-Movimento ERIV.DS.

O Método-Movimento ERIV.DS é inspirado nos rituais indígenas do Brasil*, nos Métodos de Acentuação**, na Fisiologia do Exercício*** e nos estudos teórico-práticos desenvolvidos nas disciplinas de voz da Escola de Teatro da UNIRIO****, ministradas pelo autor desde o ano de 1993.

A partir de então é trabalhada, sobretudo, a conscientização corpóreo-vocal, por meio do movimento rítmico e das sensações internas desencadeadas. De modo que não se ensina a mecânica respiratória, o apoio, pois são vivenciados a partir do que é sentido, da inteligência corporal e do ar necessário à realização do trabalho muscular. Numa palavra, o movimento que se realiza em comunhão com o sopro da vida: o ar que inspiramos. Desde o primeiro encontro, o ator já vivencia a consciência da **tomada do ar**, em resposta ao movimento corporal e rítmico praticado. Segue-se, como exemplo, o Estudo/Movimento ERIV.DS1, em que se experimenta o movimento inspiratório em resposta à ação corporal. Assim, quando se pensa na realização de um movimento, o ar já é armazenado de antemão, sem que seja percebido pelo interlocutor ou espectador. É uma sensação de abertura total, de sorver o ar para dentro de si, de perceber os espaços internos, libertando-se das aperturas corporais. Portanto, "bloquear ou não saber lidar com a respiração, com a expansão e o recolhimento que conduzem o ritmo interno só contribui para criar couraças no corpo. Pessoas de corpo inexpressivo estão privadas de oxigenação".[2] O QR Code abaixo

---

\* Os rituais indígenas não seguem nosso sistema tonal, são marcados por uma sonoridade singular nos timbres e alturas vocais. Não há, de fato, uma polifonia ou harmonia nos moldes ocidentais, caracterizando uma emissão monódica ou, às vezes, heterofônica; não raro, as realizações antifonais. O canto é muito presente nos rituais, com ritmo fluente nos compassos binário e ternário. Nem sempre há uma unidade (pulso) rígida de tempo, o que justifica a flutuação do pulso. Os rituais fazem referência a uma cartografia da floresta, com forte conteúdo espiritual, isto é, de respeito à natureza mãe. O corpo e a voz integrados à espacialidade física, à potencialidade ritualística, aos elementos sagrados da natureza. Para as Vozes sem fim: Método-Movimento ERIV.DS, os rituais são inspiradores. O Estudo/Movimento Vocal ERIV.DS4 que explora movimentos aeróbicos e anaeróbicos de grande potencialização, é desenvolvido com marcações rítmicas/gestos inspirados nos rituais indígenas, com forte impacto na emissão. A cultura dos povos indígenas é muito rica, genuína, e para mim, com todo respeito devido, é uma honra poder referi-la na primeira parte deste capítulo. Mas jamais me apoderaria de uma cultura milenar tão cara aos indígenas, à cultura, cuja força atravessa o parco entendimento do homem branco, nós!

\*\* Inicialmente, os Métodos de Acentuação não valorizam o trabalho específico de tensão corporal, frequência e intensidade da voz. Por outro lado, esses métodos trabalham a postura e o movimento do corpo, sem a preocupação da tensão corporal. Eles enfatizam, no entanto, a conscientização da respiração costal-diafragmática e da ativação dos articuladores com a soltura do eixo mandibular e abertura interna da faringe. São também, em síntese, os mesmos princípios das Vozes sem fim: Método-Movimento ERIV.DS.

\*\*\* A Fisiologia compreende o estudo dos processos, das atividades e dos fenômenos que possibilitam a vida (a existência dos seres vivos). A Fisiologia do Esforço acrescenta ao exercício físico o movimento realizado ao extremo, cujo objetivo é a potencialização do desempenho atlético. Por essa razão, é um dos fundamentos das Vozes sem fim: Método-Movimento ERIV.DS, a ter em vista a potencialização da voz – um dos objetivos dos Estudos/Movimentos Vocais ERIV.DS.

\*\*\*\* Os estudos teórico-práticos foram enriquecidos ao longo dos anos, a partir dos avanços em voz e laringologia e da fisiologia do esforço. A prática da voz em cena foi imprescindível e continua a ser, no atual estágio das pesquisas vinculadas ao Método-Movimento ERIV.DS. A vivência dos estudos/movimentos vocais, mais antigos reforçam os objetivos propostos, pois que há evidências de potencialização da voz marcadas nas falas/depoimentos dos atores e atrizes. Em publicação próxima, no formato livro, todos os estudos serão apresentados e exemplificados com cenas de aula.

dá acesso ao vídeo disponibilizado no canal YouTube Domingos Sávio FO/Canal acadêmico, em que se mostra a vivência do Estudo/Movimento ERIV.DS1.*

A sensibilização dos sons linguísticos, por exemplo, é uma das representações de fundamental importância para a método-movimento ERIV.DS, pois os significantes sonoros devem ser sentidos, distanciando-se da mera realização motora. Pois que a "voz diz sempre mais que o significado da personagem (sua identidade na ficção); ela não se contenta em levar uma mensagem ou em caracterizar o estado de uma personagem fictícia, ela é também um significante (uma materialidade corporal) aberto e irredutível a uma significação unívoca, uma marca inscrita na carne viva do auditor que não pode lhe escapar".[3]

E sendo assim, humanizam-se duas áreas da Fonética de capital relevância, a articulatória** e a fisiológica***, além do diálogo interposto com a Fonologia, a ser esta o campo da Linguística que se caracteriza, grosso modo, pelo estudo da função do som na cadeia falada. Nesse sentido, há uma relação de contraste entre os sons, de contiguidade, de nasalização (fato comum no Português Brasileiro), de musicalidade (os sons têm diferentes sonoridades), de ritmos e durações variadas, cuja maestria e domínio, valorizam e enriquecem a construção corporal-vocal dos artistas da cena.

A considerar Ferdinand de Saussure, o significado e o significante existem separadamente, como, também, podem estabelecer relações entre a imagem acústica e o conceito, se se trata da palavra, da mensagem verbal. Mas não se trata de conceito fechado, tendo em vista a natureza complexa do signo linguístico. A depender do contexto e das relações estabelecidas, diferentes significados tomam forma. Na poética da cena e da voz, essa dimensão não tem fim, pois que cada dia é único, marcado por reações de natureza física (sensações) e psicológicas (sentimentos), a depender dos movimentos corporais vocais do artista (ator e atriz) da cena. A fala é construída com base no léxico, na semântica, na morfologia, na fonologia, na pragmática e na sintaxe. Esta última, responsabilizando-se pela estruturação sintática da mensagem, a fim de que seja compreendida por qualquer nativo de uma língua. A fonética é a realização física, concreta, das sentenças elaboradas. Esse *continuum* sonoro não linear é enriquecido por uma interpretação rica de nuanças e conteúdo emocional, campo estudado pela pragmática. O teatro é uma arte viva, pulsante! De tal forma que o ator e a atriz tiram de suas vozes o que elas têm de melhor (matizes, nuanças, entonações, voracidade, suavidade...) como um verdadeiro instrumentista que manipula com virtuosidade e com agilidade o seu instrumento vocal; são instrumentistas da voz, compositores vocais![4] Essa afirmativa é o resumo dos principais objetivos das

---

* Estudo ERIV.DS1: movimentos respiratórios não mecanicistas. Atores e atrizes do primeiro período do Bacharelado em Atuação Cênica. Voz e Movimento I, 2019.1. https://www.youtube.com/watch?v=mWxZsUUYVqY

** A Fonética Articulatória estuda como os sons são produzidos, a partir da posição e da função de cada um dos órgãos do aparelho fonador, destacando-se a língua, a arcada dentária, os palatos duro e mole, a úvula e os lábios. Para tanto, utiliza-se da análise dos aspectos fisiológicos e articulatórios da produção da fala, observando, descrevendo, classificando (modo de realização, ponto articulatório, papel das pregas vocais e do véu palatino, principalmente) e transcrevendo (notação fonética e fonológica) os sons realizados.

*** A Fonética Fisiológica tem uma relação intrínseca com a Fonética Articulatória. Ela estuda como os órgãos da fonação e a respiração se articulam para a produção de sons vocálicos e consonantais, orais e nasais. As teorias da fonação, como a aerodinâmica-mioelástica (1958) e a muco-ondulatória (1963), principalmente, fazem parte da fundamentação dos estudos relativos à Fonética Fisiológica.

Vozes sem fim: Método-Movimento ERIV.DS: potencializar e estimular as habilidades linguísticas e a criatividade na construção corporalvocal do personagem.

É interessante pensar nos significantes como elementos de sustentação da arte da cena, disponibilizados aos atores e às atrizes que, por natureza, são sensíveis à criação de personagens, revividos no tempo, [este em que vivemos]; o tempo do ser humano, cronológico, uma invenção em constante movimento. A arte da cena recria-os, magicamente. Como lembra Deleuze, é através das palavras, entre as palavras, que se vê e se ouve. Segundo ele, Beckett falava "em perfurar buracos" na linguagem para ver e ouvir "o que está escondido atrás". De cada escritor é preciso dizer: é um vidente, um ouvidor, **mal visto mal dito**, é um colorista, um músico.⁵ Daí a relevância dos significantes da palavra, pois que também é preciso perfurá-los, a fim de desvelar a massa sonora, isto é, a **substância som-sintaxe** guardada em um poço profundo a ser alcançado/descoberto por um artista da cena, da sintaxe da arte – um sensitivo do movimento da palavra. Para as Vozes sem fim: Método-Movimento ERIV.DS, a sintaxe do movimento corpo-voz é fundamental, por isso a repetição exaustiva, a desconstrução dos significados engessados, a ter em vista o mergulho no universo sonoro dos significantes, das sílabas soltas, dos ritmos experimentados e desdobrados, e das melodias vivenciadas, até mesmo, criadas in loco.

O desenho melódico, as diferentes marcações e prolongamentos sonoros, a forma como os sons são produzidos, a força articulatória e a intensidade da emoção são, per se, alguns dos significantes da arte da representação – as ferramentas do ator e da atriz. São significantes de forte representação no processo corpóreo-vocal do personagem, utilizados intuitivamente ou, também, trabalhados na medida em que o artista experimenta as possibilidades de criação. Esses significantes, por exemplo, são amplamente observados e estudados no Método-Movimento ERIV.DS. Portanto, há o deslocamento do significado e a reverberação de outra presença – a dos significantes. O som realizado em um suporte corporal-vocal, explosivo, rítmico, cujos ruídos, linguísticos ou não, enriquecem os **significados**; são formas de entender o mundo, de concebê-lo, de expandi-lo, a partir da diversidade dos significantes. É também, como lembra Pavis,³ "escutar a voz tal como ela parece brotar do texto, a cada curva da frase enunciada".

Os significados são irregulares, pois que dependem da relação do ser humano com o seu entorno e experiência de mundo. De tal forma, que nunca é fechado. Os signos linguísticos são, em muitos contextos, ambíguos, cujos constituintes frasais dão margem a diferentes interpretações. Dependerão de como são introduzidos pelo falante (ator/atriz) e de como são interpretados pelos ouvintes (plateia), o que os tornam magistrais. O falante nativo de qualquer língua do mundo adquire, aproximadamente, 80.000 léxicos. Para atingir essa cifra, nada pequena, a linguagem humana faz uso das ambiguidades, a constituir um recurso semântico e lexical extraordinário inerente ao ser humano. Esses fatos linguísticos são também trabalhados nas Vozes sem fim: Método-Movimento ERIV.DS, cujo objetivo é aclarar achados dessa natureza, a valorizar as escolhas dos atores e atrizes e as intenções desejadas.

Na Figura 6-1 temos um exemplo.

A ancoragem desses achados no Método-Movimento ERIV.DS permite, a partir das cédulas rítmicas geradas (Estudos/Movimentos ERIV.DS 4 e 5*), maior dimensão desses

---

* Os Estudos/Movimentos Vocais ERIV.DS4 e ERIV.DS5 não são exemplificados neste capítulo, conforme já explicado na introdução. São estudos rítmicos ancorados nos cânticos indígenas, na acentuação silábica (Método de Acentuação) e na Fisiologia do Esforço. Eles serão descritos em detalhes, com exemplos de cenas registradas em mídia (QR Code), numa publicação integral das Vozes sem fim: Método-Movimento ERIV.DS, no formato livro.

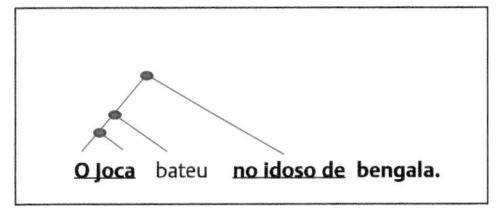

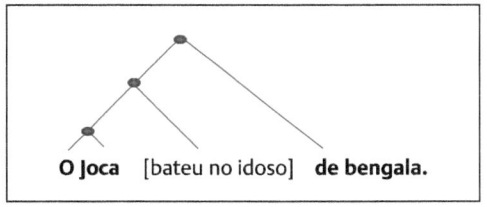

**Fig. 6-1.**

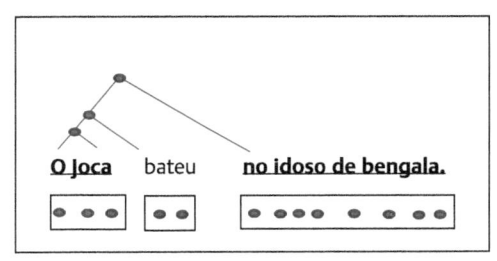

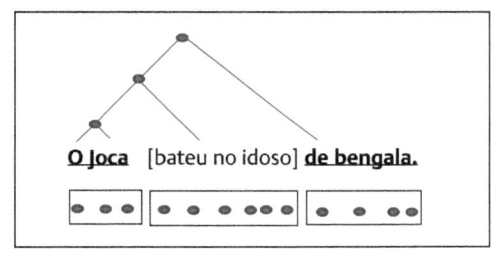

**Fig. 6-2.**

fenômenos (achados/fatos) de linguagem, a evidenciar não só movimentos sintáticos, léxicos e semânticos no interior da língua como, também, a pragmática – o manejo do idioma pelo escritor/dramaturgo e o intérprete. Há particularidades na língua, nem sempre perceptíveis ao falante, que a tornam especial. As ambiguidades, por exemplo, são percebidas pelo ouvinte e, naturalmente, dependem da entoação, das pausas dadas e, no caso da arte da cena, das intenções dos personagens e da poética da voz. A construção corporal-vocal do ator e da atriz, nesse sentido, ganha uma dimensão particular, atada à experiência de mundo, ao contexto da história e à proposta de encenação (Fig. 6-2).

Nos dois exemplos anteriores, o sinal ● indica a acentuação rítmica de cada um dos elementos sintáticos (sujeito-verbo-objeto/predicado/adjuntos) e fonológicos (sílabas), com apoio respiratório (movimentos de ida e vinda da musculatura **abdominal-diafragmática**). Naturalmente, com controle da pressão e do volume do ar, em consonância com a dinâmica da voz: altura, intensidade e duração. Em seguida, o ator e a atriz falam o texto sem mais esses movimentos, mas com maior consciência do apoio necessário. E sendo assim, após essa vivência, a da acentuação rítmica, o corpo responde com projeção/potencialização da voz. Essa descrição corresponde aos estudos/Movimentos ERIV.DS 4 e 5. Mais sobre isso, ver a nota de rodapé correspondente a esses dois estudos/Movimentos.

Os estudos/movimentos vocais das Vozes sem fim: Método-Movimento ERIV.DS são realizados com deslocamentos do corpo e da voz, cujos propósitos subjazem descobertas sonoras não percebidas pelos **falantes-artistas-vocais**. É uma viagem para o interior **da pele**, o âmago, em que movimentos rítmicos corporais-vocais são experimentados. Com base nas cédulas rítmicas fixadas pelo Método-Movimento ERIV.DS, há uma infinidade de construções criativas ou nascidas dos estudos dos textos poéticos e dramatúrgicos. Entra em ação a competência e a habilidade linguística, a criatividade que, como se sabe, é infinita no ser humano.

Para Pavis,[6] "a voz se situa, portanto, no lugar de um encontro ou de uma tensão dialética entre corpo e texto, jogo do ator e signo linguístico. O ator é, graças a sua voz, ao mesmo tempo pura presença física e portador de um sistema de signos linguísticos. Nele se realizam simultaneamente uma encarnação do verbo e uma sistematização do corpo". Nas Vozes sem fim: Método-Movimento ERIV.DS, esse lugar de encontro e de tensão dialética são investigados na prática, por meios dos estudos rítmicos e de **impacto** propostos e recriados. As emissões dialogam com movimentos, ações e gestos corporais-vocais, compreendendo que "o corpo é a parte visível da voz e pode-se ver como e onde nasce o impulso que, no fim, se transformará em palavra e som. A voz é o corpo invisível que opera no espaço. Não existem dualidades, subdivisões: voz e corpo. Existem apenas ações e reações que envolvem o nosso organismo em sua totalidade".[7]

Ao retornar ao propósito deste capítulo, o autor apresenta mais dois estudos/movimentos vocais: ERIV.DS2 e ERIV.DS3. Este, dedicado à "Fisiologia do Esforço em Movimento", aquele, ao fenômeno de ressonância da voz.

O Estudo/Movimento Vocal ERIV.DS2, como já mencionado, é um mergulho no fenômeno voz, cujo foco é a ressonância. Aqui, selecionadas, quatro vivências, amplamente utilizadas pelos atores e atrizes com formação nas Vozes sem fim: Método-Movimento ERIV.DS (Quadro 6-1).

Quadro descritivo do Estudo/Movimento Vocal ERIV.DS2 Ressonâncias:

- **Foca** e vibração lateralizada da ponta da língua no interior da boca (movimento molto presto);
- Atores e atrizes do primeiro período do Bacharelado em Atuação Cênica; Voz e Movimento I, 2018.2. https://www.youtube.com/watch?v=bd-eCb0qgIo.

O Estudo/Movimento Vocal ERIV.DS3 reúne quatro movimentos constituintes da chamada **Fisiologia do Esforço em Movimento**, cujos objetivos são a vivência do corpo em deslocamento e o controle do fôlego coordenado com a interpretação de um texto/fragmento dramatúrgico:

Quadro 6-1. Sequência Selecionada, com as Descrições e Explicações Devidas

| | |
|---|---|
| Sonorização de boca fechada, maxilar inferior "relaxado", língua no chão da boca, com a ponta tocando os incisivos inferiores, suavemente. Durante a emissão, realiza-se uma projeção, não acentuada, dos lábios à frente | Há uma sensação de sonorização ao nível do maxilar superior, cuja expansão sonora atinge as bochechas (músculos bucinadores) e ossos da face: zingomático, nasal e vômer |
| Sonorização de boca aberta, realizando movimentos com a língua. Primeiro, dobrando a ponta da língua para cima e para trás dos dentes incisivos superiores e, em seguida, movimentando-a para fora e para dentro, com agilidade (andamento *presto*). Num segundo momento, esticando a língua para fora (movimento de ponta de língua), recolhendo-a para dentro e, imediatamente, posicionando a ponta na região alveolar superior, movimentando-a para a direita e para a esquerda, velozmente (andamento *molto presto*). Naturalmente, há uma projeção labial, correspondente | Há uma variação na qualidade do som emitido, favorecida pelos movimentos de língua descritos. Além disso, essa prática tem por finalidade a liberação do músculo lingual em falantes (atores e atrizes) que tensionam a base da língua com sensações de desconforto ou dor na região do osso hióide. A prática dessa vivência contribui para a neutralização do incômodo mencionado |

*(Continua.)*

**Quadro 6-1.** *(Cont.)* Sequência Selecionada, com as Descrições e Explicações Devidas

| | |
|---|---|
| Sonorização de boca aberta coarticulada com a embocadura (forma) das vogais cardinais do Português Brasileiro. É imprescindível que a língua permaneça no chão da boca, com a ponta tocando os incisivos inferiores, evitando, assim, a retração desse grupamento muscular. A movimentação da língua corresponde à forma da vogal realizada – a língua desloca-se de acordo com a emissão vocálica desejada | Há uma sensação de sonorização que corresponde à forma da vogal realizada, de tal forma que facilite a passagem para a emissão vocálica plena, além de facilitar a projeção dos sons vocálicos na direção do núcleo sonoro do espaço |
| Sonorização da FOCA. O som é direcionado para a região do palato duro ("céu da boca") e, em seguida, para a rinofaringe, "atrás do nariz". Realiza-se, assim, um movimento de sonorização à frente (propriocepção sonora) e, depois, um giro sonoro, dando a impressão de um som característico da foca | Há enriquecimento do tom fundamental de harmônicos nasais que, em geral, não são aproveitados plenamente. Como sensações imediatas, percebe-se o enriquecimento harmônico da voz e, sobretudo, o ganho na amplitude tendo em vista o aproveitamento de mais regiões de formantes do som |
| Os atores e as atrizes relatam maior conforto vocal, favorecido por uma sensação sonora mais agradável e mais eficiente em relação à projeção. Em síntese, um facilitador da emissão, quando bem realizados | Os exercícios de ressonância da Metodologia ERIV-DS são indicados para eliminação de ruídos na voz e aquecimento vocal, funcionando como filtro sonoro – um "purificador do som" |

- *1º Movimento*: um ator ou uma atriz diz um fragmento de um texto já sabido, enquanto três a quatro outros(as) atores e atrizes vão impedi-lo(a) de dizê-lo. É importante ressaltar as instruções dadas, pois que há de ter o cuidado para não agredir fisicamente o(a) parceiro(a) que tem a incumbência de **interpretar** o segmento textual, apesar do impedimento físico imposto (Fig. 6-3);
- *2º Movimento:* um grupo de quatro atores ou atrizes eleva o ator ou a atriz, a posicioná-lo/a sobre as suas cabeças – os braços esticados dos quatro integrantes. O ator ou a atriz, já posicionado(a), solta a cabeça para trás, e diz todo o texto utilizado nos três movimentos anteriores. O grupo caminha em volta da sala. Ao término, o corpo é colocado de pé, e a cabeça é a última que retoma a posição de emissão, cuidadosamente (Fig. 6-4);
- *3º Movimento*: imediatamente após a realização do 2º movimento, o ator ou a atriz é incumbido(a) de correr em volta da sala, dizendo o mesmo texto em voz alta. Ao comando do orientador, ele(ela) realiza movimentos de polichinelo, ao mesmo tempo em que diz o texto (Fig. 6-5);
- *4º movimento*: o ator ou a atriz interpreta o texto para todo o grupo, a controlar o fôlego, como **se nada tivesse acontecido antes**. Certamente, o apoio respiratório e as pausas programadas são fundamentais para a realização deste movimento (Fig. 6-6).

Estudo/Movimento Vocal ERIV.DS3: aplicação da fisiologia do esforço adaptada ao movimento da voz.

Atores e atrizes do Bacharelado em Atuação Cênica: Hikari Amada, Isabella Barpp, Eduardo Queiroz, Marcelo Bertrand, Lucas Menezes, Victor Carvalho e Patrick Magalhães. Voz e Movimento I, 2019. https://www.youtube.com/watch?v=GNlc2SXi5AQ&t=85s.

Esta primeira parte é dedicada a três Estudos/Movimentos Vocais ERIV.DS, resultantes das pesquisas em voz e movimento, desenvolvidas pelo Professor Domingos Sávio Ferreira de Oliveira, no âmbito da disciplina Voz e Movimento I, componente curricular obri-

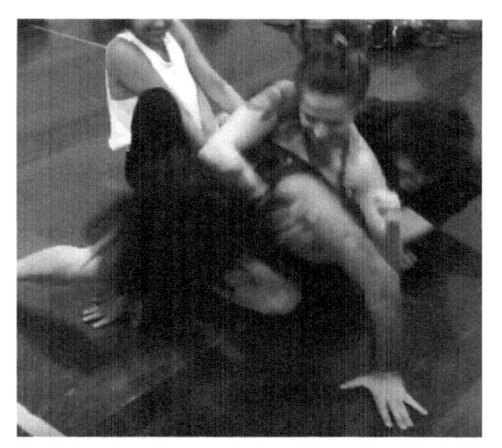

**Fig. 6-3. Impedimento**/UNIRIO/Atuação Cênica/ Disciplina Voz e Movimento I/2018.1.

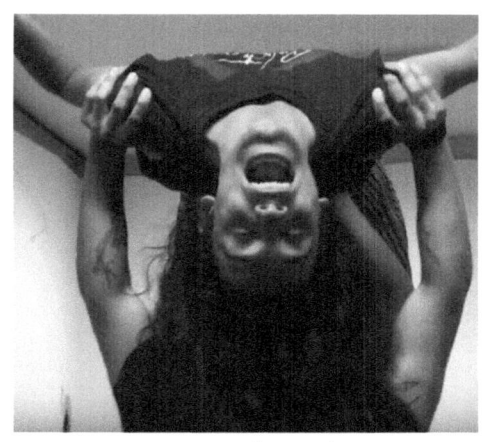

**Fig. 6-4. Corpo suspenso**/UNIRIO/Atuação Cênica/Disciplina Voz e Movimento I/2018.1.

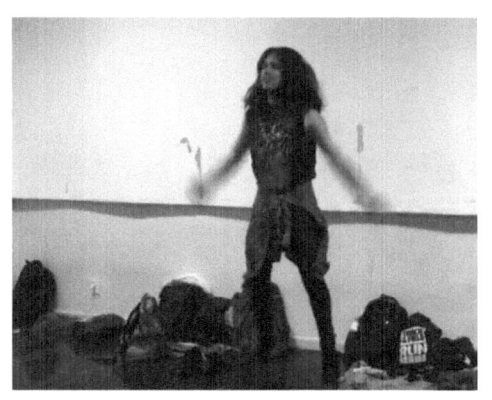

**Fig. 6-5. Corrida e polichinelo**/UNIRIO/Atuação Cênica/Voz e Movimento I/2018.1.

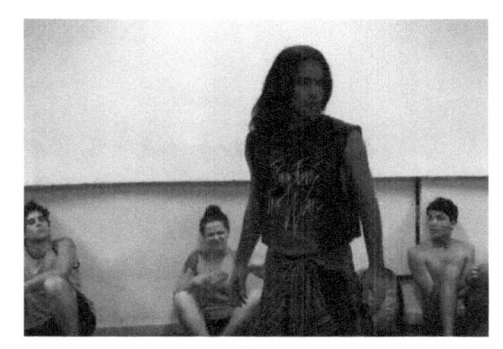

**Fig. 6-6. Interpretação**/UNIRIO/Atuação Cênica/ Disciplina Voz e Movimento I/2018.1.

gatório do Curso de Bacharelado em Atuação Cênica da Universidade Federal do Estado do Rio de Janeiro (UNIRIO). As Vozes sem fim: Método-Movimento ERIV.DS (Explosões/ Movimentos Rítmicos de Impacto aplicados à Voz) será publicada, integralmente, com a finalização do estágio Pós-Doutoral do autor, realizado no Programa de Pós-Graduação em Artes Cênicas, Universidade de Brasília (UnB), no período de 01.03.2020 a 28.02.2021. O(a) leitor(a) encontrará no *link* que segue https://youtu.be/mFtb7L8DdGk (78ª Pós-Explorações – PPG-CEN/UnB) uma exposição das Vozes sem fim: Método-Movimento ERIV. DS, cujos resultados reúnem três décadas de atuação com voz e movimento nas artes da cena. O autor desta seção (Parte I) é integrante da REDE Voz e Cena, agregando professores-pesquisadores de universidades federais e privadas atuantes em voz e teatro/canto.

## Seção II • Preparação Vocal Cênica

*João Lopes*

## INTRODUÇÃO

Dentro da atuação do fonoaudiólogo junto ao ator e atriz, tenta-se objetivar procedimentos que sejam viáveis para propiciar um ambiente onde possa se desenvolver habilidades vocais que façam parte do aprendizado para esses artistas.

A partir da ideia de que o trabalho coletivo com a voz evidencia a necessidade de exposição individual e, por conseguinte, o relacionamento de grupo, dentro de um comprometimento pedagógico, tem-se o papel da espontaneidade como fator de desenvolvimento e aprimoramento das técnicas vocais.

As pesquisas têm focalizado as técnicas vocais, os processos pedagógicos na preparação e direção vocal e os aspectos sonoros musicais em relação à voz. Investigação essa que se insere no âmbito da pedagogia do teatro.

A vocalidade do sujeito psicofísico é também formada pela escuta, seja esta física ou metafórica. Nesse aspecto, a escuta e a emissão vocal são atos interativos e essenciais ao jogo teatral. Uma vez que a relação entre escuta e emissão vocal é preponderante no processo de composição do ator.

Nesse sentido, a preparação vocal cênica, ao ser executada, traz uma ação reflexiva, gerando experiência e compreensão crítica de conteúdos e procedimentos vocais.

A preparação vocal do ator e da atriz, pensada como o desenvolvimento de uma pedagogia para a sua formação, foi – e ainda permanece sendo – fonte de estudo e de preocupação de muitos diretores e atores, como: Meyerhold, Stanislavski, Brecht, Artaud, Grotowski, Barba, Brook, Boal, Antunes, entre outros. Cada vez mais se faz necessário discutir a formação do artista cênico. Os veículos de massa e a abertura de novas escolas de teatro possibilitam a inserção de novos profissionais de teatro no mercado.[8]

A voz do ator e da atriz tem a função e a finalidade de causar impressões, gerar estados, revelar sentidos, propor significados, tudo como resultado de sua elaboração. Para que se concretize essa condição criadora, é necessário definir procedimentos técnicos que possam integrar essa estruturação vocal.

Quando os elementos técnicos que propiciaram a criação vocal forem assimilados pelo ator/atriz, eles podem estar presentes no espetáculo como um saber integrado no ato da comunicação com o público. Diversos pesquisadores do campo teatral, com diferentes opções estéticas, investigaram meios com a finalidade de oferecer uma base com a qual o artista pudesse atingir seus objetivos sem que, necessariamente, estes meios fossem visíveis no momento da comunicação com o público.

Um caminho possível é considerar a técnica como elemento catalisador da comunicação através da linguagem teatral para poder orientar o processo criativo no sentido de propiciar ao ator/atriz imagens sonoras com a palavra que é vocalizada.

O processo de preparação vocal cênica exige permanente esforço de atualização quanto aos conhecimentos de área e os conhecimentos didático-pedagógicos, mas também é fundamental que se instrumentalize esse profissional para compreender as qualidades e características do contexto em que sua ação irá se desenvolver. Tão importante quanto reunir estas características é o esforço de manutenção de uma construção dialógica que permita ao indivíduo atuar de forma eficiente para viabilizar uma prática transformadora e que pense nesse artista como um todo.

O papel do fonoaudiólogo junto ao ator é abordado como um fator fundamental na superação de desafios que se colocam diante da ampliação do acesso ao teatro como área do conhecimento e, portanto, um bem cultural que precisa ser disponibilizado de todas as formas possíveis. Desta forma, apresenta-se uma organização dissertativa dos principais elementos que atuam na composição vocal no teatro, assinalando como que sua criação, organização e execução constituem um campo privilegiado, capaz de articular aspectos estéticos, linguísticos e interdisciplinares. Um espaço de produção de conhecimento que se consolida na medida em que são desvendados os processos de construção poética, aquisição de linguagem e harmonização estética no trabalho vocal do ator/atriz. Assim, o potencial que se oferece pelas possibilidades nas questões vocais durante a construção de uma encenação investe numa experiência teatral de uma condição privilegiada. Tal perspectiva oferece aos sujeitos do processo uma compreensão mais ampla do seu papel neste sistema de representação e visa também compreender a relação deste objeto artístico com o ambiente social, familiar, emocional e cultural em que se insere. Fazendo-se reconhecer dentro da prática metodológica o constructo de um conhecimento relacionado com a aprendizagem do ator/atriz no processo de construção vocal da personagem.

Para o ator/atriz, é extremamente pertinente identificar o falante pelo reconhecimento do uso da voz como estratégia de criação. Entender como funciona esse procedimento, perceber as características vocais e o que a sua musicalidade revela do estado interior do falante são habilidades que, desenvolvidas pelo ator/atriz como instrumentalização voltada à criação, contribuem, significativamente, para que sua voz seja utilizada em cena com ação e intenções adequadas ao propósito da representação. As emoções sonorizadas pela voz fazem parte da rotina de todos nós, e estas devem ser percebidas durante o processo de comunicação. Ao abrirmos nossa escuta para essa possibilidade, começamos a identificar estados interiores e características de personalidade de nosso interlocutor, o que torna nossa comunicação mais efetiva.

A voz humana apresenta uma série de parâmetros que podem ser diversificados e/ou modificados. Para o ator/atriz são imprescindíveis, portanto, o conhecimento e a identificação desses elementos tanto do ponto de vista teórico, quanto por sua apropriação prática e no desenvolvimento de suas habilidades vocais.

O desempenho do ator/atriz se dá ao mesmo tempo e espaço que o desempenho do espectador. Desta maneira, é de suma importância que o fonoaudiólogo tenha um amplo conhecimento do espaço cênico para que o seu trabalho seja verdadeiro no processo de criação artística do ator/atriz efetuadas em suas performances.

O fonoaudiólogo deve ter uma participação efetiva na montagem de um espetáculo, pois ele tem instrumentos de avaliação para verificar a capacidade do ator/atriz de se expressar vocalmente. Além de detectar e solucionar problemas específicos que limitam o desempenho artístico, deve descobrir também as características que potencializam as possibilidades de expressão vocal do ator/atriz e desenvolvê-las.[9]

A voz cênica deve ser projetada, atributo que por si só indica que essa voz está além do seu uso cotidiano. Embora, possam existir vozes especiais, naturalmente fortes e ressonantes, a voz projetada pode ser desenvolvida. A projeção vocal é produto de um preparo técnico intenso, com o objetivo de vencer a demanda vocal do artista em cena que, tendo em vista os diferentes tipos de palcos, de tamanhos de espaços teatrais e acústicas mais ou menos eficientes, precisa falar forte e ainda manter toda a carga emocional de suas falas sem criar uma maneira artificial e exibicionista de se expressar.

Portanto, qualquer texto terá sua comunicabilidade intimamente ligada a uma espacialidade, pois dela depende a relação estética que a cena é capaz de produzir. Embora o espaço cênico não possa prescindir de sua materialidade em função da natureza presencial do fenômeno teatral, sua dimensão simbólica é o que lhe atribui sentido e significado, de modo que este possa ser dotado de um amplo acervo de técnicas e efeitos especiais.

## CONSTRUÇÃO DA VOZ DA PERSONAGEM

A ação vocal, pensada como elemento integrante de cada momento da atuação, está subordinada à forma pela qual o corpo se organiza para executar uma ação específica. Essa ação vocal nasce de um impulso único, particular, diferenciado, é elemento integrante do gesto do ator/atriz como um todo.

O ator/atriz deve ampliar as suas competências vocais, de modo a constituir um corpo de conhecimento de característica plural, espontânea e diversificada, chegando a construir um repertório vasto de experiências sobre recursos corporais e vocais.

Isso significa conhecer o aparelho vocal suas possibilidades, somar experiências diversas no plano da atuação, que exijam diferentes maneiras de utilização da voz. Significa explorar, experimentar e inventar com a voz.

## COMPOSIÇÃO SONORA

A partir do questionamento e da formulação do problema apresentado por cada situação, o fonoaudiólogo traz sugestões de estudo relacionadas com a preparação vocal da personagem:

- Inicia-se com uma leitura branca. Esse é o termo que se dá à primeira leitura que se faz de um texto de teatro. Uma leitura menos técnica e sem compromisso. Com a leitura da peça são feitos os comentários e as análises que deverão retratar as impressões pessoais sobre a personagem;
- A partir desses elementos iniciamos a leitura expressiva e traçamos com o ator/atriz a velocidade e pausas na fala da personagem e para onde o ator/atriz vai definir o objetivo da atuação, o qual vai guiá-lo na elaboração de exercícios e na escolha de uma forma determinada de atuação vocal;
- Três etapas têm que ser essencialmente trabalhadas durante a preparação vocal cênica: respiração, ressonância e articulação.

Os exercícios respiratórios visam adequar a coordenação pneumofonoarticulatória, apoio, consciência respiratória, suporte respiratório intercostal e abdominal. Os de ressonância buscam abertura das caixas de ressonância, vibrações na máscara e experimentos sonoros que se relacionem diretamente com a personagem em cena e trabalham-se os exercícios de articulação das vogais, articulação consonantal, exercícios de nitidez articulatória com o objetivo de trazer maior fluxo de entendimento das palavras:

- Estudo da composição dramatúrgica, que vem a ser a pesquisa dos fatores emocionais que influenciam na fala, como os elementos familiares e sociais, história de vida, traumas relacionados, perdas e afetos;
- A personalidade da personagem: agressiva, ambiciosa, generosa, alegre, sofrida;

- Mais que uma partitura definida com precisão, pensa-se aqui em uma série de atitudes vocais que determinarão sonoridades, ritmos, timbres. É um repertório sonoro corporificado, que deverá vir à tona espontaneamente, no decorrer do desempenho, e cuja precisão poderá ser regulada de acordo com as necessidades que podem ser vistas também como os efeitos sonoros, onde o ator/atriz trabalha com sonoridades específicas como o ruído, o gemido, o choro e o grito. São emissões de grande intensidade e que necessitam ser feitas adequadamente para evitar problemas vocais.[10] Mas esse repertório deve, de alguma forma, estar articulado para que possa ser compreendido como parte da composição do ator/atriz;
- É importante elaborar um plano que tenha foco no desenvolvimento da consciência vocal do artista e da personagem a ser interpretada. Detalha-se o conhecimento vocal de acordo com os fatores emocionais daquela personagem e o funcionamento do corpo para a produção daquela voz;
- Para o ator/atriz o ato de perceber é vital. Deve prestar atenção às intensidades, aos contrastes, aos movimentos, às incongruências; também a sua motivação, à experiência, e até aos fenômenos sociais que envolvam as relações humanas. Deve saber que a percepção tem uma tendência à estruturação, por isso cuida de si, prepara-se limpando seus hábitos, reconhecendo-se.

É importante o panorama que nos abre sobre a técnica, a improvisação e a composição do corpo/voz do ator/atriz e a ideia de um corpo que escuta e atua dentro de uma capacidade técnica na relação entre estrutura e associações pessoais e interpretação de um corpo que torna visível e participa das relações, dos pontos de transitar entre linguagens expressivas, é assim que encontra sua própria voz na composição.

## EXERCÍCIOS PROPOSTOS DURANTE A PREPARAÇÃO VOCAL CÊNICA
### Exercícios Respiratórios
- Respire profundamente e no momento da inspiração toque em várias partes do corpo como as costelas flutuantes, região torácica, região abdominal e alto da cabeça (Fig. 6-7);
- Respire alongando todo o corpo: braços, pernas, costas;
- Inspire em 5 segundos e expire em 10 segundos, inspire em 10 segundos e expire em 15 segundos e depois faça o movimento contrário.

### Aquecimento Vocal
- *Fazer o humming*: língua no assoalho da boca – queixo relaxado e som do *hum* prolongado sentindo a vibração do som nos lábios;
- *Humming mastigado*: mesmo procedimento do exercício anterior acompanhado do movimento da mandíbula;
- *Vibração de lábios ou língua*: sempre sonorizando do som grave para o som agudo;
- *Som fricativo*: utilização do fonema /Z/ prolongado e do som grave para o som agudo.

### Desaquecimento Vocal
- Som do fricativo /Z/ do tom agudo para o grave;
- Vibração labial do tom agudo para o grave;
- Emissão da vogal /U/ do tom agudo para o grave.

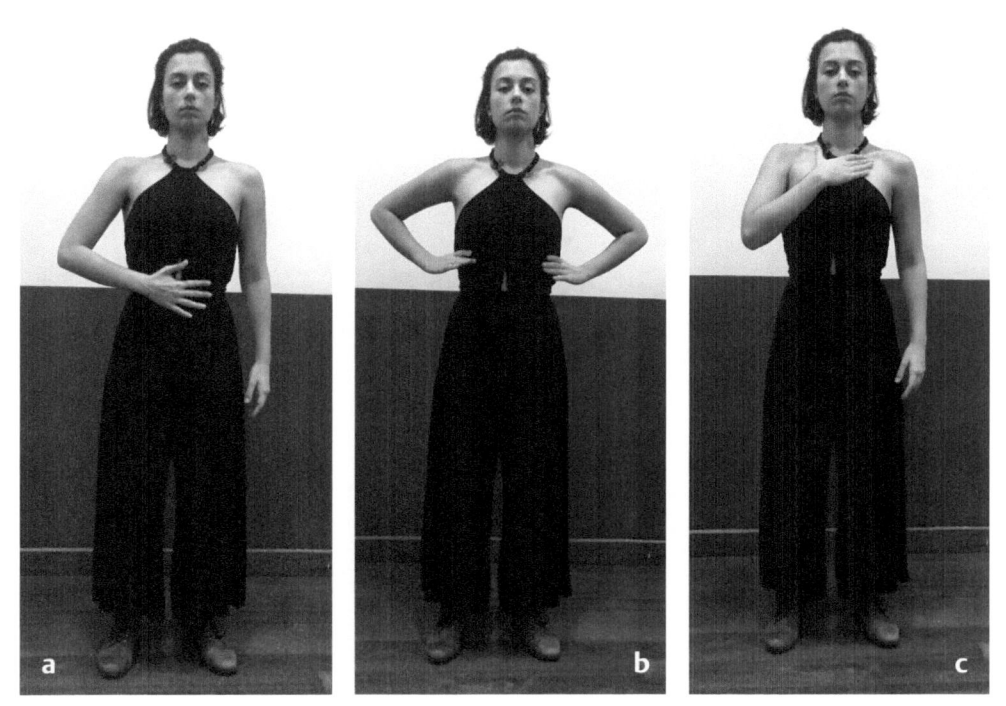

**Fig. 6-7.** Respiração: (**a**) diafragmática, (**b**) torácica e (**c**) abdominal. (Imagens com os créditos para a atriz Bruna Medeiros.)

## Articulação
- Trabalhar as palavras retirando as consoantes sem perder o sentido e a melodia da fala:

    M{AR}IA É B{ON}I{T}A!

    ~~MA RIA É BO NI TA~~ !

    _A_ IA É _O_ I_ A!

- Trabalhar as palavras incluindo a vogal /U/ antes das outras vogais:

    MARIA É BONITA!

    MUA RUI UA UÉ BUO NUI TUA!

## Emoção Vocal
- Se utilizar de um pequeno trecho de um texto e trabalhar as variações da emoção: raiva, alegria, tristeza, surpresa, dor etc. (Fig. 6-8);
- Trabalhar com variações tonais entre o grave, médio e agudo com palavras e frases;
- Usar a voz com o uso de vogais, palavras e frases em variadas posturas corporais: curvado, ereto, alongado.

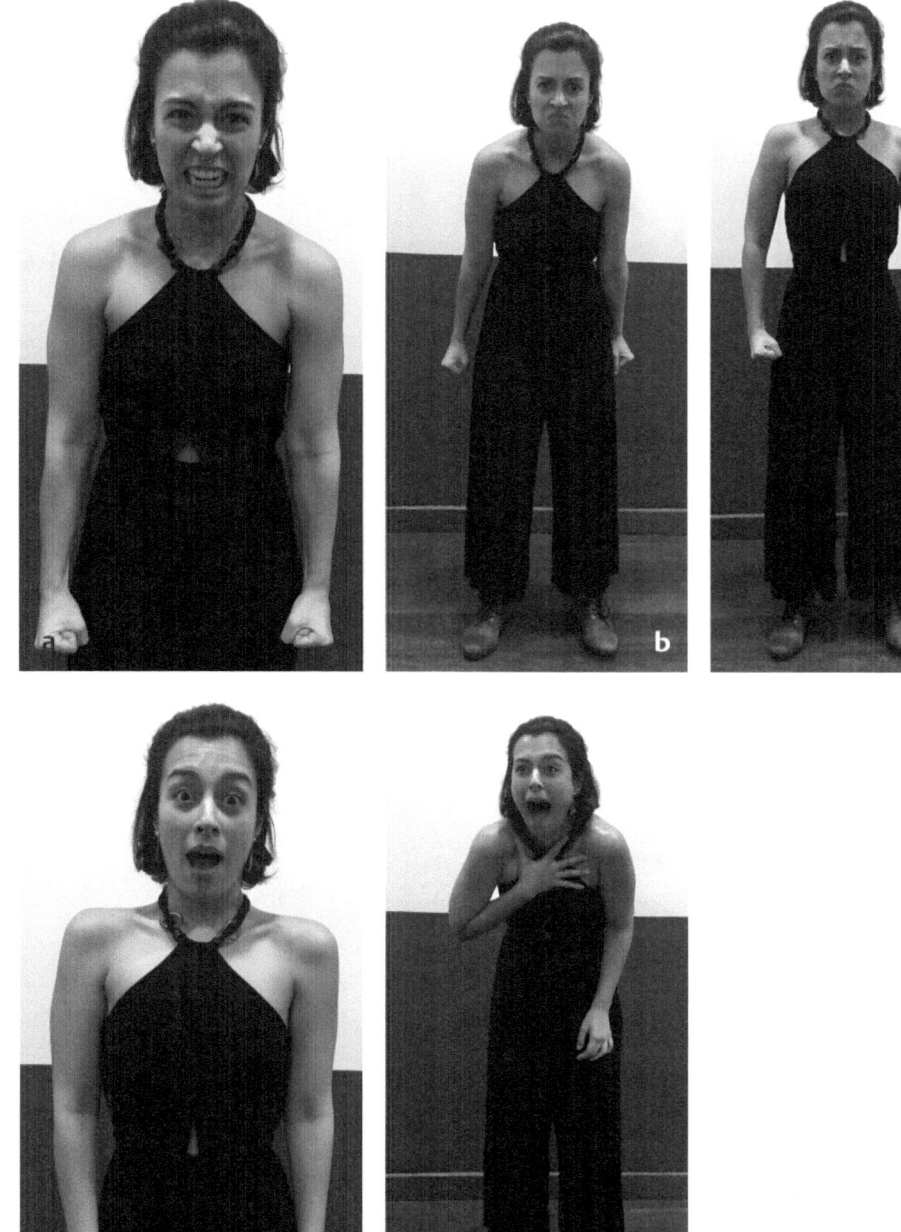

**Fig. 6-8.** Emoções: (**a**) Raiva. (**b**) Raiva curvado. (**c**) Raiva ereto. (**d**) Surpresa. (**e**) Surpresa curvado.
*(Continua)*

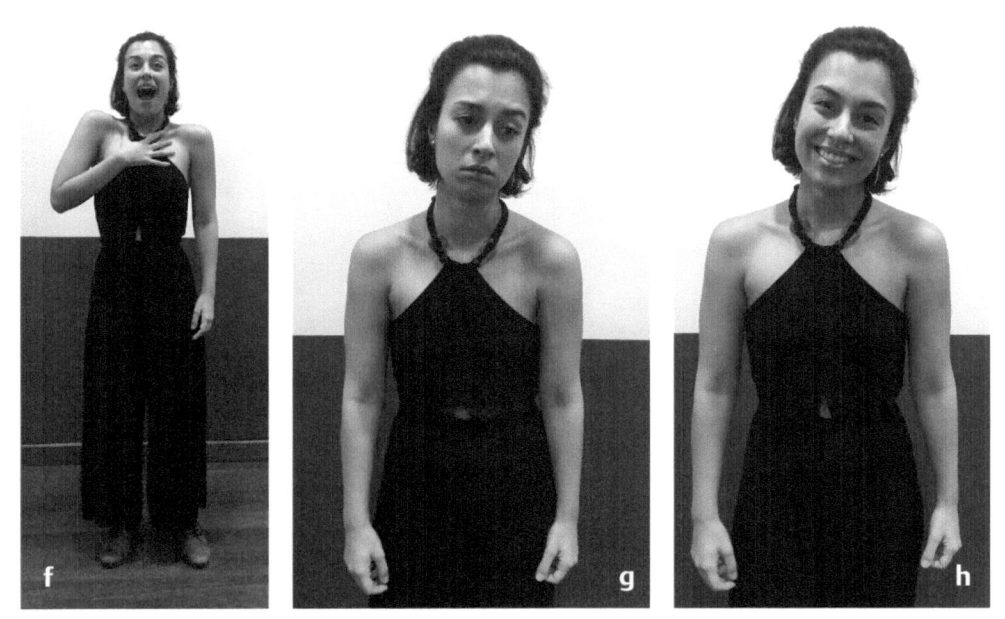

**Fig. 6-8.** *(Cont.)* (**f**) Surpresa ereto. (**g**) Tristeza. (**h**) Alegria. (Imagens com os créditos para a atriz Bruna Medeiros.)

## Seção III • A Urgência Vocal em Atores-Cantores e Atrizes-Cantoras

*Reynaldo Gomes Lopes*

O que se denomina aqui por urgência vocal é a tentativa de acomodar diversas tecnologias mais atuais e que se tornam coadjuvantes as tradicionais técnicas fonoaudiológicas já consagradas na literatura e prática clínica, sobre uma mesma temática: a recuperação vocal do *performer* que está em cartaz de forma breve e efetiva com o uso de ferramentas tecnológicas contemporâneas, sem prejuízos a sua saúde vocal.

Levantamentos científicos indicam que cantores atores/atrizes profissionais que têm acompanhamento fonoaudiológico, apresentaram redução na desvantagem vocal autorrelatada no canto, quando comparados aos cantores com queixas vocais e sem tratamento,[11] o que nos faz entender os resultados fonoterápicos aplicados em emergência vocal no público aqui referido. Desta maneira, pode-se pensar que atores-cantores e atrizes-cantoras correm menos riscos vocais quando em acompanhamento especializado em voz e, mesmo ao acontecer uma emergência vocal, sua recuperação possivelmente será mais rápida, pois há um suporte de um Fonoaudiólogo Especialista em Voz no seu dia a dia.

Tem-se na atualidade a ação da Fonoaudiologia junto a atores cantores no seu cotidiano cênico. Isso repercute positivamente no bom uso vocal e, como consequência, a obtenção de um desempenho mais adequado. Porém, por vezes, podem acontecer algumas intercorrências, como gripes, quadros alérgicos, uso excessivo da voz com apresentações em dois ou mais horários do mesmo espetáculo no mesmo dia, entre outras. O somatório destes riscos à saúde vocal pode gerar uma voz cansada, rouca, soprosa e tensa, com sensação de dor na região laríngea e, caso não seja aplicada ferramentas fonoaudiológicas precisas, o artista corre o risco de ficar sem seu principal instrumento de trabalho, que é a sua voz plena. É neste momento que as tecnologias mais atuais entram em cena e são associadas à *expertise* do fonoaudiólogo especialista em voz. As prescrições e dosimetria fonoterápicas precisam ser precisas para que a pronta recuperação vocal do ator-cantor e atriz-cantora se faça presente.

Para que se possam demonstrar as tecnologias aplicadas nesse público é necessário que antes se entenda como se chegou a ele. A nomenclatura usada aqui de ator cantor se deve ao aumento da procura pelo serviço do ambulatório de voz da Clínica Escola do Centro de Saúde Veiga de Almeida (CSVA) da Universidade Veiga de Almeida. O artista se autodenomina desta forma: ator-cantor e atriz-cantora. Isso se deve ao fato de estarem em evidência as produções de musicais e a busca por um artista cênico mais completo, o qual deve ter a experiência do palco com textos, mas que também possa cantar, dançar e se expressar corporalmente de diversas maneiras possíveis.

A avaliação vocal desse sujeito é necessária e é composta por anamnese específica, na qual se busca evidências do seu histórico clínico geral. Em nosso ambulatório usamos o programa Voice Report para esse registro e análise. Este programa foi criado sob a coordenação das fonoaudiólogas Cláudia R. Matiello e Regina A. Melani e é comercializado pela CTS Informática*. Em seguida aplicamos um protocolo validado de autoavaliação vocal (aqui se escolhe o melhor protocolo aplicável ao sujeito em questão, não se limitando a um somente). O terceiro passo é a gravação da voz com uso de programas específicos e com equipamento adequado para tanto. Na realidade da clínica em questão são usados os

---

* https://www.ctsinformatica.com.br/

programas Vox Metria, Fono View e o Vocalgrama. Estes programas foram criados sob a coordenação da fonoaudióloga Dr. Mara Behlau e são comercializados pela CTS informática. O protocolo Consenso da Avaliação Perceptivo Auditivo da Voz (CAPE – V) é usado para o registo gráfico para este fim.[12]

Após gravação e análise vocal, faz-se a avaliação Dermatoglífica desse sujeito. Essa técnica entrou como critério avaliativo da voz na clínica escola após a publicação da tese de doutoramento da Fonoaudióloga Cristiane Magacho Coelho em 2017. Trata-se de um método de identificação de marcadores genéticos de amplo espectro por meio da captação das impressões digitais dos dez dedos. Estes marcadores são associados às aptidões aeróbica e anaeróbica do indivíduo, desta forma podem-se aperfeiçoar as potencialidades musculares. Em outras palavras, esta avaliação auxilia ao clínico a determinar qual a melhor técnica fonoaudiológica para o indivíduo em questão. Por exemplo, se ele possuir um quadro anaeróbico, a prescrição de atividades fonoterápicas será predominantemente programada para a utilização de sons longos, já que este sujeito tem como característica genética predominante a explosão e a velocidade muscular e pode ser altamente fatigável. Ele precisa, em tese, desenvolver sua resistência e flexibilidade vocal. Por outro lado, ao estarmos de frente a um sujeito predominantemente aeróbico, as prescrições fonoaudiológicas deverão objetivar exercícios com sons curtos, pois geralmente esse sujeito precisa de força e explosão. Como esse capítulo não tem o objetivo de descrever de maneira pormenorizada essa técnica, é sugerido a leitura de Magacho Coelho.[13-16]

Ainda sobre a avaliação do artista na clínica escola, após a captação dermatoglífica, fazem-se as avaliações clínicas fonoaudiológicas dos órgãos fonoarticulatórios e da deglutição. Por fim, avaliam-se os exames que o ator-cantor e atriz-cantora apresentarem e, caso não os tenha, sugere-se que faça uma avaliação com otorrinolaringologista.

O modelo aqui descrito é uma adaptação do que Behlau descreve no capítulo três em Voz: O Livro do Especialista, volume 1.[16] Com a análise desse amplo panorama vocal se faz a conclusão fonoaudiológica e a programação fonoterápica. Com esse cuidado avaliativo, o fonoaudiólogo tem em mãos as possibilidades performáticas e de saúde vocal do ator--cantor e da atriz-cantora. O trabalho fonoaudiológico é variado. Cada sujeito terá uma ênfase em um aspecto ou em outro. São programações individualizadas para cada demanda.

Acompanha-se o artista durante o processo de criação. Esse trabalho é feito na clínica escola e nos ensaios, deixando claro que não se trata, aqui, de uma direção vocal ou de produção e, sim, de um acompanhamento da saúde e desempenho vocal daquele sujeito. Esses cuidados são necessários, pois não se podem confundir ações fonoaudiológicas com produções artísticas. Quando isto não é claro, por vezes temos entraves desnecessários e isso prejudica as ações desencadeadas pela urgência vocal para a cena.

Quando o artista estreia, o fonoaudiólogo está com ele no camarim. Ele funciona como o entendedor da sua voz performática e essa relação é de confiança e isso dá segurança ao ator cantor. É nesse dia a dia que as tecnologias coadjuvantes entram em cena.

Quando o ator-cantor apresenta cansaço e/ou alguma alteração vocal ao final do espetáculo, pode-se decidir por algumas tecnologias e técnicas. A primeira que se abordará aqui é a termoterapia, defendida por Pimenta.[17]

A termoterapia é o processo de aumento ou diminuição da temperatura dos tecidos corporais com o uso de alguns recursos visando a estimulação da termorregulação corporal, a qual ocorre a partir de respostas fisiológicas específicas, podendo ser utilizada com intuito terapêutico. A terapia com o calor é chamada de Hipertermoterapia e a terapia com o frio é denominada Crioterapia.[17]

Em nosso ambulatório temos mais experiência com o uso da Hipertermoterapia. Ela é uma técnica escolhida quando um ator-cantor apresenta rugosidade e sintomatologia de dor na região laríngea após o espetáculo. Normalmente utilizamos um vaporizador de vapor de água quente. A dosimetria para tanto é feita com muito cuidado. Nunca se passará de 40 minutos de aplicação contínua e diária, pois se corre o risco de transtornos nos tecidos envolvidos.[17] Portanto, o fonoaudiólogo precisa conhecer acusticamente a voz do sujeito e escolher a melhor dosimetria para ele. A técnica objetiva a inalação de vapor da água quente com inspirações bucais e/ou nasais profundas. Pode-se associar técnicas de sucção de ar, como os exercícios do espaguete,[18] por exemplo, pois auxiliam o abaixamento da laringe e, quando associados à hipertermoterapia, promove o relaxamento e vasodilatação tecidual, além de abaixamento laríngeo. Habitualmente nesses casos, decide-se por aplicar essa técnica por até 40 minutos e prescreve-se ao ator-cantor uma boa noite de sono e hidratação adequada. Também é orientado que ele não dê entrevistas após a aplicação desta técnica. Ele deve repousar sua voz. O indicativo clínico é que o sujeito quando executa essas prescrições, tem uma boa recuperação tecidual e sua saúde vocal é mantida para o uso no dia seguinte. Porém, se o padrão de rouquidão persistir por mais de uma semana em episódios diários, o médico otorrinolaringologista será acionado para averiguar se houve alteração na estrutura e funcionalidade das pregas vocais; caso haja, ações médicas e fonoterápicas serão feitas para a plena recuperação vocal.

Por questões práticas o fonoaudiólogo pode escolher outra tecnologia para agir na voz rouca ou em processo inflamatório do cantor-ator sem ser o uso da hipertermoterapia. Uma opção em crescente uso no Brasil é no manuseio do aparelho de fotobiomodulação de baixa intensidade, que é considerada uma alternativa importante no tratamento de processos inflamatórios, podendo reduzir a dor e contribui para o reparo dos tecidos, evitando-se os efeitos adversos dos usos de corticoides, prescritos comumente nesses casos. Ainda usando o quadro vocal do ator-cantor que apresenta padrão rouco soproso acompanhado de dor após o espetáculo, o uso do *laser* de baixa intensidade configura-se como uma boa opção clínica, apesar desta temática ainda precisar de mais estudos científicos que comprovem sua eficácia. Na realidade da clínica escola é utilizado o aparelho de *laser* da empresa DCM. O aparelho é o *Therapy EC*. Em suas especificações técnicas de suas luzes, estas são a infravermelha (800 nm ± 10 nm) e vermelha (690 nm ± 10 nm). Por ter à disposição ambas as luzes, sua aplicabilidade é diversificada. O uso de luz vermelha é aplicado em tecidos mais superficiais e a infravermelha, em tecidos mais profundos, como os da região do pescoço onde se localiza da laringe. A unidade de medida usada é o Jaule (J) e esta varia de 1 J a 9 J. Cada Jaule corresponde a 10 segundo de aplicação.[19] O seu uso é rápido e tem resultados também rápidos. A escolha da luz e da dosimetria em Jaule no ator-cantor com os sintomas descritos acima, vai depender da avaliação clínica desse sujeito *in loco*. Habitualmente, quando o ator-cantor apresenta dores no trato vocal ou músculos orofaciais, a escolha é a dosimetria de 9 J pontualmente, pois esta é analgésica, promovendo o relaxamento imediato da região dolorida. Manobras específicas são planejadas para cada sintoma e padrão vocal. Cuidados clínicos devem ser tomados antes da decisão por esta tecnologia. Precisa-se ter segurança na aplicação dela a fim de não causar problemas de saúde geral do sujeito. Para tanto são colhidas informações sobre as condições hormonais e de saúde geral da pessoa já na anamnese, citada aqui. É explicado os riscos e, em caso de aplicação, se pede a permissão do indivíduo por escrito, para a aplicação previamente.[19] Não se trata de um recurso que o Fonoaudiólogo aplicará intempestivamente. Seria irresponsável fazê-lo assim. Com os atores cantores acompanhados por nós, a aplicação de laser é orientada e escolhida com muitos critérios. Por outro lado, quando aplicada adequadamente demostra um indicativo clínico interessante, no qual vislumbramos uma recuperação vocal do performer de maneira rápida e saudável. De qualquer forma o ambulatório de voz e o curso de graduação em Fonoaudiologia da Universidade Veiga de Almeida iniciaram estudos científicos para averiguar padrões e resultados dessa tecnologia com rigor científico exigido para tanto. O Conselho Federal de Fonoaudiologia (CFFa), publicou em 17 de maço de 2021 a Resolução CFFa 606, que dispõe sobre o uso da terapia por fotobiomodulação como recurso terapêutico por fonoaudiólogos*. Sugerimos a leitura desta Resolução antes de ingresso em formações e aplicações propriamente dita, em pessoas.

Por fim, mas não finalmente, aborda-se agora a tecnologia de eletroestimulação (EE) com a denominação de eletroterapia. Define-se por esta terminologia o recurso fonoaudiológico que utiliza um aparelho que promove a estimulação elétrica neuromuscular (EENM) e esta emite pulsos eletrônicos, de corrente não polarizada, de transmissão pulsátil que é dividida em duas formas de aplicação, a saber: *Transcutaneous Electrical Nerve Stimulation* (TENS) e a *Functional Electrical Stimulation* (FES). Tais aplicações em suas dosimetrias e cuidados prévios são capazes de promover contração muscular, analgesia, drenagem de edemas, cicatrização e neuromudulação, como também estimulação muscular objetivando o relaxamento e o fortalecimento muscular.[20] Na clínica escola é utilizado o aparelho TENS – FES HTM (Registro ANVISA 802124800110). Sua ação coadjuvante as técnicas fonoaudiológicas promove uma ação de treinamento muscular interessante junto ao ator-cantor e atriz-cantora. Porém, ao se tratar de urgência vocal, esta é uma ferramenta extremamente precisa no dia a dia da cena teatral. Por opção, escolheu-se não abordar a descrição das inúmeras aplicações fonoterápicas do FEES neste texto. Para esse público é utilizada a estimulação TENS que auxilia na drenagem de edemas, promove relaxamento e analgesia e atinge uma recuperação dos padrões vocais sintomáticos ligados a rouquidão e tensão vocal, além da dor. Pode ser utilizado de maneira passiva, em que se coloca os eletrodos nas regiões escolhidas previamente pelo fonoaudiólogo e vai se aumentando a intensidade de acordo com o *biofeedback* do indivíduo por até 20 minutos. Outra maneira de aplicação é se utilizar a mesma corrente TENS associada aos diversos Exercícios de Trato Vocal Semi Ocluído (ETVSO), tubos flexíveis e/ou de alta resistência, e exercícios de ressonância, por exemplo. A escolha de qual corrente e associações a técnicas fonoaudiológicas será feita com os critérios avaliados clinicamente. O profissional fonoaudiólogo tem em mãos um recurso rico em possibilidades de ações e escolherá como fazê-las de acordo com a necessidade do ator-cantor e dos sintomas que ele apresente na hora.[20,21]

Há contraindicações para o uso desta tecnologia, como: **cardiopatia severa, hipotensão ou hipertensão descompensada, epilepsia e estados febris, trombose venosa profunda ativa ou tromboflebite, epífise ativa, condições hemorrágicas, ausência de cognição e gravidez.**[20] Ao destacar essa realidade, o fazemos com o intuito de chamar a atenção para a realização de uma avaliação vocal plena e contínua, item abordado inicialmente neste texto, e com isso ter em mente as escolhas adequadas para cada paciente ator-cantor/atriz. Isso é fundamental para a promoção de saúde vocal segura e responsável desse e de qualquer público que procure um Fonoaudiólogo Especialista em Voz. Portanto, sugerimos que os fonoaudiólogos que se interessarem por utilizar essa ou qualquer outra tecnologia coadjuvante só o façam após uma formação sólida para o seu uso.

---

* https://www.fonoaudiologia.org.br/resolucoes/resolucoes_html/CFFa_N_606_21.htm.

Assim como o uso da fotobiomodulação de Baixa Intensidade tem uma Resolução do CFFa, o uso de eletroterapia também tem. Trata-se da Resolução CFFa 543 de 15 de março de 2019. Ela dispõe da Eletroterapia para fins fonoaudiológicos.* Sugere-se a leitura desse documento antes do ingresso em formações específicas e aplicações em pessoas.

O intuito desta parte do capítulo foi apresentar as tecnologias mais recentes, associadas às técnicas fonoaudiológicas consagradas e usadas em urgência vocal junto a atores-cantores e atrizes-cantoras. Essas tecnologias estão sendo assimiladas pela ciência Fonoaudiologia nas áreas de especialização em Voz, Motricidade Oral e Fonoaudiologia Hospitalar. Muito ainda há para se pesquisar e construir em direção à solidez científica das aplicações desses recursos inegavelmente ricos e que ajudam nas ações fonoaudiológicas.

## CONSIDERAÇÕES FINAIS

O capítulo que se encerra abordou três diferentes focos de atuação vocal para o trabalho do ator e da atriz. A considerar o universo teatral, os autores optaram por um conteúdo baseado em seus estudos e ações, sobressaindo-se o ensino, a pesquisa e a clínica especializada. O leitor encontra, nesta narrativa, conteúdos que perpassam pelo desenvolvimento da potencialidade vocal, pelo trabalho de direção vocal e, por fim, de atuação clínica no consultório e no teatro.

Os autores tiveram a preocupação de apresentar um constructo que possa contribuir para a formação continuada do(a) profissional em Fonoaudiologia interessado(a) no trabalho de voz com o ator e a atriz.

## REFERÊNCIAS BIBLIOGRÁFICAS

1. Fortunato I, Cunha CR. A deseducação obrigatória, por Paul Goodman. Rev Sem Aspas. Araraquara [Internet], 2017.
2. Vianna K, Carvalho MA. A dança. 5. ed. São Paulo: Summu, 2005.
3. Pavis P. A Análise dos Espetáculos. São Paulo: Perspectiva, 2003.
4. Oliveira DSF. Voz na Arte: uma contribuição para o estudo da voz falada no teatro. In: Guberfain JC (Organizadora). Voz em Cena. Rio de Janeiro: Revinter, 2004. cap. 1. vol. 1.
5. Deleuze G. Prólogo 1. A Literatura e a Vida. In: Crítica e Clínica. São Paulo: Editora 34, 2013.
6. Pavis P. Dicionário de Teatro. São Paulo: Perspectiva, 1999.
7. Barba E. Além das ilhas flutuantes. São Paulo: Hucitec, 1991.
8. Bonfitto M. O ator-compositor. As ações físicas como eixo: de Stanislávski a Barba. São Paulo: Perspectiva, 2013.
9. Fiche NR. Movimento da voz. In: Guberfain JC (Org.). Voz em Cena I. Rio de Janeiro: Revinter, 2004.
10. Oliveira DSF. A explosão da voz no teatro contemporâneo: uma análise espectrográfica computadorizada da voz de grande intensidade no espaço cênico – grito, gemido e choro. [Dissertação de Mestrado] Rio de Janeiro: Escola de Teatro da UNIRIO, 1997.
11. Burnier LO. A arte do ator: da técnica à representação. Campinas, SP: Editora da UNICAMP, 2001.
12. ASHA- American Speech-Language-Hearing Association SID3. 2003.
13. Silva FF, et al. Efeitos da reabilitação fonoaudiológica na desvantagem vocal de cantores populares profissionais. Centro de Estudos da Voz – CEV – São Paulo, 2014.
14. Magacho CC. Cantores Líricos e de Musicais: dados dermatoglíficos e acústicos. Tese (Doutorado) – Pontifícia Universidade Católica de São Paulo. Área de concentração: Linguística Aplicada e Estudos da Linguagem. São Paulo, 2017. p. 133.

---

* https://www.fonoaudiologia.org.br/resolucoes/resolucoes_html/CFFa_N_543_19.htm

15. Magacho Coelho C. Cantores líricos e de musicais: dados dermatoglíficos e acústicos. São Paulo. Tese (Doutorado) – Pontifícia Universidade Católica de São Paulo. Área de concentração: Linguística Aplicada e Estudos da Linguagem, 2017. p. 133.
16. Lignelli C, Guberfain JC. Práticas, poéticas e devaneios vocais. Rio de Janeiro: Synergia, 2019.
17. Behlau M, et al. Voz: o livro do especialista. Rio de Janeiro: Revinter, 2013. vol. 1.
18. Pimenta J. O quente e o frio da voz. São Paulo: INC Editora, 2016. p. 244.
19. Pinho SMR, et al. Músculos intrínsecos da laringe e dinâmica vocal. Rio de Janeiro: Revinter, 2014.
20. Garrido A, Munin, E. Aplicabilidade da Laserterapia em Fonoaudiologia. In: Pró-Fono (Org.). Eletroterapia na Fonoaudiologia. Carapicuíba, SP: Pró-Fono, 2021.
21. Almeida ANS, et al. Eletroestimulação aplicada à voz. In: Pró-Fono (Org.). Eletroterapia na Fonoaudiologia. Carapicuíba, SP: Pró-Fono, 2021.

# ATUAÇÃO FONOAUDIOLÓGICA COM LOCUTORES

CAPÍTULO 7

Iára Bittante de Oliveira ▪ Clara Rocha

## INTRODUÇÃO
O presente capítulo tem como meta abordar o tema locução, não só no caso do locutor de rádio, mas explorar tendências e possibilidades de atuação do profissional locutor, nas mais diferentes modalidades, sua demanda vocal e comunicativa e algumas possibilidades de abordagem do fonoaudiólogo junto a esses profissionais.

## LOCUÇÃO RADIOFÔNICA A LOCUÇÃO ALÉM-RÁDIO
Sem dúvida alguma a voz exerce papel fundamental numa locução, pois veicula a comunicação entre o locutor e seu público, ou porque não dizer ainda, até de seus telespectadores, a partir do momento agregou-se à locução uma imagem, como no caso das transmissões via *internet*.

Com todas as mudanças históricas e socioculturais ocorridas desde a primeira transmissão radiofônica no Brasil, num dia histórico, **7 de setembro de 1922**, em que a ideia da comunicação à distância resultou em fascínio ao público,[1] os estilos de locução se reinventam e participam da reconstrução da identidade do rádio na atualidade e possibilitaram a abertura de amplo de leque de situações em locução, indo da clássica locução radiofônica à mídia de forma geral.

Por outro lado, a chegada da imagem do locutor de rádio ao público, na internet, de alguns anos para cá, agregou outros cuidados às formas de locução, em que o papel da voz, nas transmissões dos diferentes sentidos das mensagens, passou a ter coadjuvantes como a comunicação corporal e as expressões faciais.

Anteriormente havia somente o sinal acústico entre locutor e ouvinte, o que não necessariamente ocorre nos dias de hoje. À voz era delegado um peso maior na transmissão dos sentidos da mensagem o ouvinte, uma vez que o recurso visual inexistia, e com isso até o ouvinte pode passar a não mais idealizar fisicamente um locutor, em função da sua qualidade vocal, uma vez que hoje se consegue facilmente a imagem do locutor.

Dessa forma pode-se pensar que o locutor de hoje é um profissional da voz que a utiliza em diversas situações: na publicidade de determinada marca (locutor publicitário), para anunciar toda a programação interna de uma emissora de TV (voz padrão), ao narrar documentários, na produção de vídeos e áudios institucionais, para conduzir treinamentos e aulas em sistema de educação à distância (narrador do conteúdo, de explicações em treinamentos), para anunciar produtos em destaque ou em promoção dentro de lojas (locutor de loja), para ser a voz de atendimento telefônico de uma empresa (espera ou URA

– unidade de resposta audível, telefônica), a voz de um GPS (*Global Positioning System*) de sistemas operacionais, de aplicativos etc.

A criação do *iPod*, em 2001, e do iPhone, em 2007,[2] transformaram a forma de ouvir rádio, que foi ganhando grande aderência nas plataformas digitais, pois as pessoas passaram a poder acessar a rádio desejada em tempo real, via *streaming*, ou quando desejassem consumir aquele conteúdo, por meio de *download* da internet. O *streaming* é uma tecnologia utilizada para transferência de dados de áudio e/ou vídeo pela internet, em tempo real. O *YouTube* e o *Spotify* são exemplos de *streaming*. Dessa forma, outras possibilidades de produção e consumo de conteúdo foram ganhando espaço e sendo disponibilizadas, como os *podcasts*, ou o aplicativo **WhatsApp**.

Esses recursos todos possibilitaram a comunicação por mensagens de voz e não mais apenas por meio de escrita e, assim, modificaram-se as relações entre pessoas por conta do uso da voz. Propaganda e informação são veiculadas em aplicativos de mensagens por meio da voz. A comunicação mudou, a sociedade mudou e o nosso acesso à informação também. A tecnologia favoreceu a comunicação por meio da inteligência artificial. O uso da busca por vozes para a realização dessas comunicações cresceu e o uso de assistentes de voz também, principalmente em celulares. Tudo isso mudou a relação da pessoa com o áudio, com a locução e com a voz em que se pode "conversar" com os assistentes virtuais, que dão identidade a uma marca, por meio daquela voz.

Assim, seja via internet, seja por meio de uma estação de rádio, ou usando uma assistente virtual, a comunicação com ou sem telas tem sido muito presente na vida das pessoas e o locutor por detrás dessas vozes tem uma tarefa importantíssima em diversas situações comunicativas no dia a dia de uma sociedade. Compreender essas transformações é importante tanto para o locutor, que precisa preparar-se para novas demandas, quanto para o fonoaudiólogo, que o acompanha e auxilia em relação à voz e sua comunicação.

Diversos produtores de áudio e vídeo que contratam locutores para publicidade de diferentes marcas ou para ser a "voz de uma empresa" – na mídia, telefonia ou aplicativos – costumam dizer que preferem atores a radialistas. Alguns até orientam escrever no portfólio **ator e locutor**. Isso se deve ao fato de que, historicamente, os locutores de rádio tinham vozes mais impostadas e às vezes até um pouco caricatas. Isso mudou e tem mudado muito nos últimos anos, mas ainda é possível se perceber apresentadores de programas de rádio com vozes mais características do que as vozes que têm se observado em comerciais para a TV, por exemplo.

Na atualidade procuram-se vozes produzidas de forma natural, aproximando o locutor do ouvinte, e consequentemente, um consumidor de uma marca, no caso da locução publicitária. Essa é também uma demanda do rádio, mas pelos próprios diferentes estilos de rádio ainda são comuns algumas características de modulação, ênfases, e articulação mais exageradas, ou porque não dizer "artificializadas".

Há alguns anos, quando se telefonava para um estabelecimento e se ouvia uma gravação de voz, as pessoas identificavam imediatamente que estavam falando com uma gravação, considerava-se uma voz robótica. Hoje, muitas vezes quando se telefona para um banco, por exemplo, desejando realizar alguma simples transação financeira, é comum ter a sensação de que "se conversa" com a gravação, "como se alguém falasse exclusivamente com a gente". Isso se deve muito ao fato de um padrão de voz e comunicação mais natural e "conversada", principal demanda atual de um locutor.

Ao se pensar especificamente no rádio existem variações clássicas da locução como: locutor anunciador, apresentador e animador, esportivo tanto narrador como comentarista, locução de jornais, entrevistas e notícias,[1] dirigindo-se a diferentes segmentos de públicos, cujas peculiaridades de programação fidelizam ouvintes. Cada modalidade possui suas especificidades no emprego da voz e da fala.

## DEMANDA VOCAL DO LOCUTOR

É notável ressaltar, ainda, que, neste sentido, a chegada da imagem do locutor ao público, de alguns anos para cá agregou outros cuidados às formas de locução, em que o papel da voz, nas transmissões dos diferentes sentidos das mensagens, passou a ter coadjuvantes como a comunicação corporal e as expressões faciais. Anteriormente havia somente o sinal acústico entre locutor e ouvinte, o que não necessariamente ocorre nos dias de hoje.

Ao abordar a atuação fonoaudiológica junto a este profissional, é imprescindível compreender o universo da locução, suas transformações e a demanda vocal e comunicativa do locutor. O trabalho do fonoaudiólogo junto ao locutor acompanha essa transformação e busca atender às suas novas demandas vocais e comunicativas. O domínio de habilidades de comunicação por parte do locutor ainda permanece como exigência básica e o fonoaudiólogo participa desse processo desde a formação inicial desse profissional, nos cursos de formação de locutores, até o aprimoramento da voz, fala e linguagem, envolvidos nos diferentes estilos de locução; sem se esquecer do suporte à saúde vocal do profissional.

Mesmo com todas as modificações citadas e o dinamismo que envolve a locução certos aspectos da comunicação ainda são valorizados nos dias de hoje. Estudo afirma que a voz do locutor tem impacto no ouvinte e são habilidades necessárias dicção clara, mas não sobrearticulada, fala fluente sem hesitações e desvios articulatórios, voz natural, não desagradável ou tensa, demonstrar clareza na transmissão da mensagem. No caso do locutor de rádio, é destacado ainda que o ele deva ter habilidades conversacionais e uma voz facilmente distinguível, o que lhe facilita empatia com seu ouvinte.[3] Entre essas habilidades conversacionais, é importante destacar a demanda de boa capacidade de improvisação, uma vez que ele conduz o programa, conversa e responde perguntas e comentários de ouvintes e até mesmo opina sobre diversos assuntos da atualidade. É bom lembrar que o fato da fácil acessibilidade ao rádio, em que o locutor transmite mensagens a diferentes camadas sociais, exige dele percepção refinada do público com quem se comunica para desempenhar com competência seus recursos de comunicação, considerando a capacidade de penetração desse meio de comunicação.[4]

Também é uma demanda comum do locutor, independentemente do tipo e estilo de locução, a fluência de leitura, com o uso adequado de pausas e ênfases. Na maior parte das vezes os locutores estão lendo roteiros e textos, mas na percepção do ouvinte, essa leitura deve ser percebida como uma conversa espontânea ou até mesmo improvisada.

Vale lembrar que apesar das demandas comuns de boa dicção, fluência e clareza da mensagem, a voz e o estilo de comunicação variam de acordo com o público-alvo e o objetivo da locução. Citaremos alguns tipos de locuções para destacar essa variação de demanda.

Na locução publicitária, o objetivo final é persuadir o ouvinte a consumir determinado produto, marca ou serviço. Dentro da locução publicitária, alguns professores e locutores dividem os estilos entre locução varejo, institucional, clássica e interpretada. Na locução varejo, a demanda é uma fala rápida, muita energia, simpatia e urgência na voz, geralmente ressaltando valor mais baixo, boa possibilidade de parcelamento ou alguma facilidade temporária para comprar o produto. Com certeza, isso sugere ao ouvinte a consumir o produto o quanto antes.

Na locução institucional, geralmente se apresenta uma empresa, marca ou produto. Isso se fazia de maneira mais formal, mas hoje busca-se passar um sentido de uma conversa, mais informal, portanto, visando interagir com o ouvinte, sem perder a credibilidade com o intuito de identificar e aproximar o cliente à empresa. É comum textos com termos mais específicos ou técnicos sobre a empresa ou um histórico da sua criação e expansão. Às vezes são locuções mais longas e é importante não deixar a locução com "cara de leitura" do texto. Nas locuções clássicas ainda se observam vozes com timbre mais característico do locutor antigo, com tom grave, pontuações mais marcadas e ênfases mais exageradas. Já na locução interpretada, a demanda é a que a interpretação seja tão natural que não pareça interpretação, portanto, as pausas e ênfases são mais próximas da fala espontânea e a articulação e pronúncia das palavras também. É comum não pronunciar o **r** no final dos verbos, por exemplo, para que a leitura soe mais natural.

No segmento da locução musical jovem há uma demanda de uma locução com fala acelerada, informal, animada e jovial, como o próprio nome já diz, afinal o ouvinte quer consumir música e a locução deve ser rápida e dinâmica. É importante dizer que em razão de uma grande programação de músicas internacionais, a boa pronúncia do inglês tem sido cada vez mais exigida. Já na rádio popular, a demanda é de uma locução coloquial e próxima ao ouvinte, e a programação é composta de *hits* musicais, programas de humor etc. Esse locutor precisa transmitir muita simpatia na voz e improvisar bem, principalmente em momentos nos quais fala por telefone com o ouvinte ao vivo. Na rádio jornalística, há maior conteúdo informativo e a necessidade do locutor em transmitir credibilidade ao ouvinte. A velocidade de fala não é tão acelerada e a fala não é tão informal, mas a naturalidade é imprescindível.

Nas locuções de atendimento telefônico, conhecidas como espera telefônica e URAs, a demanda de leitura pode ser muito grande e o locutor pode, principalmente em fase inicial de implantação, gravar por mais de 3 horas seguidas, o que demanda controle da qualidade e resistência da voz. Nessas gravações, além da naturalidade da voz, é importante diferenciar com precisão as variações melódicas da voz, pois às vezes o locutor é solicitado a gravar uma mesma frase com vírgula ou com ponto final, que será combinada com outras frases já gravadas. O mesmo ocorre com as vozes para sistemas operacionais.

Atualmente os atendentes virtuais, conhecidos como *chatbots*, devem trazer na sua voz e expressão uma personalidade que seja bem percebida pelo público que ele atende. A partir de pesquisas é desenvolvido um personagem que precisa transmitir uma psicodinâmica vocal específica na sua voz e comunicação. Precisa ser percebido com determinada idade, personalidade, e até profissão e formação específicas. Tudo isso deve ser percebido na voz, portanto o locutor precisa de flexibilidade vocal e habilidades interpretativas para corresponder às expectativas de quem o contrata para um trabalho como este.

Em resumo, a demanda vocal do locutor é a capacidade de flexibilizar sua qualidade vocal, psicodinâmica vocal, velocidade de fala e leitura, uso de ênfases e pausas, variação de modulação, articulação e pronúncia, utilizando esses recursos junto a habilidades interpretativas e comunicativas que potencializem sua expressividade, potencializando a mensagem transmitida e aproximando e fidelizando o ouvinte.

## A ATUAÇÃO DO FONOAUDIÓLOGO E O LOCUTOR

Compreender a demanda facilita a atuação do fonoaudiólogo, que precisa, além do conhecimento da área da locução, de muita percepção e sensibilidade para adaptar seu conhecimento especializado em voz e comunicação à demanda do locutor, quer seja no trabalho de orientação ao uso dos elementos sonoros das mensagens, quer seja na adaptação da comunicação do locutor ao tipo de público-alvo ou estilo de locução.

A atuação junto a locutores é bastante ampla, indo desde aquele profissional experiente, formado e licenciado, que busca aprimoramento da locução, até o trabalho junto a aspirantes a locutor, pessoas com pouca ou nenhuma experiência em locução.[1,4] O fonoaudiólogo pode realizar atuação em diferentes espaços, clínico no caso de distúrbios vocais que possam ocorrer com os locutores ou mesmo aprimoramento de locução individual, nas emissoras de rádio com assessoria vocal, nas escolas formadoras de locutores, como por exemplo SENAC – Serviço Nacional do Comercio, nas faculdades de jornalismo e comunicação ou em tantos cursos livres e *workshops* para locutores. Isso requer do fonoaudiólogo amplo conhecimento especializado na área de voz e ser um profissional versátil, que consegue adaptar sua atuação nos mais diferentes ambientes físicos e sociais.

Para propor intervenções de aprimoramento de habilidades de comunicação em locução, o fonoaudiólogo necessita conhecer os diferentes tipos de locução, uma vez que, conforme citado anteriormente, cada tipo exige uma resposta vocal, de fala e de uso da linguagem totalmente diferentes. Conforme o tipo de locução variam os aspectos de ritmo, velocidade de fala, articulação, coordenação pneumofônica, uso da pausa de respiração, *loudness*, ênfase e outros.

## CUIDADOS COM A SAÚDE VOCAL DO LOCUTOR

Não é nada incomum conhecer locutores que não conhecem princípios de cuidados com a saúde vocal e que não tenham educação adequada em higiene vocal.

O locutor de rádio depende dramaticamente de sua voz para desempenhar sua profissão, necessita no mínimo de uma qualidade vocal aceitável, que não comprometa a inteligibilidade de sua fala. A literatura ainda afirma que esses profissionais comumente se descuidam e cometem o que é chamado de mau uso e abuso vocal. Isso os leva ao comprometimento de seu desempenho vocal profissional e além de experimentarem sintomas como fadiga, cansaço e esforço ao falar, secura na garganta, percebem mudanças da qualidade vocal, da intensidade ou potência de voz, *pitch* e outros aspectos,[5] colocam o profissional da voz em risco de desenvolverem distúrbios de voz, comprometendo seu desempenho profissional.[6,7]

Dessa forma, avaliar os hábitos e comportamentos vocais de locutores, além de incluir na intervenção fonoaudiológica, orientações sobre cuidados com a saúde geral e vocal são de grande importância. Tais cuidados abordam desde a hidratação diária, orientações sobre reposição hídrica, durante o uso intenso da voz, uma vez que a perda de líquido, principalmente na locução esportiva, é alta, por exemplo, até os cuidados para aquecimento e desaquecimento da voz. Muitos locutores possuem hábitos inadequados de alimentação, hidratação e sono. A sobrecarga de trabalho, bem como os horários de locução, acrescidos ao fato deles possuírem mais de um emprego impactam diretamente na quantidade de sono diário e tempo de descanso, horários regulares e alimentação adequada são aspectos que devem ser considerados e alertados no processo de orientação à saúde geral do locutor.

Faz parte da educação a uma boa saúde vocal o locutor conhecer a fisiologia da voz. Isso deve ser feito de forma dinâmica, com ilustrações e explicações das adaptações que o trato vocal realiza em função das mais diferentes exigências decorrentes da locução.

O locutor precisa entender os cuidados que deve tomar ao necessitar realizar uma locução em alta intensidade, com fala rápida, rica em interpretação. Existem inúmeros ajustes vocais que são feitos podendo eles ser realizados com mínimo de esforço, quando são utilizadas técnicas adequadas para serem evitados os abusos vocais.

## Aquecimento e Desaquecimento da Voz

A experiência dos autores deste capítulo com locutores de rádio revela que muitos sabem da importância do aquecimento e desaquecimento da voz, antes e após seu uso profissional, porém, sabe-se que poucos se utilizam desses recursos. Alguns locutores referem menor aderência ao aquecimento por não perceberem mudança imediata na qualidade vocal. É importante que o fonoaudiólogo saiba esclarecer, no entanto, que o objetivo maior do aquecimento vocal não é modificar a qualidade vocal, mas proporcionar conforto e resistência à voz. Geralmente um locutor experiente já sabe os ajustes ideais para os diferentes estilos de locução, mas pode ter mais resistência para gravações mais longas, principalmente, quando realiza seu aquecimento corretamente. Já locutores iniciantes ou em formação percebem mais as mudanças vocais, principalmente relacionadas com a projeção da voz, equilíbrio ressonantal e sensação de conforto laríngeo.

Pode-se orientar para o aquecimento da voz uma sequência de exercícios, iniciando-se pelos exercícios para normotonia de cintura escapular, seguidos de exercícios com fonemas fricativos interrompidos, primeiramente os não vozeados (/f/, /s/ e /ʃ/) e depois os vozeados (/v/, /z/ e /ʒ/) associados à respiração costodiafragmática abdominal. Técnicas de *humming* associadas a movimentos mastigatórios contribuem muito, além das técnicas de vibração de lábios e língua. Destaca-se a importância de atenção ao *pitch* sempre que os exercícios envolverem vocalização. Quando necessário, as vibrações podem ser ampliadas visando-se à colocação da voz em variações melódicas.

Destaca-se que há necessidade de aquecimento de estruturas articulatórias, mobilidade e motricidade. Exercícios de sobrearticulação com sequências articulatórias silábicas ou mesmo utilizando-se parte do texto da locução em foco, ajudam muito.

É importante que o fonoaudiólogo esteja atento ao volume de voz que o locutor utiliza no momento dos exercícios. Há tendência de volume elevado e isso deve ser corrigido. Em caso de necessidade de maior *loudness* isso deve ser feito com apoio respiratório, atenção à projeção da voz e controle do ataque vocal.

O desaquecimento deve receber atenção, pois muito se fala sobre aquecimento e pouco sobre desaquecimento vocal. Enquanto o aquecimento prepara a voz para o uso, principalmente uso prolongado ou com maior necessidade de variação de modulação e *loudness* o desaquecimento visa a trazer a voz do locutor ao seu uso habitual e a ajustar as estruturas fonoarticulatórias que foram muito exigidas a uma readaptação. Assim, exercícios de mascado em *humming* ou mesmo o *humming* que suavizam a emissão, contribuem muito para o desaquecimento e também podem ser seguidos de emissão de voz salmodiada e fala modulada em volume normal.

## Hidratação

Queixas de ressecamento da garganta durante o uso profissional da voz são comuns. Embora muito divulgada a importância da hidratação, na prática verifica-se que o locutor ainda prescinde desse recurso. Ou não se hidrata regularmente ou não sabe dosar demanda vocal e reposição hídrica. A hidratação contribui para as adequadas condições orgânicas e funcionais do corpo, bem como da laringe, garantindo condições de boa mobilidade de pregas vocais, consequentemente da qualidade. A literatura aponta a importância de o profissional manter-se em boa hidratação. Foram evidenciadas diferenças nas características vibratórias na onda mucosa das pregas vocais após hidratação da laringe.[8]

Dessa forma orienta-se ao locutor manter sempre boa hidratação e atentar à reposição hídrica em função da maior demanda de voz. Manter sempre à mão garrafas de águas. Ressalta-se que esses exercícios realizados juntamente com inalação com soro fisiológico têm trazido relatos de eficácia por parte desses profissionais. É um recurso a mais no processo de hidratação do aparelho fonador.

Nesta parte do capítulo buscou-se salientar alguns cuidados gerais com a voz do locutor. Atenção de igual importância deve ser dada aos aspectos de abusos vocais, que não serão tratados aqui por conta da grande divulgação existente, o que facilita a orientação a esses profissionais por parte do fonoaudiólogo. Sempre muita atenção a sintomas e sinais compatíveis com risco de disfonia.

Chama-se a atenção a importância de orientar o locutor a respeito de cuidados com sua saúde geral. Considerando-se que a saúde geral influencia sobremaneira na capacidade laboral e, portanto, na voz profissional respeito a horas de sono, adequada alimentação, descanso, lazer são itens que devem ser alertados. Destacam-se fumo, álcool e drogas como adversários implacáveis à boa qualidade vocal, além do prejuízo à saúde, temas que não devem ser negligenciados no processo de atenção ao locutor. Acrescentando a isso o aspecto inegável da influência da emoção na voz, pode-se resumir que estados emocionais, cognição e funções fisiológicas possuem influência direta no comportamento vocal e estão ligados à hiperfunção do aparelho fonador.[9] Tal conceito deve permear tanto a avaliação da voz do locutor quanto seu treino ou mesmo a locução.

## HABILIDADES COMUNICATIVAS DO LOCUTOR – ABORDAGENS FONOAUDIOLÓGICAS

Antes de propostas voltadas ao treino de habilidades comunicativas na locução deve-se atender à importância da avaliação. A escuta crítica da voz e da fala, bem como a observação visual de quem fala, são recursos indispensáveis no processo de avaliação. Ao se avaliar a voz falada, caso de interesse particular deste capítulo, devem-se criar condições para que o locutor se sinta à vontade e confiante para relatar sua história.[9] A audiogravação é indispensável e pode abranger trechos de fala espontânea, locução e emissões em provas formais, como vogal sustentada, contagem regressiva de números. A leitura merece atenção à parte, pois muitos locutores têm dificuldades em apresentar leitura fluente fácil, sem citar a questão de interpretação, que seguramente fará parte do treino, posterior. Em havendo possibilidades, pode-se observar a fala realizada de forma improvisada, outra causa de preocupação de locutores, que sempre se autoavaliam negativamente neste aspecto.

É sempre importante agregar ao processo de avaliação uma autoanálise do locutor que relate quais habilidades comunicativas ele acredite ser seus pontos fortes e quais as que ele acredita que devam ser aprimoradas. Conhecer seu público(s)-alvo e suas necessidades de locução completariam os pontos a serem abordados.

Não é propósito deste capítulo, conduzir aspectos votados a formas de avaliação fonoaudiológica, das bases da fonoarticulação, análises perceptivo-auditivas e acústicas da voz, considerando-se a vasta literatura sobre o assunto.

### Bases da Produção Vocal Voltadas à Locução

Dessa forma serão discutidas a seguir, abordagens sobre o que se pode chamar de bases da produção vocal e da fala, como postura, respiração e coordenação pneumofonoarticulatória e alguns componentes vocais como *pitch,* ressonância, *loudness* e ataque vocal. Tais aspectos influenciam de forma direta na locução e o locutor deve ter domínio sobre estes, não somente no sentido de conhecê-los, mas de saber usá-los a seu favor. Sabe-se que isso o leva a melhorar seu desempenho e a preservar sua voz.

## Postura
Não se deve negligenciar um trabalho de educação em postura corporal para o locutor. Há muito que se sabe que a postura facilita a produção e a projeção da voz, possui influência direta na manutenção da adequada respiração e apoio respiratório. O eixo postural cabeça, pescoço e tronco ajudam, ainda, na adequada articulação. Os movimentos mandibulares recebem influência direta do alinhamento. Há locutores que preferem trabalhar em pé e devem ser orientados a, além de seguirem um adequado alinhamento corporal, conforme já dito, deverão estar atentos à distribuição do peso corporal, facilitada quando os pés ficam em posição paralela e ligeiramente afastados e os joelhos semifletidos de forma a facilitar a sustentação do corpo, além de facilitar a percepção dos movimentos de deslocamento da caixa torácica, para melhor controle do fluxo aéreo expiratório e os demais aspectos já citados. Assim a sustentação da voz estará facilitada e a liberdade de movimentos corporais contribui para os momentos de ênfase na fala, como por exemplo, aumento de *loudness*.

No caso da locução realizada sentada, igual cuidado deve ser dado ao alinhamento corporal como facilitador da respiração, projeção vocal e articulação, e controle para não haver estiramento do pescoço ou mesmo abaixamento do queixo, ambos alteram o equilíbrio ressonantal além de modificar o *pitch*.

Em ambas as situações o ajuste do microfone deve ser um ponto de atenção. Microfone mal ajustado implica em ajustes corporais inadequados e, consequentemente, em modificações não desejadas tanto da fonte como do filtro da voz. O microfone deve ser ajustado ao locutor e não o inverso. Basicamente um microfone acima da boca do locutor dificulta sua projeção de voz e compromete a tensão laríngea e o microfone muito abaixo, além de comprometer a projeção vocal, poderá facilitar o agravamento do *pitch* e o registro de peito, não desejável.[1,4]

## Respiração e Coordenação Pneumofônica
A grande variedade de estilos de locução exige diferentes velocidades de fala, variabilidade na taxa de locução, modificações de *loudness*, exigência de volume de voz elevado ou, às vezes, reduzido, maior tempo de fonação, dentre outros aspectos. Assim, na proposta de passar ao ouvinte os diferentes sentidos dos sons vocais em função das necessidades pedidas pelo texto e contexto, o locutor precisa trabalhar as sutilezas da voz para obter os sentidos desejados.

A respiração é um componente de base que, se bem trabalhado, promoverá de forma subjacente a harmonia daquela comunicação. Para isso o modelo ou tipo respiratório costodiafragmático é o que mais facilita o controle do fluxo aéreo, para se evitar excesso de pressão na região glótica, ajuda no domínio do tempo de expiração necessário para a fala e facilita a coordenação desta com a fonação.

A respiração não pode ser ruidosa a não ser que desejada para transmitir algum sentido ao texto. O ideal é ser silenciosa sem ruídos inspiratórios que tanto incomodam a quem ouve, além de provocar ressecamento laríngeo, já que para se ter tal ruído muito provavelmente existe tensão, impedindo a abertura adequada das pregas vocais.

A colocação da adequada respiração e exercícios de sustentação de sons vocálicos e consonantais, como as fricativas não vozeadas e vozeadas do português são um excelente começo, também conhecidas como fricativas de apoio. Chamar sempre a atenção para a importância do controle do fluxo aéreo para se manter a estabilidade da voz.

A partir desse controle, exercícios para coordenação pneumofônica devem ser desenvolvidos. Desde um aumento do tempo de fonação, utilizando-se fala encadeada até o treino de textos em que a pausa respiratória é explorada. Deixar claro ao locutor que a pausa de reabastecimento respiratório deve ser administrada de forma a coincidir com os sentidos, que se quer ou deve dar a um texto. Lembrá-lo que a interpretação de uma mensagem se modifica em função da presença do silêncio, ou pausa, um elemento presente na expressão de significados. Quando não realizada de forma adequada, pode trazer um sentido equivocado à mensagem. Esse treino pode ser iniciado com pequenos parágrafos, depois mais ampliados até um texto.

### *Dicção e Agilidade Articulatória*

Sabe-se que uma mensagem sem clareza articulatória está condenada ao fracasso. Não é possível a compreensão se o locutor tiver problemas de dicção e domínio do ritmo de fala. Decididamente, a produção articulatória tem que ser clara e sem desvios. O fonoaudiólogo deve treinar muito o locutor. Técnicas de sobrearticulação, uso de recursos para conscientizar os movimentos amplos de mandíbula devem ser exaustivamente trabalhados. O locutor deve-se perceber e ter consciência de seus movimentos mandibulares, destacando-se orientação quanto à mastigação, função subjacente à adequação dos movimentos mandibulares, e que pode ser avaliada e aconselhada sua correção. Exercícios de coordenação auditivomotora, envolvendo sequências silábicas com grupos consonantais e travas língua com diferentes contextos fonéticos ajudam muito para a agilidade articulatória e fluência de fala do locutor. Caso seja necessário, massagens e exercícios isométricos envolvendo, principalmente, lábios, língua e bochechas podem ser incluídos no treino.

### *Controle do* Pitch *e Ressonância*

Criar diferentes possibilidades de ajustes de fonte e filtro possibilita maior flexibilidade vocal. Considerando as variedades de estilos de locução já citados anteriormente, é importante destacar que o controle do *pitch* e ressonância, bem como a variação dos mesmos de forma consciente, favorece a expressividade da voz.

Sabe-se que uma fala monótona, sem variação de *pitch*, é percebida como uma fala mais cansativa e atrai menos a atenção do ouvinte. Portanto, exercícios de leitura com modulação e variação de *pitch* de forma consciente favorecem uma locução mais atrativa e menos monótona. Não é incomum locutores confundirem voz modulada com elevação de *pitch*; levando-os a agudizarem a voz na tentativa de serem percebidos como mais animados e com maior energia. No entanto, essa escolha é equivocada, pois além do locutor aumentar riscos de abuso vocal por falar por tempo prolongado em uma região muito diferente da sua região de conforto, elevar o *pitch* não modifica o aspecto monótono da voz, que se mantem monótona, mas com o *pitch* elevado. Dessa forma, é importante o treino de variação de *pitch* durante a locução, de acordo com o estilo da locução, objetivo da mensagem e público-alvo, favorecendo as nuances na fonação, a ênfase em determinados momentos da mensagem e ainda a simpatia e o desejado "sorriso na voz".

O controle da ressonância favorece a projeção da voz, que se mostra mais clara e projetada. É importante que o locutor entenda a ressonância da voz como sensação no seu corpo, pois quando percebe essas possibilidades, sente-se com uma voz mais flexível e confortável para escolher determinadas ressonâncias de acordo com o contexto da locução. Por exemplo, pode usar um recurso de leve nasalidade para suavizar a voz quando assim desejar, uma ressonância mais equilibrada para transmitir credibilidade a um conteúdo etc. É possível treinar a percepção e a variação de ressonância na leitura de pequenos textos.

Tanto em relação ao *pitch* como à ressonância, associar controle e variação desses aspectos à modificação da psicodinâmica vocal pode ser uma boa estratégia para o locutor compreender como é percebido pelo seu público e quais características vocais presentes na sua comunicação colaboram com esta percepção.

Vale ressaltar que no trabalho de controle e variação dos diversos componentes vocais aqui citados, é sempre necessário monitorar o ataque vocal para evitar tensão laríngea, abuso e fadiga vocais e, até mesmo, possíveis lesões em pregas vocais. Alguns locutores associam, por exemplo, *pitch* elevado ou articulação mais marcada com ataque vocal brusco. Outro fator observado na prática dos autores, é que quando a ressonância é mais baixa (laringofaríngea, por exemplo), o ataque vocal tende a ser mais intenso. É importante que o fonoaudiólogo realize esses apontamentos, quando necessário, e colabore com a percepção do locutor, para que este ganhe autonomia no monitoramento do ataque vocal e de ajustes vocais saudáveis.

### *Desenvolvendo Habilidades de Leitura, Interpretação e Expressividade*

O texto de uma peça de locução contém a tentativa de persuadir o ouvinte-modelo a aderir a uma causa ou marca, por meio dos seus argumentos associados aos demais elementos constituintes da peça radiofônica. A forma com que o locutor interpreta e expressa um texto é o que lhe confere os sentidos.[10] Dessa forma, a interpretação deve ser trabalhada para que seja convincente, podendo sugerir até idealização de uma personagem.

Porém, o primeiro aspecto a ser considerado é a fluência de leitura do locutor. Saber ler fluentemente é uma das habilidades subjacentes à competência de dar sentidos transformadores ao texto, por meio de interpretação, cujo locutor tenha domínio dos elementos necessários a tal tarefa.

A partir da decodificação adequada do material lido, o locutor deve perceber o sentido do texto, incluindo-se a consideração dos geros e modelos de locução e o destinatário. Cada palavra encerra um sentido, uma intenção de comunicação e assim se trabalhar o texto dando-lhe os sentidos desejados.

Portanto, o primeiro passo seria criar condições para o desenvolvimento de habilidade de leitura fluente e o locutor, que tiver dificuldade neste aspecto, deverá percebê-lo e treinar muito. A leitura em voz alta, compartilhada com o próprio fonoaudiólogo ou colegas de treino, ajuda no início do processo. Depois, criar o hábito de realizar leituras em voz alta diariamente e com audiogravação, seguidas de escuta, ajudam no processo de autoavaliação do locutor, de seu desempenho.

Sugerem-se, ainda, exercícios:

- Leituras de palavras e parágrafos por contexto fonêmico, chamando a atenção do locutor para as pronúncias de cada fonema, se necessário, mostrando os pontos e modos articulatórios;
- Leitura de textos, do tipo trava línguas, em diferentes ritmos e velocidades de fala, com sobrearticulação;
- Leitura de textos com diálogos em que o locutor experimentará as falas de diferentes personagens;

- Leitura de poesias com variação de sentidos aplicados à toda poesia. Por exemplo, ler uma poesia toda em forma de pergunta, em forma exclamativa, demonstrando tristeza, euforia etc. Pode-se mostrar a variação da voz para atingir cada sentido. Em caso de trabalho em grupo, pede-se aos colegas que façam críticas uns aos outros. Isso ajuda na percepção dos sentidos do texto e sua relação com a utilização de recursos interpretativos, o que também favorece a expressividade, tão necessária à locução;
- Leituras técnicas de notícias, comentários e documentários, mostrando ao locutor as possiblidades de variação de ritmo, velocidade de fala, marcação de ênfases.

Diante do domínio da leitura e do treino de interpretação de texto que naturalmente está associado, um trabalho de *nuances* de recursos vocais visando à expressividade poderá ser desenvolvido.

No trabalho com a **expressividade,** todos os recursos de voz e fala, bem como os corporais devem ser considerados e utilizados na transmissão da mensagem. Explorar possibilidades e incentivar a criatividade para que o locutor não perca sua identidade e, ao contrário, construa seu estilo, devem ser pilares de orientação. Lembrando que a construção da mensagem está na dependência do destinatário e a relação valorativa do falante com o objeto de seu discurso também determina a escolha dos recursos lexicais, gramaticais e de composição do enunciado, bem como a escolha da forma de se expressar; a forma não pode ser entendida independentemente do conteúdo.[11]

No trabalho expressivo, é importante que o fonoaudiólogo aborde estratégias que mobilizem criatividade, relação corpo-voz e intenções.[12] Nesse sentido, o conhecimento multidisciplinar é sempre válido e é possível pesquisar, realizar trocas com profissionais de diferentes áreas e se utilizar, dentro do trabalho fonoaudiológico, do conhecimento de outras áreas, como interpretação, jogos teatrais e exercícios de improvisação para melhorar a naturalidade e a intencionalidade da expressão oral.

Nessa proposta, sugerem-se ainda exercícios com fala improvisada ou leitura de texto onde sejam trabalhadas mudanças de intenção e subtexto.

Alguns exemplos:

- Leitura de um mesmo trecho de locução ou fala de um mesmo trecho improvisado, variando as emoções a serem transmitidas para o ouvinte. Alegria, raiva, tristeza e medo são emoções básicas comumente treinadas em exercícios de interpretação. Esse trabalho pode ser realizado individualmente por meio de autogravação e percepção das intenções ou, ainda, em grupos, com pessoas exercendo o papel de ouvinte e indicando se houve a percepção da emoção pretendida pelo locutor;
- Uso de um mesmo texto ou fala improvisada pensando em modificar o público-alvo, o **para quem** é comunicado. De acordo com essa modificação, um leque de possibilidades interpretativas é aberto e o locutor pode aprimorar a adequação do seu discurso para diferentes públicos;
- Criar "cacos" ao longo de uma leitura, preenchendo-a com interjeições, gírias, comentários, enfim, tudo que pareça **transformar** essa leitura em uma conversa informal. Observar a variação da modulação e o uso de ênfases nesse exercício, e ao voltar para o texto original, buscar manter as características de naturalidade na fala;
- Uso de subtextos diferentes em um mesmo texto. Considerando que o subtexto é o texto não dito, mas pensado, de acordo com a situação criada por detrás de um texto, variar esse pensamento interfere diretamente na expressividade do que é dito. Para isso, é possível utilizar-se perguntas: **Quem, quando, onde, o que, como?** e modificar essas respostas,

criando um novo subtexto para um mesmo texto, que é dado em outras circunstâncias. Na autogravação é importante que ao se escutar o locutor aprenda a identificar o seu subtexto, como por exemplo: **O que parece que eu estou pensando quando digo esse texto? Parece que eu estou lendo algo ou conversando com alguém?**

Estratégias como essas podem colaborar com uma emissão vocal mais natural, uma fala preenchida de sentido e intenções claras no discurso, com proximidade ao interlocutor. Habilidades como estas são comumente demandadas de um locutor.

A fonoaudiologia, enquanto ciência, deve aprofundar seu conhecimento e colocá-lo a serviço do profissional da voz, buscando, além de sua saúde vocal, o aprimoramento de suas habilidades para o atendimento de suas necessidades. Por outro lado, o fonoaudiólogo além de conhecedor de sua ciência, deve atuar com sensibilidade para perceber as sutilezas envolvidas nesse tipo de atuação.

## REFERÊNCIAS BIBLIOGRÁFICAS

1. Oliveira IB, Borrego MCM. A Voz na radiodifusão. In: Oliveira IB, Almeida AAF, Raize T, Behlau M, organizadoras. Atuação Fonoaudiológica em Voz Profissional. São Paulo: Roca, 2011. p. 57-73.
2. Isaacson AW. História do iPhone, o celular revolucionário da Apple [Internet], 2017.
3. Warhurst P, McCabe C, Madill. What makes a good voice for radio: perceptions of radio employers and educators. J Voice. 2013;27(2):217-24.
4. Oliveira IB, Kyrillus LR, Teixeira LC, Borrego MCM. Voz na locução de rádio e telejornalismo. In: Marchesan IQ, Da Silva HJ, Tomé MC. (Orgs.) Tratado das Especialidades em Fonoaudiologia. Rio de Janeiro: Guanabara Koogan, 2014. p. 240-9.
5. Guzmán M, Malebrán MC, Zavala P, et al. Acoustic changes of the voice as signs of vocal fatigue in radio broadcasters: preliminary findings. Acta Otorrinolaringol Esp. 2013;64(3):176-83.
6. Gunasekaran N, Boominathan P, Seethapathy J. Voice needs and voice demands of professional newsreaders in Southern India. J Voice. 2016;30(6)756.e9-756.e20.
7. Devadas U, Hegde M, Maruthy S. Prevalence and risk factors of self-reported voice problems among yakshagana artists. J Voice. 2019;33(1):124.e35-124.e47.
8. Fujita R, Ferreira AE, Sarkovas C. Avaliação videoquimográfica da vibração de pregas vocais no pré e pós hidratação. Rev Bra Otorrinolaringol [Internete]. 2004;70(6):742-6.
9. Oliveira IB. Avaliação fonoaudiológica da voz: reflexões sobre condutas com enfoques à voz profissional. In: Fernandes FDM, Mendes BCA, Navas ALPGP (Orgs.). Tratado de Fonoaudiologia, 2.ed. São Paulo: Roca, 2008.
10. Mello Vianna GVG. Elementos sonoros da linguagem radiofônica: a sugestão de sentido ao ouvinte-modelo. Galaxia. São Paulo [Internet]. 2014;27:227-40.
11. Bakhtin MM. Estética da criação verbal. 5. ed. São Paulo: Martins Fontes, 2010.
12. Silva CR, Barbosa LM, Curti L et al. Jogos Teatrais como instrumento para o desenvolvimento da expressividade oral de atores em formação. In: Ferreira LP, Andrada e Silva MA, Gianini SPP (Orgs.). Distúrbio de voz relacionado ao trabalho: práticas fonoaudiológicas. São Paulo: Roca, 2015. p. 227-32.

# ABORDAGEM FONOAUDIOLÓGICA NO APRIMORAMENTO DA COMUNICAÇÃO EM PÚBLICO

Mara Behlau ▪ Glaucya Madazio

## INTRODUÇÃO

A comunicação humana é essencial para sobrevivência e ocupa papel principal no desenvolvimento pessoal e profissional. Ao nos comunicarmos, oferecemos uma série de informações não somente sobre a mensagem que queremos transmitir, mas também sobre nós mesmos e sobre como percebemos o contexto de comunicação e a situação em si. Conscientes ou não, nossa comunicação influencia os outros e interfere na qualidade dos relacionamentos que construímos durante a vida. Além disso, no mundo atual, o número de trabalhadores que dependem da comunicação para suas atribuições está aumentando, enquanto o número de trabalhadores manuais, diminuindo.[1]

É impossível não se comunicar. A comunicação ocorre na atividade e na inatividade, palavras e silêncios têm valor de mensagem e ao não responder verbalmente a uma interação, também estamos nos comunicando.[2] Nascemos com o cérebro formatado para a conexão social e essa habilidade se desenvolve naturalmente, pela comunicação. O princípio organizador do cérebro, de minimizar perigos e maximizar recompensas[3] emprega a comunicação como ferramenta básica para garantir a sobrevivência humana. Embora esse seja um princípio compartilhado por todos os seres humanos, o uso da comunicação para finalidades profissionais envolve um maior desafio e exige características diversas da comunicação coloquial.

O foco desse capítulo é compartilhar informações sobre o desafio da comunicação profissional na situação de falar em público para o mundo das organizações na carreira executiva. Esse tipo de comunicação deve ser estratégico e refletir o uso consciente dos processos de fala e de escuta, ajustando-se à situação e ao contexto do discurso, de modo que não seja nem coloquial nem artificial. Embora uma comunicação de qualidade possa não ser um pré-requisito nas fases iniciais do desenvolvimento de carreira, ela se torna um instrumento imprescindível quando se passa da fase técnica, operacional, para a de gestão de pessoas e do ambiente, havendo maior valorização dos recursos comunicativos nessas funções, com destaque especial para aspectos de voz e expressividade na fala.[4] Para a maioria das situações de fala, a comunicação é basicamente automática e temos pouca consciência sobre nossa atitude comunicativa, e nem sempre conseguimos perceber as informações adicionais que passamos aos ouvintes, além do conteúdo linguístico da mensagem. Embora esse automatismo na comunicação seja a realidade de grande parte de nossas interações, a situação profissional de falar em público requer o desenvolvimento consciente da competência comunicativa, pela importância e elevado grau de visibilidade relacionado com essa tarefa.

Falar em público pode ser necessário em vários contextos, com grau de desafio e dificuldade variáveis, como um relato em uma pequena reunião, participação em mesas redondas, comunicados e palestras para públicos de diferentes tamanhos (com registro em vídeo, o que geralmente adiciona mais estresse), convenções anuais para disseminação de resultados empresariais ou comunicação em momentos de crise. Certo temor nessa situação é esperado e, mesmo nessas últimas décadas, em que as questões de segurança física ganharam mais espaço, uma análise recente com 815 universitários confirmou que o medo de falar em público na frente de um grupo de pessoas, por vezes chamado de glossofobia, é um dos temores mais comuns, tão frequente quanto o medo da morte.[5] Isso já havia sido apontado no século passado, em uma lista dos principais 14 medos da humanidade, construída a partir de entrevistas com 2.543 americanos[6] e, embora a qualidade desse levantamento seja motivo de críticas, é inquestionável que essa situação é temida pela maioria das pessoas. Sintomas de ansiedade, nervosismo, alterações de voz e de fala são comumente relatados nessa circunstância, mesmo por indivíduos experientes. Os fatores de interferência negativa para a qualidade dessa tarefa são múltiplos e envolvem desde a sensação de falta de segurança quanto ao conteúdo do discurso até o medo de reações imprevisíveis da audiência. Os desafios são variados e a maioria dos falantes refere pelo menos alguma das manifestações listadas a seguir: alteração do sono e do apetite na véspera da apresentação, dificuldade de concentração, suor excessivo, tremor das mãos e na voz, voz presa ou descontrolada, pobre articulação dos sons da fala, dificuldade de respiração, aperto no peito, palpitação, ruborização, sensação de pensamentos fugindo, bloqueio ou desmaio, agitação e dor de cabeça, entre outros. O medo de falar em público é natural e sua prevalência independe de gênero, etnia e idade.[7-11] Quando esse medo atinge limiares clínicos, é considerado um Transtorno de Ansiedade Social (Fobia Social), em que há preocupação exagerada do julgamento dos outros, que se acentua nas situações consideradas ameaçadoras; nas condições clínicas há impacto negativo evidente no funcionamento pessoal, acadêmico e relacional.[10,12,13] Essa condição exige tratamento psicológico e pode requerer medicação; contudo, na maior parte das vezes, o que ocorre é um temor natural não fóbico.

## CONTRIBUIÇÃO FONOAUDIOLÓGICA PARA A COMUNICAÇÃO PROFISSIONAL NA SITUAÇÃO DE FALAR EM PÚBLICO

A situação de falar em público é uma configuração particular de comunicação para um grupo que requer estrutura, controle e objetivos definidos. Tal situação é comum nos profissionais com educação superior[14] e a maior parte das profissões do mundo moderno envolve alguma atividade de falar em público, sendo uma competência avaliada como central no desempenho da atividade executiva.

Apenas os colaboradores de organizações, em cargos operacionais (assistentes, analistas, auxiliares e secretários), não são exigidos a terem a comunicação como competência profissional primária. Entretanto, os profissionais de cargos executivos (gerentes e posições acima) são exigidos quanto às chamadas *soft skills,* habilidades comportamentais, dentre as quais a comunicação tem grande peso na avaliação do executivo.[4] São essas *soft skills* que influenciam diretamente a gestão das pessoas e dos processos. As principais características de uma comunicação profissional em público são: controle de forma e conteúdo da fala, variabilidade de frequência fundamental, volume de voz moderado, uso de pausas interpretativas, articulação da fala precisa, respeito às regras de comunicação e flexibilidade de acordo com a situação.

Falar em público requer competência comunicativa, uma habilidade que envolve os processos interdependentes de fala e de escuta conscientes, considerando-se tanto as demandas do falante como as do(s) ouvinte(s) e a situação em que a comunicação ocorre. A competência comunicativa manifesta-se pela capacidade de compreender e usar a linguagem efetivamente, em diferentes ambientes e com diversos tipos de interlocutores, considerando-se ainda as caraterísticas da situação e do contexto comunicativo.

Falar em público envolve competência e desempenho, dois aspectos distintos na comunicação.[15] A competência está relacionada com o saber e se refere ao conhecimento compartilhado em uma situação ideal falante-ouvinte, em uma comunidade de fala homogênea. Já o desempenho, o rendimento, refere-se ao processo do fazer e implica a aplicação bem-sucedida do conhecimento no uso real da linguagem. Embora definir competência e desempenho seja essencial, isso não é suficiente. Reconhecem-se três competências principais envolvidas na metacompetência de falar em público:[16] a competência gramatical (léxico, morfologia, sintaxe, semântica, fonologia), a competência sociolinguística (regras de uso e do discurso, além de significado social) e competência estratégica (táticas verbais e não verbais para compensar as dificuldades e deságios encontrados por variáveis no desempenho ou gramática insuficiente).

O medo de falar em público tem despertado maior interesse das áreas da Psicologia e do Relacionamento Interpessoal, contudo, fonoaudiólogos ocupam uma posição única para ajudar indivíduos a serem melhores comunicadores por serem formados para compreender o processo normal de comunicação e seus distúrbios.[17] Alguns interessantes estudos brasileiros destacam tanto os aspectos comunicativos como os emocionais envolvidos nessa tarefa.[12,18]

Há duas vias principais de trabalho para a melhoria do rendimento na situação de falar em público: a da modificação dos aspectos emocionais e a do controle dos componentes físicos da comunicação oral. A modificação dos aspectos emocionais relacionados com esse desafio pode requerer estratégias de *coaching* ou mesmo tratamento psicológico, caso seja uma manifestação clínica; podem ser empregadas abordagens cognitivo-comportamentais, estratégias de enfrentamento, modelos de autorregulação emocional e atenção plena. Embora tratamento psicológico para reduzir os efeitos da ansiedade na situação de falar em público deva ser considerado,[19] atuar diretamente para reduzir os desvios na comunicação pode contribuir para o desempenho nessa situação.

A atuação sobre os componentes físicos da comunicação oral geralmente é implementada por fonoaudiólogos, por meio de dois acessos principais, muitas vezes usados de forma associada, com base na linguagem ou nos aspectos físicos da voz e da fala. O trabalho sobre a linguagem tem foco em uma abordagem mais teórica, partindo-se da organização do pensamento, das questões da construção do discurso e da elaboração da argumentação (mais específico do especialista em linguagem), enquanto a atuação com base nos aspectos físicos da respiração, voz, fala e fluência está centrada em técnicas para o controle e estabilidade desses componentes (geralmente desenvolvido por especialistas em voz). Pode-se utilizar ou trabalhar direta e especificamente com as manifestações fisiológicas, como tremor na voz, desvios na frequência fundamental, aumento na velocidade de fala e descontrole respiratório. A análise acústica de diversos parâmetros de voz e fala é sensível às diferenças de ansiedade na situação de falar em público[20] e pode ser usada como monitoramento de progresso e resultado de intervenção.

Dois estudos científicos merecem destaque pelas comparações de resultados de dois programas de intervenção direcionados ao desafio de falar em público: um americano[21] e um brasileiro.[22,23] O estudo americano foi realizado com 139 estudantes de diversos programas de graduação e analisou o impacto de dois tipos de cursos com foco diferenciado para desenvolver a habilidade de falar em público: um deles, mais teórico conceitual, que envolveu elementos da teoria geral da comunicação e do falar em público, e o outro, mais pragmático e vivencial, que abordou o controle do mecanismo da produção vocal e das características de frequência, intensidade, velocidade e qualidade vocal.[21] Os resultados foram positivos para ambos os programas e mostrou que após os cursos os participantes conseguiram reduzir a ansiedade, melhorando a competência comunicativa na tarefa de falar em público. Houve melhoria similar quanto aos aspectos de competência comunicativa desenvolvidos, sem primazia de uma abordagem sobre a outra. Contudo, a realidade dos participantes era a de estudantes universitários e as conclusões não podem ser generalizadas para indivíduos adultos e com mais idade. Por sua vez, o estudo brasileiro foi realizado com 103 estudantes de comunicação e também comparou o efeito de dois programas de aperfeiçoamento da comunicação oral: um deles denominado programa de Desenvolvimento Vocal para a Comunicação Oral, com base em abordagens de treinamento vocal, com exercícios de interação entre a fonte sonora e o filtro do trato vocal, promovendo a melhora da qualidade vocal e o segundo denominado programa de Desenvolvimento da Expressividade para a Comunicação Oral, elaborado com exercícios para a promoção da comunicação oral condizente com o contexto, como leitura em voz alta, fala encadeada, autopercepção e consciência da comunicação.[22,23] Na mesma tendência do estudo americano, o efeito foi positivo com ambos os treinamentos; contudo, a autoavaliação de envolvimento e rendimento na comunicação foi melhor após o programa com foco na expressividade. Evidentemente, a separação das estratégias nas duas modalidades foi apenas uma solução para fins científicos e um treinamento que englobe tanto a voz como a expressividade, de forma associada, parece ser a modalidade mais indicada para o trabalho fonoaudiológico, visando ao aperfeiçoamento da comunicação oral.

Independentemente da abordagem que se pretende utilizar, a base desse trabalho é a consciência comunicativa sobre o que se comunica, quando se comunica. É difícil ter uma imagem comunicativa real sobre si mesmo, pois raramente nós avaliamos, com critérios claros, nas situações de comunicação. Há poucos testes disponíveis para avaliar o impacto da situação de falar em público, mas eles podem estabelecer um bom ponto de partida para o desenvolvimento dessa competência.

Especificamente na situação de falar em público, o *Self-Statements During Public Speaking (SSPS)*,[9] com 10 perguntas, 5 positivas e 5 negativas relacionadas com essa situação, foi validado para o português brasileiro como Escala de Autoavaliação ao Falar em Público (EAFP).[10] Contudo, apesar de se ter uma autoavaliação positiva, um levantamento brasileiro[18] com 700 profissionais da voz (244 homens e 456 mulheres), categorizados de acordo com diferentes usos vocais, em suporte, transmissor, informante, líder/vendedor e artista, indicou que a situação é considerada desafiadora, mesmo com experiência profissional prévia. A maioria dos participantes relatou aumento de ansiedade e nervosismo, além de desvios transitórios na comunicação, com alterações de voz, como tremor, falhas de sonoridade, modificação de frequência e fadiga vocal, além de impacto direto na fala, manifestado por alteração de velocidade (mais rápida ou mais lenta), troca de sons, descontrole respiratório e manifestações de disfluência. Conclui-se que, independentemente da experiência e demanda vocal e, apesar de autoavaliação positiva dos participantes ao falar em público, essas situações são consideradas desafiadoras, havendo possibilidade de ocorrer desvios na comunicação, além de sintomas de nervosismo e manifestações de ansiedade. Contudo, verificou-se que quanto maior a experiência de comunicação, menos sintomas de nervosismo, ansiedade, alteração de voz e fala são relatados.

Para avaliar diversos aspectos da comunicação na interação pessoal, um instrumento de autoavaliação geral da competência comunicativa, foi proposto o Teste de Autoavaliação de Competência Comunicativa – TACCOM.[24] O TACCOM (Quadro 8-1)[25] é formado por 20 itens selecionados a partir de mais de 400 entrevistas com executivos em posições de destaque, coletados em entrevistas de processo de recolocação profissional. Embora não seja um instrumento validado, é considerado uma estratégia de reflexão útil e pode ser usado como diagnóstico de comunicação e indicativo de ações para melhorar as habilidades de fala e escuta. As 10 primeiras questões desse instrumento exploram mais diretamente as habilidades de fala e as 10 seguintes, as de escuta. Os bons comunicadores, que têm consciência do impacto de sua comunicação sobre o outro e já desenvolveram vários aspectos da comunicação, seja por experiência ou treinamento, apresentam 16 ou mais respostas assinaladas com **sim**. Os itens assinalados com **mais ou menos** indicam uma oportunidade para investir, seja para melhorar a qualidade do aspecto ou sua ocorrência; respostas com **não** devem ser encaradas como um convite para modificar ativamente o tópico em questão e, finalmente, **não sei** requer uma reflexão a respeito do que foi questionado, podendo-se pedir ajuda a colegas para trazer mais clareza ao item. Valores iguais ou acima

**Quadro 8-1.** Teste de Autoavaliação da Competência na Comunicação TACCOM[25]

Nome:_____ Data: ___/___/____

Leia atentamente cada afirmativa e assinale a intensidade com que concorda ou discorda dela.

| | | | | |
|---|---|---|---|---|
| 1. Você consegue captar e manter a atenção do ouvinte? | Sim | Mais ou menos | Não | Não Sei |
| 2. Sua voz é boa e expressiva? | Sim | Mais ou menos | Não | Não Sei |
| 3. Você fala claro, com boa dicção? | Sim | Mais ou menos | Não | Não Sei |
| 4. Você acha fácil influenciar os outros com sua comunicação? | Sim | Mais ou menos | Não | Não Sei |
| 5. As pessoas lembram-se do que você disse? | Sim | Mais ou menos | Não | Não Sei |
| 6. Os outros deixam você falar, sem interrompê-lo? | Sim | Mais ou menos | Não | Não Sei |
| 7. Você aproveita as oportunidades de comunicação? | Sim | Mais ou menos | Não | Não Sei |
| 8. Os outros aceitam suas sugestões, críticas ou *feedback* (opinião sua sobre os outros)? | Sim | Mais ou menos | Não | Não Sei |
| 9. Você procura melhorar a sua comunicação pessoal? | Sim | Mais ou menos | Não | Não Sei |
| 10. Você usa a comunicação como parte do seu *marketing* pessoal? | Sim | Mais ou menos | Não | Não Sei |
| 11. Você deixa o outro falar sem interrompê-lo? | Sim | Mais ou menos | Não | Não Sei |
| 12. Você presta atenção na mensagem verbal e não verbal do que é dito (voz, linguagem corporal e gestos)? | Sim | Mais ou menos | Não | Não Sei |
| 13. Você assume o que diz? | Sim | Mais ou menos | Não | Não Sei |

*(Continua.)*

**Quadro 8-1.** *(Cont.)* Teste de Autoavaliação da Competência na Comunicação TACCOM[25]

| | | | | |
|---|---|---|---|---|
| 14. Você focaliza a atenção na pessoa interlocutora (evitando ouvir conversas paralelas)? | Sim | Mais ou menos | Não | Não Sei |
| 15. Você mantém a atenção no discurso da outra pessoa (evitando distrair-se com seus próprios pensamentos)? | Sim | Mais ou menos | Não | Não Sei |
| 16. Você responde diretamente ao que é perguntado (sem rodeios)? | Sim | Mais ou menos | Não | Não Sei |
| 17. Você mostra interesse no que está sendo dito, por meio do olhar, postura ou sinais de apoio e aprovação? | Sim | Mais ou menos | Não | Não Sei |
| 18. Você repete os pontos importantes do que foi dito para se certificar que compreendeu bem? | Sim | Mais ou menos | Não | Não Sei |
| 19. Você procura memorizar fatos importantes e características da pessoa interlocutora? | Sim | Mais ou menos | Não | Não Sei |
| 20. Você recebe bem críticas, sugestões ou *feedback* (opinião dos outros sobre você)? | Sim | Mais ou menos | Não | Não Sei |

**Como calcular e compreender seus resultados:**
Conte 1 ponto para cada resposta e analise os resultados. A resposta SIM indica um aspecto positivo; MAIS OU MENOS é uma oportunidade para investir; NÃO é um convite para você modificar urgentemente o tópico em questão e, finalmente, NÃO SEI requer que você reflita a respeito do que foi questionado.
Os bons comunicadores apresentam 16 ou mais respostas assinaladas com "SIM". As questões de 1 a 10 exploram sua habilidade de falar, enquanto as questões de 11 a 20 analisam sua habilidade de escutar; veja em qual modalidade você deve investir para melhorar sua comunicação. O bom comunicador não é apenas um bom falante, mas também um bom ouvinte. Lembre-se que esse é um instrumento exploratório de autopercepção e, portanto, não necessariamente o que o outro avalia sobre você. Confirme sua percepção com a avaliação de colegas sobre você.
Conclusão do teste:

| Tipo de resposta | Sim | Mais ou menos | Não | Não sei |
|---|---|---|---|---|
| Pontos | | | | |

Pontuação de Fala (questões de 1 a 10) e de Escuta (questões de 11 a 20):

| Habilidade | Sim | Mais ou menos | Não | Não sei |
|---|---|---|---|---|
| Fala | | | | |
| Escuta | | | | |

de 16 pontos indicam elevada autoavaliação da competência comunicativa e geralmente são encontrados na alta gestão, quando se tem a consciência do impacto da comunicação e já foram desenvolvidos diversos aspectos. Valores entre 14 e 16 indicam boa competência; valores entre 10 e 14, principalmente para pessoas em início de carreira, indicam aspectos em desenvolvimento e, finalmente, valores menores que 10 indicam provável posição operacional, em que a comunicação não é o foco do trabalho; contudo, também podem ser encontrados em pessoas com elevada autocrítica e tendência a escolher **mais ou menos** em muitas respostas.

O TACCOM produz um resultado de autopercepção, portanto, não corresponde, necessariamente, à percepção do outro sobre quem fala. Um exercício de desenvolvimento para uma comunicação consciente é comparar a autopercepção com a percepção do outro, ajustando o que for necessário. Podem ser verificadas diferenças entre as dificuldades percebidas pelo falante e pelos ouvintes, seja nos aspectos emocionais como nos componentes específicos da comunicação e, de modo geral, os falantes sobrestimam as manifestações negativas fisiológicas e emocionais nessa situação.[20]

A maioria das pessoas tem alguma consciência sobre o quanto seu modo de falar inspira os outros e influencia as decisões que são tomadas. Porém, o que geralmente não é claro, é que a escuta tem tanto valor ou até maior importância que a fala para o desenvolvimento da competência comunicativa. Um bom falante é, acima de tudo, um ouvinte atento e a escuta deve ser privilegiada para se obter mais informação, mais colaboração, reforçar laços sociais e promover conexão social. O TACCOM é um instrumento diagnóstico e direciona a ação para o trabalho sobre aspectos específicos, sejam formais, de voz e fala, atitudinais, como prestar atenção genuína do que disse, de linguagem, como responder diretamente ao que é perguntado, ou de escuta, como lembrar-se de elementos importantes do interlocutor.

## IMPORTÂNCIA DA VOZ NA SITUAÇÃO DE FALAR EM PÚBLICO

A voz tem papel de grande importância na situação de falar em público, pois é o elemento carregador da mensagem, o que impacta diretamente o ouvinte, transmitindo não somente o conteúdo linguístico, mas também revelando elementos essenciais sobre quem fala, características emocionais, sociais e situacionais que interferem na efetividade da transmissão e na aceitação do comunicador.

Comunicar-se com uma voz clara, limpa e bem modulada facilita a compreensão da mensagem por parte dos ouvintes e favorece uma avaliação mais positiva sobre o falante. Por outro lado, ouvintes respondem com uma atitude mais negativa a vozes com desvios como rugosidade, soprosidade e tensão; um estudo revelador,[26] em que 74 ouvintes leigos, sem nenhuma informação sobre falantes, avaliaram 6 vozes disfônicas e 6 não disfônicas, em 12 itens bipolares, comprovou a presença de atitudes negativas em relação às vozes desviadas em todas as escalas, sendo as mulheres com problemas vocais ainda mais penalizadas nos julgamentos feitos a partir das amostras vocais. Homens disfônicos foram caracterizados como portadores de traços de personalidade negativos, considerados menos atraentes, menos potentes, mais agressivos e tensos; além disso, também foram avaliados como sendo menos agradáveis e confiáveis.

Especificamente no mundo das organizações, **comunicar-se como um vencedor** é uma busca consciente para o desenvolvimento da habilidade de falar em público. Um estudo de 120 apresentações de executivos, feita por uma empresa de análise de dados no mundo das organizações, comparou medidas acústicas extraídas de gravações com a análise de 10 especialistas e 1.000 ouvintes. A principal conclusão foi que a qualidade da voz se revelou responsável por 23% das avaliações positivas e o conteúdo da mensagem por menos da metade, 11%, sendo apontados como outros fatores a paixão, o conhecimento e a presença. Desta maneira, o som da voz tem grande valor no impacto da situação de falar em público e indivíduos com vozes graves são percebidos como tendo maior capacidade de liderança e tem mais sucesso em obter posições hierarquicamente superiores nas empresas.[27] Vozes graves são ainda associadas a indivíduos mais competentes, persuasivos, confiantes e confiáveis.[28-30] Fatores de sucesso evolucionário podem estar relacionados com essa percepção de sucesso, já que vozes graves são associadas a indivíduos física e socialmente mais dominantes,[31,32] julgados como sendo mais atraentes,[33] com maior número de acasalamentos[34] e pais de maior número de crianças.[35]

Um estudo recente analisou a associação entre vozes graves e sucesso no mercado de trabalho, especificamente em CEOs homens, e verificou que há um importante papel na frequência da voz na liderança.[36] Da análise de 792 trechos de fala de vídeos disponíveis no portal da Thomson Reuters e do YouTube, de 1.500 executivos de companhias listadas na *Standard & Poors*, conclui-se uma associação entre voz mais grave e executivos de companhias maiores, com mais estabilidade na função, salários mais vantajosos e maiores compensações financeiras anuais. Desta forma, há um efeito financeiro de se ter uma voz mais grave no sexo masculino; mulheres não foram estudadas pelo fato de a amostra ser muito pequena, mas a provável relação entre a voz da mulher não diz respeito à imagem de vencedora ou de maior sucesso financeiro, mas de exercício de controle de ambiente. O estudo é meramente uma análise de associação e deve-se destacar a possibilidade de fatores de interferência, como a já comprovada associação entre estatura física e liderança.[37-39] Embora a comunicação na gestão de pessoas e, de modo particular, o som da voz tenha um papel reconhecido na liderança, ser líder requer o desenvolvimento de habilidades complexas que não podem ser reduzidas aos aspectos de estatura física ou ao som da voz.

A voz também apresenta relação com a personalidade dos falantes. Essa relação é antiga e vem ganhando cada vez mais importância. Indivíduos tímidos têm maior percepção da desvantagem vocal quando comparados aos não tímidos,[40] inclusive os profissionais da voz,[41,42] acostumados com a tarefa de falar em público. É comum que os tímidos tenham como desafio ser ouvidos e entendidos, iniciar e estruturar uma conversa. A timidez reflete uma dificuldade de comunicação, associada a um sentimento de baixo desempenho e um julgamento social negativo de fala. Desta forma, a timidez pode ser considerada um fator de confundimento para percepção de desvantagem vocal.[41]

Desenvolver uma boa voz, transmitir uma mensagem de modo controlado e atraente, com pausas e elementos de expressividade, coordenar a respiração com a fala e fazer contato genuíno com o ouvinte são características que podem ser desenvolvidas em treinamento fonoaudiológico. Especificamente quanto à qualidade da voz, o estresse da situação de falar em público elicia, comumente, respostas cardiovasculares e um aumento significante da atividade da musculatura intrínseca da laringe.[43] Na maioria dos indivíduos avaliados houve resposta da musculatura da laringe em relação ao estresse em uma situação de falar em público, com avaliação do rendimento na tarefa, com ativação do músculo cricoaritenóideo posterior (CAP; abdutor da laringe e responsável pela respiração), ao mesmo tempo em que ocorre ativação do complexo tireoaritenóideo-cricoaritenóideo lateral (TA: adutor da laringe e responsável pelo encurtamento das pregas vocais e produção dos sons graves e CAL: adutor e responsável pelo fechamento da glote anterior), movimentos antagônicos. Esse estudo ofereceu uma evidência experimental de que muitos indivíduos são laringorreatores na presença do estressor de falar em público, podendo haver uma forma de adução semelhante a um esfíncter ou abdução parcial da musculatura laríngea, com impacto vocal negativo.

Organizar seu discurso, praticar o texto antes da situação, fazer exercícios de atenção plena e de relaxamento dinâmico, com foco principal na cintura escapular e laringe, realizar um programa de aquecimento vocal são estratégias que podem ser facilmente implementadas para lidar com o desafio de falar em público e com o medo não fóbico, promovendo controle emocional e motor da fala, favorecendo melhor rendimento nessa tarefa.

## CONCLUSÃO

Falar em público com finalidade profissional é um desafio frequente no mundo das organizações, principalmente nas carreiras executivas. Manifestações de ansiedade, nervosismo e alterações de respiração, voz e fala são esperadas nessa situação e fazem parte do medo não fóbico, natural em situações estressantes. Contudo, quando tais alterações impactam negativamente o rendimento e causam prejuízos na funcionalidade do indivíduo, podem atingir uma condição clínica passível de intervenção psicológica. A Fonoaudiologia tem contribuições valiosas a oferecer para melhorar o rendimento nessa situação específica de comunicação, tanto no que diz respeito à construção da mensagem em si a ser veiculada, como no controle dos aspectos da fala e da escuta que favorecem uma comunicação eficiente.

## REFERÊNCIAS BIBLIOGRÁFICAS

1. Ruben RJ. Redefining the survival of the fittest: communication disorders in the 21st century. Laryngoscope. 2000;110:241-5.
2. Watzlawick P, Beavin JH, Jackson DJ. Pragmática da Comunicação Humana. São Paulo: Editora Cultrix, 1967.
3. Gordon E. The brain revolution: how to train new brain habits. Dog Ear Publication, 2014:124.
4. Pedrotti CA, Behlau M. Recursos comunicativos de executivos e profissionais em função operacional. CoDAS. 2017:29(3):e20150217.
5. Dwyer KK, Davidson MM. Is public speaking really more feared than death? Communic Res Rep. 2012;29:99-107.
6. Wallechinsky D, Wallace I, Wallace A. O livro das listas. São Paulo: Record, 1977.
7. Furmark T, Tillfors M, Everez P, et al. Social phobia in the general population: prevalence and sociodemographic profile. Soc Psychiatry Epidemiol. 1999;34:416-24.
8. Geer JH. The development of a scale to measure fear. Behav Res Ther. 1965;3:45-53.
9. Hofmann SG, DiBartolo PM. An instrument to assess self-statements during public speaking: scale development and preliminary psychometric properties. Behav Ther. 2000;31:499-515.
10. Osório FL, Crippa JA, Loureiro SR. Aspectos Cognitivos do falar em público: validação de uma escala de autoavaliação para universitários brasileiros. Rev Psiq Clin. 2012;39(2):48-53.
11. Stein MB, Chavirab DA. Subtypes of social phobia and comorbidity with depression and other anxiety disorders. J Affect Disord. 1998;50(1):S11-S16.
12. Almeida AAF, Behlau M, Leite JR. Correlação entre ansiedade e performance comunicativa. Rev Soc Bras Fonoaudiol. 2011;16(4):384-9.
13. DSM-V. Manual diagnóstico e estatístico de transtornos mentais: DSM-V-TR. Porto Alegre: Artes Médicas, 2014. p. 202.
14. Bunch G. Immigrants students, English language proficiency and transitions from high school to community college. In: Wiley TG, Lee JS, Rumberger RW (Eds.). The education of language minorities immigrants in the United States. Bristol, Multilingual Matters, 2009.
15. Chomsky N. Aspects of the Theory of Syntax. Cambridge, MA: MIT Press, 1965.
16. Canale M, Swain M. Theoretical bases of communicative approaches to second language teaching and testing. Applied Linguistics. 1980;1:1-47.
17. Breakey LK. Fear of public speaking — The role of the SLP. Semin Speech Lang. 2005;26:107-17.
18. Ugulino ACN. Autoavaliação do Comportamento Comunicativo ao Falar em Público nas Diferentes Categorias Profissionais [dissertação de Mestrado]. São Paulo: Universidade Federal de São Paulo, 2014.
19. Bodie GD. A racing heart, rattling knees, and ruminative thoughts: defining, explaining, and treating public speaking anxiety. Commun. Educ. 2010;59:70-105.
20. Goberman AM, Hughes S, Haydock T. Acoustic characteristics of public speaking: Anxiety and practice effects. Speech Communication. 2011;53:867-876.

21. Hancock AB, Stone MD, Brundage SB, Zeigler M. Public speaking attitudes: does curriculum make a difference? J Voice. 2010;24(3):302-7.
22. Borrego MCM. Proposta de atuação fonoaudiológica para estudantes de comunicação: efeitos de dois tipos de treinamento [tese]. São Paulo: Universidade Federal de São Paulo, 2017.
23. Borrego MCM, Behlau M. Proposta de atuação fonoaudiológica para estudantes de comunicação: efeitos de dois tipos de treinamento [abstract]. In: XXV Congresso Brasileiro de Fonoaudiologia [Internet]; Salvador, 2017.
24. Behlau M. Teste de Autoavaliação da Competência Comunicativa [Internet], 2002.
25. Behlau M, Ugulino ACN. Autoavaliação do comportamento comunicativo ao falar em público nas diferentes categorias profissionais. In: Anais do 22º Congresso Brasileiro de Fonoaudiologia; Joinville, SC: Sociedade Brasileira de Fonoaudiologia [Internet], 2014.
26. Amir O, Levine-Yundof R. Listener's attitude toward people with dysphonia. J Voice. 2013;27:524.e1.10
27. Tigue C, Borak D, O'Connor J, et al. Voice pitch influences voting behavior. Evolution and Human Behavior [Internet]. 2011;33:210-6.
28. Apple W, Streeter LA, Krauss RM. Effects of pitch and speech rate on personal attributions. J Pers Soc Psicologia. 1979;37:715-27.
29. Burgoon JK, Buller DB, Woodall WG. Nonverbal communication: The unspoken dialogue. New York: McGraw-Hill, 1996.
30. Klofstad CA, Anderson RC, Peter S. Sounds like a winner: voice pitch influences perception of leadership capacity in both men and women. Proc R Soc. B. 2012;279:2698-704.
31. Puts DA, Gaulin SJC, Verdolini K. Dominance and the evolution of sexual dimorphism in human voice pitch. Evolution and Human Behavior. 2006;27:283-96.
32. Puts DA, Hodges CR, Cárdenas RA, Gaulin SJC. Men's voices as dominance signals: vocal fundamental and formant frequencies influence dominance attributions among men. Evolution and Human Behavior. 2007;28:340-344.
33. Feinberg D, Jones B, Little A, et al. Manipulations of fundamental and formant frequencies influence the attractiveness of human male voices. Animal Behavior [Internet]. 2005;69:561-8.
34. Hodges-Simeon CR, Gaulin SJC, Puts DA. Voice correlates of mating success in men: examining contests versus mate choice modes of sexual selection. Archives of Sexual Behavior [Internet]. 2011;40(3):551-7.
35. Apicella C, Feinberg D, Marlowe F. Voice pitch predicts reproductive success in male hunter-gatherers. Biology Letters [Internet]. 2007;3:682-4.
36. Mayew WJ, Parsons CA, Venkatachalam M. Voice pitch and the labor market success of male chief executive officers. Evolution & Human Behavior. 2013;34:243-8.
37. Case A, Paxson C. Stature and status: Height, ability and labor market outcomes. J. Political Econ. 2008;116(3):499-532.
38. Lindqvist E. Height and leadership. The Review of Economics Statistics [Internet]. 2012;94:1191-6.
39. Rendall D, Vokey JR, Nemeth C. Lifting the curtain on the wizard of Oz: Biased voice-based impressions of speaker size. J Exp Psychol Hum Percept Perform. 2007;33:1208-19.
40. Behlau M, Borrego MCM, Madazio G. Influência da timidez na desvantagem vocal percebida. In: Anais do 23º Congresso Brasileiro e 9º Congresso Internacional de Fonoaudiologia; 2015; Salvador, BA: Sociedade Brasileira de Fonoaudiologia [Internet], 2015.
41. Fernandes G, Madazio G, Vaiano T, Behlau M. A influência da timidez na desvantagem vocal percebida em profissionais da voz. In: Anais do 26º Congresso Brasileiro, 3º Congresso Ibero-americano de Fonoaudiologia e 6º Congresso Sul-Brasileiro de Fonoaudiologia; 2018; Curitiba, PR. Curitiba: Sociedade Brasileira de Fonoaudiologia, 2018.
42. Gimenez S, Madazio G, Zambon F, Behlau M. Influência da timidez na desvantagem vocal percebida em professores. CoDAS. 2019.
43. Helou LB, Rosen CA, Wang W, Verdolini-Abbott K. Intrinsic laryngeal muscle response to a public speech preparation stressor. J Speech Lang Hear Res. 2018;61(7):1525-43.

# PAPEL DO FONOAUDIÓLOGO NA COMUNICAÇÃO E LIDERANÇA

CAPÍTULO 9

Juliana Algodoal ▪ Leny Kyrillos ▪ Vanessa Pedrosa

## INTRODUÇÃO

Comunicar-se profissionalmente com eficiência, competência e qualidade tem sido uma das características cuja atenção já começa durante o processo seletivo para uma vaga de trabalho e é motivo de grande preocupação para todos que atuam no mercado, especialmente para lideranças que visam engajar suas equipes, entre outras.[1]

Boa parte da mão de obra dos dias atuais é composta apenas por pessoas que se comunicam, sendo que os líderes são essencialmente comunicadores. É de sua responsabilidade transmitir orientações para suas equipes e, também, levá-las a atingirem o objetivo determinado pela área e/ou pela empresa. São profissionais que passam o dia em reuniões, apresentações e demais tarefas e que visam transmitir a imagem da empresa para o mercado.[2]

Quando falamos sobre comunicação e liderança, neste capítulo, estamos nos referindo a líderes em diversos níveis, não somente a *C-Levels* que são chamados dessa forma por estarem no primeiro escalão dentro das empresas. O público-alvo de atuação fonoaudiológica em nossa experiência são os profissionais que atuam com e para equipes de diversos tamanhos e que têm a responsabilidade de fazer a empresa se movimentar, independentemente de nível hierárquico.

Nossa proposta se aplica a todo tipo de empresa, isto é, líderes que atuam desde as microempresas ou *startups*, até grandes empresas dos mais diversos mercados, como financeiro, farmacêutico e varejista, entre outros. Todos podem se beneficiar do apoio oferecido pela fonoaudiologia com foco em comunicação aplicada à liderança.

A demanda pode ocorrer de diversas formas, sendo que pode ser interna, isto é, o próprio profissional deseja ou sente necessidade de aperfeiçoar a comunicação, ou externa, quando alguém da empresa sugere que seja feito um trabalho de aperfeiçoamento da comunicação do líder.

Diversos profissionais atuam com o aperfeiçoamento e o desenvolvimento da comunicação. O fonoaudiólogo, por ter formação diferenciada, é mais qualificado para a realização do trabalho, pois tem conhecimento profissional técnico relacionado com a produção da fala (voz e estruturas físicas, por exemplo) e à construção da melhor forma de organizar as mensagens (linguagem, por exemplo).

Nossa atuação baseada na experiência que temos nessa área é fruto de estudos intensos e da prática profissional de mais de 30 anos de cada uma de nós. Nossos estudos sobre comunicação englobam uma visão ampla, com formações complementares nas áreas de neurociências, jornalismo, prática com base em evidências, linguística, semiótica, *coaching*, liderança e antropologia, entre outros.

O trabalho com este tipo de público é bastante diferenciado por tratar-se de um grupo extremamente exigente, que, inclusive, geralmente já teve acesso a outros tipos de intervenção na área da comunicação e tem muito repertório corporativo e cultural. Além disso, são pessoas com vasta experiência profissional, que esperam e exigem que o profissional que vai fazer esse trabalho seja altamente capacitado, tanto em termos de experiência, conhecimento corporativo e cultural, como em termos de titulação acadêmica. Há que se considerar, também, a necessidade de nossa habilidade de controle emocional e autoconhecimento. É fundamental buscar atualização constante, ampliar nossa visão e nossa escuta para áreas de estudo correlatas e, principalmente, buscar nosso desenvolvimento como comunicadoras, já que somos modelos e referência para quem nos contrata. Todo esse cuidado também deve-se refletir na forma com que apresentamos nossas propostas de trabalho, incluindo o investimento financeiro solicitado que deve estar de acordo com as normas de mercado.

A comunicação sob o ponto de vista do trabalho fonoaudiológico envolve identificar e aprimorar as condições de expressividade. Quando nos comunicamos, construímos percepção. Isso ocorre de modo rápido, inconsciente, e gera reação! A impressão geral que causamos é o resultado de um trio de recursos: verbais, não verbais e vocais.[2]

Para entender a importância dos sinais verbais, não verbais e vocais no processo de comunicação, e o impacto de cada um deles, Albert Mehrabian conduziu pesquisas na UCLA em 1967 e apresentou resultados que até hoje são referências nos estudos sobre a influência das emoções na comunicação. Seus estudos, porém, foram mal interpretados e até hoje é necessário lembrar que os experimentos dele tinham intenção de mostrar como as emoções eram comunicadas, e não como elas eram percebidas. Ele identificou que, quando em desacordo, as mensagens emocionais transmitidas representam 7% de recursos verbais, 38% de recursos vocais e 55% de linguagem corporal. Importante destacar que essa pesquisa é clássica e tem relevância especialmente quando não há congruência entre o conteúdo que é falado, a forma da comunicação e a emoção associada.[3]

Nossa atuação tem foco no desenvolvimento da expressividade e no uso coerente dos três grupos de recursos.

Recursos verbais têm relação com a escolha das palavras, com o modo como organizamos as frases e com as expressões verbais que utilizamos. Recursos não verbais compõem a nossa imagem e se trata de um conceito bem amplo: inclui nosso ambiente, as roupas e acessórios que utilizamos e como o nosso corpo se comporta, isto é, expressão facial, postura corporal, uso de gestos, direcionamento do olhar e meneios de cabeça. Recursos vocais têm a ver com o modo como falamos: tom da voz, intensidade, velocidade de fala e o modo como articulamos as palavras. Reforçamos que o ideal é que os três recursos de comunicação sejam coerentes entre si, estejam sempre harmônicos: palavra, corpo e voz. Quando isso não ocorre, os não verbais preponderam e nos entregam! Isso porque, como se manifestam de modo mais intuitivo, temos menos possibilidades de interferência, o que os torna com maior carga de credibilidade.[2,4]

Dale Carnegie Training, "as cinco habilidades essenciais do relacionamento – como se expressar, ouvir os outros e resolver conflitos".[5-7]

Todas essas características da comunicação, desenvolvidas e coerentes, permitem que o profissional seja identificado em seu ambiente de trabalho como um bom comunicador. São recursos que um líder acessa para engajar as pessoas, vender ideias e produtos, inspirar e se relacionar. Isso pode ser percebido pela sua simples presença. Essas habilidades fazem parte da marca do indivíduo e devem ser ponto de atenção e cuidado do fonoaudiólogo que vai atuar com foco em comunicação para liderança.[8-11]

## A EVOLUÇÃO DO TRABALHO

Em nossa atuação consideramos que liderança é o processo de influenciar pessoas para a realização de um objetivo comum.

O conceito de liderança vem-se modificando de forma acentuada no decorrer do tempo. Saímos da fase do poder definido pelo crachá, quando valia a máxima **quem pode manda, quem tem juízo obedece**, para a era da busca pela conquista da autoridade verdadeira. O líder precisa liderar pelo exemplo, com base em crenças, valores e propósitos claramente demonstrados aos seus liderados. É necessário convencer as pessoas por meio de sua conduta, estimular seus liderados a pensar de modo aberto e decidir colaborar de maneira espontânea, envolvida e de acordo com os preceitos da empresa que ele representa. Esse líder precisa ser motivador, acolhedor, continente, presente e, principalmente, coerente com aquilo que acredita e demonstra. Para dar conta dessa tarefa desafiadora, é fundamental comunicar-se bem! Não à toa, a comunicação vem sendo considerada uma das competências mais buscadas nos processos de seleção para cargos que envolvem liderança.[12] São fundamentais a demonstração da autenticidade e da verdade, e a coerência entre o discurso e as ações, demonstrada claramente por meio da comunicação com harmonia plena na utilização dos recursos verbais, não verbais e vocais.[13]

A revista Você S/A, especializada em temas sobre mercado de trabalho, trouxe uma matéria da jornalista Caroline Marino em junho de 2015,[14] descrevendo a troca do modelo tradicional de liderança, com sua estrutura hierárquica e decisões centralizadas, por um formato em que as pessoas se sentem envolvidas e responsáveis pelos resultados. Nessa proposta o conceito de líder tradicional muda para o conceito de líder facilitador. Na prática, tem a ver com dizer o que precisa ser feito e deixar que a equipe defina o como. Significa compartilhar o processo de tomada de decisões, dar suporte, remover obstáculos para a equipe agir. Ao contrário da atitude autoritária, tem a ver com dar maior autonomia e inspirar; ao contrário de omitir informações, tem a ver com ser transparente, sempre![14-19]

Este conceito já vinha se impondo de maneira crescente nos últimos anos.[20] O advento da pandemia ocasionada pelo coronavírus, porém, agilizou e escalonou esse processo. A busca pela liderança humanizada, com atenção às necessidades e fragilidades dos grupos de trabalho e de seus líderes, passou a ser a única forma das empresas lidarem com as suas questões e demandas.[21] Para que essa nova proposta se efetive, é fundamental que o líder saiba se comunicar. Há que ser capaz de transmitir com clareza as suas mensagens, sua visão, seus valores. A partir dessa comunicação efetiva, com a garantia de que houve compreensão plena, seus liderados poderão agir com liberdade e responsabilidade, revertendo sua ação em resultados ágeis e contundentes.

A comunicação é a competência mais requerida aos gestores das maiores corporações do mundo; dominá-la é decisivo no destino da carreira da maioria dos executivos. Um estudo feito durante 17 anos analisou a personalidade e o comportamento de 4.500 executivos das 500 maiores companhias para saber o que havia em comum entre eles e o que os diferenciava dos demais colaboradores. Três qualidades se destacaram em todos os líderes: equilíbrio, flexibilidade e comunicação! Quanto mais um profissional ascende na carreira, mais se valorizam as suas características pessoais, e, dentre elas, a comunicação é considerada o primeiro critério de desempate para a escolha de profissionais com perfis de formação técnica semelhante.[2]

Mais recentemente, o LinkedIn fez um levantamento de 11 milhões de vagas ocupadas durante a pandemia e apontou as 10 habilidades mais buscadas. Entre elas 8 eram comportamentais, também conhecidas por *soft skills*, sendo que a primeira mais procurada é a **comunicação**.

Descreveremos, a seguir, algumas possibilidades de atuação que realizamos junto a esse público.

## AVALIAÇÃO E AUTOAVALIAÇÃO

Como em todo processo de desenvolvimento, há necessidade de analisarmos, em conjunto com o profissional, quais são as qualidades a serem reforçadas e os pontos a serem desenvolvidos.

Na construção dessa análise comparativa utilizamos dois caminhos, um deles indicado pelo fonoaudiólogo e, com igual importância, a autoavaliação do profissional alvo da intervenção.

A primeira parte do processo é a avaliação da comunicação. Quando atuamos junto a um líder temos que ter a consciência de que se trata de um processo delicado e complexo que requer identificação das potencialidades e das demandas. As etapas da avaliação dependerão da demanda recebida. A ferramenta fundamental é uma minuciosa entrevista inicial em que escutamos as necessidades, desejos e objetivos do profissional e/ou da empresa.

Outro ponto importante é a origem da demanda, pois há casos em que é pessoal e há outros cuja necessidade é identificada pela empresa. Este detalhe muda muito nossa abordagem ao avaliarmos, com foco maior no profissional ou nos representantes da empresa, dependendo da origem da demanda. Nem sempre o líder tem a percepção de que há problemas em sua comunicação. Nesse caso é preciso ter cuidado com nossa análise e com a abordagem que adotaremos.

Iniciamos nossa avaliação, então, por meio de uma boa entrevista, tradicionalmente chamada de anamnese. Nela descrevemos dados sobre a identificação do profissional como idade, local de nascimento, formação e aprendizado de idiomas, entre outros. Em seguida pedimos que o profissional fale sobre como percebe sua comunicação, quais são seus pontos fortes e quais são os que ele acredita que precisam melhorar e porque deseja essa mudança. Essa questão permite que tenhamos uma ideia clara de como o profissional se vê e, também de como é visto. Questionamos também quais são as situações de comunicação mais comuns, e como ele avalia o seu desempenho em cada uma delas. Um ponto importante a ser questionado é sobre sua eficiência – ou não – em se comunicar. Aqui abordamos a clareza da comunicação, a disposição em ouvir o outro, a capacidade de adequar as informações ao tempo que tem disponível e ao público-alvo ajustando mensagem e objetivos de fala. Além disso questionamos a respeito de hábitos de vida como atividade física, consumo de fumo, álcool e outras atividades realizadas, inclusive as que envolvam comunicação. Questionamos também sobre saúde geral, uso de medicação e qualidade do sono, entre outros.[22]

A partir da anamnese já temos uma descrição clara do perfil do profissional e de sua demanda, bem como da expectativa existente em relação ao nosso trabalho e o desenvolvimento dele. A avaliação deve ser objetiva e descritiva de seu comportamento e de suas habilidades comunicativas. São essas descrições que definirão os objetivos a serem trabalhados.

Alguns critérios são essenciais e devem ser analisados durante a avaliação e por todo o tempo: discurso como um todo, expressividade, adequação da fala ao contexto, ao interlocutor e ao tipo de uso da fala. Analisamos aspectos referentes aos três grupos e recursos: verbais, não verbais e vocais.

Na análise do discurso e da forma como o líder fala é necessário que o fonoaudiólogo faça uma avaliação técnica com base em sua experiência, sem julgamento ou imposição de qualquer padrão de fala. Respeitar que cada um tem um estilo de se comunicar é atual, moderno e combinado com a valorização da diversidade no mundo contemporâneo.

É necessário considerar o comportamento do falante sempre relacionando com seu público, seus objetivos como comunicador e suas posições corporativas atuais e pretendidas. Há a necessidade de avaliar o profissional em diferentes contextos de fala, como uma negociação ou uma exposição, por exemplo.

Um tipo de improviso bastante comum e que é utilizado especialmente por *startups* é o *elevator pitch*, isto é, um discurso que deve ser falado em curto espaço de tempo (entre 30 segundos e 2 minutos) para **vender** uma ideia ou sua imagem, para um público de interesse. Nesse caso há muito ensaio e preparação para que o improviso seja eficiente.[13,23]

À medida que ganhamos experiência nesse tipo de atendimento, nossa observação se torna mais ágil e ampla.

O uso de protocolos para avaliação da expressividade sempre foi um grande desafio. O fonoaudiólogo precisa apresentar esclarecimentos e explicações para cada tópico avaliado, especialmente quando o público-alvo é de líderes experientes. Para a nossa prática, estudamos e nos atualizamos sempre, fazemos constantes alterações na forma de avaliar, de analisar e de entender cada aspecto da avaliação da expressividade. Acreditamos que é uma forma de valorizar o conteúdo trazido pelo profissional e, também, todo o conhecimento científico, base do trabalho desenvolvido. Observamos que, com o tempo, fonoaudiólogos mais expostos a esse tipo de interação conseguem uma observação qualitativa muito mais abrangente e completa, contemplando o conjunto de características que define a construção de percepção que o profissional gera em seu público. É necessário, porém, considerar que a organização didática dos elementos a serem observados é de grande valia para colegas menos experientes, e para a validação de comparações e estudos. Assim, sugerimos o uso do Protocolo de Avaliação da Expressividade descrito no Quadro 9-1, adaptado de Kyrillos L, Tratado de Fonoaudiologia,[24] que pode ser acrescido de questões relacionadas com a linguagem e com o discurso utilizados durante a avaliação inicial da comunicação de cada líder.

A avaliação do protocolo descrito no Quadro 9-1 já está explicada detalhadamente em outras publicações, por isso, e com o objetivo de aprofundar na temática da comunicação, seguiremos o capítulo falando sobre a forma de relacionar a avaliação fonoaudiológica com o trabalho de comunicação desenvolvido com as lideranças.

Sugerimos esse protocolo porque ele aponta aspectos com os quais trabalharemos, que podem auxiliar a direcionar e mensurar o desenvolvimento e a construção de estratégias que o cliente quer/necessita. Nem sempre todos os aspectos avaliados por nós como sendo possíveis de aperfeiçoamento serão trabalhados com o cliente, pois pode ser que ele não queira e sua opinião deve ser respeitada.

Destacamos que os protocolos de autoavaliação são muito importantes em qualquer trabalho de desenvolvimento de comunicação, pois é a demanda individual de quem nos contrata. Caso essa demanda não seja clara para nós há uma oportunidade de atuarmos inclusive nessa etapa, trazendo clareza e equilibrando demanda e expectativas com o

**Quadro 9-1.** Protocolo de Avaliação da Expressividade

**Comunicação Oral:**

Impressão geral da expressividade _____

Atrai o ouvinte e mantém o foco de atenção _____

**Transmite:**

        credibilidade ( )    clareza ( )    segurança ( )

        assertividade ( )               conhecimento do assunto ( )

Coerência: forma e conteúdo _____

**1. Aspectos da fala**

Curva melódica repetitiva: _____

Uso das ênfases

a) Critério de escolha:

Importância da palavra _____

Posição da palavra (início/meio/fim) _____

Outro_____

b) Forma:

Duração_____

Tom _____

Intensidade _____

Articulação _____

**Respeito ao padrão acentual da língua portuguesa:**

    ( ) sempre    ( ) às vezes    ( ) muitas vezes    ( ) raramente

Deslocamento acentual _____

Acento secundário _____

Como marca as tônicas?

    ( ) nas palavras    ( ) frasal

**Pausa**

    ( ) expressiva    ( ) repetitiva

    ( ) excessiva    ( ) escassa

Critério de escolha (antes de verbo, antes de preposição) _____

Restrita às regras gramaticais? _____

*(Continua.)*

**Quadro 9-1.** *(Cont.)* Protocolo de Avaliação da Expressividade

**Combinação dos sons em palavras:**

a) Elisão: _____

b) Assimilação: _____

c) Neutralização: _____

Taxa de Elocução

Varia de acordo com o conteúdo _____

Tendência a rápida/impressão causada _____

Tendência a lenta/impressão causada _____

## 2. Aspectos Vocais

Impressão geral da expressividade _____

Coerência: forma e conteúdo _____

**Qualidade vocal**

      ( ) neutra      ( ) não neutra

**Pitch**

      ( ) agudo      ( ) médio      ( ) grave

**Loudness**

      ( ) forte      ( ) médio      ( ) fraco

**Ressonância**

      ( ) equilibrada      ( ) não equilibrada

      com foco ( ) nasal      ( ) oral      ( ) laringofaríngeo

**Articulação**

( ) precisa      ( ) imprecisa      ( ) travada      ( ) exagerada      ( ) com distorções

## 3. Aspectos Corporais

Descrever: _____

Impressão geral da expressividade: _____

Coerência: forma e conteúdo _____

**Postura**

      ( ) adequada      ( ) inadequada _____

Relacionada com os assuntos? _____

Impressão: _____

**Movimentos de cabeça**

      ( ) ausentes      ( ) presentes      ( ) relacionados com as ênfases

*(Continua.)*

**Quadro 9-1.** *(Cont.)* Protocolo de Avaliação da Expressividade

**Expressão facial**

( ) movimentos musculares ausentes  ( ) presentes

Relacionados ao assunto_____

**Uso das sobrancelhas**

( ) ausente   ( ) presente   ( ) nas ênfases

Olhos

( ) expressivos   ( ) inexpressivos

Descrever: _____

Gestos articulatórios adequados ao assunto? _____

A expressão facial transmite emoção? _____

**Gestos das mãos**

( ) ausentes   ( ) presentes

( ) excessivos   ( ) aleatórios   ( ) adequados

( ) uso de posições neutras _____

( ) ocorrem nas ênfases _____

( ) desenham as palavras. Quais? _____

Ajudam a memorizar o conteúdo? _____

**4. Linguagem**

Vocabulário _____

Adequado, impróprio, jargões, uso de expressões inadequadas ao público

Tamanho das frases_____

Barreiras de linguagem _____

Organização das ideias _____

Preciso, prolixo, exageradamente objetivo, confuso, assertivo, não finaliza frases ou ideias

5. Conclusões gerais: _____

objetivo de atuar de forma muito completa, medindo a consciência e o envolvimento do cliente durante o processo.

Este mesmo protocolo pode ser aplicado no começo e no final do trabalho como forma de documentar a evolução e a satisfação do indivíduo. Sugerimos isso, pois, na atuação em empresas, há, frequentemente, a necessidade de mostrar indicadores de desenvolvimento, sendo que a comunicação tem uma medida mais subjetiva de avaliação especialmente quando se trata da evolução e do desenvolvimento da comunicação.

Além da avaliação realizada pelo fonoaudiólogo consideramos importante a aplicação de questionários de autoavaliação para ser preenchido individualmente pelo profissional. O preenchimento desse tipo de ferramenta traz dados objetivos que permitem a comparação posterior e ainda levam o profissional a refletir sobre sua comunicação.[25,26]

## PROGRAMAS DE DESENVOLVIMENTO

O trabalho fonoaudiológico pode ser feito em consultório, quando o cliente busca o atendimento para desenvolvimento pessoal, ou na própria empresa. Independentemente do local onde a sessão ocorre, podemos observar vantagens e desvantagens.

Quando o cliente busca sozinho atendimento, ele está muito disponível para autodesenvolvimento e, na maior parte das vezes, muito aberto a receber orientações, fazer os exercícios e se desafiar a promover as mudanças necessárias e propostas. As sessões em consultório promovem ao cliente mais tranquilidade, possibilidade de ser mais autêntico em sua comunicação e garantem que ele se dedique mais diretamente, sem interrupções pela rotina do trabalho. As sessões dentro da empresa podem auxiliar o fonoaudiólogo a obter percepções sobre o uso da comunicação frequentando o ambiente de trabalho do cliente, porém, é possível que ocorram interrupções ou que alguns exercícios mais ruidosos não possam ser propostos durante as sessões.

Quando a empresa faz o encaminhamento, pode ser que o indivíduo não sinta a necessidade real de aprimoramento ou a vontade de se submeter a esse processo. Uma reunião prévia realizada entre o fonoaudiólogo e pessoas da empresa como pares, líderes ou pelo próprio departamento de recursos humanos pode acontecer para auxiliar o alcance dos objetivos e as expectativas de todos os lados, bem como determinarão os objetivos a serem atingidos.

Entendemos que o trabalho proposto e descrito aqui deve respeitar os princípios práticos e éticos da fonoaudiologia. O trabalho de correlação comunicação-análise perceptivo-auditiva, acústica e visual é fundamental para traçar os objetivos em conjunto com o cliente nas diferentes situações.

Os objetivos mais comuns definidos são o desenvolvimento da expressividade da fala, da expressividade do corpo e da assertividade, bem como transmitir mais credibilidade para seus diferentes públicos, adequação da voz, superação dos receios relacionados com a exposição e demonstração de mais segurança ao se posicionar.

Muitas vezes a falta de alcance dos objetivos do profissional está relacionada com a maneira como ele lida com seus diferentes interlocutores e a própria relação dele com sua comunicação. O trabalho do fonoaudiólogo precisa considerar essas diferenças e auxiliar para que a construção da percepção seja positiva.

Com objetivo didático passaremos agora a compartilhar algumas situações comuns que podem acontecer no dia a dia de quem atua junto a esses profissionais.

## PREPARAÇÃO PARA APRESENTAÇÃO

Uma das funções exigidas do líder é a realização de apresentações para público interno e externo. Nos dois casos, nosso papel é contribuir para a construção do discurso considerando o tempo de desenvolvimento da ideia a ser apresentada, o cargo que a pessoa tem, o público-alvo e a mensagem que se deseja transmitir. É fundamental aproximar o discurso da intenção que o profissional tem.

Num mundo cada vez mais competitivo, evitar essas situações, como antes era comum, ou delegar ao colega mais extrovertido, gera percepção muito negativa. Costumamos dizer que hoje, além de sermos bons, precisamos parecer bons!

Assim, é interessante considerarmos as apresentações em público como oportunidades para atingirmos maior número de pessoas, e desse modo uma boa preparação é fundamental.

O momento da sua apresentação é o auge e a oportunidade concreta que o profissional tem de mostrar todo o primor e seu esforço para produzir um trabalho de qualidade. Este momento deve ser pensado e organizado com todo o empenho para que a dedicação seja reconhecida e o profissional possa colher os frutos de um processo complexo e intensivo.

A preparação pressupõe a atenção a três pontos:

1. *O domínio do conteúdo*: é importante estudar, pesquisar, ter a convicção de que o tema a ser abordado é bem conhecido e dominado;
2. *As questões práticas da apresentação*: preparação de material audiovisual limpo e objetivo, com *slides* simples feitos a partir de um roteiro claro dos pontos a serem abordados, da história que se pretende contar. Também deve ser considerado o controle do tempo disponível e o uso de recursos para ilustração das mensagens principais;
3. *Os cuidados com a comunicação*: adequação do vocabulário ao público-alvo, o uso dos recursos verbais, não verbais e vocais.

Considerando este contexto, as apresentações podem ter diferentes formatos e intenções, como científico, de resultados financeiros, comerciais, projetos, motivacionais, entre outros. Para cada um desses tipos de apresentações são necessárias estratégias de comunicação diferentes e cabe ao fonoaudiólogo adequar seu conhecimento ao de seu cliente e estilo.[1,6,27,28]

A boa comunicação, nesses casos, deve estar adaptada ao tipo de interlocutor, ao cargo que ele possui e ao papel social que ambos desempenham naquele momento. Em tese, falar com subordinados é mais fácil, pois o cliente tem mais informação e poder. Nesse caso, é necessário que ele adapte sua comunicação para traduzir seu conhecimento de forma agradável e compreensível, reforçando sua autoridade e não apenas o poder de seu cargo. Com os superiores, existe a necessidade de uma comunicação mais bem elaborada e de maior demonstração de conhecimento sobre aquilo que o torna especial, o que exige maior segurança. Já com os pares, há maior facilidade de trânsito, pela similaridade de formação e objetivos. Porém, a relação deve ser bem cuidada, para evitar a instalação de competição.

Há outras situações que também merecem atenção como a condução de reuniões, a realização de *feedbacks* e demais demandas específicas do profissional e de seu cargo.

A seguir apresentaremos considerações a respeito de dois contextos específicos: a liderança feminina e as relações de liderança intergeracionais.

## COMUNICAÇÃO E LIDERANÇA COM FOCO EM EQUIDADE DE GÊNERO

A comunicação da mulher é diferente da do homem e esse é um ponto de atenção que todo fonoaudiólogo que pretende atuar nessa área deve ter. As estratégias são diferentes para um e para outro, no entanto, eles convivem no mesmo ambiente profissional, por isso é necessário que tenhamos atenção, além das demandas gerais em relação ao trabalho, para que possamos construir estratégias de comunicação que levem os profissionais a se posicionarem sem vieses inconscientes.

Por um lado, ao considerarmos a comunicação da mulher no mercado de trabalho, notamos que há questões envolvendo sua forma de comunicação. O protagonismo da mulher no mercado de trabalho passa, necessariamente, pela forma como ela se comunica. Quando uma mulher se comunica da mesma forma que um homem, isto é, assertivamente e com a voz mais grave, por exemplo, pode ser julgada de maneira negativa pelos seus interlocutores, sejam eles líderes, pares ou liderados. É uma questão cultural e torna-se um desafio para o fonoaudiólogo que vai desenvolver a comunicação. É comum, por exemplo, que as mulheres escutem comentários do tipo: **deve estar de TPM**, entre outros.[29]

Trabalhos de comunicação realizados com mulheres necessariamente devem considerar que a mulher é vista de forma diferente no mercado de trabalho e que é importante ter atenção a esse ponto inclusive em relação à construção do discurso.

Muitas mulheres se queixam de ações realizadas por homens (MM360) que são batizadas com nomes em inglês como:[30]

- *Manterrupting:* homens interrompem mulheres quando estão falando;
- *Bropriating:* homens assumem ideias oferecidas por mulheres durante uma reunião de líderes, por exemplo, como sendo deles;
- *Mansplaining:* quando um homem explica algo que a mulher acabou de dizer como se o que ela disse não fosse claro.

Cabe a nós, fonoaudiólogos, atuarmos de forma construtiva para que esse tipo de pensamento seja minimizado e eliminado.

A equidade de gênero é muito atual e diversas mulheres, especialmente as líderes, se queixam de que sua voz – no sentido mais amplo – não é ouvida. Ter atenção a esse ponto quando trabalhamos com elas ajuda a identificar formas de construírem uma expressividade que as representem como desejam ser vistas no papel de líderes. Nossa busca é por desenvolvermos uma comunicação assertiva e generosa, trazendo os pontos fortes geralmente associados aos dois gêneros.[31]

## COMUNICAÇÃO E LIDERANÇA COM FOCO EM DIFERENTES GERAÇÕES

Jovens sempre foram inquietos e questionadores. As novas gerações apenas potencializaram a inquietude e os questionamentos. A longevidade da vida corporativa, com todos nós vivendo cada vez mais e tendo de nos manter nos empregos por mais tempo, tornou esta disputa de gerações mais acirrada e as diferenças muito mais evidentes. Levando em consideração as classificações geracionais, podemos dizer que, hoje, no ambiente de trabalho, dividem o mesmo espaço pelo menos três gerações: a turma do Baby Boomer, dos anos de 1940 e 1950, com seu ideal de construir um novo mundo; os céticos e tolerantes da Geração X, nascidos entre 1960 e 1970; e a mal interpretada Geração Y ou Millennium, nascida nos anos de 1980 e 1990. Em algumas empresas há também a Geração Z, de 2000/2010.

Estas diferenças intergeracionais costumam provocar inseguranças e o trabalho do fonoaudiólogo deve levar em conta esse novo tipo de demanda. O grande objetivo é aproveitar ao máximo o que cada geração pode oferecer levando para dentro da empresa o que têm de melhor: da experiência dos mais vividos às dúvidas de quem chega; do olhar superior dos mais velhos à vista desconfiada dos jovens; tudo pode ajudar na construção de novos projetos para a empresa. Fundamentalmente, será preciso garantir a genuinidade que cada tempo nos oferece, valorizando a diversidade, e instrumentalizando a comunicação de forma efetiva para que haja trocas efetivas.[2]

## TAREFAS DE COMUNICAÇÃO

Em todas as etapas do trabalho de comunicação o fonoaudiólogo pode contribuir, sendo fundamental sua participação na simulação de situações específicas com *feedbacks* direcionados. Além de todo o preparo formal da situação de comunicação, há que se dedicar também ao preparo emocional do profissional.[31] Há várias referências na literatura sobre o tema que auxiliam na compreensão do que ocorre e como podemos ajudar o profissional a enfrentar essas situações.[27]

A atuação precisa contemplar diversas situações de comunicação do cliente. São feitos registros de vídeo dessas situações de comunicação.

Os registros têm três objetivos:

1. Mostrar ao cliente, de maneira objetiva, os comportamentos que precisam ser modificados;
2. Registro do estado inicial para comparação durante a evolução do trabalho;
3. Registros para análise computadorizada da voz e da fala.

Podemos propor para o cliente diversas tarefas de comunicação:

- Fazer uma apresentação corporativa em pé, de frente para a câmera. Muitas vezes sugerimos que ele traga uma apresentação em *power point* para ser feita no dia da avaliação;
- Leitura de texto em voz alta;
- Falar de maneira improvisada sobre um tema escolhido como se fosse um discurso;
- Entrevista com perguntas e respostas sobre um tema predefinido.

O aprimoramento da comunicação de qualquer indivíduo envolve a conscientização sobre suas características. É por meio dessa autopercepção que o trabalho tem sucesso!

A abordagem junto ao profissional deve ser customizada de acordo com sua demanda e interesse. Dependendo do caso, vamos nos aprofundar mais nos aspectos vocais, adequando a produção de fala; nos não verbais, discorrendo sobre e treinando as características corporais; e nos verbais, adequando o vocabulário e orientando a organização das ideias em mensagens claras e assertivas.

É muito importante identificar o estilo de comunicação do profissional. A maneira como ele tende a se expressar, de modo mais analítico ou sintético, por exemplo, deve ser adequada às suas situações de comunicação, ao tempo que dispõe e ao alcance efetivo do lado positivo de cada estilo.

O mercado de trabalho para o fonoaudiólogo junto a esses profissionais é crescente e bastante atrativo, porém, exige muita dedicação e excelência na entrega dos resultados. Nossa formação, a atualização constante e o conhecimento abrangente são condições essenciais para nos mantermos nesse mercado diferenciado e extremamente exigente, entregando resultados de qualidade. Sugerimos, então, que você se prepare e se dedique à sua evolução e crescimento pessoal e profissional.

Sucesso para você!

## REFERÊNCIAS BIBLIOGRÁFICAS

1. Adas E, Mello S, Chequer R, Vial T. Detone – Você em alta performance nos momentos decisivos. São Paulo: Matrix; 2016.
2. Kyrillos L, Jung M. Comunicar para liderar. São Paulo: Contexto, 2015.
3. Anderson C. TED Talks – O guia oficial do TED para falar em público. Rio de Janeiro: Intrínseca; 2016.
4. Cuddy A. O poder da presença. Editora Sextante, 2016.

5. Carnegie D. As cinco habilidades essenciais do relacionamento – como se expressar, ouvir os outros e resolver conflitos. São Paulo: Companhia Editora Nacional; 2011.
6. Gallo C. TED: falar, convencer, emocionar. São Paulo: Saraiva; 2014.
7. Goman CK. A linguagem corporal dos líderes. Rio de Janeiro: Vozes; 2014.
8. Mortensen KW. QI de persuasão: dez habilidades que você precisa ter para conseguir exatamente aquilo que você quer. São Paulo: DVS; 2012.
9. Mussak E. Com gente é diferente – inspirações para quem precisa fazer gestão de pessoas. São Paulo: Integrare; 2014.
10. Fernando A. Comunicação e Persuasão – O poder do diálogo. São Paulo: DVS, 2016.
11. Gladwell MB. Blink: a decisão num piscar de olhos. Rocco; 2010.
12. Kyrillos L, Sardenberg C. Comunicação e liderança. São Paulo: Contexto, 2019.
13. Kovalick R, Kyrillos L, Gonçalves R, Borsato C. Seja Inesquecível! São Paulo: Gente; 2020.
14. Marino C. Sai o chefe, entra o facilitador. Revista Você SA. 2015:56-9.
15. Algodoal J. O valor da comunicação nas redes colaborativas. In: Saddy R. Engage for Business. São Paulo: Literare; 2019.
16. Havener T. O Mentalista – Sei o que você está pensando. Rio de Janeiro: LeYa; 2014.
17. Hunter JC. Como se tornar um líder servidor: os princípios de liderança de o monge e o executivo. Rio de Janeiro: Sextante; 2006.
18. Queiroz C. As competências das pessoas: potencializando seus talentos. São Paulo: DVS, 2008.
19. Rabbin R. Liderança invisível – O trabalho feito com a alma. São Paulo: Cultrix; 1998.
20. Hunter JC. Como se tornar um líder servidor: os princípios de liderança de o monge e o executivo. Rio de Janeiro: Sextante; 2006.
21. Rock D. Liderança tranquila: não diga aos outros o que fazer, ensine-os a pensar. Rio de Janeiro: Alta Books; 2017.
22. Barcellos G, Meira LA, Martino LMS. Berkenbrock VJ. Novo Normal? São Paulo: Vozes-Nobilis; 2020.
23. Pedrosa V. Speech-Language Pathology Services for Professional Television Broadcasters. In: Voice Training Programs for Professional Speakers: Global Outcomes. Plural Publishing, San Diego; 2017.
24. Coughter P. The Art of the pitch: persuasion and presentation skills that win business. St Martin's Press Palgrave, MacMillan; 2012.
25. Kyrillos L. Voz na televisão e no rádio. In: Fernandes F. Mendes B. Navas A (Orgs.). Tratado de Fonoaudiologia. São Paulo: Roca; 2009.
26. Behlau M. Autoavaliação da Competência na Comunicação [Internet]. CEV; 2012.
27. Gasparini G, Behlau M. Quality of life: validation of the Brazilian version of the voice-related quality of life (V-RQOL) measure. J Voice. 2009;23(1):76-81.
28. Shinyashiki R. Os segredos das apresentações poderosas. São Paulo: Gente; 2012.
29. Gallo C. Faça Como Steve Jobs. São Paulo: Lua de Papel; 2010.
30. Beard M. Mulheres e Poder. São Paulo: Editora Crítica; 2018.
31. MM360. Manterrupting, bropriating, gaslighting e mansplaining são alguns dos termos criados para sinalizar o machismo nas relações [Internet], 2016.
32. Sandberg S. Faça acontecer – Mulheres, trabalho e a vontade de liderar. São Paulo: Companhia das Letras; 2013.

# SOTAQUE: PERSPECTIVAS NA ATUAÇÃO FONOAUDIOLÓGICA

CAPÍTULO 10

Leonardo Lopes • Olavo Panseri

> *Sotaque*
> *É aquilo que na sua boca vira poesia quando você fala.*
> *É dar roupa nova pras palavras velhas.*
> *É quando o seu **erre** mais puxado me invade os ouvidos e faz o coração se encantar.*
> *É me deixar bobo falando **porta**, **verde** e **sorte**.*
> *É quando eu brinco imitando o seu jeitinho de falar.*
> *É quando a cultura se expressa pela sua voz.*
>
> Contos mal contados, de João Doederlein.

## ASPECTOS GERAIS

A demanda de clientes cujo objetivo é a modificação do sotaque é histórica na Fonoaudiologia. Seja no trabalho com indivíduos que querem aprimorar a sua comunicação em público, profissionais de Rádio e TV, atores que precisam desempenhar papéis específicos ou falantes não nativos do português brasileiro que desejam reduzir o seu sotaque estrangeiro. A temática relacionada com o sotaque é desafiadora em diferentes sentidos: exige um conhecimento teórico multidisciplinar (fonética, fonologia, sociolinguística, entre outros); uma percepção auditiva refinada por parte do fonoaudiólogo; e, o mais desafiador, está em um limite de fronteira entre as necessidades do cliente e as atitudes relacionadas com as variantes linguísticas consideradas de menor prestígio.

Nesse sentido, o objetivo desse capítulo é apresentar os princípios da abordagem fonoaudiológica no trabalho com sotaque, incluindo o processo de avaliação e o treinamento para modificação do sotaque. Sem dúvida, fazer escolhas é uma prerrogativa daquele que escreve um texto, o que não seria diferente nesse capítulo. Nós buscamos criar um espaço comum entre dois profissionais com experiências (inclusive, linguística) e formação diversificada, com atuação profissional e de pesquisa no campo do sotaque regional e sotaque estrangeiro. Dessa forma, optamos por discorrer sobre a atuação fonoaudiológica nesses dois campos, excluindo desse capítulo o trabalho relacionado com a **preparação do sotaque** de atores e dubladores. Entendemos que há mais pontos de convergência no treinamento voltado para modificação do sotaque regional e sotaque estrangeiro, de maneira que a temática relacionada com a preparação de autores pode ser abordada em outro material. Gostaríamos de deixar claro que a proposta não é fazer uma discussão exaustiva da temática, mas trazer fundamentos e despertar *insights* em relação, possibilitando melhorar a qualidade do trabalho fonoaudiológico junto aos clientes que nos procuram com necessidades especiais de comunicação relacionadas com o sotaque.

Todos temos um conjunto de marcadores que nos identificam quando falamos, uma vez que somos seres sociais que carregam uma história e que se situam (e transitam) em uma comunidade geograficamente definida. Além disso, a variabilidade e a flexibilidade são elementos inerentes à comunicação humana. Ocupamos diferentes papéis na vida social e profissional, de maneira que as características da nossa voz e fala variam nos diferentes contextos. Mesmo o conjunto de características relacionadas com o nosso sotaque tendem a variar a depender do contexto, da audiência e do grau de atenção que precisamos dar à nossa fala. Nesse sentido, o olhar do fonoaudiólogo para o sotaque deve, portanto, passar pela compreensão clara de que a variabilidade faz parte do processo de comunicação.

A fim de que possamos partir de um lugar comum, julgamos imprescindível precisar alguns termos. Antes, contudo, convém salientar que, embora todos saibamos, intuitivamente, o que vem a ser sotaque, não é tarefa fácil defini-lo, havendo muita divergência de interpretação por parte de diversos autores, principalmente quanto ao seu escopo e aos aspectos considerados.

Os termos variação linguística, variante linguística, sotaque e regionalismo precisam estar claros para o fonoaudiólogo. A **variação linguística** pode ser definida como o conjunto de elementos linguísticos (lexicais, fonéticos, sintáticos e pragmáticos) que podem ser realizados de maneira diferente em uma mesma língua.[1] A variação é influenciada por aspectos geográficos, sociais, históricos, estilísticos e situacionais (como o estilo de comunicação do falante em uma situação específica, por exemplo). A **variante linguística** diz respeito à forma específica de uso de um determinado falante em função influências citadas anteriormente, constituindo a unidade mínima onde se manifestam as particularidades linguísticas de um falante em termos lexicais, semânticos, fonéticos, fonológicos, sintáticos e pragmáticos.[1,2] Nesse contexto, o **sotaque** aparece como uma das unidades mínimas de variação, que pode ser caracterizado em termos segmentais e prosódicos.[3] O segmento se refere ao mecanismo articulatório de produção dos sons vocálicos e consonantais pelo falante, enquanto à prosódia se refere às variações de frequência, intensidade e duração durante a fala. Por sua vez, o **regionalismo** está mais associado às expressões, palavras e significados utilizados e compartilhados em uma determinada comunidade, envolvendo, portanto, aspectos sintáticos, lexicais, semânticos e pragmáticos. A Figura 10-1 traz um esquema global para ilustrar as definições abordadas nesse parágrafo.

Talvez o leitor esteja se perguntando qual a importância de compreender as diferenças entre os termos relacionados acima. Para elucidar esse questionamento basta pensarmos em duas situações que podem ser vivenciadas pelo fonoaudiólogo que recebe clientes cuja principal demanda está de alguma forma relacionada com o **sotaque**. Quando recebemos um ator que precisa compor um personagem com características linguísticas específicas associadas a aspectos históricos, sociais ou regionais, o nosso treinamento deve ser voltado para a variação linguística, o que inclui não somente o sotaque, mas os outros aspectos linguísticos citados no parágrafo anterior. Por outro lado, se a demanda do cliente está relacionada com as modificações de características regionais da fala, de maneira geral, o foco do trabalho será associado aos aspectos articulatórios e prosódicos, ou seja, associado ao sotaque.

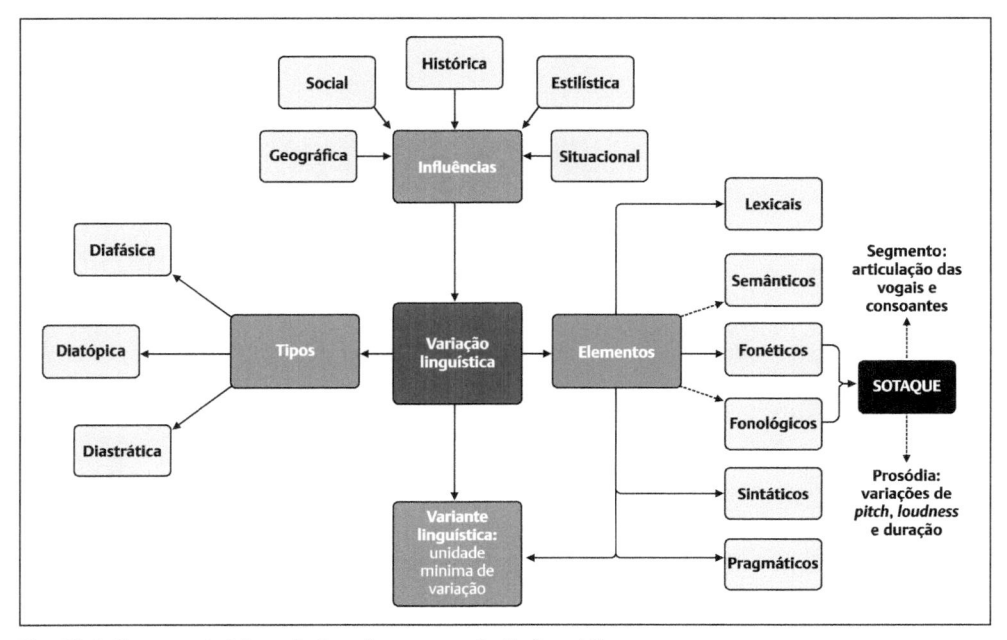

**Fig. 10-1.** Esquema teórico relacionado com a variação linguística.

Dessa forma, considerando que o objetivo deste capítulo é abordar a atuação fonoaudiológica relacionada com o sotaque regional e estrangeiro, aprofundaremos os conceitos relacionados com o sotaque. A própria origem dessa palavra já é objeto de controvérsia. Na maioria das línguas da Europa e em várias da Ásia, a palavra equivalente provém do latim *accentus*, por sua vez derivado da combinação do prefixo **ad** (junto) ao verbo **canere** (cantar). De onde viria, então, a palavra **sotaque** do português? A maioria dos dicionários, dentre os quais a edição de 2009 do *Dicionário Houaiss da Língua Portuguesa*, menciona "origem obscura" ou "etimologia incerta" para esse termo. O mesmo dicionário Houaiss traz as seguintes acepções: "pronúncia característica de um país, de uma região, de um indivíduo, entre outros (por exemplo: sotaque lusitano, nordestino, gaúcho, carioca etc..)" e "pronúncia imperfeita de um indivíduo, ao falar uma língua estrangeira, devido à transferência que ele faz de hábitos fonéticos da língua materna para a outra língua, na articulação e/ou na entonação, e que frequentemente permite identificar a sua origem (ele fala português com forte sotaque espanhol)". Essa classificação da pronúncia por parte de um estrangeiro como sendo *imperfeita* mereceu o nosso destaque, por já apresentar um juízo de valor. Seria imperfeita em relação a quê?

Alguns autores restringem o sotaque às características fonéticas segmentais (produção dos sons da língua) e prosódicas (ritmo e entonação), outros vão bem além. Parece, contudo, existir um consenso dentre vários autores quanto ao fato de que o sotaque permite a identificação da origem do falante. Para Scovel[3] e Crystal,[4] além da procedência geográfica, a origem engloba também a classe social do indivíduo.

Em suma, ainda que seja às vezes difícil admitir que nós mesmos tenhamos um sotaque, o fato é que ninguém está livre dele. Segundo De Boysson-Bardies *et al.*,[5] até mesmo as crianças, já a partir do 10º mês de vida, ao balbuciarem ou esboçarem as primeiras palavras, apresentam características segmentais e prosódicas que as associam a uma variedade de fala que muito se assemelha ao falar dos adultos da sua convivência. Da mesma forma, desde muito cedo, elas adquirem a capacidade de identificar diferenças peculiares também na fala dos seus interlocutores. Como bem resumem Ladefoged e Disner,[6] sotaque é pura e simplesmente o que a outra pessoa tem, ou seja, o sotaque está **no ouvido do interlocutor e não na boca do falante**.

Nos estudos sobre bilinguismo, línguas em contato e aprendizagem de idiomas, costuma-se referir aos idiomas envolvidos da seguinte maneira: de um lado, língua materna, língua nativa (LN), língua fonte e primeira língua (L1); e de outro lado, língua estrangeira, língua não nativa (LNN), língua alvo, segunda língua (L2) e língua adicional (LA). No contexto de imigração e diáspora, utilizam-se os termos língua de acolhimento de um lado, ou seja, o idioma falado no local que recebeu os imigrantes ou refugiados, e língua de herança (LH) de outro, que é o idioma falado pelos familiares ou ancestrais. Por fim, na área de estudos da tradução, fala-se em língua A, língua B e língua C – a primeira seria a língua materna, que é perfeitamente dominada; a segunda seria a língua estrangeira em que há um domínio suficiente que permita tanto traduzir a partir dela como para ela; e a terceira é a língua estrangeira para a qual, por limitações na expressão, o profissional não traduz, podendo só traduzir a partir dela. Vale salientar que a opção por se usar um termo em vez de outro, ainda que supostamente destituída de viés, nunca é ingênua, sempre refletindo de certa forma algum tipo de visão ou concepção. Neste capítulo, optamos por empregar os termos indistintamente sem expressar qualquer juízo de valor. No caso do sotaque regional, ainda não existe consenso sobre como se referir às duas variantes em contato: uma proposta seria empregar os termos **variante fonte** e **variante alvo**, para a variante do cliente e aquela que ele almeja ter, respectivamente.

Há autores como Krashen,[7] que estabelecem a diferença entre **aquisição**, um processo automático que se desenvolve no nível do subconsciente por força da necessidade de comunicação mediante exposição natural à língua, podendo se referir tanto à língua materna como à segunda língua; e **aprendizagem**, um processo consciente que resulta do conhecimento formal **sobre** a língua, que se refere unicamente à segunda língua. Neste capítulo, não separaremos essas noções e empregaremos ambos os termos indistintamente. Os termos aquisição e aprendizagem são aqui intercambiáveis tanto para a L1 como para a L2, podendo também ser referidos como **desenvolvimento da L1** ou **desenvolvimento da L2**, respectivamente. Convém salientar que a aquisição da L1 tem linha de chegada, já a aquisição de L2 não. O desenvolvimento da L1 tem marcos de referência para a aquisição dos vários fonemas; no entanto, isso não vale para o adulto que adquire a L2.

## PRINCÍPIOS GERAIS DA ATUAÇÃO FONOAUDIOLÓGICA COM SOTAQUE

Várias são as designações que vêm sendo empregadas para se referir à atuação do fonoaudiólogo relacionado com o sotaque, incluindo: **redução de sotaque**, **atenuação de sotaque**, **suavização de sotaque**, **manejo de sotaque**, **eliminação de sotaque**, **neutralização do sotaque** e **modificação de sotaque**. Um dos maiores riscos na escolha de uma dessas expressões é o risco de viés ideológico que, de alguma forma, transmita a impressão de que preterimos uma **forma de falar** em detrimento de outra. Sendo assim, neste capítulo, utilizaremos a nomenclatura **modificação do sotaque**. Esta é a expressão mais utilizada internacionalmente (ASHA – *American Speech-Language-Hearing Association*[8]) para o trabalho do fonoaudiólogo com o sotaque regional ou estrangeiro, e sua interpretação apresenta menos riscos de juízos de valor por parte do profissional ou do cliente. Contudo, no caso de um trabalho junto a artistas, como atores, por exemplo, que necessitem caracterizar um personagem, a designação **preparação do sotaque** ou **preparação linguística** parece-nos mais adequada, uma vez que as modificações serão momentâneas e com uma finalidade específica.

Essa é uma demanda de atuação que exige do fonoaudiólogo conhecimentos mínimos relacionados com a aquisição dos sons da fala (no português brasileiro e na língua nativa do cliente, em caso de trabalho com sotaque estrangeiro), sociolinguística, fonética (articulatória, acústica e auditiva) e fonologia, além de conhecimentos relacionados com a aprendizagem de segunda língua (L2). Além disso, o fonoaudiólogo deve ser isento de preconceitos e preferências pessoais, e somente realizar esse tipo de serviço se possuir os conhecimentos exigidos para sua execução. Acima de tudo, trata-se de uma questão de ordem ética.

No caso do trabalho de modificação do sotaque com indivíduos cujo português brasileiro não é a primeira língua, um questionamento que sempre é levantado é se o fonoaudiólogo deve conhecer a língua materna do cliente. O nosso posicionamento é de que o fonoaudiólogo não precisa ser fluente no idioma do cliente, mas deve saber **sobre** ele. É importante saber qual é o **inventário de fonemas** da L1 do cliente e compará-lo com o do português brasileiro (que, nesse caso, será a L2). As discrepâncias já darão uma boa ideia das dificuldades que podem surgir. Um fonema da L1 que não figura no inventário da L2 pode acarretar substituições, omissões ou distorções, que podem comprometer a inteligibilidade de fala. Se a língua materna do cliente não tiver, por exemplo, as oclusivas sonoras (/b/,/d/,/g/), como é caso do chinês, elas provavelmente serão substituídas pelas correspondentes surdas (/p/,/t/,/k/). Ou seja, **basta**, **denso** e **gorro** serão pronunciados **pasta**, **tenso** e **corro**, respectivamente.

Convém salientar, porém, que o fato de contar com um determinado fonema no inventário não garante necessariamente que ele será bem pronunciado, visto que ele poderá não ser permitido numa posição na L1 e ser autorizado nessa posição na L2. Por exemplo, o francês tem o "o" aberto em seu inventário. Ele pode estar no início ou no meio da palavra, mas nunca no final. Por exemplo, apesar de as palavras francesas *décor* (cenário) e *soldat* (soldado) serem pronunciadas com "o" aberto, isso não assegura que o francês consiga pronunciar as palavras **avó** e **dominó** em português, porque o "o" aberto é autorizado em posição final em português, mas não em francês. Assim, bem provavelmente, o falante nativo de francês dirá **avô** e **dominô**, pois só o "o" fechado é autorizado nessa posição. Essas leis que definem o contexto em que um fonema é ou não permitido são chamadas de **regras fonotáticas**.

Outro dado crucial que o fonoaudiólogo não pode deixar de conhecer são as **estruturas silábicas permitidas** na L1 do cliente. Caso uma estrutura da L2, no nosso caso o português, não for permitida na língua materna do cliente, essa restrição poderá ter um impacto na pronúncia da L2. Por exemplo, o português admite encontros consonantais com <r> e <l>, como em **traça** e **bloco**, o que não é o caso do japonês, que não permite essa estrutura. Um processo fonológico muito provavelmente ocorrerá quando um falante de japonês tentar pronunciar essas palavras: poderá ser uma epêntese (**turaça** e **buloco**), com a inserção de um **som parasita** para resolver uma sequência **proibida**, ou uma síncope (**taça** e **boco**), com a queda da consoante que está numa posição não autorizada pela L1. Em suma, em decorrência dessas restrições, as palavras do português acabam tendo de se encaixar nas estruturas silábicas possíveis do japonês.

É igualmente relevante saber qual é o padrão rítmico da L1. Segundo Migliorini e Massini-Cagliari,[9] o português brasileiro é uma língua que tende mais para o **ritmo silábico**, com sílabas que têm praticamente sempre a mesma duração. Seguem também esse padrão o espanhol, o italiano e o francês, por exemplo. Já outras línguas, como o inglês, o árabe, o russo e o português europeu, têm o acento tônico como elemento marcador dos intervalos de tempo, o que configura um **ritmo acentual**. Nesse caso as sílabas têm uma duração bastante variável: as sílabas tônicas marcam a unidade de tempo e as sílabas átonas que as seguem devem se comprimir para que o tempo entre cada tônica seja o mesmo; isso significa que sílabas tônicas sozinhas ou seguidas de duas, três ou mais sílabas precisam ter a mesma duração, o que obriga as sílabas átonas a se comprimir para que o padrão temporal seja respeitado. Se os padrões acentuais da L1 e da L2 forem distintos, haverá certamente um impacto considerável na prosódia.

De maneira geral, seja no trabalho com modificação do sotaque regional ou estrangeiro, precisamos ter clara a noção de que não estamos lidando com um distúrbio da comunicação, mas com o acolhimento de uma necessidade especial trazida pelo cliente que pode envolver, entre outros elementos, o seu sotaque. Temos por obrigação ética e moral enquanto fonoaudiólogos acolher essa necessidade e, ao mesmo tempo, defender a diversidade e a possibilidade de expressão e participação de todos os indivíduos em suas manifestações regionais ou sociais.

Nesse sentido, todo fonoaudiólogo que trabalha com modificação do sotaque deve ter o compromisso de advogar em favor da diversidade e da redução do preconceito linguístico, atuando em nível educacional junto à população em geral, na formação de jovens fonoaudiólogos e estudantes de Fonoaudiologia, e com o próprio cliente. Expressões comumente associadas ao sotaque como **vícios de linguagem** ou **pronúncia errada** podem reforçar preconceitos e desenvolver uma visão equivocada da diversidade linguística do português falado no Brasil.

## AVALIAÇÃO FONOAUDIOLÓGICA

O processo de avaliação do sotaque pelo fonoaudiólogo pode ser dividido em três etapas: avaliação das necessidades do cliente, avaliação somativa e avaliação formativa.[10] Na **avaliação das necessidades** o nosso foco é compreender quais são as queixas e objetivos do cliente que nos procura para modificar o sotaque; caracterizar a voz e a fala; e, em um processo dialógico, identificar a necessidade ou não de modificação; além de estabelecer as metas do treinamento caso este venha a ser realizado. A **avaliação somativa** está relacionada com o monitoramento que utilizaremos durante o treinamento para verificar o progresso do cliente em relação às metas que foram estabelecidas na avaliação das necessidades. Por fim, a **avaliação formativa** é realizada ao final do treinamento para documentar os ganhos do cliente com a abordagem fornecida.

Obviamente, a avaliação e a determinação de metas constituem um processo contínuo e não linear, que pode ser atualizado a qualquer momento do treinamento. A abordagem de avaliação que apresentaremos é didática e pode nos ajudar a estruturar melhor o processo de avaliação e o monitoramento do cliente. A seguir faremos a descrição dos procedimentos de avaliação que podem ser utilizados pelo fonoaudiólogo ao receber clientes cuja demanda é a modificação do sotaque. Optamos por dividir a apresentação da avaliação em duas subseções que abordam o sotaque regional e o estrangeiro em suas particularidades.

## Avaliação do Sotaque Regional

A avaliação do sotaque regional inclui a entrevista inicial, a definição dos objetivos do cliente, a coleta e análise da fala, e a avaliação complementar.

### Entrevista Inicial e Definição dos Objetivos do Cliente

É inegável que uma abordagem centrada no cliente deve ser priorizada em todo e qualquer atendimento oferecido àqueles que nos procuram por necessidades especiais relacionadas com sua comunicação. Especificamente, quando uma pessoa nos procura com uma queixa relacionada com seu sotaque, precisamos ter uma visão clara de que estamos lidando com uma queixa que envolve uma série de fatores, tais como: a história do indivíduo e como a sua identidade regional e social se manifestam na fala; as experiências de preconceito e *bullying*, além das restrições de participação na sua vida pessoal e/ou profissional em decorrência do seu sotaque regional; assim como a própria relação desse indivíduo com os marcadores sociais e regionais presentes na sua fala. Nem sempre esses fatores estão claros para o cliente, mas eles precisam ser elucidados e discutidos antes de qualquer decisão tomada em relação ao manejo do sotaque. Sendo assim, considerando a abordagem centrada no cliente, precisamos compreender claramente quais são as questões importantes para o cliente, as suas expectativas em relação ao treinamento, as limitações de participação relacionadas com sua queixa e a principal motivação para buscar ajuda fonoaudiológica.

De maneira geral, recebemos clientes que podem ter pelo menos um dos objetivos a seguir ao nos procurar para modificação do sotaque regional:

1. *Objetivo pessoal*: relacionado com uma atitude negativa em relação ao próprio sotaque;
2. *Objetivo profissional não artístico*: relacionado com a inteligibilidade ou com a expressividade;
3. *Objetivo profissional artístico*: relacionado com o desempenho de uma função específica, como dublagem e/ou atuação em teatro, cinema ou televisão.

A **definição dos objetivos** do cliente é um dos momentos mais importantes da avaliação, pois ela direciona o estabelecimento de metas, as estratégias a serem utilizadas no treinamento e a modalidade de realização (intensiva ou regular). O fonoaudiólogo deve impreterivelmente verificar se os objetivos do cliente são de fato realistas e realizáveis.

Os clientes com **objetivo profissional artístico** costumam apresentar uma demanda específica e uma série de informações relacionadas com as características de fala (regionais, sociais e contextuais) da personagem que terá de dublar ou interpretar. Nesses casos, o processo de definição dos objetivos é focado nessas demandas e não perpassa, necessariamente, por uma investigação mais aprofundada da relação do indivíduo com o seu próprio sotaque, visto que o foco não é a utilização na comunicação interpessoal cotidiana (seja ela profissional ou pessoal), mas o uso na caracterização de uma personagem.

Em contrapartida, as demandas dos clientes com **objetivo pessoal ou profissional não artístico** nem sempre são claras. Algumas vezes, as necessidades expressas pelo cliente podem estar relacionadas com outros elementos da comunicação e não ao sotaque regional propriamente dito. É interessante observar que o cliente nem sempre faz distinção entre os diferentes aspectos associados à comunicação e atribui sua **queixa**, estritamente, ao sotaque. Durante a sessão de avaliação e ao longo do processo, é crucial que ele se torne mais consciente dos diferentes elementos envolvidos na comunicação humana, incluindo os recursos verbais, vocais e não verbais, por exemplo, e possa realinhar os seus objetivos para o treinamento da comunicação.

Antes de definir o objetivo do treinamento, também é de suma importância identificar se o cliente nos procurou por perceber que precisa melhorar a sua comunicação, e o sotaque é uma das características por ele identificadas para esse aprimoramento, ou se ele veio até nós porque alguém do seu convívio tem feito menções quanto ao impacto do sotaque na sua comunicação. Nesta última situação é imprescindível compreender se o cliente tem necessidades reais quanto à sua comunicação ou se está vivenciando situações constrangedoras e de assédio em relação ao seu sotaque regional. Cabe ao fonoaudiólogo valorizar a diversidade, as diferentes formas de expressão da identidade social e regional na comunicação, assim como o direito de cada indivíduo de participação, independentemente das suas características de comunicação. Por isso, é importante investigar como o cliente se sente diante do comportamento dos outros em relação ao seu sotaque e entender como o paciente quer lidar com essa situação.

Considerando-se que o cliente nos procurou em razão de uma demanda específica relacionada com o sotaque regional, alguns dados são importantes para a coleta na entrevista inicial: idade, nível educacional, profissão, ocupação atual, cidade onde nasceu, locais onde residiu ao longo da vida, origem regional dos pais ou cuidadores, processo de desenvolvimento da linguagem e fluência em línguas estrangeiras. Todas essas informações influenciam na definição do sotaque, tanto pelas influências regionais quanto sociais, e precisam ser consideradas na avaliação.

Na **definição dos objetivos** é relevante investigar se existem características de fala específicas que o cliente já identifica e que desejaria modificar, ou se ele tem uma impressão global negativa sobre o seu sotaque. Neste último caso, convém definir o objetivo do treinamento ao final de toda a sessão de avaliação, após termos feito vários registros em áudio e/ou vídeo do cliente e a descrição dos itens avaliados. Como já referimos anteriormente, essa impressão negativa e genérica pode estar associada a outros aspectos da comunicação e não ao sotaque propriamente dito.

Indubitavelmente, a definição de objetivos é um processo educativo, dialógico e de (re)construção de significados em relação ao sotaque e à comunicação. Enquanto fonoaudiólogos, a nossa abordagem não deve estar voltada para deixar de lado as reais necessidades do cliente nem modificar os seus objetivos em relação ao sotaque, mas lapidar esses objetivos conjuntamente, sem perder de vista que cabe exclusivamente ao cliente a decisão acerca de quais características da sua comunicação causam limitação ou restrição de participação na vida pessoal ou profissional, e quais dessas características gostaria de modificar.

Ao final desse primeiro momento da avaliação, o fonoaudiólogo deve, de maneira clara e direta, enunciar o objetivo do cliente e pedir que confirme ou não se conseguimos compreender bem as suas necessidades, sejam elas relacionadas com o sotaque propriamente dito ou não. Após o indivíduo ter gravado tarefas de fala, escutado suas gravações, recebido explicações básicas sobre o processo de comunicação humana e *feedback* sobre a sua comunicação, os objetivos precisam ser-lhe reapresentados e realinhados ou não para o início do treinamento.

Além de determinar as necessidades e objetivos do cliente em relação ao seu sotaque e comunicação, determinar as atitudes e a consciência que ele tem sobre essa temática pode ser uma estratégia eficaz para compreender suas expectativas e monitorar os resultados do treinamento.

Na literatura nacional não há, até o momento em que este capítulo foi escrito, um instrumento validado para autoavaliação do impacto do sotaque na eficiência comunicativa. Ao longo dos anos, e a partir da nossa prática com clientes cujo objetivo inicial era o treinamento para a modificação de sotaque com foco na melhoria da eficiência comunicativa, desenvolvemos o **Questionário de Autoavaliação das Atitudes Relacionadas com o Sotaque e Eficiência Comunicativa** (QARSEF). O QARSEF é uma ferramenta ainda não validada, mas que tem sido empregada na nossa prática (Quadro 10-1).

No processo de avaliação utilizamos o QARSEF de maneira qualitativa, sem um escore total. Após coletar as respostas do cliente, fazemos uma breve devolutiva a fim de verificar os escores para cada afirmação e compreender melhor as atitudes do cliente em relação ao tema. Em geral, reaplicamos a ferramenta ao final do treinamento e temos observado uma mudança relacionada com a atitude em relação ao sotaque regional, com modificação nos escores dos itens.

## Coleta e Análise da Fala

O segundo momento da avaliação do sotaque envolve a coleta do material de fala para a análise. Deve-se ressaltar que a variabilidade é uma condição inerente à comunicação humana, de maneira que as diferentes variantes linguísticas podem aparecer em maior ou menor frequência a depender da tarefa de fala requisitada e do contexto de comunicação. Por exemplo, quanto mais formal a situação de comunicação maior a probabilidade de uso de variantes linguísticas de maior prestígio em detrimento de outras variantes mais

**Quadro 10-1.** Questionário de Autoavaliação das Atitudes Relacionadas com o Sotaque e Eficiência Comunicativa (QARSEF)

Nome: Data:__/__/____

| Leia as afirmações abaixo e indique o quanto você está de acordo com cada uma delas. | | | | |
|---|---|---|---|---|
| Discordo totalmente | Discordo | Não tenho certeza | Concordo | Concordo totalmente |
| 1 | 2 | 3 | 4 | 5 |

| Afirmação | Escore |
|---|---|

1. É muito importante para mim modificar o meu sotaque.

2. Eu gosto do sotaque das pessoas que moram no lugar onde nasci.

3. Eu acho que as pessoas deveriam modificar o seu sotaque para falar em público.

4. Minha pronúncia é clara.

5. Minha pronúncia é natural.

6. Eu fico frequentemente ansioso quando falo por causa do meu sotaque.

7. Meu sotaque me causa problema.

8. As pessoas têm dificuldade de me entender por causa do meu sotaque.

9. O meu sotaque não está entre as minhas melhores habilidades de comunicação.

10. Eu conheço as características do meu sotaque.

11. O meu sotaque dificulta conseguir melhores resultados no meu trabalho.

12. O meu sotaque me prejudica profissionalmente.

estigmatizadas. Nesse sentido, tarefas variadas e com diferentes níveis de complexidade podem ajudar a fazer uma melhor caracterização da fala do cliente em relação ao sotaque.

O segundo momento da avaliação do sotaque envolve a coleta do material de fala para a análise. Deve-se ressaltar que a variabilidade é uma condição inerente à comunicação humana, de maneira que as diferentes variantes linguísticas podem aparecer em maior ou menor frequência a depender da tarefa de fala requisitada e do contexto de comunicação. Por exemplo, quanto mais formal a situação de comunicação maior a probabilidade de uso de variantes linguísticas de maior prestígio em detrimento de outras variantes mais estigmatizadas. Nesse sentido, tarefas variadas e com diferentes níveis de complexidade podem ajudar a fazer melhor caracterização da fala do cliente em relação ao sotaque.

O objetivo desse momento é caracterizar os aspectos segmentais e prosódicos da fala e sua influência sobre a inteligibilidade, a naturalidade e a expressividade do cliente. Além disso, faz parte do processo de avaliação do material de fala compreender a atitude do falante em relação aos itens elencados na avaliação. Convém ressaltar que não estamos diante de um distúrbio de comunicação, mas lidando com uma necessidade do indivíduo relacionada com o aprimoramento da comunicação pessoal ou profissional, especificamente, quanto ao manejo do sotaque regional para melhorar a eficiência da sua comunicação. Nesse sentido, é importante que o fonoaudiólogo tenha conhecimento linguístico rico (conheça e consiga descrever variantes linguísticas de diferentes regiões), treine sua audição e desenvolva uma atitude positiva em relação às diversidades regionais e sociais, pois a conclusão da avaliação deve ser pautada na relação entre a demanda trazida e uma caracterização da comunicação livre de preconceitos e preferências individuais.

Neste capítulo temos o objetivo de discorrer sobre como fazemos a avaliação do sotaque regional ou estrangeiro, mas, obviamente, toda a avaliação de um indivíduo que nos procura com o objetivo de melhorar a sua competência comunicativa deve incluir uma descrição das suas habilidades gerais de comunicação.

O material de fala coletado nesse momento deve fornecer amostras suficientes para possibilitar a ocorrência das variantes linguísticas relacionadas com as necessidades trazidas pelo cliente. É imprescindível que o fonoaudiólogo faça o registro em áudio de todas as tarefas, possibilitando análise e monitoramento posteriormente. Recomendamos o uso de um microfone com faixa de frequência entre 50 e 20.000 Hz, curva de resposta plana e taxa de amostragem de, pelo menos, 22 KHz, a fim de preservar as informações acústicas dos fonemas fricativos e ter uma maior qualidade sonora no registro.

As amostras de fala coletadas devem possibilitar a ocorrência das variantes linguísticas relacionadas com as necessidades trazidas pelo cliente. Durante a avaliação, sugerimos a coleta das seguintes tarefas de fala: lista de palavras inserida na frase-veículo **digo [palavra-alvo] baixinho**, leitura de um texto padrão e fala semiespontânea.[19] Nos Quadros 10-2 e 10-3 trazemos sugestões de palavras e texto para essa finalidade, mas não impede que sejam inseridas outras palavras que evidenciem processos fonético-fonológicos de determinada região do país. Na tarefa de fala semiespontânea costumamos pedir para que o cliente reconte a história que foi lida, o que possibilita a ocorrência das mesmas palavras, mas em uma nova modalidade de tarefa. Também solicitamos que o cliente nos indique palavras específicas relacionadas com a queixa, que devem ser anotadas e, na sequência, gravadas na mesma estrutura da frase-veículo. Obviamente, cada profissional pode adaptar um texto balanceado ou lista de palavras (entre outras tarefas) que reflitam a queixa do cliente, de acordo com critérios que julgar pertinentes.

**Quadro 10-2.** Texto para Avaliação

Todos os dias observávamos a felicidade de Ricardo ao entregar os jornais pelas ruas perigosas daquela cidade. Desde menino acordava muito cedo e, cambaleando, saía de casa e enchia de jornais a caixa que ficava amarrada em sua bicicleta. Camila, uma das moradoras do bairro, saía logo cedo para vender peixes em sua banca na feira, mas não se esquecia de deixar a porta entreaberta a fim de que seu amigo jornaleiro entrasse e tomasse um bom café em sua cozinha.

Ela só não tinha percebido que o menino havia virado um homem, triste e silencioso, parecendo guardar os mistérios da própria história. Ontem, acontecera o inesperado! Pressionado pelas dívidas, queria resolvê-las e pagá-las o mais rápido possível. Por isso resolveu chamar um amigo e procurar algum objeto de valor na casa de Camila, durante o seu tradicional café da manhã. Ele só não contava com a presença de uma arara. O animal ouviu todo o diálogo dos invasores e, assim que Camila chegou à casa, começou a escutar o pássaro narrar todo o fato acontecido em sua ausência. O fato foi resolvido, Ricardo foi perdoado, mas a confiança de Camila jamais será a mesma.

**Quadro 10-3.** Sugestão de Palavras para Avaliação do Sotaque

**LISTA DE PALAVRAS***
Fale todas as palavras abaixo inseridas na frase: Digo_____ baixinho

1. Dia
2. Policiais
3. Mistérios
4. Caixa
5. Deixar
6. Cambaleando
7. Camila
8. Acordava
9. Chamar
10. Homem
11. Felicidade
12. Perigosas
13. Dívidas
14. Bairro
15. Cidade
16. Menino
17. História
18. Peixes
19. Ricardo

*(Continua.)*

**Quadro 10-3.** *(Cont.)* Sugestão de Palavras para Avaliação do Sotaque

20. Desde
21. Enchia
22. Feira
23. Parecendo
24. Mistérios
25. Tinha
26. Esquecia
27. Jornaleiro
28. Amigo
29. Vender
30. Triste
31. Percebido
32. Chegou
33. Queria
34. Dívidas
35. Começou
36. Tradicional
37. Cidade
38. Entregar
39. Escutar
40. Diálogo
41. Acontecido
42. Resolvido

    Além de todas as tarefas citadas, durante toda a sessão de avaliação podemos observar as características de voz/fala do cliente e as suas habilidades de comunicação.[10] Todas as observações podem ser anotadas e comparadas com o desempenho e produção dos clientes nas tarefas formais. De maneira geral, há uma maior probabilidade de ocorrência das variantes regionais relacionadas com o sotaque nesse momento em que o cliente está com menor foco de atenção em sua fala, quando comparado à aplicação de tarefas específicas.[11]

    Quanto à degravação das amostras, cabe ao fonoaudiólogo decidir, de acordo com as suas intenções de análise, far-se-á uma simples transcrição ortográfica, uma transcrição fonética, ou ambas. A transcrição fonética é recomendada e pode fazer uma transcrição fonética das palavras-alvo relacionadas com a queixa do cliente. Esse procedimento tem maior relevância para jovens fonoaudiólogos que precisam treinar a percepção auditiva para as discretas variações associadas aos diferentes fonemas da língua.

A avaliação das amostras não deve se limitar tão-somente à análise perceptiva por parte do fonoaudiólogo, devendo esta ser preferencialmente complementada por uma análise acústica minuciosa segmental e prosódica, feita com programas destinados a esse fim, como, por exemplo, o *software* gratuito Praat, disponível para *download* em <https://www.fon.hum.uva.nl//praat/download_win.html> (acesso em 15/07/2021).

Inicialmente, o fonoaudiólogo deve fazer a análise segmental da fala do cliente.[10] Os segmentos estão relacionados com qualquer unidade discreta que pode ser identificada física ou auditivamente na fala encadeada, correspondendo às vogais, consoantes e semi-vogais produzidas na fala.[10] Na avaliação fonoaudiológica do sotaque, a análise segmental tem três objetivos principais: identificar os sons produzidos pelo falante e que representam uma variante regional ou social; investigar a precisão articulatória; ou mesmo detectar a presença de alterações articulatórias de origem musculoesquelética.

Devemos entender que apenas o primeiro objetivo está diretamente relacionado com o sotaque do falante, com a variabilidade na sua fala e não podem ser associados ou caracterizados como alteração ou desvio. No entanto, a análise da precisão articulatória e a identificação de desvios caracterizados por distorção, omissão ou substituição devem ser investigados para compreendermos se, de fato, a queixa do cliente está associada ao sotaque (processo natural de variação) ou à presença de imprecisão/alteração articulatória.

No Anexo 10-1 sugerimos um roteiro para avaliação das principais características segmentais que podem ser encontradas na fala de indivíduos nativos do português falado no Brasil. Esse roteiro tem sido utilizado desde 2012 no Laboratório Integrado de Estudos da Voz (LIEV) da Universidade Federal da Paraíba (UFPB), no treinamento de clientes cuja demanda principal é a modificação do sotaque. Ao final do roteiro podem ser encontradas as definições dos processos fonético-fonológicos que podem ser identificados como variantes regionais ou sociais. O objetivo não é apresentar todas as possibilidades relacionadas com o português falado no Brasil, mas uma lista inicial, que pode ser acrescida de outras variantes a depender da procedência regional do cliente.

A fim de evitar conclusões errôneas, a análise fonético-fonológica do nível segmental não pode deixar de considerar conceitos fundamentais como alofonia, processos fonológicos e variação dialetal. Os processos fonético-fonológicos estão relacionados com as regras relativas (pois acontecem em contextos específicos) ou mudanças sistemáticas que afetam a produção dos sons de uma língua.[12] Reiteramos que tais processos citados no roteiro em anexo não consistem em erros, mas em diferentes possibilidades de produção de uma mesma palavra, sem mudança no seu significado.

Nesse sentido, durante e após a coleta do material de fala na sessão de avaliação, o fonoaudiólogo deve identificar os processos mais frequentes na fala do cliente e questioná-lo se a sua queixa inicial se refere a algum desses processos identificados. Podemos mostrar as gravações ao cliente e pedir que nos confirme quais seriam os trechos ou palavras que realmente gostaria de modificar em sua fala. Nesse momento, uma estratégia interessante consiste em deixar claro para o cliente quais são os processos relacionados com uma variante regional e se existem outras características da fala associadas à imprecisão ou alterações articulatórias.

A etapa de análise segmental é um momento muito importante para definição dos objetivos do treinamento. É nesse momento que o cliente vai materializar, confirmar ou refutar se a sua queixa está realmente associada ao sotaque regional propriamente dito e

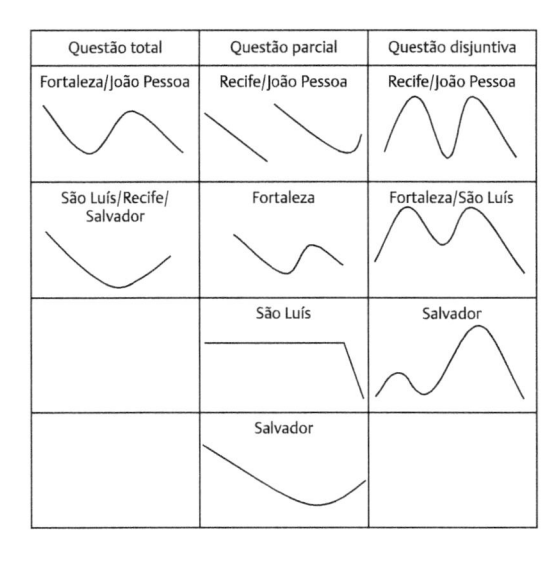

| Questão total | Questão parcial | Questão disjuntiva |
|---|---|---|
| Fortaleza/João Pessoa | Recife/João Pessoa | Recife/João Pessoa |
| São Luís/Recife/Salvador | Fortaleza | Fortaleza/São Luís |
|  | São Luís | Salvador |
|  | Salvador |  |

**Fig. 10-2.** Curva entoacional de falantes de diferentes capitais nordestinas durante enunciado de questões – questão total, questão parcial e questão disjuntiva.[13,14]

não a outras questões vocais ou das habilidades gerais de comunicação. Por isso, além da análise segmental e prosódica, costumamos fazer uma avaliação da qualidade vocal, do *pitch,* da *loudness* e da ressonância. Muitas vezes é nesse momento que o cliente percebe que a sua queixa não é estritamente relacionada com o sotaque, mas outros elementos da sua voz e fala influenciam, de forma mais significativa, em seu desempenho comunicativo.

A partir do material de fala também deve ser realizada análise prosódica. De maneira sintética, a prosódia pode ser definida como todas as variações de frequência, intensidade e duração que ocorrem durante a fala.[4] Ela inclui parâmetros como: entonação, acento lexical, acento frasal, ênfases, pausas, ritmo, velocidade de fala, entre outros. A prosódia está diretamente relacionada com as emoções, com a intencionalidade e com as características da língua nativa dos falantes.[4]

Na avaliação do sotaque regional em falantes do português brasileiro, consideramos que os principais parâmetros a serem avaliados são o contorno do *pitch* e a duração das vogais. Por exemplo, uma das queixas comuns trazidas pelos clientes é quanto à "fala cantada" ou "fala arrastada". Reforçamos que sempre é importante perceber se essa é realmente a queixa do cliente ou se ele está influenciado pelo estereótipo do falante prototípico da sua região. Mas, no caso dessa queixa citada, nós precisamos compreender o comportamento do padrão entoacional entre as sílabas tônicas e pós-tônicas das palavras finais (que antecedem as pausas). Na Figura 10-2* nós podemos observar que as curvas entoacionais em frases interrogativas, por exemplo, podem variar consideravelmente entre falantes de diferentes cidades da região nordeste.[13,14]

---

* A questão total refere-se a um pedido de confirmação ou refutação de determinado conteúdo proposicional, um tipo de pergunta cuja resposta se resume a sim ou não, com tendência à elevação melódica na última sílaba acentuada. A questão parcial relaciona-se com um pedido de informação feito com pronome interrogativo no início (como, quando, quem, que, qual), que não vem limitado na formulação da pergunta e cuja resposta não se reduz a uma escolha binária. A questão disjuntiva é formulada com uma opção entre dois ou mais elementos, sendo que um deles constituirá a resposta.[14]

Em geral, a repetição de padrões entoacionais ou as diferenças de *pitch* e duração entre as vogais tônicas e pós-tônicas das palavras que antecedem as pausas podem ser marcadores importantes relacionados com a demanda trazida pelos clientes. Quanto maior a elevação do *pitch* na sílaba tônica em relação à pós-tônica maior a sensação de "fala cantada", por exemplo. Por sua vez, a associação entre aumento de duração e elevação do *pitch* na tônica em relação à sílaba pós-tônica tende a causar a impressão de "fala arrastada". No Anexo 10-1 trazemos algumas sugestões de itens a serem avaliados em relação à prosódia.

Ao final da análise segmental e prosódica da fala, ainda no primeiro contato com o paciente, é importante observar a **estimulabilidade** de sons alvos e padrões entoacionais considerados mais prementes pelo fonoaudiólogo, pois assim já se terá uma ideia da habilidade do cliente em fazer modificações imediatas nas características segmentais ou prosódicas da fala após breve treinamento ou demonstração na sessão inicial.

## Avaliações Complementares

Cabe ao fonoaudiólogo estipular quais avaliações complementares ou encaminhamentos devem ser realizados. Conforme o caso, podem ser requisitadas avaliação auditiva completa, inclusive do processamento auditivo central, para descartar algum comprometimento da audição, assim como uma avaliação da voz e/ou do sistema estomatognático na hipótese de haver alguma alteração nessas áreas.

## Sotaque Estrangeiro

Como bem salienta McKinney,[10] o desenvolvimento fonológico da língua materna, graças à quantidade de pesquisas já realizadas, conta com parâmetros de referência dos diferentes tempos de aquisição dos fonemas. Por outro lado, o mesmo não acontece com a aquisição da L2, principalmente no caso de adultos. Em outras palavras, é possível determinar se uma criança de três anos com queixa de fala pouco inteligível apresenta algum atraso ou distúrbio, bastando para tanto comparar o seu desempenho ao de seus pares, pois o percurso do desenvolvimento está muito bem mapeado. Isso não vale, entretanto, para um adulto que, por exemplo, está em contato com o novo idioma há três anos, pois não há critérios que permitam compará-lo com os seus pares.

A fim de contar com algum referencial, apesar de não oficial, para a atuação do fonoaudiólogo na modificação do sotaque estrangeiro, propomos a Escala de Controle Fonológico do Quadro Europeu Comum de Referência para as Línguas (Quadro 10-4), que serve de base para nortear o ensino e a aprendizagem de línguas estrangeiras na União Europeia, com objetivos claros e realistas fixados em função das necessidades dos aprendizes. A progressão esperada é classificada em seis níveis que vão do inicial A1, passando pelos níveis A2, B1, B2 e C1, até chegar ao C2, que é o último. Dependendo da duração das aulas, cada nível tem duração bem variável, entre 6 meses e 1 ano de duração.

Como até o momento da publicação deste capítulo não existem protocolos padronizados em língua portuguesa para a avaliação de sotaque, caberá, portanto, ao fonoaudiólogo determinar e eventualmente desenvolver as provas que serão aplicadas, que lhe servirão de referência para que o seu trabalho possa ser delineado. De acordo com a visão estendida de Bachman[15] da noção de avaliação, esta, além de provas e testes aplicados, englobaria toda e qualquer informação que possa ser coletada. Convém esclarecer que, enquanto a avaliação de pacientes que apresentam algum distúrbio na fala e/ou na linguagem tem por objetivo estabelecer um diagnóstico, a avaliação de um cliente de modificação de sotaque visa, acima de tudo, a compreender o impacto que a sua fala tem na sua comunicação.

**Quadro 10-4.** Escala de Controle Fonológico do Quadro Europeu Comum de Referência para as Línguas

| Nível | Competência fonológica esperada |
|---|---|
| C2 | Como C1 |
| C1 | É capaz de diversificar a entoação e colocar corretamente o acento da frase de forma a exprimir sutilezas de significado |
| B2 | Adquiriu uma pronúncia e uma entoação claras e naturais |
| B1 | A pronúncia é claramente inteligível mesmo se, por vezes, se nota um sotaque estrangeiro ou ocorrem erros de pronúncia |
| A2 | A pronúncia é, de modo geral, suficientemente clara para ser entendida, apesar do sotaque estrangeiro evidente, porém, os parceiros na conversação precisarão pedir repetições de vez em quando |
| A1 | A pronúncia de um repertório muito limitado de palavras e expressões aprendidas pode ser entendida com algum esforço por falantes nativos habituados a lidar com falantes do seu grupo linguístico |

Fonte: ©Conselho da Europa.

Pennfield e Roberts[16] preconizaram e Lenneberg[17] popularizou a ideia de que a idade de 13 anos, a qual corresponde ao início da puberdade, seria o prazo máximo para que a criança recebesse *input* a fim de poder desenvolver plenamente a linguagem. Após esse período, a persistir a ausência de *input*, a aquisição da linguagem será muito mais difícil e defasagens importantes irreversíveis podem ocorrer. Essa proposta foi bem aceita e ficou conhecida como **Hipótese do Período Crítico.** Hill[18] acabou estendendo essa ideia para a aquisição da L2: o início da puberdade seria também a idade máxima para o início do contato com o novo idioma para que a fala ficasse livre de sotaque estrangeiro. No entanto, na literatura o período crítico varia de 6 a 12 anos de idade.[3] Hoje são poucos os que ainda defendem o período crítico para a L2 e muitos são os que se declaram contra esse tipo de limite,[19] como Munro e Mann,[20] por exemplo. O que esperar, então, de um adulto que adquire uma nova língua? Munro e Derwing[21] são contra a ideia de visar a um sotaque nativo, devendo o falante almejar a melhora da **inteligibilidade**, grau de entendimento da mensagem pretendida do falante pelo ouvinte definido a partir da transcrição ortográfica da fala; e da **compreensibilidade**, facilidade ou dificuldade percebida em relação ao esforço feito pelo ouvinte para compreender o falante, medido a partir de uma escala de Lickert de 9 pontos, que vai de 1 (**muito fácil de compreender**) a 9 (**extremamente difícil de compreender**).

## Definição dos Objetivos do Cliente

Muitos indivíduos dedicam, às vezes, muito tempo e energia para dominar a pronúncia de uma variante ou de um idioma por acreditarem que assim poderão ter mais oportunidades nos âmbitos pessoal e profissional, e, quando se dão conta de que essa meta nem sempre é atingível, podem, inclusive, ter uma decepção tal que possa até comprometer sua saúde. É, portanto, fundamental sempre deixar clara a ideia de que não estamos lidando com um distúrbio de comunicação, mas sim com uma diferença. O fonoaudiólogo deve, pois, ser isento de qualquer forma de preconceito ou preferência pessoal, e ter o dever ético de defender a diversidade na comunicação, o que inclui o sotaque.

A modificação de sotaque é, pois, um serviço eletivo, em que só o cliente decide de sua necessidade ou não, devendo o fonoaudiólogo deixar claro que, quando o contato com a L2 se dá a partir da adolescência, pelo menos um resquício de sotaque certamente persistirá. O objetivo principal não é parecer um nativo, mas comunicar-se de maneira eficiente, afinal, existem muitos estrangeiros com sotaque que são melhores comunicadores que nativos. Em outras palavras, desde o primeiro contato, o fonoaudiólogo deve garantir que nenhuma expectativa do cliente seja irrealista.

## Entrevista

As orientações descritas, sobre o sotaque regional, são igualmente aplicáveis à abordagem com sotaque estrangeiro.

## Coleta e Análise da Fala

As orientações constantes, referente à coleta e à análise da fala com sotaque regional, valem também para o sotaque estrangeiro.

Convém ressaltar que a análise acústica no caso do sotaque estrangeiro é imprescindível para avaliar tanto os aspectos segmentais como os prosódicos das amostras de fala coletadas.

Quando o idioma materno do cliente for uma língua germânica, como o inglês, o alemão ou o norueguês, por exemplo, é essencial que se proceda à análise acústica do **VOT** (*voice onset time*), que, em tradução livre, seria **tempo de início do vozeamento**. O VOT, de acordo com Lisker e Abramson,[22] é uma característica das consoantes oclusivas e diz respeito à medição em milissegundos do intervalo que se dá entre a soltura da oclusão e o início do vozeamento (vibração das pregas vocais). Se o processo acontecer nessa ordem, soltura seguida de vozeamento, o VOT será positivo. Ao contrário, se o vozeamento começar antes da soltura, o VOT será negativo. Um [p] com **VOT positivo** igual a 14 ms significa que as pregas vocais começaram a vibrar 15 ms **depois** da liberação da oclusão, neste caso o descolamento dos lábios. Por outro lado, um [b] com **VOT negativo** igual a -137 ms significa que as pregas vocais começaram a vibrar 137 ms **antes** do descolamento dos lábios. A palavra **bar** pronunciada por um inglês tem fortes chances de soar **par** para os ouvidos de um brasileiro. Isso ocorre porque as pistas acústicas das várias línguas nem sempre coincidem. Para que um [b] seja reconhecido como [b] por um brasileiro, o VOT tem de ser bem negativo, ou seja, a vibração das pregas vocais precisa começar bem antes da liberação da oclusão, entre 162,30 ms e 76,93 ms, segundo Klein.[23] Se a vibração fugir desse intervalo, com início de vibração somente 20 ms antes da liberação da oclusão, para um inglês o resultado será um belo [b], porém, como o ouvido do brasileiro é calibrado de modo que requer um tempo de vibração bem maior para um [b], o resultado será um [p]. Para o inglês, na posição inicial tônica, o que diferencia uma oclusiva sonora de uma surda não é o vozeamento, como é para o brasileiro, mas sim a presença ou ausência de aspiração. A aspiração corresponde à passagem do ar audível pela glote sem que haja vibração das pregas vocais. Segundo Lisker e Abramson,[22] o VOT ideal para o [p] tônico inicial do inglês é de 58 ms, que, na prática, significa que durante a sua produção ocorre a primeiramente oclusão dos lábios, segue-se a liberação da oclusão, mas a vibração das pregas vocais só terá início 58 ms depois, quando o [a] de **par** começar a ser produzido. Esse **chiado** de 58 ms é a pista acústica para que uma oclusiva surda seja reconhecida como tal por um inglês. Se a aspiração for curta, de 10 ms, por exemplo, um brasileiro ouviria [p] (porque não há vibração) e um inglês ouviria [b] (porque não há aspiração audível). Esse tipo de análise só é possível com o auxílio de programas de análise acústica.

### Avaliações Complementares
Valem aqui as mesmas considerações feitas com relação ao trabalho com sotaque regional.

## TREINAMENTO PARA MODIFICAÇÃO DE SOTAQUE
Ao longo de todo o capítulo temos enfatizado que o nosso objetivo é, enquanto fonoaudiólogo, acolher a necessidade do cliente relacionada com o sotaque e situá-la em um contexto mais amplo quanto à sua comunicação no contexto pessoal e profissional. Sendo assim, o foco do treinamento para modificação do sotaque deve considerar a expressividade, inteligibilidade, naturalidade e fluência de fala do indivíduo, em suas relações com as demandas trazidas pelo cliente em relação ao sotaque. Além disso, o treinamento pode incluir melhora da qualidade vocal, ressonância, articulação ou qualquer outro elemento capaz de melhorar a eficiência comunicativa do cliente. Não devemos perder de vista que o objetivo é melhorar as habilidades e o impacto da comunicação do cliente.

### Treinamento de Modificação do Sotaque Regional
O treinamento para modificação do sotaque pode envolver uma série de estratégias,[24-28] como: escuta a imitação; treinamento fonético; exercícios com pares mínimos; treinamento com pistas visuais; trava-línguas; treinamento prosódico; reforço do *feedback* auditivo; e treinamento de habilidades auditivas. De maneira geral, o treinamento pode ser organizado em torno da identificação dos alvos de treinamento, treinamento prosódico e treinamento articulatório.

### Identificação dos Alvos do Treinamento
#### Objetivo
Identificar os parâmetros (segmentais ou prosódicos) a serem modificados e alvo a ser atingidos com o treinamento. O cliente deve ser capaz de identificar tais características na própria fala. Caso o cliente tenha dificuldade em perceber as diferenças entre o som produzido e o som-alvo, sugerimos inserir nessa etapa o treinamento de habilidades de processamento auditivo central.

#### Estratégias
Gravação e escuta de trechos de fala, identificando a ocorrência dos parâmetros a serem trabalhados; treinamento de habilidades de processamento auditivo central (principalmente, habilidades de resolução temporal, ordenação temporal, atenção e memória auditiva); escutar gravações com falantes provenientes de diferentes regiões e perceber as similaridades e diferenças em relação á própria fala; quando o foco do treinamento for relacionado com os parâmetros prosódicos, o *feedback* visual com análise espectrográfica pode ser utilizado.

### Treinamento Prosódico
#### Objetivo
Modificar parâmetros prosódicos da fala, mantendo-se a sua naturalidade, fluência e expressividade. De maneira geral, os falantes têm muito menor consciência da prosódia

quando comparada à percepção que temos de aspectos segmentais da fala.[10] No entanto, considerando-se sua influência em termos da expressividade, o trabalho com a prosódia, em geral, ocasiona grande impacto na comunicação interpessoal.

### Estratégias
Demonstração visual das variações de frequência, intensidade e duração na espectrografia (ou nos gráficos de contorno de frequência e intensidade); exercícios de leitura com voz salmodiada para iniciar o processo de modificação da curva entoacional comumente utilizada pelo cliente*; aumentar a intensidade, frequência e duração das sílabas nos finais de frase (ou antes das pausas); treinamento da expressividade com o uso de ênfases, explorando os diferentes sentidos que podem ser transmitidos ao interlocutor; uso de textos, poemas e simulações para explorar os recursos prosódicos e sua relação com a intenção comunicativa.

## *Treinamento Articulatório*
### Objetivo
Produzir de maneira natural, fluente e expressiva o som-alvo.

### Estratégias
Repetição e/ou leitura em voz alta de sílabas, pseudopalavras, lista de palavras, frases, parágrafos, descrição de imagens e trava-línguas que contenham o som-alvo em diferentes posições silábicas; prática deliberada de produzir as duas variantes do fonema treinado; leitura somente de vogais também pode ser uma estratégia importante para tomada de consciência acerca da produção de fala (pois reforça a relação grafema-fonema); melhorar a precisão articulatória dos fonemas consonantais e vocálicos; reduzir a força articulatória utilizada nas consoantes plosivas oclusivas (caso esteja relacionado com a queixa trazida pelo cliente).

Para que haja aprendizagem e generalização, é importante balancear entre atividades com produção de fala mais controlada (como lista de palavras, por exemplo) e atividades mais próximas à fala espontânea (descrever uma cena, manifestar uma opinião, por exemplo). Além disso, a própria variação na velocidade de fala durante a execução das atividades pode inserir diferentes níveis de dificuldade e promover maior generalização. Em etapas finais, pode-se treinar a fala com produção do som-alvo e supressão/modificação do *feedback* auditivo, utilizando fala atrasada e mascaramento auditivo, respectivamente. Além das estratégias realizadas com apoio do fonoaudiólogo, o cliente deve repeti-los ao longo dia para fortalecer novos engramas associados à produção de fala e automatizar as mudanças em relação aos alvos do treinamento. Não recomendamos que o cliente monitore sua fala em relação ao sotaque nas situações com maior exigência comunicativa, o que pode comprometer sua naturalidade e a própria organização das ideias. Sugerimos que o cliente dedique tempo de treinamento previamente a essa situação.

---

\* Em geral, sempre que a queixa do cliente está relacionada, de alguma forma, com seu padrão entoacional na fala espontânea ou na leitura de textos (como é o caso de repórteres e apresentadores), sugerimos utilizar a voz salmodiada (com menor variação de *pitch*) no início do trabalho de modificação da curva entoacional. Partiríamos de uma curva mais neutra em direção ao alvo do treinamento quanto a esse parâmetro. Isso facilita a atualização dos programas motores relacionados com o controle da fala.[29]

Devemos considerar que as estratégias indicadas são genéricas e podem ser utilizadas com a maioria dos clientes que nos procura para modificação do sotaque. No entanto, não podemos perder de vista que devemos direcionar exercícios específicos para demandas específicas. Por exemplo, quando à queixa está relacionada com a palatalização dos fonemas dentais (como falar os fonemas "t" e "d" como oclusivas dentais e não como africadas), deve-se acrescentar treinamento específico com relação a essa pronúncia. O cliente, a depender de sua proveniência geográfica e da influência de outras variáveis sociais, pode trazer queixas as mais diversas possíveis em relação ao seu sotaque. No **Roteiro de Análise de Fala para Modificação do Sotaque** (Anexo 10-1), todos os itens indicados em **aspectos segmentais** e **aspectos prosódicos** podem estar relacionados com as queixas trazidas pelos clientes. O planejamento do treinamento deverá sempre ser pautado nessa queixa e nas características observadas. O mais importante é que o fonoaudiólogo tenha uma escuta diferenciada e sensibilidade para compreender a queixa do cliente e traduzi-la em objetivos claros no processo de treinamento. Além disso, deve-se considerar que existem demandas associadas a contextos específicos, como é o caso dos telejornalistas.

## Treinamento de Modificação do Sotaque Estrangeiro

O cliente que procura auxílio para modificar seu sotaque já traz uma ou mais queixas. No entanto, nem sempre aquilo que o incomoda é o que mais compromete a sua fala. Cabe, pois, ao fonoaudiólogo, explicar-lhe que não são apenas os aspectos por ele apontados que podem comprometer a efetividade da comunicação do não nativo. Aliás, é comum que o estrangeiro faça uso de uma **interlíngua**, um meio de expressão que mescla características da L1 e da L2 não só no âmbito fonológico, mas também na morfossintaxe, no léxico, na semântica e na pragmática. Um exemplo clássico de interlíngua seria o conhecido portunhol.

Ainda citando o caso do espanhol, não é rara a persistência de trocas entre /b/ e /v/ nas formas do pretérito imperfeito do indicativo mesmo quando o cliente já consegue discriminá-las bem auditivamente e produzi-las satisfatoriamente em outros contextos. Tal situação, de modo geral, se deve ao fato de a desinência do pretérito imperfeito em espanhol ser **-aba** (*cantaba*), com/b/, e não com/v/(*cantava*), no caso do português. Pode estar ocorrendo aí uma transposição da morfologia da L2 para a L1. De qualquer forma, isso também põe abaixo a ideia de que não há produção se não houver discriminação. É óbvio que uma boa discriminação abre caminhos para boa produção, mas é perfeitamente possível que haja uma pronúncia correta mesmo quando a discriminação ainda é instável.

Caso o fonoaudiólogo não se sinta à vontade para trabalhar as áreas que vão além da fonologia, uma parceria com um linguista ou um professor de idiomas no atendimento pode ser bem frutífera.

À guisa de exemplo, segundo Celce-Murcia *et al.*,[30] as estratégias comumente utilizadas nas sessões de modificação de sotaque são as seguintes:

- Treinamento auditivo dos sons da L2 que são inexistentes ou diferentes na L1, com tarefas de detecção, reconhecimento e discriminação;
- Apresentação de diagramas e vídeos que mostrem os órgãos envolvidos na articulação dos sons a serem trabalhados;
- Prática de pronúncia com repetições a partir de um modelo fornecido pelo fonoaudiólogo ou de materiais gravados, trabalhando-se concomitantemente a propriocepção dos órgãos envolvidos na articulação, inclusive com auxílio de espelhos;
- Exercícios auditivos e orais com pares mínimos isolados e contextualizados em frases;

- Leitura em voz alta, com o intuito de utilizar a grafia como aplicação de regras de pronúncia partindo-se do grafema para chegar ao fonema a fim de evitar vícios de pronúncia que ocorrem em decorrência da forma escrita das palavras – por exemplo, pronunciar a letra <m> como consoante bilabial no final de palavras como **jovem** e **fim**, quando na verdade ela faz parte de um dígrafo com a vogal precedente, indicando simplesmente que a vogal é nasal. As inadequações decorrentes da influência da ortografia podem ser bem persistentes, visto que a forma escrita da palavra pode ter impacto tanto na percepção como na representação fonológica. Isso quer dizer que o som do <m> final de **fim** pode ser de fato **ouvido** pelo cliente e só deixará de ser detectado quando alguém lhe disser que ele não existe e daí o deixará de ouvi-lo; estamos aí diante de um caso que algumas abordagens definem **como erro fossilizado**;
- *Shadowing*, diferente da simples repetição, em que se espera que o locutor pare de falar para então repetir; nesta técnica, repete-se com uma mínima defasagem, quase simultaneamente, o que diz o locutor, em um áudio ou vídeo, atentando para a pronúncia da fala encadeada, bem como o ritmo e a entonação;
- Análise de gravações de produções anteriores para que o cliente identifique suas conquistas e suas dificuldades;
- Encenações de situações da vida real do cliente, em que ele deverá pôr em prática os pontos que foram treinados durante as sessões;
- Conversação espontânea sobre temas variados, não se limitando somente àqueles que sejam mais fáceis para o cliente, pois, quanto maior for o esforço cognitivo, mais chance haverá de o sotaque aparecer;
- Consciência fonológica – quanto maior for a capacidade de o indivíduo refletir sobre as estruturas sonoras que compõem as palavras da sua língua materna, mais apto ele estará para compreender o funcionamento das sílabas e fonemas na língua alvo e poder manipulá-los.

De maneira geral, o processo de treinamento do sotaque é finalizado quando o cliente expressa que suas necessidades foram atendidas e os objetivos determinados inicialmente foram atingidos. Não é incomum que o cliente amplie o foco do treinamento para outros aspectos da voz e comunicação, seja para desenvolvimento pessoal ou profissional.

## REFERÊNCIAS BIBLIOGRÁFICAS

1. Cezario MM, Votre S. Sociolinguística. In.: Martelotta, ME, et al. Manual de Linguística. São Paulo: Contexto, 2008.
2. Monteiro JL. Para compreender Labov. Petrópolis, RJ: Vozes, 2000.
3. Scove LT. Estrangeiro acentos, língua aquisição, e cerebral domínio. Aprendizagem de línguas, 1969.
4. Crystal D. Dicionário de Linguística e Fonética. Rio de Janeiro: Jorge Zahar, 2000.
5. De Boysson-Bardies B, Hallé P, Sagart L, Durand C. A Cross-linguistic Investigation of Vowel Formants in Babblin, Child Language. 1989;16:1-17.
6. Ladefoged P, Disner SF. Vowel and Consonants. Oxford: Blackwell Publishing, 2012.
7. Krashen S, Seliger H. The essential contributions of formal instruction in adult second language learning. TESOL Quarterly. 1975;9:173-83.
8. American Speech-Language-Hearing Association. Accent Modification (Practice Portal) [Internet], 2020.
9. Migliorini L, Massini-Cagliari G. Sobre o ritmo do Português Brasileiro: evidências de um padrão acentual. ReVEL. 2010;8(15).
10. Mckinney R. Here's how to do accent modification: a manual for speech-language pathologists. San Diego: Plural Publishing, Inc, 2019.

11. Bell A. Language style as audience design. Language in Society. 1984;13:145-204.
12. Ferreira Neto W. Introdução À Fonologia da Língua Portuguesa, 2001.
13. Lira ZS. A entoação modal em cinco falares do nordeste brasileiro. João Pessoa, Tese (Doutorado em Linguística) – Universidade Federal da Paraíba. 2009:153f.
14. Moraes ZR. Distúrbios de Aprendizagem. In: Goldfeld, Márcia. Fundamentos em Fonoaudiologia – Linguagem. Rio de Janeiro: Guanabara Koogan, 1998.
15. Bachman LF. Statistical Analyses for Language Assessment. Cambridge: Cambridge University Press, 2004.
16. Penfield W, Roberts L. Speech and Brain Mechanisms. Princeton: Princeton University Press. 1959.
17. Lenneberg EH. Biological Foundations of Language. New York: Wiley, 1967.
18. Hill J. On the Evolutionary Foundations of Language. American Anthropologist. 1972;74(3):308-17.
19. Lopes LW, et al. Accent and television journalism: evidence for the practice of speech language pathologists and audiologists. CoDAS [online]. 2013;25(5):475-81.
20. Munro MJ, Mann V. Age of immersion as a predictor of foreign accent. The Journal of the Acoustical Society of America. 2002;112:2388.
21. Munro MJ, Derwing TM. Foreign accent, comprehensibility, and intelligibility in the speech of second language learners. Language Learning. 1995;45:73-97.
22. Lisker M, Abramson A. A Cross Language Study of Voicing in Initial Stops. Word. 1964;20:384-422.
23. Klein D. Avaliação em Motricidade Orofacial Motricidade X Fono. 1999.
24. Celce-Murcia M, Brinton M, Goodwin J M. Teaching pronunciation: a course book and reference guide. New York: Cambridge University Press, 2010.
25. Khurana P, Huang E. Efficacy of accent modification training for international medical professional. Journal of University Teaching & Learning Practice, Wollongong. 2013;10:1-13.
26. Behrman A. Intelligibility in accent management. Perspectives of the ASHA Special interest Groups, Washington. 2017a:2:3-6.
27. Behrman A. A clear speech approach to accent management. American Journal of Speech-Language Pathology, Washington. 2017;26:1178-92.
28. Goodwin MH. Action and embodiment within situated human interaction. Journal of Pragmatics, London. 2010;32(10):1489-522.
29. Guenther FM. Neural control of speech. Cambrige, MA: The MIT Press. 2015:273-311.
30. Celce-Murcia M, Brinton DM, Goodwin JM. Teaching pronunciation: A reference for teachers of English to speakers of other languages. Cambridge, United Kingdom: Cambridge University Press, 1996.

## ANEXO 10-1 ▪ ROTEIRO DE ANÁLISE DE FALA PARA MODIFICAÇÃO DO SOTAQUE REGIONAL

### 1. DADOS DE IDENTIFICAÇÃO

Nome:_____ | D.N:___/___/_____ | Sexo: ( )M ( )F
Naturalidade:_____ | Naturalidade dos pais:_____
Cidades onde residiu:_____ | Profissão:_____

### 2. ASPECTOS SEGMENTAIS

( ) Harmonização vocálica (alçamento)
( ) Monotongação
( ) Nasalização
( ) Apagamento de vogal seguida por s em coda
( ) Acréscimo de vogal i em oxítonas com s em coda
( ) Simplificação do ditongo nasal
( ) Apagamento da oclusiva dental d
( ) Presença de oclusivas dentais diante de i
( ) Apagamento da nasal palatal
( ) Palatalização do s em coda medial
( ) Palatalização do s em coda final
( ) Apagamento do r em coda final
( ) Presença do r retroflexo em coda medial e final
( ) Presença do r alveolar em coda medial e final
( ) Presença do r africado em coda
( ) Presença do r velar sonorizado em coda
( ) Epêntese
( ) Elisão
Outros: _____

### 3. ASPECTOS PROSÓDICOS

( ) Queda da intensidade, duração e $f_0$ na vogal pós-tônica final
( ) Padrão recorrente de aumento na duração das vogais
( ) Marcação silábica excessiva
( ) Ritmo repetitivo
( ) Recorrência de acento frasal na última sílaba tônica do enunciado
Outros: _____

### 4. ALTERAÇÕES ARTICULATÓRIAS

( ) Distorção | ( ) Omissão | ( ) Substituição

## DEFINIÇÃO DE TERMOS UTILIZADOS NO ROTEIRO

- Harmonização vocálica (alçamento): fenômeno relacionado com a coarticulação; tendência a elevar as vogais **é** e **ó** quando nas sílabas adjacentes temos umA vogal alta (**i** e **u**). Ex: mininu (menino), pidido (pedido), pulícia (polícia).
- Monotongação: apagamento da semivogal nos ditongos. Ex: pexi (peixe), caxa (caixa).
- Nasalização das vogais: assimilação do traço de nasalidade quando a sílaba tônica é formada por consoante nasal e vogal nasalisada. Ex: bãnãna (banana), Camila (Camila), prãmim (considerando aqui a palavra fonológica; esta variante é típica do falar cearense, na região da capital).
- Apagamento/enfraquecimento de vogal seguida por **s** em coda: pelas características articulatórias e de duração dos fonemas fricativos surdos, as vogais que os precedem podem ser produzidas com fraca intensidade e duração muito curta. Ex: propriedads (propriedades), resultads (resultados).
- Acréscimo de vogal em oxítonas com **s** em coda: acréscimo da vogal **i** quando a vogal é seguida dos fonemas **s** e **z**. Ex: paiz (paz), feiz (fez).
- Simplificação do ditongo nasal: omissão da vogal **e** nos ditongos nasais. Ex: homi (homem).
- Apagamento da oclusiva dental: evento que acontece pelo processo de assimilação e pela fonotática da língua portuguesa, levando o falante a omitir o fonema **d** quando se encontra junto da nasal **n**, que possui o mesmo ponto articulatório. Ex: cantanu (cantando), fazenu (fazendo).
- Presença de oclusivas dentais diante de /i/: pronúncia recorrente em alguns estados nordestinos, onde a realização do **d** e **t** diante da vogal **i** não ocorre como africada. Ex: dia (e não **dhia**), tia (e não **thia**).
- Omissão da oclusiva nasal palatal: substituição da nasal **nh** pela vogal **i**. Ex: maia (manhã), cozi(~)a (cozinha).
- Palatalização do **s** em coda medial: realização do grafema **s** como fricativa palatal (**x** e **j**) quando seguido dos fonemas **p**, **b**, **t**, **d**, **c** e **g**. Ex: paxta (pasta), dejde (desde).
- Palatalização do **s** em coda final: pronúncia do arquifonema **s** como **x** no final das palavras. Ex: casax (casas), mesax (mesas).
- Apagamento do **r** em coda final: eliminação ou enfraquecimento do arquifonema **r** no final das palavras. Ex: amá (amar), fazê (fazer).
- Presença do **r** retroflexo em coda medial e final: pronúncia típica do interior de São Paulo, Curitiba e Minas Gerais.
- Presença do **r** alveolar em coda medial e final.
- Presença do **r** africado em coda: realização do arquifonema **r** sem sonorização glótica e com movimento velar suave. Presente na maior parte dos estados brasileiros.
- Presença do **r** velar sonorizado em coda: realização do arquifonema **R** com maior duração e sonorização glótica. Pronúncia típica do carioca.
- Epêntese: criação de uma nova sílaba na palavra. Ex: adêvogado (advogado), adiministrar (administrar).
- Elisão: junção de sílabas ou ligação entre a consoante final de uma palavra e a vogal do vocábulo seguinte (neste último caso forma-se uma palavra fonológica). Ex: **encerramendaconta** (encerramento da conta), azazas (as asas), amare (amar é).

# DEMANDAS CONTEMPORÂNEAS EM COMUNICAÇÃO PROFISSIONAL

CAPÍTULO 11

Marcia H. M. Menezes • Juliana Portas

## INTRODUÇÃO

Para iniciar este capítulo é importante situar o leitor em que fase da história estamos. Vivemos na Idade Contemporânea (iniciada com a Revolução Francesa, em 1789) e, mais especificamente, no século XXI (que começou no dia 1 de janeiro de 2001). Este período está sendo marcado pela explosão do capitalismo, avanços tecnológicos, *big* cidades, aumento exponencial da população, exploração espacial e internet.

As pessoas do século XXI são cercadas por negócios. O sistema bancário trabalha 24 h por dia, lojas estão abertas o tempo todo, grandes cidades não dormem, a palavra **produtividade** se transformou em sinônimo de um importante valor. Estar *on-line* é quase uma obrigação e *off-line,* um crime.

A popularidade se tornou um dos itens mais importantes da vida, medida pelo número de seguidores e de curtidas. As relações humanas tendem a ser líquidas, facilmente dissolvidas e descartáveis. A velocidade das informações, da comunicação, dos negócios, certamente não é humana.

Nos últimos 20 anos, o que estamos vivendo é uma modificação no que podemos dizer de padrões... ou melhor... os "não padrões". Há um bum de profissões novas, do empreendedorismo, da exposição nas mídias sociais, que transforma pessoas anônimas em famosos sem saírem dos seus quartos. A criatividade, a irreverência e o básico se torna a estrela do momento.

Em todas estas situações, há algo que não muda: a importância da comunicação humana (falada e escrita).

Por outro lado, o que muda é o olhar e a atuação fonoaudiológica no que se refere a comunicação destes novos profissionais, o respeito a este novo estilo, muitas vezes, considerados até então **fora dos padrões estéticos e preferidos**, uma busca pelo desenvolvimento comunicativo como foco no profissional e não no que sempre foi definido como certo ou errado, o auxílio na busca da identidade comunicativa, sem pré-conceitos pode ser a grande contribuição do fonoaudiólogo contemporâneo na atuação em comunicação profissional.

## TIPOS DE GERAÇÃO E PRINCIPAIS CARACTERÍSTICAS

Para compreensão do fluxo de mudanças sociais e das formas de pensar e agir de uma época, é fundamental fazer breve explanação sobre gerações. As gerações servem de motor para as maneiras de pensar e de agir de uma época.

Entende-se por representar uma geração aqueles que nasceram em um mesmo período e tem comportamentos semelhantes. Michael Dimock relata que a análise pelas coortes geracionais oferecem aos pesquisadores ferramentas para compreender as mudanças de uma sociedade ao longo do tempo.[1,2] Como aquela geração consome, trabalha e aprende, assim como cada uma interage com eventos mundiais e mudanças tecnológicas, econômicas e sociais. Compreendemos atualmente as gerações em: Baby-Boomers (nascidos após 1940), Geração X (após 1961), Geração Y ou Millenials (após 1981), Geração Z (após 1994), e por último Geração Alpha (após 2010).

A Geração Baby-Boomers (nascidos após 1940) pode ser compreendida como indivíduos focados no trabalho, comprometidos com resultado, apresentando como característica a dedicação, força, lealdade, competitividade. Possuem raciocínio linear, aprendizagem com início, meio e fim, como se fosse a leitura de um livro. Preferem ler e seguir programas de ensino tradicionais. Estabelecem uma relação de descoberta com as novas tecnologias.

Já os indivíduos da Geração X (nascidos após 1961) são independentes, empreendedores, valorizam a estabilidade, em alguns momentos resistentes a mudanças. Nas tomadas de decisões não se precipitam, mostrando um caráter mais equilibrado. Aprenderam a usar a internet e se adaptam bem às novas tecnologias, mas ainda preferem consumir de forma híbrida, *on-line/off-line*. Uma característica dessa geração é compartilhar conteúdos e compreender que a aprendizagem pode ser colaborativa.

Os famosos *Milennials*, ou a Geração Y (nascidos após 1981), estão acostumados com o grande fluxo de informações e estas são consumidas com facilidade e rapidez, preferem aprender informalmente. Nascem em um contexto marcado pela flexibilidade, aptidão, colaboração e coinovação. Desejam consumir e ao mesmo tempo ser parte do processo produtivo. São promotores e ao mesmo tempo consumidores de conteúdo, apresentando como principais características ser imediatistas, exigentes, bem informados e multitarefa. A Geração Y está familiarizada em obter informações rapidamente e processar várias coisas de uma vez, o que caracteriza o pensamento desses jovens como não linear e hipertextual.

A Geração Z, ou os *Centennials* (nascidos após 1996), consomem informação principalmente via *smartphones* e têm preferência por conteúdos em vídeo (curtos), fotos e jogos a escritos. Estão em busca de verdade de transparência, preocupação com ativismo, voluntariado e abertos ao diálogo. Segundo a pesquisa do Pew Research Center, realizada em 2018, essa geração poderá se caracterizar por ser mais diversificada e mais instruída até o momento.

E, por último, a Geração Alpha (nascidos após 2010) utiliza diversos canais, como *on demand*, vídeos, *games* e realidade virtual, praticam o aprendizado mais horizontal e preferem um ensino personalizado, com conteúdo *on-line* e *off-line* para colocar em prática o que aprenderam. Apresentam mais dificuldade em textos longos pois mudam o foco de atenção rapidamente. Apresentam como características a espontaneidade e autonomia, um poder de adaptação muito acelerado, sempre interagiram com a tecnologia desde o nascimento e são movidos pelos estímulos sensoriais.

Conhecer as gerações e entender que suas respectivas características podem influenciar o estilo de comunicação, facilita a atuação fonoaudiológica com profissionais de todas as idades, sabendo que há sempre um olhar diferente para cada geração e claramente para cada indivíduo. Com certeza um profissional da voz de uma geração não vai se comportar e nem requerer as mesmas estratégias da geração seguinte, fato esse que sempre deve ser levado em consideração em nossa abordagem com o **novo**.

Neste capítulo, daremos enfoque aos integrantes da geração Y e suas sucessoras que são considerados **filhos da tecnologia** e hoje estão representando a grande massa das novas profissões, tendo a informação como papel de principal de seus recursos econômicos.[3] Eles representam a primeira geração da história completamente imersa na interatividade e hiperestimulação, características do ambiente digital.[4] Até então, o que diferenciava uma geração da outra eram os valores, já com os **Y**s, a principal diferença consiste na relação com os avanços tecnológicos.[5]

## NOVOS PROFISSIONAIS DA VOZ E SEUS CONTEXTOS

O conceito de profissional da voz surgiu na década de 90 e foi inicialmente direcionado para as vozes artísticas, como cantores e atores. No entanto, Ferreira,[6] registra que desde 1972 já realizavam trabalhos com professores com o foco em **Impostação Vocal** entendendo estes profissionais como dependentes da voz para realizarem suas atividades laborais. Outras atividades como operadores de telemarketing, religiosos, pastores, políticos, repórteres, dentre outros, também, dependiam da voz para realizarem seus trabalhos. Frente a isto, o termo se expandiu para toda voz que seja utilizada como principal instrumento para o desempenho do trabalho de uma pessoa.[7]

Vilkman propõe uma classificação de voz profissional que relaciona Qualidade Vocal e Demanda Vocal. Por exemplo, um cantor profissional apresenta alta demanda e alta qualidade de voz, enquanto que um metalúrgico, apesar de muitas vezes ter alta demanda tem baixa qualidade (não é necessária alta qualidade).[8]

Ainda podemos usar estes balizadores, mas a diferença está no respeito ao estilo. Na grande maioria, estes novos profissionais da voz, tem alta demanda, mas não possuem, muitas vezes, alta qualidade. O conceito de **voz bonita** não é mais tão decisivo para muitos dos novos profissionais da voz. Se antes um apresentador de TV, um locutor, um cantor, para ser famoso precisava ter uma boa voz; hoje isto não é imprescindível. A estética mudou porque os padrões mudaram. Ampliamos os nossos modelos de beleza e incluímos o que antes estava aquém da nossa régua como sociedade. Durante muito tempo a fonoaudiologia fez uso desse padrão pré-estabelecido para nortear suas avaliações definindo as vozes preferidas,[9] depois passou-se a usar as vozes esperadas. Atualmente, temos vozes bem distantes das antigas, preferidas ou esperadas e que fazem sucesso, vendem, são vozes de importante papel na sociedade. Em uma avaliação fonoaudiológica cartesiana só pautada em referências do passado, seria considerada fora dos padrões. Numa tendência contemporânea estas vozes podem ser consideradas como autênticas, e a contribuição fonoaudiológica será justamente na melhora da função, do condicionamento muscular e da saúde vocal destes profissionais.

De acordo com um estudo publicado pela Dell Technologies, em 2017, graças ao avanço tecnológico, até 2030, aproximadamente 85% das profissões serão novas, ou seja, ainda nem foram inventadas. Este estudo gerou um relatório, batizado de *The Next Era of Human-Machine Partnerships* (A Nova Era de Parcerias Homem-Máquina), baseou-se em entrevistas com 20 especialistas globais nas áreas de tecnologia, negócios e acadêmicos.[10]

Segundo o referido estudo a previsão é que em 2030 a tecnologia se transforme em grande parceira dos seres humanos, desde o processo criativo, motivação e empreendedorismo. A velocidade, automação e melhor desempenhos das máquinas agregará nas atividades profissionais.

Esta projeção da referida pesquisa já tem-se mostrado presente nos dias de hoje. Como exemplo disso apresentaremos algumas novas profissões que surgiram por meio da tecnologia.

## Profissionais do *Esports*

O "Esporte eletrônico, *ciberesporte*, *E-Sports* ou *esports*" são termos utilizados para as competições organizadas de jogos eletrônicos. O Quadro 11-1 apresenta os gêneros de jogos mais comuns associados a esportes eletrônicos.

**Quadro 11-1.** Gêneros de Jogos mais Comuns Associados a Esportes Eletrônicos

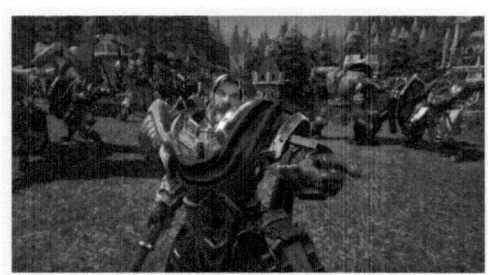

**Estratégia em Tempo Real (RTS**, do inglês *Real-time strategy*) é um subgênero de **jogos de estratégia** em que o jogo não tem progresso por turnos. Nesse gênero, os jogadores precisam controlar sua base e seu exército, produzir recursos e destruir a base adversária a fim de vencer. Foi precursor dos títulos de MOBA, uma vez que o primeiro jogo de tal gênero – Dota – foi um jogo personalizado criado usando o modificador de mapas do Warcraft 3, que é um RTS

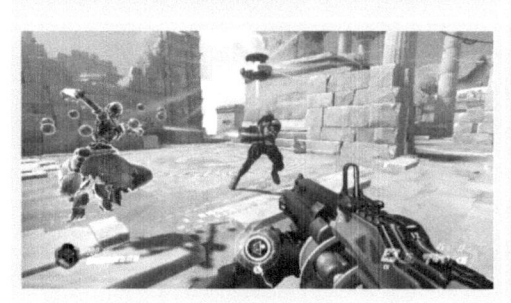

**Tiro em primeira pessoa**, do **inglês** *first-person shooter* (ou **FPS**), é um **gênero** de **jogo de computador** e consoles, centrado no combate com **armas de fogo** em que se enxerga a partir do **ponto de vista** do **protagonista**, como se o jogador e o personagem do jogo fossem o mesmo observador. É um subgênero de **jogos de tiro**. Diversos títulos estão sob essa categoria, incluindo *Counter Strike, Overwatch, Rainbow Six Siege, Call of Duty, Crossfire* dentre outros. Usualmente os jogos contam com 5 ou 6 jogadores em cada time, sendo que uma equipe disputa com a outra em uma série de objetivos predeterminados. Atualmente, é um dos 3 gêneros mais famosos de esporte

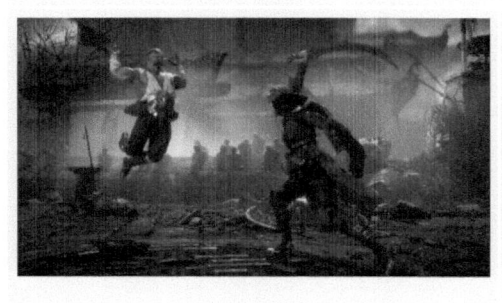

**Luta:** Normalmente chamados de *Fighting Games* ou FGC (*Fighting Game Community*), são diversos títulos que vão desde 2D a 3D com vários estilos de jogo diferentes, como *Super Smash Bros Ultimate, Street Fighter V, BlazBlue, Tekken 7, Samurai Showdown, Dragon Ball FighterZ* e *Mortal Kombat* 11. Também é considerado um gênero extremamente difícil e pouco aberto a novos jogadores pela complexidade exigida. Possui um cenário um pouco mais "*underground*" em termos de visibilidade, a não ser por alguns poucos campeonatos maiores

*(Continua.)*

**Quadro 11-1.** *(Cont.)* Gêneros de Jogos mais Comuns Associados a Esportes Eletrônicos.

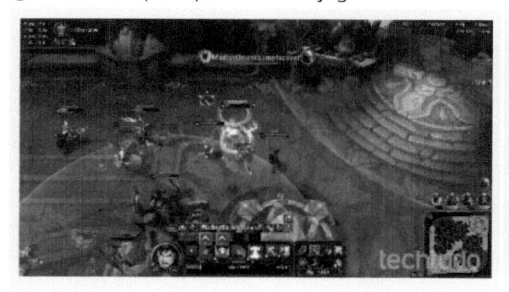

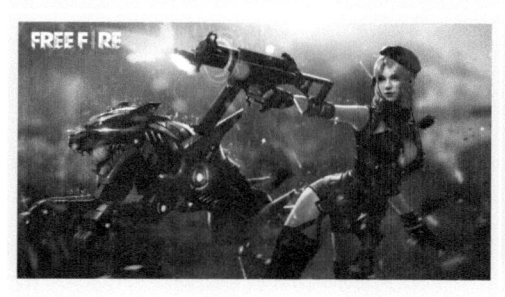

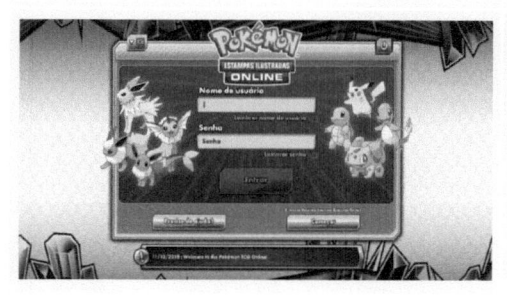

| | |
|---|---|
| | *Multiplayer online battle arena* (MOBA, **arena de batalha multijogador online**), também conhecido como *action real-time strategy* (ARTS, **estratégia de ação em tempo real**), é um gênero de **jogos eletrônicos** onde o jogador controla um personagem em uma batalha entre dois times cujo objetivo é derrotar a base principal inimiga. Um dos gêneros mais famosos atualmente, principalmente pela relevância do *League of Legends* (LOL), com certeza os MOBAs são pilares do esporte |
| | **Battle Royale:** O gênero mais recente de esporte existente consiste em uma grande quantidade de jogadores dividida em times caindo em um mesmo mapa simultaneamente a fim de sobreviver. O time que conseguir ficar em pé até o final e for o último vivo, vence. Com essas regras em mente, diversas regras e pontuações são atribuídas e um time sai vencedor. Pode ser jogado na perspectiva de primeira pessoa ou de terceira pessoa, dependendo do título. Nomes importantes: *Free Fire, Player Unkown's Battlegrounds, Fortnite, Apex Legends, Call of Duty Warzone* |
| | **TCG:** Nome popularmente atribuído a jogos de cartas (*Tradind Card Game*), vários títulos fazem parte desse gênero. Dentre eles, *Magic the Gathering, Hearthstone*, Pokémon TCG e *Legends of Runeterra*. Não é extremamente popular como MOBAs, FPSs ou *Battle Royale*. É sempre jogado 1 contra 1 |

Fontes: Warcraft – Foto: Divulgação Blizzard (https://www.techtudo.com.br/dicas-e-tutoriais/2020/01/requisitos-de-warcraft-3-reforged-e-como-fazer-download-do-jogo-no-pc.ghtml);
Overwatch – Foto: Divulgação Nintendo (https://www.nintendo.pt/Jogos/Aplicacoes-de-download-da-Nintendo-Switch/Overwatch-Legendary-Edition-1633055.html)
Mortal Kombat 11 (https://www.centralxbox.com.br/2019/09/27/mortal-kombat-11-vai-receber-modo-cooperativo/)

A primeira competição esportiva eletrônica foi em 1972, para estudantes da Universidade Stanford (USA). A partir de 2010, a popularização do *streaming* fez o *esport* crescer rapidamente, chegando a milhões de visualizações durante as competições, além da presença física de espectadores aos campeonatos.

*Streaming* é uma tecnologia que possibilita a transmissão *on-line* de áudio e vídeo por meio de dispositivos sem armazenamento prévio. Isso faz com que os usuários consigam consumir conteúdos de maneira instantânea e sem a necessidade de *downloads*, pois o fluxo de dados é feito em tempo real. *Streamer*, portanto, é qualquer pessoa que realize o ato do *streaming*, ou seja, transmissão de conteúdo em alguma plataforma. No mundo dos jogos de *esports*, essa prática se tornou cada vez mais popular, pois estreita laços entre *influencers* e público. Nas *streams* ou *lives* de *games*, os jogadores basicamente transmitem *gameplays* ao vivo e interagem com os espectadores.

Com o aumento de jogos disponíveis e campeonatos por todo o mundo, há uma figura importantíssima que surge... os locutores que narram as partidas. Estes profissionais, denominados de *casters*, têm na sua trajetória uma experiência que passa por ser *gamer* (jogador amador ou profissional), seguindo para as *streamer* e chegando a *caster* (amador ou profissional).

Até o momento, não há formação específica para esta atuação. A maioria são da geração Y e do sexo masculino. Há ainda aquelas pessoas que não passam da fase de *estrimers* e aqueles que continuam "estrimando" apesar de serem *casters*.

As *estreamers* são uma espécie de conversa enquanto se joga. Muitas pessoas assistem estes *estreamers* para entender melhor como é o jogo, para descobrir fases do jogo (que só os bons jogadores chegam), porque estes *estreamers* podem ser divertidos e por parecer que ao ver alguém jogando o cérebro entende que estamos jogando também.

Há ainda neste contexto, aqueles profissionais que dublam os personagens dos games. São na sua grande maioria locutores e/ou dubladores profissionais e são contratados para darem voz aos personagens, inclusive, nas versões traduzidas, considerando que muitos jogos originais estão na língua coreana e na língua inglesa. Uma das habilidades mais importantes destes dubladores é a versatilidade de vozes, isto porque um jogo com 200 personagens nem sempre tem 200 dubladores diferentes. Então, cada dublador acaba dando vozes para diferentes personagens, também chamados de campeões. Outro aspecto importante do processo é a adaptação da fala à cultura brasileira. É preciso que o texto, piada, bordão, seja nacionalizado e desta forma bem aplicado no contexto nacional. Esse aspecto é chamado nas empresas do ramo de localização, onde o objetivo não é apenas traduzir o jogo, mas sim, se aproximar do local e público com o qual está se falando.

Durante as narrações, há um padrão de uso de voz diferenciado dependendo do tipo de função que o *caster* ter no jogo:

- *Narrador*: descreve o que está acontecendo no jogo e, às vezes, realiza análises das jogadas;
- *Comentarista*: acrescenta informações ao que foi narrado, traça padrões e paralelos para comparação do espectador com base em dados ou percepção de jogo; passar ao público possíveis pensamentos dos times e situações de jogo; explica jogadas e ressalta momentos/lances importantes; dá *follow-up* ao que é narrado em momentos de clímax do jogo, ou seja, controla a entonação de **descida** da transmissão;
- *Analista*: busca os porquês das jogadas e tomadas de decisão e os explica; levanta questionamentos importantes da partida/campeonato/situação do time e os debates; aponta características e ressalta momentos que nem comentarista ou narrador viram; explica jogadas e movimentações a fundo; analisa dados e os apresenta na transmissão a fim de traçar padrões pré e pós-jogo;
- *Apresentador*: é responsável pelo início e fim da transmissão; controla a dinâmica e ritmo do que acontece na transmissão; pode servir como entrevistador de convidados ou questionador em mesas de análise, dependendo do formato da transmissão; tem total controle e prioridade de fala a fim de seguir o que o diretor fala/o planejamento do *show*; assume a palavra e direciona qualquer conversa ou o *show*, em geral, caso aconteça algo errado (**puxa as rédeas da transmissão**).

A comunicação nesse contexto geralmente é em tom de conversa, com aumento de velocidade e intensidade dependendo do que está acontecendo no jogo, com períodos muito longos de fala, quando as jogadas são longas também. Os recursos estilísticos na narração acontecem com termos específicos como **voz rasgada**, **o grito**, **a brincadeira** e **os jargões**. A influência das narrações brasileiras é do futebol, mas isto não é um padrão mundial.

Um levantamento feito com 7 *casters*, todos do sexo feminino, apresentado por Menezes, no 15° Congresso da Fundação de Otorrinolaringologia, evidenciou que apenas um dos sujeitos apresentava queixa vocal. Os escores da Escala de Sintomas Vocais de todos os *casters* apresentaram-se com 16 pontos ou menos, do protocolo de Qualidade de Vida em 90 ou mais e o Índice de Desvantagem Vocal em 7,5 ou menos. Ou seja, escores compatíveis com sujeitos sem disfonia. No que se refere a análise perceptivo-adutiva da voz, foi possível observar um leve ruído e instabilidade na emissão, o uso de registro grave no final das frases, falta de coordenação pneumofonoarticulatória, alta velocidade de fala e falta de precisão articulatória em vários momentos da transmissão, impedindo a clareza das palavras ditas. Apenas um dos sujeitos já havia feito fonoterapia por conta da disfonia e os demais nunca tinham feito qualquer trabalho para treinamento de comunicação e/ou voz. Todos iniciaram suas carreiras fazendo narrações de seus respectivos quartos.[11]

## Influenciadores Digitais

De acordo com o estudo do YouTube Insight 2019, a rede social teve, em 4 anos, um crescimento de consumo de 135%, enquanto a televisão cresceu apenas 13%, no mesmo período. Ou seja, não é nenhum exagero dizer que o YouTube é uma rede social de alcance de massa. Assim como a TV.[12]

Tornar-se um influenciador digital é percorrer uma escalada: produção de conteúdo, consistência, manutenção e prestígio em uma comunidade e, por fim, influência.[13]

Brito e Pedrosa, referem que grande ascensão dos influenciadores ocorreu por usarem linguagem informal, grande interação com os seguidores, frequência de postagens e comprometimento. Em muitos casos a linguagem não precisa ser necessariamente roteirizada ou amparada de uma grande produção. É uma conversa de igual para igual, gerando grande empatia pela aproximação entre emissor e receptor, além de ampliar e dar voz a todos.[14]

Com o poder nas mãos, dando mais agilidade e dificultando a fidelidade ao produto e/ou a marca, o influenciador digital tem como desafio manter a atenção rápida dos seguidores. Ao trocar um vídeo do YouTube rapidamente ou passar um *storie* do Instagram ou rolar o *feed* com velocidade estamos reforçando a máxima: **a primeira impressão é a que fica**.

Atualmente, o tempo para se mostrar bom o suficiente e para ter a atenção do cliente se resumiu a centésimos de segundos. Há necessidade de capturar rapidamente o ouvinte, pois ele tem o controle da sua própria atenção em um toque. O vínculo entre falantes e ouvintes deverá ser estabelecido de forma ultrarrápida, os primeiros segundos são muito importantes para manter a audiência até o final.

Muitas vezes o comum é o que aumenta a aproximação com o público. As redes sociais permitem grande conexão entre os usuários, liberdade para expressarem suas opiniões e produção de conteúdo.

Pierre Lévy previu que a internet traria crueza de conteúdo, necessidade de expor opiniões e detalhes da vida íntima, como forma de busca do ser humano pela celebridade. Atualmente, encontramos influenciadores digitais em diversas plataformas, verdadeiros formadores de opinião entre os jovens, mais influentes ainda mais do que artistas da televisão.[15]

Há conteúdo de todas as maneiras e formas. Porém, a relação entre tempo e conteúdo parece ser o que faz um influenciador ter mais ou menos seguidores. A comunicação mais direta, de forma objetiva, direta ao ponto, deixando claro o que o ouvinte ganha em ouvir. Nesse momento se percebe a necessidade de conhecer bem seu público e saber seu gosto, suas dúvidas, seus anseios. Há a opção da interação imediata com a plateia, como nas *lives* e outros formatos sem essa interação, desta maneira o conteúdo deve estar dominado para que exista uma permanência da atenção no momento e que o falante possa permanecer mais tempo nas redes.

Os influenciadores de sucesso, muitas vezes, não são profissionais da comunicação, mas têm uma forma própria de se comunicar que conquista o seu público. Observam-se parâmetros como: uma velocidade mais acelerada, um vocabulário mais informal e um uso de gestos mais soltos parece ser um caminho para uma comunicação mais assertiva e efetiva para o público jovem. O trabalho fonoaudiológico pode ser bem diferente quando comparado aos apresentadores de telejornais, radialistas, entre outros.[16] Deve estar voltado as necessidades específicas da demanda do sujeito, sem querer adaptar a voz e a comunicação aos nossos padrões.

Atualmente, pode-se observar que o estilo de comunicação pela televisão já está sendo influenciado pela maneira como os *YouTubers*/Influenciadores em geral usam sua expressão comunicativa. A tolerância a padrões de comunicação diferentes é maior no público digital do que na televisão. Compreender o estilo de comunicação do influenciador nos ajuda a direcionar o aprimoramento da sua fala.[17]

Pedrosa e Jacarandá encontraram, em seu estudo realizado com 100 *YouTubers* (50 nacionais e 50 internacionais), que muitos destes procuram aconselhamento fonoaudiológico para melhorar todos os aspectos comunicativos e não apenas a voz; a tolerância a padrões de comunicação divergentes é maior no público do *YouTube* do que na TV comum; a taxa de fala é predominantemente de acordo com o conteúdo, mas há uma tendência para falar mais rápido; este resultado pode ser interpretado como uma consequência da necessidade de fazer vídeos mais curtos e muita informação; nenhum canal com TP *(teleprompter)* foi detectado. Na maioria das vezes, os *YouTubers* já seguem um *script* predefinido antes de começarem a gravar. Esse comportamento é consequência da profissionalização dos canais. O uso de gírias e palavrões representa o foco no público jovem, sem classificação de censura. Melhorar o discurso é importante porque o YouTube é uma plataforma de vídeo internacional.[17]

O estudo conclui que o estilo de comunicação é semelhante na maioria dos canais avaliados em todo o país. O idioma usado pelo *Youtubers* é simples, de acordo com a idade do orador e do público-alvo.

Quirino, em seu estudo sobre a comunicação de *YouTubers* realiza uma análise entre 3 grupos distintos de juízes (fonoaudiólogos, público do YouTube e público em geral) referem que as características da comunicação mais predominantes são: vocabulário informal, velocidade acelerada sem problemas de inteligibilidade, ritmo de fala repetitivo, uso de ênfases e pausas adequados, usaram gestos com moderação e de acordo com o discurso e com mãos abertas; a expressão facial mais utilizada foi a de alegria; voz em alta intensidade e a qualidade foi caracterizada como estridente e inconstante. Os juízes concordam que os *Youtubers* passaram credibilidade, prenderam a atenção dos ouvintes e alguns aspectos não adequados da comunicação não interfere na compreensão da mensagem.[16]

Ainda no contexto de geradores de conteúdo, não podemos deixar de falar dos *podcasters*, que são os criadores de conteúdo dos *podcasts*. O termo *Podcast* é uma junção das palavras iPod e *broadcast* (transmissão via rádio).

Conteúdo em áudio sempre existiu por causa das rádios. O que aconteceu nos anos 2000 foi a possibilidade de os arquivos de áudio poderem ser distribuídos pela internet por uma linha de código chamada RSS (*Really Simple Syndication*) que é um formato de distribuição de informações. Desta forma, os conteúdos não precisavam estar diretamente vinculados às rádios, tornando um sistema muito mais democrático.

Freire, em seu estudo refere que além do meio de comunicação os *Podcasts* são esferas educacionais tanto em contextos escolares quanto não escolares, revelou possuir grande potencialidade para as práticas educativas.[18]

Um *podcast* costuma produzir episódios de temas variados. De acordo com a *PodPesquisa*, que recebeu 16.713 respostas válidas por meio de um formulário digital entre 21/10/2019 e 15/12/2019, os temas de maior interesse e preferência dos ouvintes foi ciência, cultura pop, feminismo e política.[19]

Como os arquivos são em áudio, a voz ganha grande relevância neste cenário. Os *podcasters*, geralmente, não realizam exclusivamente esta função. Costumam ter outras atividades relacionadas ou não com a comunicação. Os conteúdos gravados nem sempre são em estúdios, nem sempre são editados e nem sempre tem caráter profissional, podendo ser apenas um hobby. Seja lá como for, o conteúdo deve ser bom, a voz é o principal veículo desta mensagem e os recursos de ênfase e expressividade têm grande aceitação pelos ouvintes.

## Novos Empreendedores

Um estudo do programa de pesquisa *Global Entrepreneurship Monitor* (GEM) de 2018, revela que pessoas entre 18 e 34 anos estão querendo, cada vez mais, a independência e se tornando empreendedores. A perspectiva de uma carreira profissional em empresa ou no serviço público parece que está deixando de ser o sonho dos jovens brasileiros. O jovem brasileiro tende a criar o próprio emprego, empreender, inovar e gerar novas vagas. E eles não empreendem por necessidade, mas por oportunidades do mercado, estão atendendo demandas sociais e movimentando a economia.[20]

Ter seu próprio negócio, implica em saber falar dele, apresentá-lo de forma clara e interessante. Isso nem sempre é fácil. Muitos empreendedores têm usado as redes sociais para divulgar suas marcas, gravando vídeos de apresentação e *lives*. Além disso, tendem a participar de eventos como rodada de negócios, cafés, almoços, jantares, feiras e eventos com propósito de *networking*. Em grande parte destes eventos há um espaço para que cada um apresente o seu *pitch*.

*Pitch* é uma apresentação rápida de um produto ou um negócio, com a intenção de vender a ideia para investidores, clientes, sócios ou parceiros. O *pitch* costuma durar de 30 segundos a 20 minutos em média.

Preparar o conteúdo do *pitch*, a forma como apresentá-lo, como dimensionar o tempo de apresentação sem perder a qualidade da comunicação é um desafio para estes empreendedores. A atuação fonoaudiológica neste contexto engloba o treino da forma e do conteúdo a ser apresentado.

## Mundo Coorporativo

Cabe aqui um olhar sobre o novo cenário que está apontando dentro das Organizações. Laloux, em sua extensa pesquisa fala sobre a **desilusão organizacional**, não só o mundo corporativo como também, escolas, hospitais, estão sendo gerenciados de forma desatualizada, desconectada com os valores da atual consciência humana.[21]

Ele relata que a humanidade evolui em estágios de consciência criando um modelo organizacional radicalmente mais produtivo. Mudando os fundamentos da sociedade e a forma que nos organizamos deve-se mudar também o modelo de gestão com a visão de mundo atual.

Frente a esse cenário é necessário compreender as mudanças, as empresas estão sendo conduzidas com foco no propósito amplo que contribua para o bem-estar de todos, estimulam a autogestão, integralidade dos seus colaboradores com participação em todos os processos.

Vale ressaltar as habilidades elencadas como mais importantes nesse novo estágio relacionadas com a Fonoaudiologia: comunicação clara e assertiva, conexão, escuta e empatia.

Para algumas empresas como *Startups* e profissionais da atual geração parece soar natural todo esse novo processo, como também uma nova visão do mundo dos negócios: mais colaborativo, compartilhado e com gestão horizontal.

Neste aspecto a **tecnologia** da convivência, o aprimoramento da comunicação humana entra como pré-requisito incontestável. Na era da totalidade é importante se comunicar de forma íntegra. Integridade, honestidade, verdade, cada vez mais as vozes precisam exprimir a autenticidade do ser humano.

Barone e Tellis reforçam algumas características da comunicação contemporânea: integridade, credibilidade, conexão, essência do indivíduo. É importante deixar a sua marca enquanto falante, a mensagens que é dita carrega junto de si a história do sujeito, não somos meros veículos, através de nossas palavras essa história deve ser dita e valorizada, ressalta os autores.[22]

## ENFOQUES DA ATUAÇÃO FONOAUDIOLÓGICA PARA OS NOVOS PROFISSIONAIS DA VOZ

### Identidade/Estilo

Com as demandas atuais observa-se a necessidade de conhecer seu estilo de comunicação, usar a sua própria forma de falar, ser autêntico, ser natural, criando uma empatia com o ouvinte que em determinados casos prefere ver pessoas comuns fazendo coisas comuns usando a linguagem comum daquele público escolhido. Para tal comunicação soar orgânica é preciso treino; engana-se quem acha que ligaremos a câmera e parecerá uma conversa usual. Cabe aqui reiterar a diferença de público é crucial para definição do formato e da performance comunicativa e escolha da expressividade que mais reflita sua identidade e a do ouvinte. Alguns parâmetros podem ser abordados pelo fonoaudiólogo conforme a necessidade e a intenção do conteúdo a ser comunicado.

### Autonomia

Este item está diretamente relacionado com o autoconhecimento comunicativo, ao uso consciente dos recursos vocais adquiridos espontaneamente ou por meio do treinamento, refere-se à habilidade de o profissional ser **dono** da sua voz e usá-la estrategicamente de acordo com sua necessidade.

## Resistência
Muitos profissionais possuem longas horas de trabalho vocal. A grande necessidade de exposição nas mídias digitais requer presença constante, se manter em foco, em evidência o tempo todo. Isto faz com que, por exemplo, cantores que são influenciadores digitais usem muito mais a voz do que para cantar, ensaiar e ter vida social. Para as novas gerações de profissionais da voz o panorama atual pede *stories*, vídeos, desafios, *lives*, que escalonam o uso da voz. Foi se o tempo que os cantores cantavam, ensaiavam, gravavam músicas e **guardavam** suas vozes para as apresentações. Hoje os contratos exigem grande quantidade de fala criando um cenário muitas vezes desumano com grande necessidade de disciplina e condicionamento vocal para manterem-se saudáveis vocalmente. O treino da musculatura respiratória e de produção vocal pode oferecer maior resistência musculoesquelética e, muitas vezes, pode prevenir o aparecimento de dores corporais associadas ao uso da voz.[23]

## Estética
O foco está na emoção, no dinamismo da voz, no uso de diferentes recursos comunicativos. Muitos profissionais utilizam isto de forma intuitiva e muitas vezes sobrecarregam o aparelho fonador. Ampliar a expressividade comunicativa, preservando a saúde vocal é o objetivo do fonoaudiológico referente a este item.

## Conteúdo
O conteúdo deve ser comunicado de forma objetiva, direto ao ponto, de preferência rapidamente dito qual o interesse do ouvinte, o que ele **ganha** em ouvir. Nesse momento se percebe a necessidade de conhecer bem seu público e saber seu gosto, suas dúvidas, seus anseios. Há a opção da interação imediata com a plateia, como nas *lives* e outros formatos sem essa interação, desta maneira o conteúdo deve estar dominado para que existe uma permanência da atenção no momento e que o falante possa permanecer mais tempo nas redes.

## Conhecimento do Público-Alvo
Algodoal (2016),[23] reforça a importância de se empoderar da comunicação nesses meios e assim potencializar as chances para atingir seu público, alcançando o resultado desejado. Sem o conhecimento de quem é o público, o que ele pensa, o que ele consome fica mais difícil acertar o alvo, mesmo com relevante conteúdo. Esse conteúdo precisa ser rico e diferenciado para se destacar em meio à multidão. Neste aspecto o direcionamento da comunicação verbal e não verbal é uma importante ferramenta diferencial no sucesso das redes.

## Velocidade de Fala e Precisão Articulatória
Considerando que o tempo é um fator decisivo para a comunicação nas redes sociais e que a alta velocidade é uma tendência, passando uma imagem de jovialidade, dinamismo e entusiasmo, há um risco muito alto em perder a precisão articulatória. Falar rápido é algo que precisa ser treinado, pois envolve aumento da coordenação respiratória, atenção para não restringir demais a abertura de boca, agilidade da musculatura de lábios e língua, sem falar na modulação de voz, que em alta velocidade de fala pode ficar restrita por falta de expertise do falante.

## Expressão Corporal

A harmonia entre corpo, voz, intenção comunicativa e conteúdo da mensagem é fundamental para todos aqueles que se comunicam, os contemporâneos e os tradicionais profissionais da voz. A regra básica é o equilíbrio, a eliminação dos excessos. Usar as mãos enquanto se fala é indicado, porém, mexer demais é inadequado. O mesmo acontece com as expressões faciais, o movimento de cabeça e do corpo. Falar para uma câmera, seja ela profissional ou do próprio celular, requer movimentos mais restritos, enquanto que durante as narrações de games, a expressão corporal pode (e, às vezes, deve) vir com toda amplitude possível, para dar a emoção que a jogada exige. Então, o profissional deve ter uma consciência corporal muito boa, uma habilidade de ampliar ou restringir a expressão corporal dependendo do veículo utilizado (vídeo ou apenas áudio) e do contexto.

## Modulação Vocal e Recursos de Ênfase

Variações vocais de grave × agudo, forte × fraco, rápido × devagar, pausas maiores ou menores, são recursos de expressividade verbal e devem ser usadas com técnica e profissionalismo. É com certeza um dos enfoques fonoaudiológicos para o trabalho com voz profissional. Mais uma vez, o aumento na velocidade de fala pode ser o grande vilão para que esta modulação não aconteça, ou que modulações repetitivas apareçam por falta de consciência do falante de que estes recursos existem. É uma habilidade que não pode contar apenas com o intuitivo, é preciso ser treinado.

Os parâmetros que serão alterados, modificados ou otimizados visam a saúde vocal, a melhora da performance comunicativa e o respeito (a identidade, individualidade e estilo) daqueles que procuram o fonoaudiólogo para o trabalho em voz profissional.

## CONSIDERAÇÕES FINAIS

Não há dúvida de que os avanços tecnológicos têm dado o tom das tendências contemporâneas em voz profissional. Por outro lado, a velocidade dos sinais de internet, da quantidade de conteúdo disponibilizado, das formas tão diversificadas de se comunicar, favorecem a formação de seres desconectados entre si. Falar de comunicação é falar de pessoas, de diversidade, de humanidade, de conexões.

Trabalhar com esta nova geração de profissionais da voz, multitarefas em sua grande maioria, tão inovadores em seus contextos, diferentes dos antigos padrões de certo e errado, traz para nós fonoaudiólogos um convite: desafiar-se a usar com sabedoria tudo o que aprendemos até aqui, porém, com um olhar renovado. Valorizar a conexão entre as pessoas, olhar para o diverso como soma e encorajar as vozes autênticas e saudáveis parece ser um bom caminho que podemos trilhar juntos.

## REFERÊNCIAS BIBLIOGRÁFICAS

1. Dimock M. Defining generations: Where Millennials end and post-Millennials begin. Pew Research Center. 2018;1.
2. Dimock M. Citação: Pew Research Center, Early Benchmarks Show 'Post-Millennials' on Track to Be Most Diverse, Best-Educated Generation Yet, 2018.
3. Gomes EC, Gomes EF. O papel dos Influenciadores Digitais no relacionamento entre Marcas e Millennials na Era Pós-Digital. In: Annais XIX Congresso de Ciências da Comunicação na Região Nordeste – Fortaleza – CE, 2017.
4. Tapscott D. A Hora da Geração Digital. Trad. M. Lino da brasileira. Rio de Janeiro: Agir Negócios; 2010.

5. Oliveira SR, Piccinini, et al. Juventudes, Gerações e Trabalho: É possível falar em Geração Y no Brasil [Internete]? 2018.
6. Ferreira L. Uma pesquisa, uma proposta, um livro: três histórias que se cruzam. In: Ferreira, Oliveira, Quinteiro, Morato (Org.). Voz professional: o professional da voz. São Paulo; 1995. p. 1-6.
7. Koufman J, Isaacson G. Voice disorders. Otolaryngol Clin North Am. 1991;24(5):989-98.
8. Vilkman E. Voice Problems at work: a challenge for occupational safety and health arrangement. Folia Foniatr Logop. 2000;52:120-5.
9. Behlau M. Vozes preferidas: considerações sobre as opções vocais nas profissões. Fono Atual. 2001;4(16):10-4.
10. The Next Era of Human-Machine Partnerships (A Nova Era de Parcerias Homem-Máquina). Eldorado do Sul, Brazil [Internet], 2017.
11. Menezes M. Painel: Intervenção Vocal em Profissionais da Voz Especialidade: Fonoaudiologia – Tema: Preparação Vocal em Profissionais de Locução de Games. 16° Congresso da Fundação de Otorrinolaringologia [Internet], 2017.
12. Karhawi I. InfluenciadoresdigitaiS: Conceitos e Práticas em Discussão. Anais do XI Congresso Brasileiro Científico de Comunicação Organizacional e Relações Públicas. Abrapcorp. 2017.
13. Brito MP, Pedrosa LLC. Ascenção dos youtubers: linguagem e formato dos novos produtores de vídeo da web. [s.l.] Jor dig IESB. 2015;12.
14. Lévy P. Ciberdemocracia. 2. ed. São Paulo: Instituto Piaget; 2002.
15. Quirino JHM. Comunicação do YouTuber brasileiro: aspectos não verbais, verbais e vocais. Dissertação de mestrado - Pontifícia Universidade Católica de São Paulo – PUC-SP. São Paulo; 2019.
16. Pedrosa V, Jacarandá M. Vocal and Communicative Profile of the Most Influential Brazilianand International Youtubers According to Youtube Ranking. In: The Voice Foundation Annual Care of the Professional Voice: Philadelphia; 2017.
17. Freire EPA. Podcast na educação brasileira: natureza, potencialidades e implicações de uma tecnologia da comunicação. 2013. 338 f. Tese (Doutorado em Educação) - Universidade Federal do Rio Grande do Norte, Natal; 2013.
18. PodPesquisa https://abpod.com.br/wp-ontent/uploads/2020/03/Podpesquisa-ouvintes-2019.pdf.
19. Global Entrepreneurship Monitor (GEM) – SEBRAE, Brasil. 2018. Fonte: https://istoe.com.br/cresce-numero-de-jovens-empreendedores-no-brasil/.
20. Laloux F. Reinventando as Organizações: um Guia Para Criar Organizações Inspiradas no Próximo Estágio da Consciência Humana/Frederic Lalou; tradutora Isabella Bertelli. Curitiba, 2017;477.
21. Barone OR, Tellis CM. Your Voice Is Your Business: The Science and Art of Communication, Second Edition; 2016.
22. Vaiano TCG, Behlau M, Guerrieri AC. Dores corporais em coristas eruditos - CoDAS São Paulo. 2013;25;(4).
23. Algodoal J. Youtubers e snapchaters: novas atividades profissionais que necessitam de comunicação assertiva [Internet]; 2016.

# VOZ PROFISSIONAL E PROCESSAMENTO AUDITIVO

Ingrid Gielow • Diana Melissa Faria

## INTRODUÇÃO

A busca e a motivação dos profissionais da voz pelo trabalho fonoaudiológico, em consultório ou em contexto de assessoria fonoaudiológica, estão relacionadas com a melhora do desempenho profissional, e não apenas com a qualidade vocal.

Professores, jornalistas, apresentadores de TV, atores, *youtubers*, comediantes, cantores, dubladores, *personal trainers*, palestrantes, operadores de *call center*, radialistas, vendedores, executivos, telefonistas, treinadores comportamentais, tradutores intérpretes, advogados e tantos outros, são considerados profissionais da voz, pois sem ela as suas atuações profissionais ficam seriamente comprometidas. E como seria a atuação desses profissionais se eles não tivessem bom monitoramento auditivo?

São vários os aspectos que impactam o desempenho desses profissionais e que envolvem a comunicação, incluindo a qualidade e a flexibilidade da voz, a projeção dos sons no ambiente, a articulação dos sons e o esforço físico que o profissional realiza para executar sua profissão. Existem, ainda, outros aspectos da comunicação que não estão relacionados exclusivamente com a voz, mas que impactam o resultado profissional do indivíduo. Esse é o desafio do fonoaudiólogo: identificar, na queixa do profissional da voz sob seus cuidados, todos os aspectos que interferem no desenvolvimento da excelência nos trabalhos que executa.

O foco do presente capítulo será um aspecto importante da comunicação e que pode fazer muita diferença para o desempenho do profissional da voz, bem como na velocidade para atingir o desempenho desejado, inclusive durante a terapia fonoaudiológica: a eficiência do processamento auditivo central.

## PROCESSAMENTO AUDITIVO E O CONTROLE DA FALA E DA VOZ

Processamento auditivo central é o que o cérebro faz desde a detecção do som pelo sistema auditivo periférico, até a sua compreensão em nível cortical. O córtex auditivo está relacionado com as atividades de análise de sons complexos, inibição de respostas inapropriadas, identificação dos sons detectados, atenção interaural, ajuste de estímulo auditivo em relação ao contexto da comunicação, prolongamento perceptivo de estímulos curtos, percepção do espaço auditivo e formação de conceitos em geral.[1] Segundo Pereira,[2] processar o som envolve a detecção, transformação e utilização da informação em comportamentos futuros. Engloba a capacidade do ouvinte em identificar, discriminar e perceber os aspectos segmentais e suprassegmentais da fala – capacidade diretamente associada aos aspectos temporais auditivos.[3] Essas habilidades auditivas são fundamentais tanto para a compreensão das informações auditivas quanto para a análise de todos os detalhes da comunicação verbal e não verbal, provenientes de uma outra pessoa e também geradas pelo próprio sujeito.

Selleck & Sataloff[4] descrevem que o sistema auditivo é um componente-chave para o desenvolvimento e a manutenção da qualidade vocal. A correlação entre a emissão vocal e as habilidades de monitoramento auditivo foi pontuada pelo otorrinolaringologista francês Étienne Lombard, em um artigo publicado em 1911, em que descreveu que seus pacientes elevavam a intensidade da voz de acordo com a intensidade do ruído do ambiente, durante uma conversa, sem que conseguissem perceber o aumento da intensidade da própria voz. A esse efeito de aumento de intensidade vocal de acordo com o som ambiental, sem que fosse perceptível ao falante, deu-se o nome de Efeito Lombard.[5]

Sendo assim, profissionais que utilizam a voz em ambiente ruidoso tornam-se vulneráveis ao realizar ajustes vocais compensatórios para corrigir as alterações de percepção da sua própria produção vocal. Zollinger e Brum[5] observaram que os ajustes vocais produzidos por falantes em ambientes ruidosos estão relacionados com o aumento da intensidade da fala, da frequência fundamental, além de modificações no espectro acústico da voz e alongamento da duração do sinal.

Esses ajustes compensatórios, além de produzirem maior desgaste vocal, pelo esforço produzido com o aumento da intensidade, ainda interferem no resultado da comunicação, modificando a psicodinâmica gerada no ouvinte, a partir da mudança da frequência da voz.

Partindo desses estudos, outros pesquisadores passaram a observar os efeitos do monitoramento auditivo na produção vocal. Mitsuya *et al.*[6] relataram que os falantes que foram submetidos a aumento artificial do *pitch* no *feedback* auditivo realizaram ajustes vocais compensatórios, buscando corrigir a divergência de suas percepções auditivas. Este estudo reforça a importância da percepção auditiva e do monitoramento auditivo na produção da voz.

O controle motor da fala envolve dois tipos de processos complementares: *feedback* e *feedforward*. O *feedback* é um controle que permite a correção da fonação utilizando a informação sensorial adquirida enquanto a tarefa está em progresso, e o *feedforward*, permite esse controle com base em modelos internos do indivíduo, controlando a emissão a partir do repertório de conexões cerebrais já existentes, sem precisar da retroalimentação auditiva constante.[4] Para a construção destes modelos, a acurácia da percepção auditiva e a memória auditiva e motora são imprescindíveis.

Assim sendo, uma falha na emissão vocal ou de fala deve ser percebida pelo sistema auditivo, que contribui para ajustar o planejamento motor da emissão. Por outro lado, uma falha na percepção auditiva poderia comprometer o monitoramento auditivo e, consequentemente, a manutenção do padrão da qualidade da voz e do padrão da fala.

Segundo Pereira,[2] processar o som envolve não só a detecção e a transformação, mas também a capacidade de utilizar essa informação auditiva em comportamentos futuros.

Em alguns contextos profissionais; como em ambientes de trabalho ruidosos ou em situações nas quais o indivíduo não tenha recursos técnicos de equipamentos para um *feedback* auditivo de qualidade; ou em situações adversas, como na vigência de doenças como otites, alergias ou resfriados, o controle de *feedfoward* é fundamental para a manutenção da fala adequada. Caso o profissional apresente um transtorno do processamento auditivo central (TPAC), o modelo interno auditivo prévio pode-se encontrar alterado e, desta forma, pode ser especialmente desafiador adequar a qualidade vocal ou a fala aos diversos contextos profissionais.

O processamento auditivo central, portanto, é um conjunto de habilidades desempenhadas pelo sistema auditivo periférico e central que, encadeadas e somadas, culminam tanto na compreensão global da mensagem, quanto na análise de cada sinal acústico que a compõe.

As principais habilidades que compõem o processamento cerebral do som são sucintamente descritas a seguir:

- *Localização da fonte sonora*: habilidade de identificar precisamente a localização da origem da informação sonora;
- *Figura-fundo auditiva*: habilidade de selecionar e manter a atenção em um estímulo durante a apresentação de mensagens competitivas, considerando distintamente sons verbais e não verbais;
- *Fechamento auditivo*: habilidade de compreender uma mensagem auditiva, mesmo que esteja acusticamente distorcida ou comprimida;
- *Integração binaural*: habilidade de integrar dois estímulos diferentes apresentados simultaneamente em orelhas diferentes;
- *Separação binaural*: habilidade de direcionar a atenção ao estímulo apresentado em uma orelha, em detrimento ao estímulo apresentado contralateralmente;
- *Ordenação temporal*: habilidade que envolve a percepção e o processamento de dois ou mais estímulos auditivos em sua ordem de ocorrência no tempo. Envolve a percepção da variação de frequência, duração e intensidade do som no decorrer do tempo;
- *Resolução temporal*: habilidade responsável pela detecção de intervalos de tempo entre estímulos sonoros, de mudanças rápidas e bruscas no estímulo sonoro, ou detectar o menor intervalo de tempo necessário para que um indivíduo possa perceber diferenças entre sons.

Dificuldades nesse processo de percepção da informação auditiva no sistema nervoso central, caracterizadas pelo fraco desempenho em uma das habilidades auditivas ou mais, constituem os chamados Transtornos do Processamento Auditivo Central (TPAC), que podem ter diferentes manifestações, de acordo com as habilidades alteradas.

As evidências científicas que evidenciem a correlação entre processamento auditivo e a comunicação de profissionais da voz ainda é incipiente e mais direcionada ao contexto da voz de professores,[7-13] mas a experiência clínica, somada aos conhecimentos e pesquisas na área do processamento auditivo central, permitem correlacionar as tarefas desempenhadas pelo indivíduo em diversos contextos de uso da comunicação profissional com as habilidades cerebrais relacionadas com seu processamento auditivo.

Considerando os possíveis contextos de uso da voz profissional, haverá uma tarefa sendo realizada pelo processamento auditivo central toda vez que o indivíduo necessitar:

- Adequar a intensidade do uso da voz ao tamanho e à acústica do ambiente físico;
- Adequar a intensidade do uso da voz em relação ao número do pessoas presentes no local;
- Adequar a intensidade do uso da voz em relação ao equipamento de amplificação sonora disponível;
- Modular a intensidade do uso da voz em relação ao *feedback* que está recebendo da própria voz, tanto se houver um retorno acústico (via caixas de retorno ou *in ear*), quanto se o retorno ocorrer via ambiente;

- Manter a fluência da fala quando há sons no ambiente que mascaram ou competem com o retorno da sua própria voz;
- Modificar sotaques ou regionalismos, sejam eles em fonemas específicos, no ritmo ou na prosódia da comunicação;
- Perceber pausas na própria comunicação ou na comunicação do outro, para aplicar adequadamente a troca de turnos da fala com o interlocutor;
- Perceber nuances da prosódia indicativas de emoções do interlocutor, para que possa identificar o tom ideal de sua própria comunicação;
- Compreender as variações da prosódia que irão produzir com a voz para expressar diferentes emoções de um modo natural e que seja perceptível ao outro;
- Ajustar a própria voz à melodia prévia de uma música;
- Ajustar a voz em relação ao timbre, frequência, duração e intensidade em consonância a um instrumento ou a vários que são executados ao mesmo tempo da produção vocal;
- Receber uma informação em um idioma ao mesmo tempo em que executa a produção de fala em outro idioma, como ocorre com tradutores intérpretes;
- Compreender a comunicação recebida por ligações telefônicas;
- Participar de videoconferências;
- Dividir a atenção entre a fala e outra atividade, como o gerenciamento de uma aula ou reunião mediada por tecnologia;
- Seguir um modelo de estilo de dicção, de modulação da voz ou timbre;
- Adequar a velocidade de sua fala a um padrão preestabelecido;
- Perceber a projeção e a intensidade vocais adequadas para ser percebido em um grupo de pessoas;
- Processar uma informação recebida com rapidez e organizar uma resposta frente a essa informação;
- Diferenciar entonações que evidenciem informações com duplo sentido, ambiguidade, sarcasmo ou outras situações em que a entonação muda o sentido do conteúdo;
- Monitorar a fala, percebendo se a dicção não está clara ou se houve troca ou omissões de fonemas;
- Absorver vocabulário específico da área de atuação;
- Manter a concentração em uma tarefa, na presença de competição sonora no ambiente;
- Perceber o impacto da pausa no discurso e, a partir dessa percepção, produzir mudanças na comunicação;
- Reproduzir os exercícios fonoaudiológicos e realizar ajustes a partir do modelo oferecido pelo terapeuta.

Muitas pessoas, por falta de conhecimento sobre as funções do dia a dia que são influenciadas pela eficiência do processamento auditivo central, não imaginam que suas eventuais dificuldades possam receber um tratamento fonoaudiológico especializado. Identificando algumas das situações em que o processamento auditivo é exigido no momento da atuação profissional, é possível perceber o potencial impacto de uma falha nas habilidades do processamento auditivo na vida profissional.

Para a maioria das pessoas, ter habilidades do processamento auditivo central avaliadas como **normais** pode ser suficiente para executar suas tarefas cotidianas e para se comunicar socialmente. No entanto, quando o profissional almeja se diferenciar no mercado de trabalho, as habilidades auditivas identificadas dentro dos parâmetros de referência de normalidade para a maioria da população nem sempre são suficientes para produzir um resultado de excelência.

Fazendo uma analogia com a prática esportiva, a maioria das pessoas têm condições físicas para praticar algum esporte, mas nem todas as pessoas que têm bom preparo físico atingem um desempenho com índices competitivos. Para se tornar um atleta de alto rendimento, é preciso ter desempenho acima da média. Quanto maior o desempenho comunicativo exigido na atuação de um profissional, maior a necessidade de acurácia e refinamento do processamento das informações auditivas – inclusive da própria voz.

Por isso, ao assessorar profissionais da voz, convém ao fonoaudiólogo considerar:

- **Manifestações relacionadas com transtornos do processamento auditivo central**: o indivíduo tem queixas clássicas de um TPAC, como dificuldade em compreender o que escuta em ambientes ruidosos, histórico de dificuldades escolares, dificuldade em compreender frases com duplo sentido ou piadas, sensação de às vezes ouvir bem e às vezes não, entre outras possíveis manifestações, como dificuldade em aprender idiomas, em manter a fluência da comunicação, e/ou desafinação.
  - *Conduta*: encaminhamento para uma bateria completa de avaliação do processamento auditivo central, realizada por audiologistas especializados.
- **Manifestações específicas de falhas em algumas habilidades do processamento auditivo central**: o indivíduo não tem queixas de um quadro clássico de TPAC, mas apresenta dificuldade em executar algumas das tarefas que exigem bom funcionamento do processamento auditivo, como a percepção de padrões de frequência ou de duração dos sons em uma sequência, ou a reprodução vocal de um tom apresentado como modelo.[12]
  - *Conduta*: realizar um teste de reprodução tonal,[12] uma triagem do processamento auditivo central, como a plataforma *on-line* AudBility,[14,15] disponível em www.audbility.com.br, ou encaminhar o assessorado para uma avaliação do processamento auditivo central.
- **Não há manifestações de alteração no processamento auditivo, mas o profissional almeja um desempenho de excelência**: apesar de o indivíduo executar bem as tarefas que demandam processamento auditivo, para se diferenciar no mercado de trabalho, necessita de maior precisão ou de mais velocidade que a média da população em relação às habilidades ou ações que executa.
  - *Conduta*: realizar uma triagem do processamento auditivo central, uma triagem do processamento auditivo central, como a AudBility,[14,15] por exemplo, considerando não apenas a porcentagem de acerto de cada teste, mas também o tempo de execução como parâmetro de desempenho. No acompanhamento pré e pós-intervenção, o desempenho das habilidades auditivas estimuladas no treino para aprimoramento das competências auditivas deve melhorar.

Assim sendo, algumas queixas comuns a profissionais da voz podem ser sugestivas de alteração nas habilidades do processamento auditivo. Caso sejam relatadas ou identificadas na anamnese, sugerem a necessidade de investigação do processamento auditivo central (Quadro 12-1).

## ESTIMULAÇÃO DO PROCESSAMENTO AUDITIVO

Assim como investimos esforços na manutenção e na melhora do desempenho da voz e da comunicação dos profissionais da voz, também é possível aperfeiçoar as habilidades do processamento auditivo central. São as habilidades auditivas que servirão de base para a escuta ativa, para as adaptações da fala e da voz e para as lapidações necessárias que visam à excelência comunicativa.

**Quadro 12-1.** Lista de Possíveis Dificuldades Relatadas e Respectivas Habilidades Auditivas Potencialmente Relacionadas

| Dificuldades relatadas | Habilidade auditiva potencialmente relacionada |
| --- | --- |
| Percepção e controle sobre a intensidade da voz | Ordenação temporal frequência |
| Percepção e controle sobre a velocidade da articulação dos sons | Ordenação temporal duração e resolução temporal |
| Percepção das pausas e modificação na comunicação a partir dessa percepção | Resolução temporal |
| Manutenção da fluência quando há informação competitiva no ambiente | Figura fundo auditiva, ordenação temporal e resolução temporal |
| Modulação da voz quando há informações competitivas no ambiente | Figura fundo auditiva, ordenação temporal |
| Modificação da fala e prosódia na mudança de sotaques ou para seguir modelos de comunicação | Resolução temporal e ordenação temporal |
| Expressividade na comunicação | Ordenação temporal e resolução temporal |
| Compreensão em ligações telefônicas ou videoconferências | Fechamento auditivo |
| Gerenciar várias informações ao mesmo tempo | Integração e separação binaural |
| Absorver o vocabulário específico da área de atuação | Fechamento auditivo |
| Desafinação ou dificuldades musicais específicas | Ordenação temporal e resolução temporal |
| Reproduzir os exercícios vocais em relação a frequência, duração e intensidade | Ordenação temporal |
| Absorver o vocabulário específico da área de atuação | Fechamento auditivo e memória auditiva |

Mesmo para aqueles indivíduos que não apresentam um transtorno do processamento auditivo, a experiência clínica aponta para um ganho no aperfeiçoamento das habilidades auditivas. Uma vez que essas habilidades podem ser desenvolvidas e refinadas, percebemos que quanto melhor elas se encontram, maior a possibilidade de aperfeiçoamento das sutilezas da comunicação.

Na prática clínica e de assessoria fonoaudiológica a profissionais da voz, é possível correlacionar as habilidades do PAC com objetivos terapêuticos, facilitando o raciocínio estratégico para planejar a intervenção fonoaudiológica, como sugerido no Quadro 12-2.

## SUGESTÕES DE ESTRATÉGIAS PARA A INTERVENÇÃO

A partir da compreensão do impacto das habilidades do processamento auditivo na comunicação e no desempenho do profissional da voz, é possível sugerir, paralelamente ao trabalho fonoaudiológico envolvendo a comunicação e a voz, a incorporação de um treinamento auditivo que desenvolva ou aperfeiçoe as habilidades do PAC, particularmente aquelas que mais impactam a atuação do profissional.

**Quadro 12-2.** Lista sugestiva da correlação entre objetivo terapêutico, habilidade do processamento auditivo e profissionais que podem se beneficiar com a estimulação.

| Habilidade do PAC a ser estimulada | Objetivo | Profissionais beneficiados |
| --- | --- | --- |
| Figura fundo auditiva | Melhorar automonitoramento da fala em ambientes ruidosos | Repórteres e radialistas que realizam matérias em campo, apresentadores de programas de TV ou *youtubers* que atuam em eventos presenciais, cantores |
| | Manter a concentração e a atenção à própria fala e à fala do interlocutor, em ambientes ruidosos | Teleoperadores, professores, treinadores/palestrantes, executivos e profissionais que atuam em ambiente de *coworking* |
| Resolução temporal | Aperfeiçoar a percepção das pausas no discurso, tanto no outro, quanto em sua própria emissão | Teleoperadores, professores, treinadores/palestrantes, executivos, repórteres, radialistas, advogados |
| | Aperfeiçoar o controle sobre as variações da velocidade de emissão e a percepção de pausas interpretativas | Atores, dubladores, cantores, tradutores intérpretes, palestrantes, repórteres, advogados |
| Ordenação temporal (percepção de padrões de frequência, intensidade duração) | Aperfeiçoar a percepção das entonações que expressam as diferentes emoções na comunicação | Atores, dubladores, tradutores intérpretes, palestrantes, professores, repórteres, radialistas, teleoperadores |
| | Ajustar *pitch*, velocidade de fala ou intensidade da voz a partir de um modelo ou de informações do ambiente | Atores, dubladores, tradutores intérpretes, palestrantes, professores, repórteres, radialistas, teleoperadores, cantores, executivos |
| | Aperfeiçoar aspectos auditivos relacionados com a afinação | Cantores |
| Fechamento auditivo | Absorver o vocabulário específico de uma área ou de um contexto novo | Executivos, dubladores, advogados, tradutores intérpretes |
| | Compreender uma informação recebida via telefone, videoconferência ou com áudio com falhas ou distorções | Teleoperadores, executivos |
| Integração e separação binaural | Manter a atenção seletiva e alternada durante a condução de reuniões de equipe ou em informações a serem traduzidas ou reproduzidas | Executivos, dubladores, tradutores intérpretes |
| | Manter a atenção no monitoramento da própria fala e na audiência | Palestrantes, professores |

A plasticidade do sistema nervoso central possibilita que o treinamento auditivo desenvolva, no cérebro do indivíduo, as habilidades estimuladas ou mecanismos compensatórios. O treinamento auditivo consiste em exposição intensiva de estímulos e tarefas diversas, buscando uma precisão de 30 a 70% de acerto, em nível de audição confortável.[16]

Conforme apresentado por Gielow et al.,[1] relatando a experiência das autoras, para o desenvolvimento e/ou aprimoramento das habilidades auditivas, é necessária uma média de 8 a 12 sessões de 30 minutos de treino auditivo realizado em paralelo ao trabalho de aperfeiçoamento da comunicação profissional. Seguindo os princípios da estimulação do PAC, sugerem uma abordagem que consiste em:

A) Treinamento auditivo propriamente dito;
B) Treinamento da percepção dos padrões de comunicação e voz a serem modificados;
C) Treinamento metacognitivo, descritos a seguir.

## Treinamento Auditivo Propriamente Dito
### Objetivo
Desenvolver as habilidades auditivas comprometidas, ou de desempenho no limite inferior da faixa de normalidade, ou que podem atingir um nível de excelência, impactando positivamente a comunicação do profissional.

Estratégias: de acordo com as habilidades selecionadas pelo fonoaudiólogo, deve-se considerar a elaboração de um protocolo com atividades que estimulem, a cada sessão, de modo gradativo, as habilidades a serem desenvolvidas. Pensando-se em profissionais da voz sem TPAC, as sugestões de abordagem devem seguir o raciocínio clínico que correlaciona a queixa apresentada e a habilidade que, possivelmente, poderá contribuir para a redução da queixa, paralelamente à abordagem da terapia vocal (Quadros 12-1 e 12-2):

### Resolução Temporal
Estimular a percepção de pequenas mudanças do som no tempo. Nesta habilidade, quanto menor for a diferença percebida pelo indivíduo entre um som e outro, melhor será a capacidade de produzir e gerenciar pequenas mudanças na sua própria comunicação, que poderão fazer a diferença na percepção de sotaques e diferenças sutis entre fonemas, tanto do idioma nativo, quanto de outros idiomas.

Acesse o *link* para conhecer um exemplo de treinamento auditivo da resolução temporal:

### Ordenação Temporal
Estimular a percepção, a identificação e a reprodução de semelhanças e diferenças entre sons, considerando variações de frequência, duração e intensidade dos estímulos, que inicialmente serão não verbais, e posteriormente, verbais. O ideal é que o indivíduo consiga

perceber variações entre sons graves e agudos, curtos e longos, fortes e fracos, e acompanhar uma sequência de eventos sonoros, sendo capaz de reproduzi-la e nomeá-la de acordo com sua ocorrência no tempo.

Acesse os *links* para conhecer algumas opções de treinamento auditivo da ordenação temporal:

### Figura-Fundo

Estimular a habilidade de percepção de um estímulo auditivo como informação principal em ambiente com competição sonora, como a fala em ambiente ruidoso. O treino auditivo deve simular situações de compreensão de fala com competição sonora, com intensidade e complexidade dos estímulos competitivos crescentes. Vale considerar o treino de controle da fala e da manutenção da qualidade vocal nessas condições, chamando atenção para os elementos proprioceptivos que auxiliam no monitoramento da voz, quando o ambiente sonoro não é favorável. Durante a prática de exercícios vocais, se for pertinente, pode-se considerar a introdução de sons competitivos no ambiente (ruído branco, fala competitiva, som de cafeteria, música orquestrada e música com canto). A expectativa é que o indivíduo desenvolva mecanismos compensatórios para regular sua produção vocal, mesmo em situações ambientais acusticamente desfavoráveis.

Acesse o *link* para conhecer algumas opções de treinamento auditivo de figura-fundo auditiva:

### Fechamento Auditivo

Estimular a habilidade de compreender a informação quando partes do todo estão distorcidas ou falhas. O treinamento auditivo envolvendo essa habilidade deve incluir sons com distorções de vários aspectos acústicos do som, em especial com conteúdo de fala. A estimulação deve exigir a compreensão da informação mesmo na presença destas distorções ou omissões do sinal. O objetivo é que o indivíduo possa ser capaz de, mesmo com menos elementos de análise do som, resgatar seu arquivo sonoro e linguístico prévio e realizar as escolhas mais prováveis para atingir a compreensão da informação.

Acesse o *link* para conhecer algumas opções de treinamento auditivo de fechamento auditivo:

## Integração e Separação Binaural

Estimular a integração de informações apresentadas separadamente em cada orelha, em tarefas de escuta dicótica, promovendo situações de atenção alternada rapidamente entre as duas informações; estimular a separação binaural por meio de tarefas de atenção seletiva, nas quais o indivíduo ouve uma informação em cada orelha, mas precisará direcionar a atenção especificamente para um lado, inibindo o processamento da informação competitiva. Tais estratégias também são excelentes para estimular a competência de profissionais com alta demanda auditiva enquanto se comunicam – como cantores, jornalistas, apresentadores, tradutores, intérpretes e dubladores. O ideal é que o indivíduo consiga gerenciar o foco de sua atenção em quaisquer situações de competição sonora.

Acesse o *link* para conhecer algumas opções de treinamento auditivo de integração e separação binaural:

## Treinamento dos Aspectos que Envolvem a Comunicação

### Objetivo

Desenvolver as habilidades auditivas integradas entre si, o mais próximo possível das situações reais de escuta e monitoramento da comunicação.

### Habilidades a Serem Desenvolvidas

Percepção de que os aspectos que envolvem a escuta de sons isoladamente, quando ampliados para a percepção das variações na voz, dicção e na fluência da fala, impactam a qualidade da comunicação e, consequentemente, os resultados profissionais.

### Treinamento Metacognitivo

### Objetivo

Desenvolver a percepção dos elementos que interferem na produção vocal.

Habilidades a serem desenvolvidas: análise do comportamento e das produções vocais, e monitoramento da melhor qualidade da voz, dicção e fluência da comunicação que o indivíduo pode produzir com as condições que possui no momento.

## Estratégias
Desenvolver a percepção de características da psicodinâmica na voz dos outros, na própria voz e identificar comportamentos e estratégias compensatórias que podem ajudar o falante a ter maior consciência e domínio sobre sua emissão vocal. A partir dessa consciência metacognitiva, o indivíduo pode-se manter em constante aprendizado e evolução a partir da observação de modelos de comunicadores de sucesso e da sua própria comunicação.

Com os avanços tecnológicos, a acessibilidade a exercícios de estimulação auditiva aumentou, e o mercado brasileiro já apresenta diversas opções de *softwares* e plataformas para auxiliar a tarefa do fonoaudiólogo que deseja desenvolver as habilidades auditivas de seus pacientes. Entre as opções, encontram-se:

- CTS Informática, que desenvolve e comercializa diversos produtos aplicáveis para esse fim, disponíveis em https://www.ctsinformatica.com.br/fonoaudiologia/audioproc-auditivo/treinamento;
- Afinando o cérebro, multiplataforma *web*, que promove o desenvolvimento de habilidades auditivas e cerebrais a partir de jogos relacionados com o processamento auditivo, memória, foco e linguagem. As atividades podem ser selecionadas a partir das necessidades e faixa etária de cada usuário. Além do treino em terapia com sons verbais e não verbais, permite que o paciente realize treino auditivo fora do consultório, com monitoramento *on-line* dos resultados. Disponível em www.afinandoocerebro.com.br;
- Treinamento Auditivo Musical (T.A.M.), plataforma *on-line*, desenvolve habilidades auditivas por meio de exercícios de treinamento auditivo com sons instrumentais. Permite a seleção de estratégias e níveis de dificuldade, e o treino auditivo fora do consultório. Disponível em www.treinamentoauditivomusical.com.br.

Para ilustrar, seguem alguns relatos de casos em que a investigação e estimulação do processamento auditivo central foram importantes para o resultado do aperfeiçoamento do profissional da voz.

## CASOS
### Caso 1
- *Profissional*: Executiva.
- *Uso da voz profissional*: realiza reuniões em grupo presenciais e via teleconferência.
- *Queixa*: em muitas situações, referia dar sua opinião, mas **não ser ouvida** pela equipe e, logo em seguida, outro membro da equipe apresentava a mesma proposta, que era validada pelo grupo, como se a ideia fosse dele.

Na avaliação, ficou evidente que a profissional não era capaz de perceber a necessidade de modular a intensidade vocal e, ao ser solicitada a fazer, acreditava que estava produzindo uma intensidade adequada, quando na verdade não aumentava.

Diante da dificuldade de percepção de padrões de intensidade, o treinamento auditivo proposto considerou duas habilidades que têm relação com a queixa apresentada:
- Figura fundo auditiva; habilidade estimulada com o objetivo de aumentar a percepção da intensidade de sua voz em relação aos outros estímulos auditivos do ambiente;

- Ordenação temporal em relação à percepção de padrões de intensidade e frequência: habilidades estimuladas com o objetivo de desenvolver a percepção das variações da intensidade e da curva melódica, importantes para a execução da ênfase das palavras-chave na comunicação.

Esse treino foi realizado paralelamente ao aperfeiçoamento da projeção vocal, firmeza glótica e melhora da articulação da fala. Após duas semanas de intervenção, a executiva relatou que sensivelmente passou a **ser ouvida**, tanto nas reuniões presenciais, quanto nas realizadas por videoconferência, e percebeu suas ideias mais valorizadas. Segundo a profissional, o treinamento com a percepção auditiva foi fundamental para que ela pudesse compreender as nuances do que era solicitado durante os exercícios de voz e fala, e para monitorar a sua produção vocal no ambiente de trabalho. Ela referiu também que, anteriormente ao treino, não era capaz de manter atenção de qualidade na comunicação oral das demais pessoas e que, após o treino, passou a ter maior percepção a respeito das sutilezas da voz e da fala de cada pessoa da equipe. A partir dessa observação, sugeriu-se que a ela que observasse, como modelo, pessoas da equipe que tinham um desempenho admirado por ela, pois ao analisar como essas pessoas se comunicavam, exercitaria sua escuta ativa e manteria um canal de aprendizado e aperfeiçoamentos constantes.

## Caso 2
- *Profissional*: Repórter.
- *Atividade profissional*: realiza gravações externas com pautas de temas variados.
- *Queixa do diretor da redação*: falta de ritmo na locução e sotaque regional marcante. O profissional já realizou terapia fonoaudiológica, mas os avanços foram pequenos.

Na avaliação fonoaudiológica foi possível perceber que, ao ser solicitado para realizar o exercício de voz ou para fazer um ajuste de velocidade de fala ou entonação a partir de um modelo de produção vocal, o repórter necessitava de várias repetições e correções por parte da terapeuta e, ainda assim, as mudanças eram sutis. A triagem das habilidades auditivas foi realizada, então, apresentando o resultado ilustrado na Figura 12-1.

A tarefa de localização sonora apresentou-se no limite inferior da média esperada para a habilidade, e inferior ao desempenho médio das demais habilidades. A tarefa de

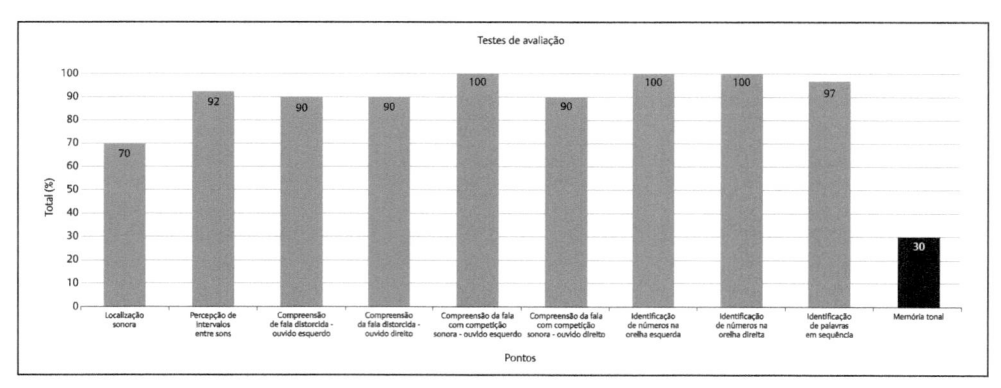

**Fig. 12-1.** Resultados dos testes da triagem de habilidades auditivas (AudBility) realizada em um repórter com queixa de falta de ritmo na locução e sotaque regional marcante.

memória tonal, que demanda a habilidade de ordenação temporal, apresentou-se alterada consideravelmente. A partir desse resultado, acrescentou-se o treinamento das habilidades de localização sonora e ordenação temporal na abordagem proposta.

O cliente passou a realizar as atividades de treinamento auditivo diariamente em casa com períodos de 15 minutos, de segunda à sexta-feira, referindo melhora na percepção de detalhes da comunicação de outros repórteres, que anteriormente passavam desapercebidas. Os exercícios de voz passaram a ser realizados com maior precisão e, ao finalizar o processo de intervenção fonoaudiológica, aprimorou as habilidades auditivas estimuladas e identificava as palavras em que o sotaque ainda era evidente, ajustando sua emissão.

**Comentário**: Jornalistas, radialistas, apresentadores de programas e demais profissionais que realizam gravações externas e que necessitam controlar a sua própria voz ou ouvir o entrevistado em ambientes ruidosos, como festas, manifestações ou apresentações musicais, podem-se beneficiar com a estimulação das habilidades de figura-fundo e fechamento auditivo. A experiência clínica permite observar que, após a estimulação dessas habilidades, os assessorados relatam melhora na comunicação e na compreensão em contextos ruidosos, além de referirem redução do estresse no momento da comunicação, e da posterior fadiga mental.

## Caso 3

- *Profissional*: treinador comportamental.
- *Atividade profissional*: o assessorado realiza palestras e treinamentos nos quais necessita de modulação da voz para expressar diferentes emoções, contar metáforas e realizar conduções de dinâmicas e relaxamentos.
- *Queixa*: recebeu um *feedback* do mentor que o acompanha em processo de coaching de que havia necessidade de melhorar a expressividade da comunicação.

A triagem das habilidades auditivas evidenciou dificuldade na percepção de ordenação temporal dos parâmetros de frequência e de intensidade (Fig. 12-2). Essas habilidades são fundamentais para se perceber a prosódia e a expressividade na comunicação do outro e para modular a própria comunicação.

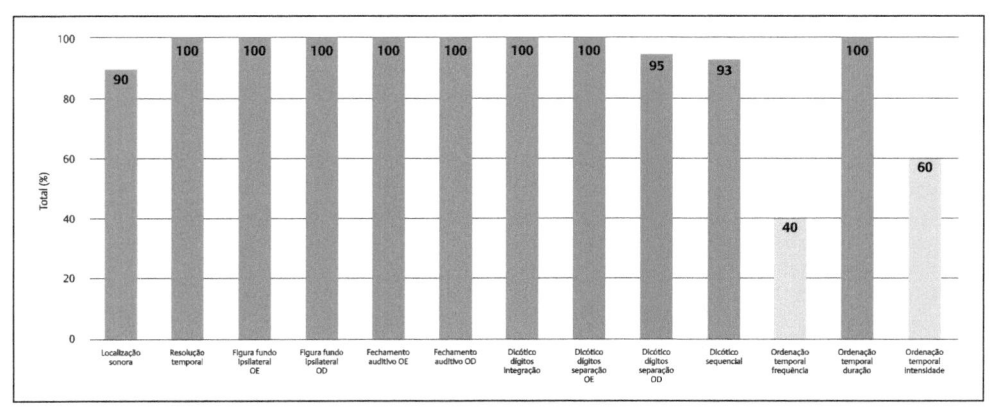

**Fig. 12-2.** Resultados dos testes da triagem de habilidades auditivas (AudBility) realizada em um treinador comportamental com queixa de pouca expressividade vocal na comunicação.

Nas primeiras sessões ficou evidente a dificuldade do cliente em relação à percepção auditiva, pois não era capaz de reproduzir os exercícios vocais na modulação sugerida pela fonoaudióloga, apesar de não ter alterações vocais. Na percepção do cliente em relação à própria voz, ele estava realizando o proposto.

As atividades do treinamento auditivo foram realizadas a partir da plataforma Afinando o Cérebro (www.afinandoocerebro.com.br) e envolveram exercícios com foco na estimulação das habilidades relacionadas com os aspectos temporais do som.

À medida que o assessorado melhorava seu desempenho nas habilidades auditivas, passou a realizar as propostas de modulação da voz com maior precisão. A partir da percepção da variação da frequência e da duração dos estímulos sonoros verbais e não verbais, o desempenho nos exercícios que exploravam as variações de frequência, intensidade e duração das emissões vocais durante o discurso também melhorou, favorecendo o desenvolvimento de maior expressividade na comunicação.

## RESULTADOS DO TREINAMENTO AUDITIVO NO TRABALHO DE APERFEIÇOAMENTO DA COMUNICAÇÃO PROFISSIONAL

Apesar de as evidências da prática clínica apontarem para a correlação positiva da intervenção das habilidades auditivas no trabalho fonoaudiológico da comunicação profissional, estudos ainda precisam ser realizados para testar protocolos, quantificar e qualificar o benefício dessa prática, tanto na evolução, quanto na aceleração dos resultados obtidos com a qualidade vocal e com a competência comunicativa dos profissionais da voz.

A experiência clínica das autoras permite sugerir que o treinamento auditivo é importante para a melhora da autoconsciência em relação a comunicação, das modulações necessárias para o uso profissional da comunicação, para o aproveitamento dos exercícios e para a conscientização dos aspectos vocais e prosódicos da comunicação. O desenvolvimento das habilidades auditivas como única estratégia de intervenção fonoaudiológica não é suficiente para mudar a comunicação do profissional da voz, mas facilita – e pode acelerar – o processo terapêutico, principalmente em relação à aplicação das estratégias de comunicação e uso de voz. Além disso, quando as habilidades auditivas são desenvolvidas, ampliam-se as possibilidades de o indivíduo perceber o mundo sonoro e ajustar a sua comunicação aos diferentes contextos e desafios da profissão, para se tornar um profissional de excelência.

## REFERÊNCIAS BIBLIOGRÁFICAS

1. Gielow I, Paoliello KBG, Faria DM. Disfonia e processamento auditivo central. In: Lopes L, Moreti F, Ribeiro LL, Pereira EC. Fundamentos e atualidades em voz clínica, fononcologia e voz profissional. Rio de Janeiro: Thieme Revinter; 2019. p. 181-92.
2. Pereira LD. Sistema auditivo e desenvolvimento das habilidades auditivas. In: Tratado de Fonoaudiologia. Portuguese. São Paulo (SP): Roca; 2004. p. 547-52.
3. American Speech Language Hearing Association (ASHA). Central auditory processing: current status of research and implications for clinical pratice. Am J Audiol Rockville. 1996;5(2):41-54.
4. Selleck MA, Sataloff RT. The impact of auditory system on phonation: a review. J Voice. 2014;28(6):688-93.
5. Zollinger SA, Brumm H. The Lombard effect. Current Biology. 2011;21(16):R614-R615.
6. Mitsuya T, MacDonald EN, Munhall KG, Purcell DW. Formant compensation for auditory feedback with English vowels. J. Acoust. Soc. Am. 2015;138(1):413.
7. Buosi MMB. A interdependência entre habilidades auditivas e produção vocal. Fono Atual. 2002;5(20):53-7.

8. Buosi MMB, Ferreira LP, Momensohn-Santos TM. Percepção auditiva de professores disfônicos. ACR. 2013;18(2):101-8102.
9. Paoliello KBG. Qualidade vocal e processamento auditivo em indivíduos com e sem prática musical [dissertação]. São Paulo: Universidade Federal de São Paulo – Escola Paulista de Medicina; 2017.
10. Santoro SD, Ribeiro LC, Mesquita LG. Caracterização da Função Auditiva Central em professores com diagnóstico de disfonia funcional ou organofuncional. In: Anais do 20º Congresso Brasileiro de Fonoaudiologia, Brasília. 2012:2447.
11. Spina A L. Autoavaliação vocal, qualidade de vida e avaliação da percepção de sons vocais e sons instrumentais de sujeitos disfônicos. 2009. Tese (Doutorado em Ciências Médicas) – Faculdade de Ciências Médicas, Universidade Estadual de Campinas, Campinas (SP), 2009.
12. Ramos JS, Feniman MR, Gielow I, Silvério KCA. Correlation Between Voice and Auditory Processing. J Voice. 2018;32(6):771.e25-771.e36.
13. Gimenez TN, Medrano LMM, Sanchez ML, Camargo Z. Estudos das funções auditivas centrais – duração e frequência – nas alterações vocais. Rev CEFAC. 2004;6(1):77-82.
14. Amaral MIR, Carvalho NG, Santos MFC. Programa online de triagem do processamento auditivo central em escolares (AudBility): investigação inicial. CoDAS. São Paulo. 2019;31(2):e20180157.
15. Gielow I, Faria DM, Borges LR. Audbility: criação de um programa de triagem e monitoramento das habilidades auditivas. In Anais do XXVI Congresso Brasileiro de Fonoaudiologia. Curitiba-PR. 2018.
16. Weihing J, Chermak GD, Musiek FE. Auditory Training for Central Auditory Processing Disorder. Semin Hear. 2015;36(4):199-215.

# ASSESSORIA EM LOCUÇÃO NA AUDIODESCRIÇÃO

**CAPÍTULO 13**

Zulina Souza de Lira ▪ Adriana Di Donato Chaves
Wilson Júnior de Araújo Carvalho ▪ Charleston Teixeira Palmeira

## INTRODUÇÃO

A origem etimológica da palavra comunicação vem do latim *communis*, comum, o que remete a outro termo comunidade. Representa comunhão, o que torna o processo da comunicação uma condição essencial para a vida em sociedade. O ato de comunicar possibilita a socialização da informação, porém é necessário que esta se apresente de forma acessível a toda e qualquer pessoa.[1] Para que seja assegurada a diversidade da comunicação, criam-se bases legais, regulamentando o uso das ferramentas para a promoção da acessibilidade comunicacional, assim a capacitação de profissionais habilitados a desenvolvê-las. E o profissional da Fonoaudiologia, que tem por natureza atividades relativas à comunicação, insere-se neste contexto.

A atuação fonoaudiológica na área da voz é direcionada a três formas de atividades:[2] o procedimento clínico-terapêutico, centrado no atendimento de pessoas acometidas por problemas na voz; o procedimento preventivo, que visa, por meio de ações coletivas, promover a saúde vocal, principalmente daqueles que utilizam a voz como principal instrumento de trabalho, os profissionais da voz; e a assessoria, cujo objetivo é adequar a comunicação oral às atividades de um determinado profissional da voz, denominada de aperfeiçoamento dos padrões de fala e voz entre outras designações.

A Fonoaudiologia contemporânea comporta inúmeras atividades de assessoria aos mais diversos profissionais da voz, dentre estes os professores, cantores, atores, teleoperadores, evangelizadores, locutores, e avança em direção às novas modalidades de comunicadores: os influenciadores digitais, os conferencistas motivacionais e os locutores audiodescritores.

Adentrar em um novo ambiente profissional requer conhecimento do histórico, legislação, área de atuação, processo produtivo, equipamentos e bens produzidos pela profissão em questão. A audiodescrição é um desses espaços que necessita da presença do fonoaudiólogo para promover o uso da comunicação oral profissional mais eficaz, no caso, da locução, para favorecer o entendimento de obras audiodescritas por seus usuários. E, ainda, garantir o uso saudável de seu aparato vocal.

Portanto, na tentativa de abordar nuances da audiodescrição e suas relações com a Fonoaudiologia, em especial, com a assessoria na área, serão apresentados três segmentos entendidos como essenciais para o entendimento da assessoria em voz na audiodescrição: as bases legais, os aspectos da qualidade vocal e da expressividade oral e as práticas da locução na audiodescrição.

## ENFOQUE LEGAL DA AUDIODESCRIÇÃO NO BRASIL

No histórico das constituições brasileiras, de 1824 e de 1891, não há registro de garantia de direitos das pessoas com deficiência, ainda que o no Brasil Império tenham sido fundadas unidades educacionais voltadas a este segmento da sociedade, como o Instituto Real dos Jovens Cegos, hoje Instituto Benjamim Constant (IBC), em 1854, e o Imperial Instituto de Surdos-Mudos, em 1857, atual Instituto Nacional de Educação de Surdos (INES). Em 1988, é promulgada a Constituição da República Federativa do Brasil, conhecida como constituição cidadã, em que assegura o exercício de diferentes direitos sociais e individuais aos brasileiros com deficiência.[3-5]

Os preceitos de comunicação acessível passam a ter o aporte legal, ratificando o conceito de inclusão frente às conquistas dos direitos das pessoas com deficiências, particularmente, pelos movimentos da sociedade civil organizada. O conceito de comunicação é ampliado, considerando como posto aos termos de legislação.

A **comunicação** abrange as línguas, a visualização de textos, o braile, a comunicação tátil, os caracteres ampliados, os dispositivos de multimídia acessível, assim como a linguagem simples, escrita e oral, os sistemas auditivos e os meios de voz digitalizada e os modos, meios e formatos aumentativos e alternativos de comunicação, inclusive a tecnologia da informação e comunicação acessíveis.[6]

O Plano Nacional de Cultura, Lei 12.343/2010,[7] estabelece estratégias e ações para a promoção e a acessibilidade cultural ao serem implementadas, a saber:

- 3.1.5 Ampliar o acesso à fruição cultural, por meio de programas voltados a crianças, jovens, idosos e pessoas com deficiência, articulando iniciativas, como a oferta de transporte, descontos e ingressos gratuitos, ações educativas e visitas a equipamentos culturais.
- 3.4.5 Promover o uso de tecnologias que facilitem a produção e a fruição artística e cultural das pessoas com deficiência.[7]

Uma das tecnologias de comunicação acessível, originalmente criada para produtos audiovisuais de cultura e lazer voltada ao público com deficiência visual, ou seja, pessoas cegas ou com baixa visão, é a audiodescrição, que vem a ser um conjunto de estratégias tradutórias intersemióticas, transformando informações visuais em conteúdo no formato de áudio, e este em interpretações de um discurso imagético construídas pelo usuário da audiodescrição. Posteriormente, a audiodescrição também passa a se apresentar no formato de texto escrito em braile ou em formato digital, possibilitando o usuário da AD autonomia em seu acesso, podendo imprimir o seu tempo e ritmo de leitura.[5,8,9]

A educação é um outro espaço no qual a audiodescrição traz contribuições de natureza inclusiva. Os professores podem e devem se apropriar de técnicas da audiodescrição a fim de propiciar equidade no acesso aos conteúdos visuais, comumente utilizados em livros didáticos, além de outros recursos didáticos com informações visuais.[10] Há o registro de um estudo da audiodescrição de imagens de um livro didático em Língua Brasileira de Sinais, ampliando o alcance da acessibilidade comunicacional para outros públicos, como o caso de livros didáticos audiodescritos em sinais para as pessoas surdas sinalizadoras.[8]

Em 2015, é promulgada a Lei Brasileira de Inclusão (LBI), também denominada Estatuto da Pessoa com Deficiência, que incidirá em atualizações nas legislações já em vigor, a Lei de Acessibilidade 10.098/2000 e o Decreto 5.296/2004, e em novas conquistas.[11-13]

A supressão de recursos à acessibilidade comunicacional, aqui tratadas particularmente às pessoas com deficiência visual, constitui uma violação de direitos.

As barreiras comunicacionais coíbem o direito à cidadania e está representada como previsto na LBI:

- *Art. 3º – IV*: *Barreiras*, qualquer entrave, obstáculo, atitude ou comportamento que limite ou impeça a participação social da pessoa, bem como o gozo, a fruição e o exercício de seus direitos à acessibilidade, à liberdade de movimento e de expressão, à comunicação, ao acesso à informação, à compreensão, à circulação com segurança entre outros;
- *Art. 4º – § 1º*: Considera-se *discriminação* em razão da deficiência toda forma de distinção, restrição ou exclusão, por ação ou omissão, que tenha o propósito ou o efeito de prejudicar, impedir ou anular o reconhecimento ou o exercício dos direitos e das liberdades fundamentais de pessoa com deficiência, incluindo a recusa de adaptações razoáveis e de fornecimento de tecnologias assistivas.[13]

Ao se deixar de ofertar um produto audiovisual, um evento acadêmico ou cultural, materiais didáticos, campanhas em saúde, sem considerar a acessibilidade comunicacional ou tê-la presente sem qualidade, recorre na presença da barreira atitudinal que repercute na barreira comunicacional.[14,15]

O termo **audiodescrição** é apresentado na LBI, Capítulo 2 que versa sobre o Acesso à Informação e Comunicação[8] em dois artigos. São eles:

Art. 67º. Os serviços de radiodifusão de sons e imagens devem permitir o uso dos seguintes recursos, entre outros:

A) Subtitulação por meio de legenda oculta;
B) Janela com intérprete de Libras;
C) Audiodescrição.

Art. 73. Caberá ao poder público, diretamente ou em parceria com organizações da sociedade civil, promover a capacitação de tradutores e intérpretes de Libras, de guias intérpretes e de profissionais habilitados em Braille, **audiodescrição**, estenotipia e legendagem.[8]

O foco nos conceitos dados à audiodescrição se adequam ao objeto audiodescrito. A Instrução da Agência Nacional do Cinema (ANCINE) 145/2018 apresenta a definição de audiodescrição no:

- Art. 1º § 1º. Como uma narração adicional roteirizada, em língua portuguesa, integrada ao som original da obra audiovisual ou à sua versão dublada, contendo descrições das ações, linguagem corporal, estados emocionais, ambientação, figurinos, caracterização de personagens, bem como a identificação e/ou localização dos sons.[16]

O documento define em seu Art. 6º o prazo de veiculação de produtos audiovisuais acessíveis às salas de cinema em território nacional, até o final de 2020, com cem porcento de cobertura.[16] Todavia, tal preocupação da ANCINE com a acessibilidade inicia-se apenas, em 2013, seguido por outras instituições ligadas ao Ministério da Cultura ao exigir em editais públicos a presença da audiodescrição.[9]

A realização da audiodescrição em diferentes produções e equipamentos culturais implica em modos específicos de realização tanto do roteiro, quanto da locução. Além do cinema há outros equipamentos culturais, que se beneficiam da audiodescrição, como o teatro, museus, centros culturais. Expressões artísticas audiodescritas, como a dança, abrem portas de oportunidades antes pouco viáveis às pessoas com deficiência visual.[17]

Ainda que a atuação do audiodescritor seja relativamente recente no mercado de trabalho, já se encontra presente na Classificação Brasileira de Ocupações (CBO) com a Portaria

397, de 9 de outubro de 2002.[18] A CBO relativa ao audiodescritor é registrada sob o número 2614-30. Deste modo, o audiodescritor pode atuar de modo regular em território nacional.

Com atuação regulamentada, o audiodescritor necessita de uma formação profissional, que requer, dentre outros conteúdos, o conhecimento sobre o processo da locução na audiodescrição.

## COMUNICAÇÃO ORAL E A AUDIODESCRIÇÃO

A comunicação tem diferentes vieses, além de ser um processo em constante evolução, o que constitui um desafio manter-se atualizado frente aos recursos comunicacionais acessíveis. Entre estes, está a audiodescrição.

Como dito, a audiodescrição é uma modalidade tradutória que transforma o visual em verbal e para que aconteça é necessário confeccionar, inicialmente, um roteiro do evento ou do produto (peça teatral, filme, exposição de artes entre outros) a ser audiodescrito. Toda forma de tradução requer conhecimento técnico e experiência. Logo, no que se refere à tradução em audiodescrição, também não há diferença.

Benecke,[19] sobre o processo de produção da audiodescrição, ressalta que este envolve a escolha de um programa, a preparação e a revisão do roteiro, a locução e o ajuste de som. Explana que é efetivada mediante uma locução adicional, inserida entre os diálogos, que descreve a ação, a linguagem corporal, as expressões faciais, os cenários e os figurinos, de modo a permitir a tradução desses para os usuários.

Para se elaborar uma audiodescrição, ocorre a produção de um roteiro escrito, que contém as descrições das informações visuais observadas pelo audiodescritor, que pode ser lido ao vivo ou gravado por um locutor e disponibilizado em forma de áudio. A audiodescrição também poderá ser feita sem roteiro, no caso, por exemplo, de partidas de futebol. Do ponto de vista técnico, o roteiro deve seguir certas diretrizes para servir a uma tradução eficaz. Para tanto, torna-se necessário dispor de um roteirista com formação em audiodescrição, que também reúna outros atributos como conhecimento especializado sobre o assunto a ser audiodescrito e, consequentemente, disponha de bom vocabulário, capacidade de elaboração de textos e técnicas de sumarização.

Do roteiro para a locução, o processo de audiodescrição passa antes por um consultor que, em geral, além de ter formação em audiodescrição deve ser, preferencialmente, uma pessoa cega ou com baixa visão para poder conferir maior credibilidade ao roteiro produzido.

Comumente, os espaços nos produtos audiovisuais são curtos para a inserção da locução audiodescrita, o que requer do profissional a compreensão da necessidade do uso de um vocabulário específico e da nitidez para transmitir a informação complementar ao entendimento do usuário. Isso exige por parte do locutor criatividade, veracidade e, ao mesmo tempo, fluidez na voz e precisão na produção da fala, de modo que a locução soe o mais natural possível e, igualmente, interfira o mínimo possível no produto original.

## A FALA E A VOZ NO PROCESSO DE LOCUÇÃO NA AUDIODESCRIÇÃO

A linguagem oral é uma das modalidades de comunicação que permite aos seres humanos expressarem seus pensamentos por meio de suas habilidades linguísticas, objetivando a interação comunicativa, o bem-estar e a inclusão social. É estruturada tendo como bases seus componentes fonéticos, fonológicos, morfossintáticos, semânticos, pragmáticos e lexicais. A fala e a voz são os veículos da linguagem oral.

A fala tem por objetivo emitir os sons de uma determinada língua de modo estruturado. Regida pelo sistema nervoso central, decorre da mobilização de músculos da respiração, da fonação e da articulação das palavras. Constituída de segmentos sonoros, a fala permite a realização articulatória das palavras do léxico de uma determinada língua.

A voz faz parte do cotidiano como um dos meios de interação que dispomos para trocar informações como também se sabe que a transmissão da mensagem deve estar em consonância com o conteúdo verbal, o qual é acrescido pela expressividade vocal, conforme a intenção do falante e a situação comunicativa. Deste modo, como a voz se adéqua às exigências da audiodescrição? Quais são os recursos vocais que um locutor deve dispor para atender à demanda de cada evento ou produto a ser audiodescrito?

O fenômeno voz é o resultado da vibração das pregas vocais, após sua passagem pelos ressonadores e projetada ao ambiente, que se relaciona com as características anatômicas, funcionais, de personalidade e da cultura em que um falante está inserido.

A produção vocal de um indivíduo apresenta peculiaridades e variações que são intrínsecas ao contexto de fala. Para tanto, as possibilidades de mudanças na voz dependem do quanto os aspectos anatomofisiológicos estão íntegros. Assim, o comportamento vocal está subordinado ao controle sobre determinados parâmetros para fazer diferentes ajustes, modificando a qualidade vocal, conforme a psicodinâmica. No entanto, tais variações só podem ser executadas com qualidade e mínimo esforço se houver flexibilidade vocal.[20]

O locutor de audiodescrição, a exemplo de qualquer pessoa que faz uso profissional da voz, deve ter conhecimento de seu esquema corporal vocal, praticar hábitos básicos de higiene vocal e submeter-se a um programa de condicionamento vocal desenvolvido por fonoaudiólogo para desempenhar a locução de forma adequada à demanda específica.

Com graduação plena, o fonoaudiólogo é o profissional em Fonoaudiologia, que atua em pesquisa, prevenção, avaliação e terapia fonoaudiológicas na área da comunicação oral e escrita, voz e audição, bem como em aperfeiçoamento dos padrões da fala e da voz.[21] É habilitado para desenvolver as competências comunicativas, incluindo as do locutor audiodescritor, visto que se trata de uma atividade profissional de comunicação oral, evitando que práticas pouco eficazes para a locução sejam empregadas, e o acometimento de problemas vocais seja minimizado.

O conhecimento de práticas fonoaudiológicas é imprescindível em virtude da diversidade de possibilidades de uso do recurso de audiodescrição e da variedade de ambientes em que é possível oferecer esta ferramenta de comunicação acessível. Ou seja, pode ser feita ao vivo ou não, em ambiente aberto ou fechado, com ou sem microfone, entre outras. Independente dos meios e do formato, cabe ao locutor dispor da assessoria de um fonoaudiólogo para promover orientações sobre cuidados com a voz e desenvolver um programa de aperfeiçoamento da locução na audiodescrição, constituído de exercícios para o desenvolvimento dos aspectos da qualidade, da expressividade e da resistência vocal.

Sabe-se que a voz deve fluir da forma mais natural possível e de modo que contribua complementando a informação necessária ao usuário da audiodescrição. Assim, faz-se necessário, também, o conhecimento e o uso dos parâmetros da qualidade vocal de da expressividade vocal, propiciando efeito de sentido, isto é, todo material fônico produz impressões nos ouvintes, e estes, por sua vez, atribuem sentidos.[22]

De modo didático, podem-se dividir os constituintes do comportamento vocal em qualidade vocal e expressividade oral. A qualidade vocal é o termo utilizado para designar o conjunto de traços que identificam uma voz, caracterizando um tipo de voz, como rouca, soprosa, bitonal, hipernasal etc., e relacionada com os aspectos da fonação, como ressonância, *pitch, loudness*, articulação, velocidade de fala, coordenação pneumofonoarticulatória, ataque vocal entre outros. Está diretamente relacionada com os aspectos biológicos, em especial com a estrutura dos sistemas respiratório, fonatório e articulatório, assim como com as dimensões psicológica e socioeducacional do falante.[23]

O fonoaudiólogo, ao trabalhar com assessoria em voz na audiodescrição, estará atento aos parâmetros que podem favorecer a locução eficaz, como ressonância, *pitch*, *loudness*, além de outros componentes suprassegmentais. Por exemplo, ressonância difusa confere ao falante equilíbrio psicoemocional. Por outro lado, vozes com frequências muito graves são passíveis de provocar impressão de pessoa autoritária, já vozes muito agudas podem levar a outro extremo, como fragilidade.[24]

A escolha das vozes, para fins de locução em audiodescrição, deve também ter como critério vozes que não apresentem desvios de *pitch* (sensação psicofísica da frequência fundamental) e de *loudness* (sensação psicofísica relacionada com a intensidade). O controle da *loudness* é imprescindível, pois os extremos, na dimensão psicológica, podem causar impressões distintas e, igualmente, desaconselháveis. Esse domínio requer consciência exata da dimensão do outro bem, como controle da projeção da voz no espaço.[25]

Outro parâmetro essencial para a compreensão da fala diz respeito à articulação dos sons, isto é, ao processo de ajustes motores dos órgãos fonoarticulatórios na produção e formação dos sons, e ao encadeamento destes na fala. A pronúncia também é fundamental à comunicação e é moldada de acordo com o condicionamento fonológico decorrente da exposição a um determinado código linguístico.[26] A precisão articulatória, além de contribuir para transmitir a informação com nitidez, imprime ao ouvinte credibilidade, desejo de ser compreendido. Isto é indispensável durante a prática da audiodescrição, pois a locução é o recurso disponível ao usuário para ter acesso à ampliação do conhecimento.[24]

Falantes são dotados de elaborado sistema de controle temporal, o que torna possível gerenciar tanto a duração de cada segmento de fala, como o encadeamento entre eles. O ritmo e a velocidade da fala são, portanto, parâmetros que têm relação direta com a articulação e representam controle neural refinado. Estão intimamente relacionados com os aspectos psicoemocionais do falante e suscetíveis a causar impressões no ouvinte. Velocidade de fala lenta pode comprometer o interesse na comunicação, por outro lado, uma fala acelerada pode transmitir ao ouvinte sensação de ansiedade ou impaciência.[23,24] No entanto, de acordo com o contexto da audiodescrição, pode ser muito interessante fazer uso, de forma intencional, desse recurso prosódico para ampliar a informação sensorial provocada pela imagem, como utiliza a audiodescritora no curta de animação: *Uma menina com cabelos de Brasil*.[27]

A coordenação pneumofonoarticulatória é o resultado da inter-relação da respiração, da vibração das pregas vocais e da articulação das palavras. Poderão ocorrer problemas como desperdício de ar durante a fala, emissão tensa e sobrearticulação da fala, comprometendo a qualidade da locução, caso os componentes da pneumofonoarticulação estejam incoordenados.

O ataque vocal corresponde à maneira como se inicia o som e está relacionado com a configuração glótica no momento da emissão. Tem características sonoras próprias e, dependendo da situação, também pode provocar no ouvinte impressões peculiares. Um ataque vocal brusco pode refletir tensão ou mesmo agressividade, já o ataque soproso pode representar expressão de susto ou ainda situações de afetividade ou sensualidade.[24]

Nem sempre estão disponíveis equipamentos para padronizar as gravações das audiodescrições quanto à saída de áudio, pois há situações que podem ser feitas ao vivo e sem uso de tecnologia. Deste modo, deve fazer parte de um programa de aperfeiçoamento dos padrões de fala e voz práticas referentes ao controle da frequência e da intensidade da voz do locutor audiodescritor. É oportuno acrescentar que não é raro tratar pessoas cegas ou com baixa visão como aquelas que possuem déficits auditivos, aumentando a intensidade da voz, o que reforça a necessidade de domínio de controle da voz. É fundamental o desenvolvimento sensorial em relação ao espaço, pois, como afirma Beuttenmüller,[28] a voz representa um abraço sonoro.

Entende-se que uma fala é expressiva quando esta se caracteriza por uma variabilidade de padrões melódicos ou rítmicos. A expressividade oral organiza-se a partir da interação que se estabelece entre os elementos segmentais (vogais e consoantes) e prosódicos (ritmo, entoação, acento, pausas, taxa de elocução). À prosódia cabem, por conseguinte, a organização do discurso, a compreensão da fala, assinalar proeminência, expressar atitudes, emoções, estado físico, além de possibilitar a identificação da origem social e dialetal de um falante.[22]

A dinâmica da voz marcada por distintos parâmetros que ora se somam, ora se sobressaem no conjunto suprassegmental embaralha-se na voz, propriamente dita, por meio da entoação, variação de intensidade, taxa de elocução e continuidade, que acentuam e segmentam a fala. Isto quer dizer que o uso expressivo da voz implica em uma variabilidade de padrões prosódicos, que o profissional da voz deve se apropriar para a expressão de sentidos.[26]

A entoação exerce sua função no nível da frase e pode ser empregada como sinônimo de melodia.[29] As funções da entoação são determinadas socialmente e de forma contextual. Assim, um contorno melódico elevado ou em elevação, na expressão de atitude ou emoção, pode significar alegria ou raiva, dependendo do contexto de fala. Valer-se do recurso entoacional na locução na audiodescrição de uma animação, que não contenha elementos de fala, pode ser um meio para valorizar a tradução verbal de uma determinada cena, como pode ser constatado no vídeo *Porco espinho*.[30]

A segmentação de um texto falado pode ser feita pelas pausas. A distribuição das pausas não só segmenta, como também estrutura o discurso de um locutor ou entre locutores. Também possibilita o abastecimento de oxigênio, de forma automática, devendo ocorrer de acordo com a estrutura entoacional. As pausas podem ser silenciosas, preenchidas ou ainda sinalizadas por alongamento de parte da palavra, isto é, maior duração de sílaba ou por variação do contorno melódico a partir de pistas acústicas, como diminuição da frequência fundamental, seguida de elevação.[31]

Como recurso expressivo, do ponto de vista psicoemocional, pode expressar sensações diversas como expectativa ou medo, quando se opta pela pausa longa. Já a pausa breve pode significar pressa ou atitude de autoridade, autodefesa. A regularidade das pausas pode variar conforme o contexto emocional.[26] Na audiodescrição do vídeo *Perfeito*,[32] a audiodescritora faz uso de diferentes tipos de pausa para expressar distintas intenções da personagem, representando em determinadas cenas, momentos de reflexão e, em outras, inquietude.

Outro componente prosódico que pode ser usado para dar foco à mensagem é o acento. Pode ser sinalizado por variações de duração, intensidade, altura e qualidade da voz. É oportuno destacar que a ênfase não é necessariamente marcada por aquilo que se eleva, pode ocorrer por um declínio no que diz respeito à altura ou intensidade. É um recurso muito utilizado em distintos tipos de locução e pode ter diferentes propósitos, como destacar o início de um enunciado ou mesmo para dar ênfase como referência a um intervalo de tempo.

Muitas são as formas de expressar emoções e atitudes pela pluridimensionalidade do fenômeno voz. Pode-se afirmar também que, a depender das características biológicas, do estado psicológico e da condição sociocultural é possível a identificação de falantes por meio da expressividade oral, entre as quais está a origem dialetal. As marcas de pronúncia características de um indivíduo que configuram o sotaque podem e devem ser preservadas no espaço da locução em audiodescrição, pois os usuários podem ter origens regionais distintas e, também, estão expostos a ouvir por meio de outras mídias, outros falares. Isto traz ao espaço da audiodescrição uma comunicação mais natural e espontânea, como reflexo de mudanças na sociedade no reconhecimento e aceitação do que é viver em comunidade. Na internet há diversos produtos com audiodescrição que podem exemplificar essa pluralidade de possibilidades da expressão oral.

Deve-se refletir a respeito ao público a quem se destina o uso desta ferramenta de comunicação acessível. No caso de o usuário de audiodescrição fazer parte do universo infantil, por exemplo, sabe-se que as narrativas orais chegam muito cedo à vida das crianças, e estas vão se familiarizando com os ritmos melódicos da comunicação humana. Além disto, aos poucos se apropriam de efeitos de sentido construindo distintas formas de representações mentais quando expostas a diferentes tipos de entretenimento provenientes de livros, desenhos animados ou filmes.

Em geral, nos referidos produtos, as falas das personagens caracterizam-se por vozes ricas em variações para expressar estados afetivos ou tipos psicológicos que também se prestam a promover o interesse e atenção da criança no passatempo. Então para o desenvolvimento infantil é imprescindível que a locução seja mais interpretativa.[33]

Da mesma forma, com outros públicos, o locutor de audiodescrição deve-se apropriar tanto dos recursos vocais, como prosódicos, de modo que possa complementar a informação de forma eficaz para ampliar o universo de quem se beneficia com esse tipo de tecnologia assistiva. Embora, seja recomendado que a locução deva interferir o mínimo possível no conjunto da obra, e para isto têm diretrizes, é fundamental não afastar do coração aquilo que não pode ser visto, porém pode ser sentido, quando traduzido de modo generoso e com afeição. Para esse fim, faz-se necessário defender uma prática de locução na audiodescrição que considere o papel da expressividade vocal para melhor expressar os sentidos das imagens para a linguagem verbal no processo tradutório e, assim, proporcionar uma melhor acessibilidade audiovisual às pessoas com deficiência visual. Desse modo, na próxima seção, trataremos dos princípios e atividades que devem nortear a prática da locução na audiodescrição.

## PRÁTICA DE LOCUÇÃO NA AUDIODESCRIÇÃO: PRINCÍPIOS E ATIVIDADES

Para que se fundamente o processo da locução junto às práticas da audiodescrição, devem-se considerar alguns aspectos que impactam diretamente na locução e na recepção das obras audiodescritas pelas pessoas com deficiência visual e demais usuários da ferramenta, a saber:

- A locução deve ser um elemento que auxilie na tarefa de complementar a recepção dos sentidos das narrativas do roteiro, visto que descrever uma cena por completo é impossível. O roteirista seleciona o que será audiodescrito e deve considerar que a trilha sonora, as falas dos personagens, os efeitos sonoros, a locução e outros elementos sonoros podem levar ao usuário a inferirem muito do que se passa visualmente.[34] Portanto, a locução deverá colaborar para um melhor entendimento da obra: se excessiva ou pouco expressiva poderá comprometer a recepção do usuário;
- Na contramão de correntes precursoras da audiodescrição, que advogam que os roteiros e a locução na audiodescrição devem ser neutros, com a justificativa de que não se pode

retirar dos usuários o direito de elas mesmas construírem as avaliações e interpretações e as emoções suscitadas pelo objeto da audiodescrição, a Fonoaudiologia compreende que a neutralidade na locução inexiste. A fala comumente referida como monótona também é expressiva. Ela pode ser interpretada pelo ouvinte como indicadora de falta de entusiasmo, apatia, desinteresse entre outros sentidos.[18,22] Pelo fato de a locução para as mídias audiovisuais ter como princípio a interpretação de conteúdos,[18] compreende-se que a neutralidade não encontra espaço na constituição da locução como atividade profissional. A locução "neutra" é menos interpretativa, com pouca variação em termos de velocidade de fala, entoação e ritmo e, além disso, nos estudos de audiodescrição, o papel da voz do locutor tem sido considerado "invisível", uma vez que aquele não deve chamar à atenção, ou deve usar a voz de maneira "clara ou agradável".[35] No entanto, considerando que a impossibilidade da neutralidade perpassa a locução, vejamos: como ficaria uma cena ambientada no interior do Ceará, no ano de 1912, cuja ação é uma briga de duas mulheres por uma lata de água para beber. Se a cena fosse audiodescrita com uma locução isenta de qualquer afetividade, ou mesmo, com uma locução nos moldes de rádio comercial, ou até mesmo com um sotaque descontextualizado com o ambiente da cena? Por isso, reforçamos que na audiodescrição, não se trata apenas de narrar um texto: o texto deve ser interpretado, como ocorre na locução;

- Os estudos sobre o desenvolvimento da locução na audiodescrição ainda são incipientes. A literatura da audiodescrição reconhece a locução como parte do processo de audiodescrição, porém ainda são escassos os estudos que direcionam como a locução deve ser implementada. Estudos apontam que se deve adicionar à audiodescrição uma locução que colabore para a tradução mais efetiva dos sentimentos e estados afetivos das cenas/imagens, agregando mais recursos vocais interpretativos.[36] Esta é uma tarefa em que a Fonoaudiologia pode trazer contribuições aos estudos da AD realizados no Brasil.

Portanto, a locução como ferramenta imprescindível para o desenvolvimento das práticas em AD necessita de uma mínima estrutura para que seja efetiva em relação à obra audiodescrita. Com base em estudos de natureza fonoaudiológica,[2,37-43] e em experiências com oficinas de locução na AD,[35,44,45] serão apresentadas práticas fonoaudiológicas que contribuem na formação do locutor audiodescritor.

As práticas fonoaudiológicas para a locução na AD devem promover o desenvolvimento de aspectos que constituem o comportamento vocal, especificamente aqueles relacionados com a qualidade vocal e com os recursos vocais de expressividade para a locução, como: fonação, ressonância, *pitch, loudness*, articulação, velocidade de fala, coordenação pneumofonoarticulatória, ataque vocal, entoação (variações de *pitch*, de *loudness* e da velocidade da fala) e pausas.[45] Estas práticas devem ser conduzidas por um fonoaudiólogo, com formação da área da voz e com experiência em lidar com oficinas de orientação, treinamento e preparação vocal.[35]

Para a operacionalização das práticas serão necessários recursos audiovisuais para apresentação de áudios e vídeos, apostilas para acompanhamento dos conteúdos abordados, sala de gravação aparelhada com os equipamentos e *softwares* específicos para as atividades, assim como um operador de áudio com prática em AD. E para orientar o fonoaudiólogo na condução das atividades práticas, foram elencados alguns procedimentos que possibilitam o desenvolvimento da locução na AD, a saber:

A) É importante o locutor conhecer as bases teóricas sobre a produção da voz e fala, destacando a importância dos sistemas respiratório, fonatório e articulatório para o

processo da locução. Tais informações contribuirão para o reconhecimento do processo de transformação da voz e fala para a atividade locutória;
B) O incentivo à administração de regras para a boa saúde da voz contribuirá para que, inicialmente, o locutor na audiodescrição identifique situações que favoreçam uma locução mais eficaz, para que se permita o aumento da resistência da voz e reduzindo o acometimento de distúrbios vocais;
C) Com o objetivo de realizar autoavaliação perceptivo-auditiva da locução, um treinamento auditivo é recomendado, inclusive para o locutor ser capaz de melhor analisar os diversos modelos de locução na audiodescrição. Portanto, após o treinamento auditivo, estima-se que o participante tenha experienciado, mediante a reprodução de ferramentas audiovisuais, a percepção auditiva em relação aos diversos modos de locução, incluindo a sua própria. Apresentação de diversas obras audiodescritas com diferentes configurações de locução é indicada para este treino;
D) Realizar a avaliação, ou mesmo autoavaliação, do comportamento comunicativo relativo à produção da voz/fala favorece a identificação de aspectos relacionados com as qualidades e desequilíbrios da voz e fala, assim como estimula a percepção do processo de locução. Como dito, considera-se que os principais aspectos da voz e fala a serem abordados na locução na audiodescrição são aqueles constituintes da qualidade vocal (fonação, ressonância, *pitch, loudness*, articulação, velocidade da fala, coordenação pneumofonoarticulatória e ataque vocal), e dos recursos vocais de expressividade (entoação – variações de *pitch*, de *loudness* e na velocidade da fala – e pausas).[45] Portanto, uma avaliação pode ter como fundamento os aspectos diretamente relacionados com os referidos aspectos;
E) Os exercícios fonoaudiológicos para aperfeiçoar a locução na audiodescrição devem ser focados no equilíbrio da fonação e ressonância, no adequado uso de *pitch e loudness*, na nitidez articulatória, na velocidade de fala ajustada ao roteiro de AD, na coordenação pneumofonoarticulatória e no uso adequado do ataque vocal. Os recursos vocais de expressividade também devem ser desenvolvidos mediante atividades que exercitem a entoação, variando o *pitch*, a *loudness* e a velocidade da fala, assim como o recurso do uso de pausas. A literatura fonoaudiológica é generosa em relação à oferta de exercícios que visem ao desenvolvimento da qualidade vocal e dos recursos vocais de expressividade.[2,37,43-46] Os recursos vocais de expressividade, por exemplo, podem ser exercitados mediante uma marcação para as falas dos roteiros que inclui setas para cima, indicando elevação do *pitch*, setas para baixo, indicando abaixamento *pitch*; barras para pausas respiratórias; círculos em volta das palavras que devem ser lidas de modo mais lento e grifos nas palavras que merecem destaque com o aumento da *loudness*. Este recurso visa a facilitar as nuances que o locutor audiodescritor escolhe para enfatizar em determinadas palavras ou passagens do texto. Com o uso das marcações poderão ocorrer maior fluidez na produção da fala, redução de ruídos na fala (pigarros, rouquidão, soprosidade etc.) e melhor expressividade na leitura dos roteiros.[45]
F) A prática de gravação na audiodescrição é a etapa em que o locutor experiencia o conhecimento que adquiriu em relação à sua atividade profissional. Durante uma assessoria para locução em AD, todo processo de gravação inicialmente deverá ser realizado sob a direção de um fonoaudiólogo. Para esta etapa, algumas estratégias podem ser realizadas:

- Analisar um roteiro em audiodescrição de um filme para posterior gravação. Uma sugestão inicial é realizar leitura comentada de um roteiro, com posterior descrição das impressões que os locutores tiveram sobre o roteiro. Nesta etapa, serão discutidas as possibilidades nas quais a expressividade poderá ser empregada na locução. Os aspectos a considerar sobre o modo de locução incluem estilo do filme, localização geográfica do filme e local das cenas. Sobre as personagens é importante identificar: gênero, idade, naturalidade, perfil emocional, condições econômica e social;
- Diferenciar os diversos modos de locução com a finalidade de alinhar a locução à obra audiodescrita. Os participantes, após analisarem os diversos modos de locução, selecionarão aqueles mais adequados à obra para que ocorra o mínimo de perdas nas obras;
- Traçar a forma de utilização da locução dos textos do roteiro. Todas as palavras, cenas e sentimentos dos textos do roteiro serão analisados, estruturados e ensaiados, visando ao emprego mais efetivo da locução à obra;
- Registrar em áudio a locução do roteiro em audiodescrição. Deverão ser realizadas gravações do *roteiro* com a direção vocal e de fala do fonoaudiólogo, em tempo real. Entende-se por direção vocal e de fala o direcionamento realizado pelo fonoaudiólogo a fim de que o locutor consiga expressar de forma mais precisa o roteiro previamente estudado. As etapas para a gravação são compostas de: aquecimento vocal, com objetivo de preparar o aparelho fonador para os trabalhos vocais, promovendo maior energia na voz, reduzindo o pigarro e evitando fadiga e futuras lesões nas pregas vocais, passagem do som e gravação; a passagem de som, que visa a ajustar os equipamentos de gravação com a locução antes da gravação; e a gravação, que é o produto;
- Exercitar o recurso de continuidade que consiste em regravar trechos do roteiro com o mesmo andamento empregado anteriormente na gravação. Após análise do produto final, realizar regravação de trechos desajustados à locução;
- Analisar as locuções antes e após a edição. Este recurso contribui para exercitar o locutor a se aperfeiçoar nas práticas de locução mediante a recorrente prática de treinamento auditivo.

Isto posto, é importante que se diferencie a assessoria fonoaudiológica para os locutores audiodescritores das demais categorias profissionais. Práticas fonoaudiológicas junto à locução na audiodescrição são específicas, pois devem compreender o universo a que se destina. Ferramentas de acessibilidade comunicacional possuem especificidades com a finalidade de que o produto não sofra com traduções equivocadas. Isto envolve uma locução que não colabore com o entendimento de uma obra. Constituir uma ferramenta para colaborar com a desmistificação da locução.

A locução na audiodescrição é considerada como um elemento menor dentro do processo[47] e elevada de *status* quando compreendida como recurso que contribui para melhoria da recepção de roteiros audiodescritos. A compreensão das bases legais, do mercado de trabalho e das diversas afiliações teóricas colabora para o fonoaudiólogo se posicionar frente às suas práticas e construir assessorias mais efetivas para locução na audiodescrição.

Assessorias mais efetivas compreendem atividades que forneçam maior precisão articulatória e de velocidade de fala para que a locução seja efetiva em curtos espaços de tempo dentro de um filme, por exemplo; que contribuam para o sucesso das atividades de continuidade das gravações, caso devam ser refeitas; que desenvolvam a percepção sobre o alinhamento entre locução e a obra audiodescrita, para que não ocorram ruídos e distorções, evitando, assim, uma locução desarmônica.

Portanto, a assessoria em locução na audiodescrição, além de promover uma melhor qualidade para produtos acessíveis, também traz contribuições para o campo dos estudos na área e para a formação de audiodescritores, reduzindo a possibilidade do uso de recursos pouco eficazes. Por conseguinte, os usuários acessariam uma melhor qualidade de locução, agregando maior dramaticidade às cenas, favorecendo a percepção dos sentimentos da obra ao usufruir de uma audiodescrição que agrega um formato de locução mais contemporâneo.

## REFERÊNCIAS BIBLIOGRÁFICAS

1. Melo J. Comunicação social: teoria e pesquisa. 4. ed. Petrópolis: Vozes; 1975.
2. Ferreira LP. Usos da voz em contexto profissional: para além da clínica terapêutica In: Ferreira LP, Silva MAA. Saúde Vocal: Práticas Fonoaudiológicas. São Paulo: Roca; 2002.
3. Bentes JAO, Hayashi MCPI. Normalidade, diversidade e alteridade de uma história do Instituto Nacional de Surdos. Rev Brasileira de Educação [online]. 2016.
4. Brasil. Constituição da República Federativa do Brasil [online]. 1988.
5. Correia JBS. Audiodescrição nas Manifestações Artístico-Culturais: Uma tradução Intersemiótica. RELACult - Revista Latino-Americana de Estudos em Cultura e Sociedade [S.l.] [online]. 2017;3:2525-7870.
6. Brasil. Decreto nº 6.949, de 25 de agosto de 2009. Promulga a Convenção Internacional sobre os Direitos das Pessoas com Deficiência e seu Protocolo Facultativo, assinados em Nova Yorque [online]. 2007.
7. Brasil. Lei Nº 12.343. Institui o Plano Nacional de Cultura - PNC, cria o Sistema Nacional de Informações e Indicadores Culturais - SNIIC e dá outras providências [online]. 2010.
8. Ribeiro EN, Lima FJ. Contribuições da audiodescrição para a aprendizagem de educandos surdos [online]. Revista Brasileira de Tradução Visual [online]. 2012;10(10):1-34.
9. Tavares LB. Ver ouvindo: investigações sobre a relação entre a audiodescrição e as camadas sonoras que compõem a trilha de áudio de um filme. Tese (Doutorado) – Universidade Federal de Pernambuco. Centro de Artes e Comunicação. Programa de Pós-Graduação em Comunicação, Recife. 2019.
10. Motta LMVM. A audiodescrição na escola: abrindo caminhos para a leitura de mundo. Campinas, SP: Pontes Editores. 2016.
11. Brasil. Lei de Acessibilidade. Lei nº 10.098. Estabelece normas gerais e critérios básicos para a promoção da acessibilidade das pessoas portadoras de deficiência ou com mobilidade reduzida, e dá outras providências [online]. 2000.
12. Brasil. Decreto Nº 5.296 de 2 de dezembro de 2004. Regulamenta as Leis nos 10.048, de 8 de novembro de 2000, que dá prioridade de atendimento às pessoas que especifica, e 10.098, de 19 de dezembro de 2000, que estabelece normas gerais e critérios básicos para a promoção da acessibilidade das pessoas portadoras de deficiência ou com mobilidade reduzida, e dá outras providências
13. Brasil. Lei Brasileira de Inclusão da Pessoa com Deficiência. Lei nº 13.146. Institui a Lei Brasileira de Inclusão da Pessoa com Deficiência (Estatuto da Pessoa com Deficiência) [online]. 2015.
14. Chaves ADD. Acessibiidade Atitudinal e Comunicacional: uma questão de direito. In: Araújo AN, Queiroga B, Lucena JA, Studart L. (Org.). Questões Contemporâneas da Clínica Fonoaudiológica. 1 ed. Recife: Editora UFPE; 2018. p. 199-214.
15. Ribeiro EN, Simões JL, Paiva F. Inclusão Escolar e Barreiras Atitudinais: Um Diálogo sob a Perspectiva da Sociologia de Pierre Bourdieu. Olh@Res - Revista Eletrônica do Departamento de Educação da UNIFESP [online]. 2017;5:210-26.
16. Brasil. Agência Nacional do Cinema (ANCINE). Instrução Normativa nº 145, de 08 de outubro de 2018. Altera dispositivos das Instruções Normativas nº 116, de 18 de dezembro de 2014, e nº 128, de 13 [online]. 2016.

17. Nóbrega A, Ribeiro EN, Carvalho G, Tavares L, Sassaki RK. A dança no compasso da inclusão. In: Liliana Barros Tavares. (Org.). Acessibilidade Comunicacional para Produções Culturais. 1. ed. Recife: Ed. do organizador; 2013;1. p. 1-112.
18. Brasil. Ministério do Trabalho e Emprego (MTE). Classificação Brasileira das Ocupações (CBO). Portaria n° 397, Aprova a Classificação Brasileira de Ocupações - CBO/2002, para uso em todo território nacional e autoriza a sua publicação [online]. 2002.
19. Benecke B. Audio-description. In: Gambier Y. (Ed.) Meta [online]. 2004;49(1).
20. Behlau M, Pontes P, Moreti F. Higiene vocal: cuidando da voz. 5ª ed. Rio de Janeiro: Revinter; 2017.
21. Brasil. Lei n° 6.965, de 9 de dezembro de 1981. Dispõe sobre a regulamentação da profissão de Fonoaudiólogo, e determina outras providências. Diário Oficial da União 10 dez 1981.
22. Madureira S. Expressividade da fala. In: Kyrillos L. (Org.). Expressividade – da teoria à prática. Rio de Janeiro. Revinter; 2005.
23. Behlau M, Azevedo R, Pontes P. Conceito de voz normal e conceito de disfonia. In: Behlau M. (Org.). Voz – o livro do especialista. Vol I. Rio de Janeiro: Lovise; 2001.
24. Behlau M. Voz: o livro do especialista. Rio de Janeiro: Revinter; 2008;I(2).
25. Russo I, Behlau M. Percepção da fala: análise acústica do português brasileiro. São Paulo: Lovise; 1993.
26. Viola IC. Expressividade, estilo e gesto vocal. Lorena: Instituto Santa Teresa; 2008.
27. Bersot A. Uma menina com cabelos de Brasil. História, roteiro e animação.
28. Rein J, Schwartz L. Audiodescrição Mil Palavras Roteiro
29. Romanovski L. Narração [online]. 2013.
30. Beuttenmüller G, Laport N. Expressão vocal e expressão corporal. Rio de Janeiro: Forense Universitária; 1974.
31. Moraes JA. Em torno da Entoação: alguns problemas teóricos. Cultura Linguística. 1982;1:63-78.
32. Porco espinho. Produção: Erste Group. Audiodescrição: Ver com Palavras. Elaboração de roteiro: Lívia Motta. Narração: Andréia Paiva. Consultoria: Roseli Garcia e Laercio Santanna. Edição e finalização: PH Motta [online]. 2018.
33. Silva MC. Pausa em textos orais espontâneos e em textos falados. Linguagem em (Dis)curso. 2002;3(1):100-133.
34. Perfeito. Ficha técnica da audiodescrição Roteiro: Mimi Aragón. Narração: Marcia Caspary. Produção: Radioativa Produtora. Ficha técnica da animação original - Criação e direção: Mauricio Bartok. Música: Andre Arruda e Wiliam Roscito. Efeitos de som: Jose Miguel. Tagarellas Audiodescrição. Porto Alegre/RS, Brasil [online]. 2012.
35. Silva MC. Com os olhos do coração: estudo acerca da audiodescrição de desenhos animados para o público infantil. Dissertação (Mestrado em Letras) - Programa de Pós-Graduação em Letras e Linguística, Salvador. 2009:214.
36. Seoane AF, Araújo VLS. Elaboração e análise da audiodescrição do filme Corisco e Dadá. Cultura & Tradução. João Pessoa [online]. 2011;1(1).
37. Carvalho WJA, Magalhães CM. Locução em Filmes Audiodescritos para Pessoas Cegas ou com Baixa Visão: uma Contribuição à Formação de Audiodescritores. In: Araújo VLS, Aderaldo MF. Os Novos Rumos da Pesquisa em Audiodescrição no Brasil. Curitiba: Editora CRV; 2013.
38. Palmeira CT, Araújo VLS, Carvalho WJA. A Fonoaudiologia e a locução em audiodescrição para pessoas com deficiência visual – relato de experiência. In: XXIII Congresso Brasileiro e IX Congresso Internacional de Fonoaudiologia, [Anais eletrônicos...] Salvador [online]. 2015;24.
39. Ferreira LP. (Org.). Dissertando sobre voz. São Paulo: Pró-fono; 1998.
40. Behlau M, Feijó D, Madazyo G, et al. Voz profissional: aspectos gerais e atuação fonoaudiológica. In: Behlau, M. (org) Voz – o livro do especialista. Vol II. Rio de Janeiro: Lovise; 2005.
41. Gama ACC, Kyrillos L, Feijó D. (Org.). Fonoaudiologia e telejornalismo – relatos do IV Encontro Nacional de Fonoaudiologia da Central Globo de Jornalismo. Rio de Janeiro: Revinter; 2005.
42. Pinho S M R. Temas em voz profissional. Rio de Janeiro: Revinter. 2007.

43. Farghaly SM, Andrade CRF. Programa de treinamento vocal para locutores de rádio. Revista da Sociedade Brasileira de Fonoaudiologia, São Paulo [online]. 2008;13(4)316-324.
44. Oliveira IB, Borrego MCM. Atuação fonoaudiológica na locução de rádio. In: Marchezan IQ, Silva HJ, Tomé MC. (Org.). Tratado das especialidades em Fonoaudiologia. São Paulo: Guanabara Koogan; 2011.
45. Palmeira CT. O Pregador e as regras da boa comunicação. In: Santos R. Servos da palavra – como fazer uma pregação. Aquiraz: Edições Shalom; 2014.
46. Araújo VLS, Carvalho WJA, Praxedes Filho PHL. A Locução na audiodescrição para pessoas com deficiência visual: uma contribuição á formação de audiodescritores. Projeto de pesquisa. Programa de Pós-Graduação em Linguística Aplicada, Universidade Estadual do Ceará, Fortaleza; 2013.
47. Palmeira CT. Locução na audiodescrição. Fortaleza: EDUECE; 2017.
48. Kyrillos L. (Org.). Expressividade – da teoria à prática. Rio de Janeiro: Revinter; 2005.
49. Carvalho WJA, Leão BA, Palmeira CT. Locução e audiodescrição nos estudos de tradução audiovisual. Trab. Ling. Aplic., Campinas, São Paulo [online]. 2017(56.2):352-378.

# DISTÚRBIO DE VOZ RELACIONADO COM O TRABALHO (DVRT) E A CLASSIFICAÇÃO INTERNACIONAL DE FUNCIONALIDADE, INCAPACIDADE E SAÚDE (CIF)

CAPÍTULO 14

Léslie Piccolotto Ferreira  •  Maria Lúcia Vaz Masson
Susana Pimentel Pinto Giannini  •  Maria Cristina Pedro Biz

## INTRODUÇÃO

Este capítulo tem por objetivo aproximar duas questões que, apesar de terem um processo de discussão em andamento, parecem ser novas para os fonoaudiólogos que atuam na área de voz. A saber, a publicação do Protocolo Distúrbio de Voz Relacionado com o Trabalho (DVRT) e a Classificação Internacional de Funcionalidade, Incapacidade e Saúde (CIF). De forma breve, resgatamos o histórico de ambos, com o interesse de, ao final, aproximá-los na tentativa de melhor instrumentalizar o fonoaudiólogo para uma nova perspectiva de redimensionar o DVRT.

## BREVE RELATO SOBRE O DVRT

Em 2019, a busca pelo reconhecimento do distúrbio de voz como doença relacionada com o trabalho completa 22 anos. Esse processo foi caracterizado por uma narrativa assimétrica, marcada por avanços e revezes, entremeada por um tensionamento entre profissionais de saúde, médicos e não médicos, que ora se uniam em associações e campanhas de voz e ora se afastavam na condução e discussão do DVRT.[1]

Destaca-se o relevante papel que a Pontifícia Universidade Católica de São Paulo (PUC-SP) exerceu no fomento às discussões fundantes desse processo. Foram dois os momentos em que se chegou próximo a tal reconhecimento:

1. Em 2004, na oportunidade em que se encaminhou o documento produzido no XIV Seminário da PUC-SP em parceria com o CEREST-SP para o Ministério da Previdência Social;
2. Em 2009, em parceria com o CEREST-RJ e FIOCRUZ/RJ, após reestruturação e redirecionamento para o Ministério da Saúde, tendo como foco a notificação compulsória do agravo.[1-3]

Posteriormente, em 2011, por intermédio do Conselho Federal de Fonoaudiologia, que tem acento no Conselho Nacional de Saúde, o documento, denominado Protocolo Distúrbio de Voz Relacionado ao Trabalho, seguiu para consulta pública por meio da Coordenadoria Geral de Saúde do Trabalhador (COSAT), atual Coordenação Geral de Saúde do Trabalhador (CGSAT) do Ministério da Saúde (MS). Contudo, um novo revés político paralisou as ações. O material voltou a ser discutido, em meados de 2016, na oportunidade em que a Universidade Federal da Bahia (UFBA) retomou as discussões por meio do projeto: *Não há evidências suficientes para reconhecer o distúrbio de voz relacionado com o trabalho?*, juntamente com a Universidade Estadual de Feira de Santana (UEFS), PUC-SP, University College London e Centro Universitário Estácio de Sá/Bahia (Estácio/FIB). Além do projeto, foram realizados contatos com a CGSAT/MS, cuja área técnica demonstrou-se sensível à retomada do material, atualização e publicação do Protocolo. Em março de 2017, uma comissão, inicialmente composta por cinco especialistas, é convidada pelo Ministério da Saúde para participar de fórum com o objetivo de revisar o Protocolo e propor uma ficha de notificação compulsória do DVRT. Participaram do fórum representantes das universidades (PUC-SP, UFBA, UEFS), CEREST-SP e associações de classe (Conselho Federal de Fonoaudiologia, Sociedade Brasileira de Fonoaudiologia (SBFa), Associação Brasileira de Laringologia e Voz (ABLV), Associação Brasileira de Otorrinolaringologia e Cirurgia Cervicofacial (ABORL-CPP) e Associação Nacional de Medicina do Trabalho (ANAMT) para a discussão e revisão do protocolo. A publicação da versão final ocorreu, em julho de 2018, pouco mais de um ano após, por meio de videoconferência realizada pela COSAT/MS.[1]

## O PROTOCOLO DVRT

O Protocolo Distúrbio de Voz Relacionado com o Trabalho, publicado pelo Ministério da Saúde, ou Protocolo DVRT, é um documento técnico, com foco na Vigilância em Saúde do Trabalhador, destinado aos profissionais que compõem a rede do Sistema Único de Saúde (SUS), em todos os seus níveis de atenção (Vigilância em Saúde, Atenção Básica, Média e Alta Complexidade), assim como os serviços privados, serviços de saúde das empresas e Serviços Especializados de Segurança e Medicina do Trabalho (SESMT). Tem por objetivo orientar os profissionais da rede a *identificar, notificar e subsidiar as ações de vigilância dos casos de DVRTs e de seus determinantes*.[4] Com ele pretendem-se realizar a *(...) produção, análise e avaliação epidemiológica dos dados, o que contribui para a identificação da real magnitude de casos de DVRTs e embasamento das ações de Vigilância em Saúde do Trabalhador.*

No escopo do Protocolo, são apresentados a definição do DVRT, fatores de risco para o agravo, dados epidemiológicos sobre adoecimento por problemas de voz no trabalho, avaliação clínica, diagnóstico, classificação das disfonias, tratamento, reabilitação, retorno ao trabalho, linha de cuidado e vigilância de ambientes e processos de trabalho.

### Definição de DVRT

**Distúrbio de Voz Relacionado com o Trabalho (DVRT) é qualquer forma de desvio vocal relacionado com a atividade profissional que diminua, comprometa ou impeça a atuação ou a comunicação do trabalhador, podendo ou não haver alteração orgânica da laringe.**

Tendo como premissa o sistema classificatório de Costa, Pontes e Almeida,[5] três tipos de adoecimento relacionados com o trabalho podem ser definidos em distúrbios relativos à voz: à inserção do indivíduo no ambiente de trabalho, à constituição individual e ao uso de voz no ambiente de trabalho.

1. *Distúrbios relativos à inserção do indivíduo no ambiente de trabalho*: considera-se, aqui, a exposição a substâncias irritativas da mucosa respiratória presentes no ambiente e no processo de trabalho, tendo como consequência laringites inespecíficas e crônicas;
2. *Distúrbios relativos à constituição individual*: neste caso, são considerados os problemas individuais frente ao trabalho, como as alterações estruturais mínimas da laringe. Aqui o trabalho entra como fator agravador de uma condição preexistente;
3. *Distúrbios relativos ao uso de voz no processo de trabalho*: são os estabelecidos **distúrbios vocais decorrentes do uso profissional da voz no exercício do trabalho.**

## Fatores de Risco

Dentre os fatores de risco, destacam-se aqueles que estão associados ao ambiente e organização do trabalho. A organização refere-se, mormente, a como os processos de trabalho são organizados em sua rotina. Os aspectos de ambiente referem-se mais propriamente às condições físicas, biológicas e também estruturais dos equipamentos.

A) *Fatores relacionados com a característica e com a organização do trabalho*: jornada de trabalho prolongada, sobrecarga, acúmulo de atividades ou de funções, demanda vocal excessiva, ausência de pausas e de locais de descanso durante a jornada, falta de autonomia, ritmo de trabalho acelerado para o cumprimento de metas, trabalho sob forte pressão, insatisfação com o trabalho ou com a remuneração, postura e equipamentos inadequados, dificuldade de acesso à hidratação e aos sanitários entre outros;
B) *Fatores relacionados com o ambiente de trabalho*: pressão sonora acima dos níveis de conforto, acústica desfavorável, mobiliário e recursos materiais inadequados ou insuficientes, desconforto e choque térmico, má qualidade do ar, ventilação inadequada do ambiente, baixa umidade, exposição a produtos químicos irritantes de vias aéreas superiores (solventes, vapores metálicos, gases asfixiantes) e presença de poeira ou fumaça no local de trabalho entre outros.

Embora fatores individuais, como sexo, idade, predisposição genética, alergias, alterações hormonais ou hábitos (por exemplo, fumar e beber), possam coexistir, não desqualificam ou impedem a existência de um DVRT. É o que se denomina co-causalidade. Para que uma doença seja caracterizada como ocupacional, deve haver o nexo técnico epidemiológico entre o agravo (distúrbio de voz, no caso) e fatores do ambiente e organização do trabalho associados (por exemplo, ruído, sobrecarga vocal). Isto posto, tem-se um DVRT.

## QUESTÕES RELACIONADAS COM A CIF

Em 2001, aprovada pela Assembleia Mundial da Saúde, a Organização Mundial da Saúde (OMS) publicou a CIF, com objetivo de *estabelecer uma linguagem unificada e padronizada e uma estrutura que descreva a saúde e os estados relacionados com a saúde*.[6]

Assim como a Classificação Internacional de Doenças (CID), atualmente em sua 10ª versão, a CIF é uma classificação de referência da Família de Classificações da OMS. A CID-10 descreve os estados de saúde, e a CIF, a funcionalidade.[7] Juntas, fornecem uma base científica que permite comparar informações entre serviços, municípios e países, além de fornecer um esquema de codificação sistemático de todas as informações relacionadas com a saúde das pessoas, facilitando a troca de informações entre profissionais por meio de uma linguagem comum. Uma nova versão da CID foi aprovada em assembleia da OMS e entrará em vigor, em janeiro de 2022. A CID 11, como será chamada, traz uma seção sobre funcionalidade contendo domínios da CIF, entre eles a comunicação, com base no World Health Organization Disability Assessment Scheme.[8,9]

Atualmente, as informações em saúde de que dispomos, de forma geral, são apenas originárias da CID, como é o caso das notificações em saúde. Sabemos a incidência de uma doença, mas não temos o impacto que isso causa na vida das pessoas, no seu desempenho, na participação social, e a influência do ambiente e contexto no estado de saúde de indivíduos.

Em complementação à CID, a CIF tem o propósito de gerar informação sobre funcionalidade* e incapacidade das populações, possibilitando a descrição e a comparação no contexto internacional. Funcionalidade e incapacidade são termos gerais: funcionalidade abrange funções e estruturas do corpo, atividades e participação, enquanto a incapacidade inclui todo ou qualquer aspecto das deficiências, limitações de atividade e restrições de participação. Os fatores ambientais referem-se a todo o contexto da vida de um indivíduo, os ambientes físico, social e de atitude em que as pessoas vivem. Fatores ambientais podem ser barreiras ou facilitadores quando se trata da funcionalidade do indivíduo. Os fatores pessoais incluem sexo, idade, formas de enfrentamento, antecedentes sociais, educação, profissão e padrões comportamentais.[10]

A necessidade dessa mensuração torna-se progressivamente crescente pela maior expectativa de vida das populações e o decorrente aumento das doenças crônicas.[11] A CIF traz, portanto, o estado de saúde de um indivíduo conceituado de uma forma mais abrangente, permitindo que os fatores contextuais ultrapassem a sua importância como determinantes do estado de saúde e passem a ser considerados não apenas como uma mudança do lócus da incapacidade, mas, sobretudo, reconhece a possibilidade de ser considerado o próprio lócus da intervenção e, por isso, da funcionalidade. Entre os vários usos da CIF está sua aplicação em levantamentos populacionais sobre saúde e incapacidade.[12]

Por se tratar de uma classificação de Funcionalidade, todas as pessoas, independente da condição de saúde, poderiam ser classificadas pela CIF, não necessitando partir de uma condição de saúde identificada pela CID.

Suas aplicações incluem ser uma ferramenta: a) estatística, para coleta e registro de dados; b) de pesquisa, para medir resultados de saúde, qualidade de vida ou fatores ambientais; c) clínica, para a avaliação de necessidades específicas ou reabilitação; d) de política social, para o planejamento de sistemas de previdência social, elaboração e implantação de políticas públicas; e, ainda, e) pedagógica, na elaboração de programas educativos e ações sociais.[6]

Como modelo para estatísticas de incapacidades e informações de saúde,[13] a CIF permite a integração de dados de diferentes fontes. As informações podem vir de fontes primárias (pessoas vivenciando incapacidades) ou secundárias de dados, como, por exemplo, da documentação ou estatísticas preexistentes.[10]

O uso da CIF fornece informações importantes para além do diagnóstico da condição de saúde por si só, ampliando a perspectiva de análise sobre como um diagnóstico pode impactar a vida de um indivíduo. Essas informações, compartilhadas por profissionais e usuários, podem ser usadas como uma base para a comunicação, planejamento de programas, ou intervenção, além de reduzir a sobreposição entre os profissionais. O propósito compartilhado, geralmente, é a melhoria da funcionalidade do indivíduo.

As unidades da classificação da CIF são categorias dentro dos domínios da saúde e relacionadas com a saúde. A CIF classifica funções fisiológicas (inclusive psicológicas), estruturas anatômicas, ações, tarefas, áreas da vida e influências externas, fornecendo um modelo para a descrição da funcionalidade e incapacidade humanas, para a documentação, organização e análise dessas informações.

Os componentes da CIF se interligam e constituem um modelo multidimensional, multidirecional e dinâmico. A funcionalidade e a incapacidade dos indivíduos podem ser

---

* Na versão em português, o termo que se opõe à incapacidade é funcionalidade, e não, capacidade (MARCELINO e NÚBILA, 2013).

determinadas também pelo contexto ambiental em que vivem. Deste modo, inverte-se a lógica da compreensão clássica da incapacidade originada a partir de uma doença ou de uma condição de saúde para o ambiente, levando à incapacidade e/ou à doença.[14]

Todos os componentes da CIF interagem. Não há um ponto de partida, ou seja, a perda de funcionalidade pode ser gerada a partir de uma alteração na função, na estrutura, na atividade, na participação social, na condição de saúde, nos fatores ambientais ou pessoais (Fig. 14-1). O conceito de funcionalidade baseia-se na descrição dos aspectos positivos das funções do corpo, estruturas do corpo, atividades e participação, enquanto a noção de incapacidade é tomada no sentido negativo.[14]

Da mesma forma, não há uma correlação linear de causalidade entre esses itens.[15] Ao deslocar o foco da análise da causa para o efeito e incluir os fatores contextuais do ambiente e das relações sociais, a CIF pode mensurar a saúde e a incapacidade individual dentro de uma abordagem mais complexa.[16]

O respeito às múltiplas dimensões envolvidas no processo de saúde e funcionalidade/incapacidade (biológica, individual, social), além do reconhecimento do importante papel do ambiente (não apenas físico, mas social e de atitudes), traz uma nova luz sobre *saúde* e *incapacidade*, em especial sobre questões da Saúde do Trabalhador.[16]

A CIF pode ser usada também para definir subgrupos e para descrever a funcionalidade ou incapacidade de grupos específicos, identificados por idade, gênero, nacionalidade ou qualquer outra variável. Grupos específicos podem ser classificados em categorias na CIF e definidos em níveis de limiares para inclusão ou exclusão do grupo. No caso específico deste

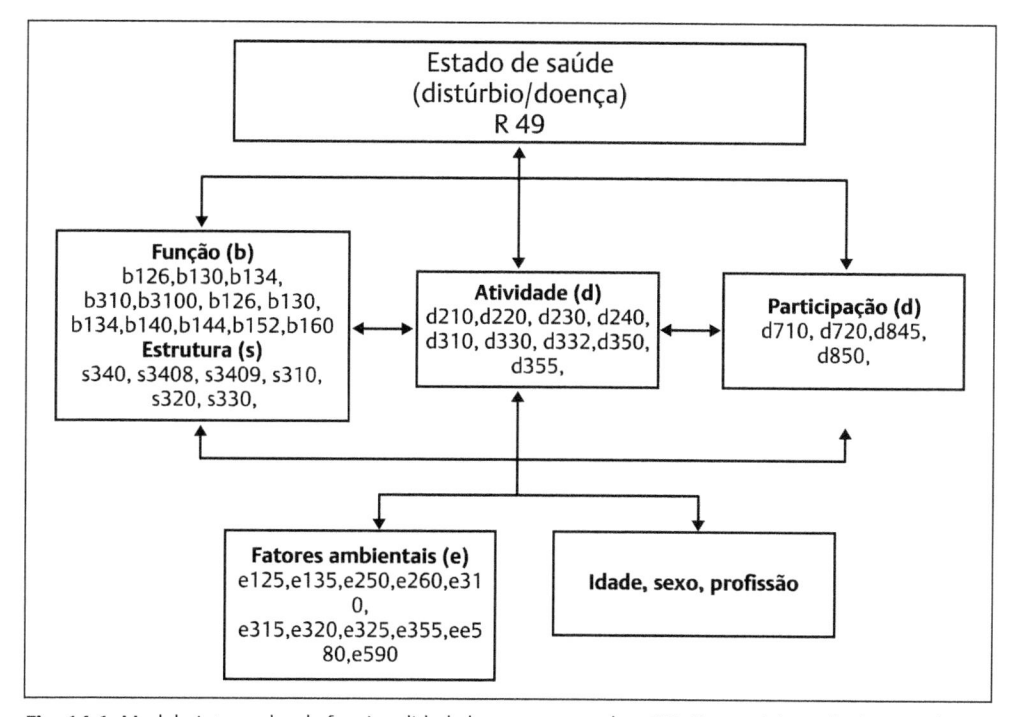

**Fig. 14-1.** Modelo Integrador da funcionalidade humana segundo a CIF. (Fonte: Adaptada de WHO.)[9]

estudo, são profissionais que apresentam um DVRT. As informações do estado funcional são cada vez mais reconhecidas como uma parte integrante da arquitetura dos registros eletrônicos de saúde. A CIF possui uma linguagem codificada e universal que permite padronizar as informações de estado funcional e incorporá-las ao sistema de informação, por meio de um sistema alfanumérico em que as letras *b, s, d* e *e* são utilizadas para indicar respectivamente Funções do Corpo, Estruturas do Corpo, Atividades e Participação e Fatores Ambientais. Essas letras são seguidas por um código numérico que começa com o número do capítulo (um dígito), seguido pelo segundo nível (dois dígitos) e o terceiro e quarto níveis (um dígito cada).

Está apresentada em duas seções, subdivididas em duas partes:[6]

1. *Funcionalidade e Incapacidade*:
   A) *Corpo*: inclui duas classificações, uma para as funções dos sistemas do corpo *(b)*, e outra para as estruturas do corpo *(e);*
   B) *Atividades e Participação (d)*: cobre os domínios que envolvem a funcionalidade, sob as perspectivas individual e social.
2. *Fatores Contextuais*:
   A) *Fatores Ambientais (e)*: descritos por meio de uma lista que relaciona os aspectos ambientais mais próximos até os mais gerais, os fatores ambientais impactam todos os componentes da funcionalidade e da incapacidade;
   B) *Fatores Pessoais*: essa parte ainda não foi classificada na CIF em decorrência da grande variação social e cultural.

Os componentes da parte I da CIF podem ser expressos em termos de Incapacidade, se forem descritos os problemas (incapacidade, limitação ou restrição de participação), ou em termos de Funcionalidade, se forem indicados os aspectos de saúde que não apresentam problemas. Os componentes de Incapacidade e Funcionalidade são interpretados por meio de quatro constructos, operacionalizados por meio de qualificadores: as funções e estruturas do corpo são interpretadas pelas mudanças dos *sistemas fisiológicos* ou das *estruturas anatômicas*, enquanto as atividades e participação são analisadas pela *capacidade* e *desempenho*.[6]

A CIF não se propõe a classificar pessoas, mas *descrever a situação de cada pessoa dentro de uma gama de domínios de saúde ou relacionados com a saúde*, sempre dentro do contexto dos fatores ambientais e pessoais.[6] É necessário destacar, ainda, que a classificação diz respeito às questões relacionadas com a saúde. A presença de incapacidade ou perda de funcionalidade decorrente de condição socioeconômica, por exemplo, não deve ser avaliada por meio desse instrumento. O Quadro 14-1 detalha os conceitos da CIF.

**Quadro 14-1.** Detalhamento das Definições Utilizadas na CIF[6]

- Definições no contexto de saúde
- Funções do corpo são as funções fisiológicas dos sistemas do corpo (incluindo funções psicológicas)
- Estruturas do corpo são as partes anatômicas do corpo, como órgãos, membros e seus componentes
- Deficiências são problemas nas funções ou nas estruturas do corpo como um desvio significativo ou uma perda
- Atividade é a execução de uma tarefa ou ação por um indivíduo
- Participação é o envolvimento em situações de vida diária
- Limitações de atividade são dificuldades que um indivíduo pode encontrar na execução de atividades
- Restrições de participação são problemas que um indivíduo pode enfrentar ao se envolver em situações de vida
- Fatores ambientais compõem os ambientes físico, social e de atitude em que as pessoas vivem e conduzem sua vida

Além do quadro geral, que oferece o contexto de funcionalidade, são utilizados qualificadores, que são complementos das categorias. São códigos que qualificam a funcionalidade ou a incapacidade em um domínio ou categoria, e podem ser genéricos ou relacionados com os fatores ambientais. Os qualificadores dos fatores ambientais indicam se aquele fator é um "facilitador" ou uma "barreira" para a funcionalidade. O uso dos códigos sem os qualificadores é imprescindível, pois são eles que irão gerar indicadores.

Existem outros dois qualificadores, chamados desempenho e capacidade, que indicam como o ambiente impacta nas atividades e na participação. A capacidade refere-se ao que um indivíduo pode fazer em um ambiente "padrão", e o desempenho refere-se ao que o indivíduo realmente faz em seu ambiente habitual. Ou seja, o qualificador de desempenho em atividades e participação está intimamente relacionado tanto com os fatores ambientais, como com os fatores pessoais (não classificados pela CIF) e pode indicar o quanto uma mudança na condição ambiental pode melhorar a funcionalidade.

Os capítulos da CIF que tratam de funções e de estruturas relacionadas com a voz e fala, e com as atividades e participação especificamente relacionadas com a comunicação estão discriminados no Quadro 14-2.

O Quadro 14-3 detalha os capítulos da CIF que tratam de funções mentais globais e específicas, que, de alguma forma, sofrem impacto quando a comunicação está alterada: funções do temperamento e da personalidade, da energia e dos impulsos, do sono, da atenção, e funções emocionais.

O Quadro 14-4 detalha os capítulos da CIF que tratam de atividades e participação relacionadas com as tarefas e demandas gerais, com as relações e interações interpessoais e com as áreas principais da vida. O Quadro 14-5 detalha os capítulos da CIF que abordam os fatores ambientais: produtos e tecnologia, ambiente natural e mudanças ambientais feitas pelo ser humano, apoio e relacionamentos, atitudes e serviços, sistemas e políticas.

**Quadro 14-2.** Dimensões e Capítulos da CIF Referentes às Funções e Estruturas Relacionadas com a Voz e Fala e Referentes às Atividades e Participação Relacionadas com a Comunicação[6]

| Funções da voz e da fala (definidas com a letra "b", de *body*) | |
|---|---|
| **Funções da voz** | |
| b310 | Funções da produção de vários sons pela passagem de ar através da laringe. Inclui: funções de produção e qualidade da voz; funções de fonação, tom, volume e outras qualidades da voz; deficiências, como afonia, disfonia, rouquidão, hipernasalidade e hiponasalidade. Exclui: funções mentais da linguagem, funções da articulação, funções alternativas de vocalização |
| b3100 | Produção da voz: funções da produção de sons feita por meio da coordenação da laringe e dos músculos adjacentes com o sistema respiratório. Inclui: funções de fonação, volume, deficiências, como afonia |
| b3101 | Qualidade da voz: funções da produção das características da voz, incluindo tom, ressonância e outros aspectos. Inclui: funções de volume alto ou baixo, deficiências, como hipernasalidade, hiponasalidade, disfonia, rouquidão, aspereza |
| b3108 | Funções da voz, outras especificadas |
| b3109 | Funções da voz, não especificadas |
| | Outras funções: da articulação, da fluência e do ritmo de fala, funções alternativas de vocalização, funções da voz e da fala, outras especificadas, funções da voz e da fala, não especificadas |

*(Continua.)*

**Quadro 14-2.** *(Cont.)* Dimensões e Capítulos da CIF Referentes às Funções e Estruturas Relacionadas com a Voz e Fala e Referentes às Atividades e Participação Relacionadas com a Comunicação[6]

| Estruturas relacionadas com a voz e fala (definidas com a letra "s", de *structure*) | |
|---|---|
| s310 | Estruturas do nariz |
| s320 | Estruturas da boca |
| s330 | Estruturas da faringe |
| s340 | Estruturas da laringe |
| s3400 | Pregas vocais |
| s3408 | Estrutura da laringe, outra especificada |
| s3409 | Estrutura da laringe, não especificada |
| | Outras específicas do nariz, da boca e da faringe |
| **Atividades e participação relacionadas com a comunicação (definidas com a letra "d", de *domain*)** | |
| Trata das características gerais e específicas da comunicação por meio da linguagem, sinais e símbolos, incluindo a recepção e produção de mensagens, manutenção da conversação e utilização de dispositivos e técnicas de comunicação | |
| d310 | Comunicação-recepção de mensagens orais |
| d330 | Fala |
| d332 | Cantar |
| d350 | Conversação |
| d355 | Discussão |

**Quadro 14-3.** Dimensões e Capítulos da CIF Referentes às Funções Mentais Globais e Específicas[6]

| Funções mentais globais | |
|---|---|
| b126 | Funções do temperamento e da personalidade |
| b130 | Funções da energia e de impulsos |
| b134 | Funções do sono |
| **Funções mentais específicas** | |
| b140 | Funções da atenção |
| b144 | Funções da memória |
| b152 | Funções emocionais |
| b160 | Funções do pensamento |

**Quadro 14-4.** Dimensões e Capítulos da CIF que Tratam de Atividades e Participação Relacionadas com as Tarefas e Demandas Gerais, com as Relações e Interações Interpessoais e com as Áreas Principais da Vida[6]

| Atividades e participação relacionadas com as tarefas e demandas gerais | |
|---|---|
| d210 | Realizar uma única tarefa |
| d220 | Realizar tarefas múltiplas |
| d230 | Realizar a rotina diária |
| d240 | Lidar com o estresse e outras demandas psicológicas |
| **Atividades e participação relacionadas com as relações e interações pessoais** | |
| d710 | Interações pessoais básicas |
| d720 | Interações pessoais complexas |
| **Atividades e participação relacionadas com as áreas principais da vida** | |
| **Trabalho e emprego** | |
| d845 | Conseguir, manter e sair de um emprego |
| d850 | Trabalho remunerado |

**Quadro 14-5.** Dimensões e Capítulos da CIF que Tratam de Fatores Ambientais Relacionados com os Produtos e Tecnologia, Ambiente Natural e Mudanças Ambientais Feitas pelo Ser Humano, Apoio e Relacionamentos, Atitudes e Serviços, Sistemas e Políticas[6]

| Fatores ambientais (definidas com a letra "e", de *environment*) | |
|---|---|
| **Produtos e tecnologia** | |
| e125 | Produtos e tecnologia para a comunicação |
| e135 | Produtos e tecnologia para o trabalho |
| **Ambiente natural e mudanças ambientais feitas pelo ser humano** | |
| e250 | Som, que inclui intensidade do som (e2500) e qualidade do som (e2501) |
| e260 | Qualidade do ar, que inclui qualidade do ar interno (e2600) e qualidade do ar externo (e2601) |
| **Apoio e relacionamentos** | |
| e310 | Família nuclear |
| e315 | Família ampliada |
| e320 | Amigos |
| e325 | Conhecidos, companheiros, colegas, vizinhos e membros da comunidade |
| e355 | Profissionais de saúde |
| **Serviços, sistemas e políticas** | |
| e580 | Serviço, sistemas e políticas de saúde |
| e5802 | Políticas de saúde |
| e590 | Serviços, sistemas e políticas de trabalho e emprego |
| e5902 | Políticas de trabalho e emprego |

## DVRT SOB O OLHAR DA CIF

Ainda que vários estudos apontem, de forma consistente, a associação entre fatores do trabalho e o desenvolvimento do distúrbio de voz, há grande dificuldade de esse agravo ser considerado como doença relacionada com o trabalho por causa da impossibilidade de nexo causal direto, especialmente pela sua característica funcional, de (multi) causalidade difusa e complexa, não objetiva e linear, como também é o caso das doenças psiquiátricas.

A ideia de rede de causalidade, em que a especificidade da relação entre o agente causal e a doença dá lugar a uma combinação de fatores que interagem e contribuem para o aumento de chances para ocorrência da doença, é propícia a esta reflexão. Sob essa ótica, as causas componentes interagem para compor uma condição que pode desencadear a doença.

Características pessoais, como falar muito ou gritar, embora favoreçam, não são causas suficientes e necessárias para ocorrência de um DVRT. Exposto a condições impróprias de trabalho, cada um se afeta de forma singular, única. Considera-se, aqui, portanto, o contexto do ambiente e da organização do trabalho como fatores determinantes para o desenvolvimento de um DVRT.

Entre os trabalhadores que utilizam a voz profissionalmente, os professores apresentam a maior prevalência de distúrbios vocais, sendo esses a segunda causa de afastamento do trabalho docente no Brasil, atrás apenas dos distúrbios psíquicos.[17] Mesma situação é encontrada em estudos internacionais.[18] Esse adoecimento tem sido associado, em pesquisas, a fatores do ambiente e da organização do trabalho docente e tem levado os professores ao estresse no trabalho e à perda de capacidade funcional para o trabalho.[19,20]

A Organização Internacional do Trabalho (OIT) considera a categoria docente como a que apresenta o maior risco de contrair enfermidades profissionais da voz e recomenda que as questões de voz do professor sejam tratadas como objeto de pesquisa privilegiado no campo da Saúde do Trabalhador.[20] Tomando-se essa categoria profissional como exemplo, faremos, a seguir, uma análise do DVRT sob o olhar da CIF.

Entre os resultados de estudos com a categoria docente, o primeiro aspecto a ser destacado é a alta prevalência de professores do sexo feminino.[21] Além dos aspectos biológicos, que contribuem para a maior predisposição orgânica de distúrbios da voz em mulheres, que possuem laringe menor e com maior frequência de vibração,[22] destacam-se, aqui, os aspectos socioculturais dessa prevalência.

As noções de feminino e masculino definem-se de forma relacional, em uma construção histórica e social; não há definição de um papel sem que haja do outro. Historicamente, a mulher acumula papéis e se divide entre as atividades profissional e domésticas, o que significa trabalhar em intensa jornada sem obter o reconhecimento social dessa tarefa,[23,24] em ensaio sobre professor(as) da Educação Básica, acrescentam que, além da realidade laboral marcada pelos desempenhos profissional e doméstico, ocorre uma "segregação sexual das ocupações", na qual os homens ocupam posições de maior destaque e poder, em setores mais valorizados, sendo mais bem remunerados. Exemplificam esta situação considerando as etapas de ensino na escola: conforme aumenta-se o nível de ensino, eleva-se a proporção de homens.

A feminização do magistério é um fenômeno internacional, relatado desde 1800 e associado à industrialização e à expansão da escolaridade.[25] Essa visão contribuiu, em grande parte, para a precarização da profissão do professor, inclusive com a diminuição do seu salário.

Em relação aos fatores ambientais do trabalho docente, os dois mais citados na literatura, poeira e ruído,[21] têm impacto importante e direto na produção da voz. Revisão sistemática evidenciou que ruído em sala de aula, uso habitual de voz em forte intensidade e ser professor de Educação Física estão consistentemente relacionados com alteração vocal em professores. A CIF destaca entre os fatores ambientais, os aspectos do ambiente natural e das mudanças ambientais feitas pelo ser humano relacionados com a qualidade do ar (e260) e com o som (e250).

A poeira, que pode ser causada pelo uso do giz, pela presença de tanques de areia em escolas infantis, ou ainda pela limpeza insatisfatória do local, é a principal causa de alergia das vias aéreas superiores. O contato diário com pó provoca edema nas mucosas do trato respiratório, onde se localizam as pregas vocais, provocando o agravamento da voz e a dificuldade de projeção por obstrução da cavidade nasal, com perda da inteligibilidade e comprometimento da comunicação.

Cielo et al.[26] apontam que os quadros alérgicos são mais incapacitantes para o usuário da voz profissional do que para outros indivíduos, especialmente pelo dano que causam a todo o trato vocal, sendo uma das principais causas de desenvolvimento de lesões benignas em pregas vocais. Os problemas respiratórios, incluindo as alergias, constituem uma das principais causas de afastamento da sala de aula.[27,28]

Em relação ao outro aspecto ambiental destacado, é notório o excesso de ruído no ambiente escolar. Para a OMS, o nível de ruído em uma sala de aula não deve ultrapassar os 30 decibéis (dB). A Associação Brasileira de Normas Técnicas (ABNT) indica o limite de 50 dB.[29] Em sua segunda revisão, realizada no final de 2017, a NBR 10.152 estabelece níveis mais conservadores de ruído em sala de aula, com valores máximos permitidos de até 40 dB.[29] Guidini et al.,[30] em estudo realizado em escolas fundamentais do interior de São Paulo, identificaram a média de ruído em salas sem crianças de 46 dB e, com crianças, 58 dB. Em escola municipal de Salvador com localização próxima ao aeroporto, foram encontrados valores extremos, chegando a apresentar nível de ruído máximo em 116,7 dB(A) numa das salas de aula.[31] Cutiva e Burdof[32] identificaram altos níveis de ruído médio em escolas de Bogotá, com 72 dB(A) em ambientes internos e 74 dB(A) nas vizinhanças das escolas. Embora esse estudo não tenha revelado associação entre as medidas objetivas e autorreferência a ruído, a má acústica autorreferida permaneceu associada à presença de sintomas vocais na análise multivariada.

A referência à acústica insatisfatória na escola é um dos principais fatores ambientais associados ao distúrbio de voz do professor.[21,33,34] Como resultado do ruído intenso, o professor precisa elevar a voz para superar o ruído ambiental e manter o controle em sala de aula, o que pode gerar uma maior exposição à sobrecarga vocal.

O ruído é provocado por fatores internos, como fala e movimentação das crianças, presença de ventiladores e outros equipamentos, ou externos, como fala e movimentação de pessoas nos pátios, corredores, outras salas entre outros. Em pesquisa com professores da rede municipal de São Paulo, Thomé-de-Souza e Ferreira[35] afirmam que as escolas municipais de São Paulo apresentam construções que não proporcionam ambiente tranquilo, com salas numerosas, muitas vezes voltadas para o pátio de recreio ou para avenidas movimentadas. Santos Pinheiro, Masson e Lopes[36] verificaram que no projeto do Fundo Nacional do Desenvolvimento da Educação (FNDE) os materiais utilizados para construção e revestimento de salas de aula, como cerâmica, alumínio e vidro, não contribuíam para uma boa condição acústica das salas, prejudicando tanto a voz do professor, quanto a inteligibilidade de fala dos alunos.

Considerando os componentes e domínios da CIF relacionados com as funções dos sistemas do corpo, especificamente da voz e da fala, observa-se que a poeira e o ruído afetam as funções de produção e qualidade da voz; funções de fonação, tom, volume e outras qualidades da voz; deficiências, como afonia, disfonia, rouquidão, hipernasalidade e hiponasalidade (b310) e as funções da produção de sons feita por meio da coordenação da laringe e dos músculos adjacentes com o sistema respiratório (b3100). Em relação às estruturas do corpo, há comprometimento das pregas vocais (s340), da estrutura da laringe (s3408 e s3409), além de outras específicas do nariz, da boca e da faringe (s310, s320, s330).

As alterações nas funções e nas estruturas do corpo relacionadas com a voz e com a fala decorrentes da poeira e do ruído tendem, portanto, a impactar negativamente todas as atividades relacionadas com a comunicação, como falar, cantar, conversar, discutir (d310, d330, d332, d350, d355), fundamentais para o exercício da docência.

Como fator protetor individual ou facilitador, o microfone ou outro equipamento de amplificação sonora para voz, classificados na CIF entre os fatores ambientais, produtos e equipamentos para a comunicação (e125) e para o trabalho (e135), podem ser indicados.

Entretanto, as implicações da exposição ambiental ao ruído não se restringem à afecção das funções da voz e das estruturas envolvidas na produção da voz e da fala. Medeiros, Barreto e Assunção[37] mencionam que a percepção de ruído elevado e insuportável na sala de aula e na escola apresenta forte associação e gradiente de intensidade positivo com a presença de transtorno mental.

Também Libardi et al.[38] afirmam que a exposição a níveis elevados de ruído em ambientes acústicos insatisfatórios pode resultar em desatenção, irritabilidade, dificuldade de concentração e diminuição da inteligibilidade de fala, além de problemas físicos, como os distúrbios vocais. Oiticica e Gomes[39] acrescentam que as condições acústicas das salas de aula contribuem para o desconforto físico e incremento no nível de estresse do professor.

Em outras palavras, os fatores do ambiente físico impactam diretamente e geram repercussões na saúde do professor, comprometendo suas atividades profissionais e de participação social. Seligmann-Silva[40] alerta que, se a exposição for intensificada pelo tempo ou pelo ritmo de trabalho, o impacto será maior. Assim, se o professor atuar em todo seu período letivo em um ambiente ruidoso, com presença de poeira e temperatura inadequada, por exemplo, demandará maior esforço físico e psíquico para realizar a tarefa.

Nesse sentido, além do impacto às funções e estruturas corporais específicas da comunicação, outras dimensões ficam comprometidas, como as funções mentais globais e específicas.

As funções mentais globais mais comprometidas seriam as funções de temperamento e personalidade (b126), como os aspectos de amabilidade, responsabilidade, estabilidade psíquica, otimismo, confiança; funções de energia e impulsos (b130), como nível de energia (vigor e resistência), motivação, apetite, ânsia, controle de impulsos; e funções do sono (b134), como quantidade de sono, início do sono, manutenção do sono.

Em relação às funções mentais específicas, poderiam estar comprometidas a função da atenção (b140), como manutenção, mudança, divisão e compartilhamento da atenção; da memória (b144), como memória em curto e longo prazos, recuperação e processamento da memória, memória de trabalho; funções emocionais (b152), como adequação, regulação e faixa de emoção; funções do pensamento (b160), como fluxo, forma, conteúdo e controle do pensamento.

Quanto aos fatores relacionados com a organização do trabalho mais citados na literatura estão a carga horária elevada, o estresse no trabalho, a presença de situações de violência, a baixa remuneração, as dificuldades de relacionamento com alunos e gestores, a insatisfação no trabalho e o elevado número de alunos em sala de aula.[21] Karmann e

Lancman[41] afirmam que a intensificação do trabalho docente assume características próprias da realidade latino-americana, com a ampliação da jornada de trabalho, aumento de responsabilidades, necessidade de assumir mais de uma jornada, falta de tempo para preparar as aulas, falta de tempo para se atualizar e dominar novas práticas, e caracterizam, assim, perda de autonomia e de controle do professor sobre seu processo de trabalho.

Reis *et al.*[42] demonstraram prevalência de 55,9% de distúrbios psíquicos menores em professores de educação infantil e fundamental, das redes pública e privada de Vitoria da Conquista, Bahia, sendo mais elevada em professores com trabalho em alta exigência (caracterizado por alta demanda e baixo controle) e naqueles em trabalho ativo (caracterizado por alta demanda e alto controle) quando comparadas à dos professores em trabalho de baixa exigência (baixa demanda e alto controle). Significa dizer que o trabalho docente é caracterizado por alta demanda de trabalho e pouca autonomia para executá-lo. Estudo aponta que toda situação em que há baixo controle do trabalho pode produzir algum efeito na saúde advindo de perda de habilidade e desinteresse, mas a relação entre alta demanda e baixo controle é a mais nociva ao trabalhador.[43] Porto *et al.*[44] verificaram que professores com trabalho de alta exigência apresentaram prevalência 1,5 vez maior em relação aos com trabalho de baixa exigência. A intensificação de esforços como forma de lidar com a sobrecarga no trabalho pode ser de ordem física, cognitiva ou afetiva. Essas dimensões estão inter-relacionadas, e a sobrecarga em qualquer área pode resultar em manifestações nas outras.[45]

A violência na escola é outro aspecto que vem sendo bastante discutido e associado a transtornos físicos e psíquicos dos professores. Ameaças ao professor, insultos, violência à porta da escola, violência contra os funcionários, manifestação de racismo são algumas situações de violência associadas ao distúrbio de voz.[46] Medeiros, Barreto e Assunção[37] acrescentam que experiências de violência na escola, como as dificuldades de relacionamento no trabalho, a baixa autonomia e a impossibilidade de criatividade nas atividades, e as más condições de trabalho em geral, são variáveis indicadoras de estresse associadas ao distúrbio de voz de professores.

O trabalho repetitivo, a insatisfação no desempenho das atividades, o ambiente intranquilo e estressante, o desgaste na relação professor-aluno, a falta de autonomia no planejamento das atividades, o ritmo acelerado de trabalho e a pressão da direção são fatores associados também a distúrbios psíquicos[47] e à depressão[48] em professores.

Servilha e Ruela[49] apontam que as questões referentes às condições ambientais inapropriadas das escolas em relação ao ruído, à limpeza, ventilação, iluminação e temperatura, somadas à organização de trabalho insatisfatória com excesso de atividades, falta de momentos de descanso e fiscalização excessiva, prejudicam a saúde física e mental dos professores. Essas associações conduzem os docentes ao absentismo, afastamento ou readaptação de função.

Todos os aspectos da organização do trabalho apontados também comprometem, significativamente, as funções mentais globais e específicas citadas anteriormente. Mais do que isso, interferem nas atividades e na participação em tarefas em demandas gerais, como realizar uma tarefa (d210) ou múltiplas tarefas (d220), realizar a rotina diária (d230) e lidar com o estresse e outras demandas psicológicas (d240). Interferem, ainda, na realização de atividades e na participação relacionadas com as relações e interações pessoais básicas (d710) e complexas (d720).

Como resultado, há evidente perda de capacidade para o trabalho docente. O conceito de capacidade para o trabalho está ancorado na interação das exigências do trabalho e dos recursos físicos e mentais do trabalhador, e representa uma medida de envelhecimento funcional.

É o resultado de um processo que envolve aspectos sociodemográficos, estilo de vida, envelhecimento e exigências do trabalho, sendo a saúde um de seus principais determinantes.[50]

Professores encontram mais dificuldades para realizar suas atividades de comunicação diária[51] e faltam mais ao trabalho por problemas vocais[52] do que trabalhadores de outras categorias profissionais, sendo a categoria que apresenta maior taxa de afastamento por problemas de comunicação em todo o mundo.[53] Um em cada três professores é levado a reduzir suas atividades letivas em razão do distúrbio de voz, fato que interfere na satisfação, no desempenho e na efetividade do trabalho docente.[18] Medeiros, Barreto e Assunção[37] afirmam que a severidade do distúrbio de voz pode ser estimada indiretamente pela perda de capacidade para o trabalho.

O afastamento da docência ou da escola é concretizado por faltas, licenças ou readaptação funcional, recurso no ensino público, quando o professor não apresenta condição física ou mental de permanecer na atividade que exerce.[20,54]

Considerando a dimensão da CIF que trata das atividades e participação relacionadas com as áreas principais da vida, especificamente trabalho e emprego, destaca-se a dificuldade em conseguir e manter um emprego (d845). No serviço público, ainda que o professor não se sinta ameaçado em perder o emprego, o distúrbio de voz pode interferir na sua progressão funcional e desenvolvimento de sua carreira. Nas instituições privadas, há de se considerar, ainda, a dificuldade em manter o trabalho remunerado (d850).

Dentro desse contexto de incapacidade ou perda de funcionalidade para trabalhar, podemos considerar que o grau de limitação ou de restrição na execução das atividades de trabalho está diretamente relacionado com os fatores facilitadores ou com as barreiras encontradas por cada trabalhador para sua recuperação:

> *Ao diminuir os fatores nocivos estruturais e organizacionais do trabalho e as suas consequências negativas, está-se contribuindo para a melhoria das condições de saúde dos trabalhadores, para a compreensão dos mecanismos que levam às aposentadorias precoces e à exclusão do trabalho, repercutindo de forma positiva na economia nacional e nos sistemas de saúde e de previdência social.*[55]

Como principal barreira, destaca-se a própria organização do trabalho docente contemporâneo. Assunção e Oliveira[17] apontam que as atuais características do trabalho docente associadas às mudanças político-educacionais favorecem o adoecimento do professor e o consequente afastamento da docência.

Como fatores facilitadores, destaca-se, em primeiro lugar, o apoio da família (e310, e315), de amigos (e320), conhecidos, companheiros, colegas, vizinhos e membros da comunidade (e325) e de profissionais da saúde (e355), que podem acolher o trabalhador nas unidades de saúde.

Outros fatores que poderiam contribuir decisivamente para mudar o panorama descrito seriam os relacionados com os serviços, sistemas e políticas de saúde (e580) e com os serviços, sistemas e políticas de trabalho e emprego (e590) pelo reconhecimento oficial do distúrbio de voz em professores e outros trabalhadores que fazem uso intenso da voz em suas ocupações, como uma doença relacionada com o trabalho. Tal reconhecimento, no âmbito previdenciário, poderia diminuir o sofrimento de docentes incapacitados em lecionar pela presença de alterações vocais e afastados de suas funções, temporária ou definitivamente, assumindo prejuízos financeiros e profissionais.

Como podemos ver, partindo de um transtorno ou doença, neste caso, o distúrbio da voz relacionado com o trabalho (CID R49), alterações da função (b) e da estrutura do corpo(s) podem-se instalar e limitar a capacidade de realizar uma atividade (d), comprometer o desempenho e restringir a participação (d). Neste caso, os fatores ambientais em interação com os componentes de funcionalidade conduzem a uma incapacidade, quando as condições do ambiente agem como uma barreira para o desempenho do professor. A Figura 14-1 expressa essa análise de acordo com o modelo integrador da funcionalidade.

A estrutura da CIF por considerar a multifatorialidade, que envolve a saúde, permite, através da codificação, considerar a complexidade do DVRT e gerar informações importantes do ambiente, principal agente nas doenças ocupacionais.

Marcelino e Núbila[56] destacam que a CIF tem um amplo potencial de aplicação na área de Saúde do Trabalhador, considerando o espectro de abrangência das ações da atenção básica à reabilitação. Os conceitos de capacidade ou incapacidade para o trabalho são usados na área há muitos anos, sem que haja uma padronização de registro e uma análise sistematizada dos dados que possibilite a elaboração de medidas de intervenção.[56]

## DVRT E CIF NA PRÁTICA

O Protocolo DVRT, em sua publicação, explicita o registro da notificação do DVRT frente à ocorrência de casos suspeitos ou confirmados. Tal notificação deve ser feita às autoridades sanitárias por qualquer cidadão. Em especial, considerando que o DVRT não consta até o presente momento da Lista de Agravos de Notificação Compulsória, não há uma ficha de notificação específica. A orientação dada pelo Ministério da Saúde é que seja utilizada a ficha disponibilizada pelo Sistema de Informação de Agravos de Notificação (SINAN) para qualquer doença, informando, a partir da CID-10, o código denominado R49, atribuído a: *Distúrbios da Voz*.

Algumas iniciativas, quanto à elaboração de uma ficha de notificação para o DVRT, surgiram na direção de proporcionar, em nível estadual, o registro de ocorrência do distúrbio e na sequência propostas de ações. O CEREST-RJ, em especial, foi o pioneiro, seguido por Alagoas. Mais recentemente, um grupo de fonoaudiólogas do Estado de São Paulo, com base nas iniciativas mencionadas anteriormente, elaborou uma Ficha de Notificação Individual (FNI), que na sequência foi pactuada com a Diretoria de Vigilância em Saúde do Trabalhador/Secretaria do Estado da Saúde de São Paulo.[57,58] Para facilitar o registro, essa Diretoria disponibilizou tal ficha por meio do sistema FormSUS (http://formsus.datasus.gov.br/site/formulario.php?id_aplicacao=34003).

É a partir dessa ficha que pretendemos trazer questões para relacionar o DVRT sob o olhar da CIF (Fig. 14-2).

Uma das possibilidades de uso da CIF é fazer a correspondência de instrumentos de avaliação ou diagnóstico existentes com os códigos da CIF, conforme o disposto pela OMS e em estudo proposto por Cieza.[57] Nesse sentido, a Ficha de Notificação Individual poderia ser codificada pela CIF.

Segundo Araújo e Buchalla,[12] por causa da ampla abordagem da CIF e a existência de categorias para quase todo conteúdo sobre funcionalidade humana, parece ser impossível encaixar a CIF em algo existente, e sim, ao contrário, se a CIF for mais ampla, é possível encaixar as abordagens existentes na CIF, ajustando-as de acordo com a ferramenta.

O item 44 da Ficha de Notificação Individual (FNI) traz informações sobre a caracterização do ambiente e da organização do trabalho que, como visto anteriormente, são determinantes para a ocorrência do DVRT. No Quadro 14-6 demonstramos a correspondência por aproximação do conteúdo da FNI com a CIF. Isso permitiria gerar informações disponibilizadas no sistema de informação sobre ambiente (e), associadas à funcionalidade.

**Definição de caso:** DISTÚRBIO DA VOZ RELACIONADO AO TRABALHO é qualquer forma de alteração vocal relacionada à atividade profissional que diminua, comprometa ou impeça a atuação e/ou comunicação do trabalhador, podendo ou não haver alteração orgânica da laringe.

1- Tipo de notificação: Individual

| 2- Agravo/doença: DISTÚRBIO DE VOZ RELACIONADO AO TRABALHO (DVRT) | Código (CID10) R49 | 3- Data de Notificação: |_|_|_|_|_|_| |
|---|---|---|
| 4- UF |_|_| | 5- Município de Notificação | Código (IBGE) |
| 6- Unidade de Saúde | Código | 7- Data do Diagnóstico |_|_|_|_|_|_| |
| 8- Nome do paciente | | 9- Data de Nascimento |_|_|_|_|_|_| |

| 10- Idade  1- Hora  2- Dia  3- Mês  |_|_| ☐ | 11- Sexo  M- Masculino  F- Feminino  Ignorado  ☐ | 12- Gestante  ☐  1- 1°Trimestre   2- 2°Trimestre   3- 3°Trimestre;  4- Idade gestacional ignorada   5- Não   6- Não se aplica  9- Ignorado | 13- Raça /Cor  ☐  1-Branca  2-Preta  3- Amarela  4- Parda  5-Indígena  9-Ignorado |
|---|---|---|---|

14- Escolaridade ☐
0- Analfabeto   1- Ensino Fundamental   2- Ensino Médio   3- Ensino Médio Técnico   5- Ensino Superior Incompleto   6- Ensino Superior
7- Ensino Superior Especialização   8- Mestrado   9- Doutorado   9-Ignorado   10- Não se aplica

| 15- Número do Cartão SUS |_|_|_|_|_|_|_|_|_|_|_|_|_|_|_| | 16- Nome da mãe | |
|---|---|---|
| 17- UF |_|_| | 18- Município de Residência |_|_|_| | Código IBGE |_|_|_|_|_| | 19- Distrito |
| 20- Bairro | 21- Logradouro (rua, avenida,...) | Código |_|_|_|_| |
| 22- Número | 23- Complemento (casa, apto) | | 24- Geo campo 1 |
| 25- Geo campo 2 | 26- Ponto de Referência | | 27- CEP |_|_|_|_|_|-|_|_|_| |
| 28- (DDD) Telefone |_|_|_|_|_|_|_|_|_|_| | 29- Zona  ☐  1- Urbana   2- Rural   3- Periurbana   9- Ignorado | | 30- País (se reside fora do Brasil) |

• **Dados Complementares do Caso**

31- Ocupação

| 32- Situação no mercado d850  ☐☐☐ | 33- Tempo de trabalho na Ocupação (d850) (d8501) (d8502)  ☐ | 1- Hora  2- Dia  3- Mês  4- Ano |
|---|---|---|

09 Cooperativado
1-Empregado registrado com carteira assinada   5- Servidor público celestista   10- Trabalhador avulso
2- Empregado não registrado                   6- Aposentado                  11- Empregador
3- Autônomo / conta própria                    7- Desempregado                12- Outros
4- Servidor público estatutário                8- Trabalho temporário          99- Ignorado

| 34- Registro CNPJ ou CPF |_|_|_|_|_|_|_|_|_|_|_| | 35- Nome da Empresa ou Empregador | |
|---|---|---|
| 36- Atividade Econômica (CNAE) | 37- UF | 38- Município | Código IBGE |_|_|_|_|_| |
| 39- Endereço | 40- Número | 41- Bairro | 42- (DDD) Telefone |_|_|_|_|_|_|_|_|_|_| |

43- O empregador é Empresa Terceirizada   o   1- Sim   2- Não   3- Não se aplica   9- Ignorado ☐

44- Caracterização das condições do ambiente e da organização do trabalho

**Fig. 14-2.** Ficha de Notificação relacionada com os códigos da CIF. *(Continua.)*

| |
|---|
| \|___\| Ruído ambiental e2500  \|___\| Necessidade de falar alto  \|___\| Fiscalização contínua e5800  1- Sim<br>\|___\| Poeira / fumaça e2600  \|___\|Uso excessivo da voz b3100  \|___\| Baixa autonomia e430  2- Não<br>\|___\| Produtos químicos/ irritativos e298  \|___\| Ambiente estressante  \|___\| Outros: _____  9- Ignorado<br>\|___\| Diferença de temperatura e2250  \|___\| Demanda excessiva de trabalho d298 |
| 45- Agravos e hábitos associados – autorreferidos<br>\|___\| Alergias b4351  \|___\| Disfunção de ATM b7100  \|___\| Etilismo b130  \|___\| Infecções respiratórias b440  \|___\| Transtorno mental b189<br>\|___\| Outros: _____  \|___\| Refluxo gastroesofágico b515  \|___\| Tabagismo b1301- Sim 2- Não 9- Ignorado |
| 46- Sinais e sintomas<br>\|___\| Rouquidão b3101  \|___\| Esforço ao falar d330  \|___\| Pigarro  1- Sim<br>\|___\| Falha / Perda da voz b3100  \|___\| Ardor na garganta ao falar b280  \|___\| Outros: _____  2- Não<br>\|___\| Cansaço ao falar b320  \|___\| Garganta / boca seca b3108 3- Ignorado |

| | |
|---|---|
| 47- Há quanto tempo usa a voz profissionalmente? d859  1- Hora  2 Dia<br>\|_\|_\|  3- Mês<br>4- Ano | 48- Diagnóstico específico - CID 10<br>\|___\| J37 Laringite e laringotraquite crônicas<br>\|___\| J38 Doenças das cordas vocais e da laringe não classificadas em outra parte<br>\|___\| Outros:_____ |
| 49- Realiza ou realizou algum tratamento? e5800<br>☐  1-Sim<br>    2-Não<br>9- Ignorado | 50- Se sim, que tipo de tratamento?<br>\|___\| Tratamento medicamentoso e1101<br>\|___\| Cirurgia e5800<br>\|___\| Fonoterapia e355<br>\|___\| Outros:_____ |
| 51- Houve afastamento do trabalho para tratamento? e5700<br>1-Sim<br>2-Não  ☐<br>9-Ignorado | 52- Se SIM, tempo de afastamento do trabalho para tratamento e5700<br>\|___\| Até 15 dias<br>\|___\| De 16 a 30 dias<br>\|___\| De 31 a 90 dias<br>\|___\| Mais de 90 dias |
| 53- Com o afastamento do trabalho houve  e5700<br>\|___\| Não houve mudança  \|___\| Melhora<br>\|___\| Piora  \|___\| Ignorado | 54- Há ou houve outros trabalhadores com a mesma doença no local de trabalho?<br>1- Sim  2- Não  9- Ignorado  ☐ |

| |
|---|
| 55- Medidas adotadas após a identificação do problema  1- Sim<br>\|___\| mudança de função e5900  \|___\| melhora acústica do ambiente e150  \|___\| nenhum  2- Não<br>\|___\| uso de microfone / amplificador de voz e1351  \|___\| outros: _____ |
| 56- Evolução do caso CID R49<br>1- Cura  2- Cura não confirmada  3- Incapacidade temporária  4- Incapacidade permanente parcial  5- Incapacidade permanente total  ☐<br>8- Outro  9- Ignorado |
| 57- Foi emitida Comunicação de Acidente de Trabalho?  ☐<br>1- Sim  2- Não  3- Não se aplica  4- Ignorado |
| **Informações complementares e observações** |
|  |
|  |
|  |
|  |
|  |
|  |
|  |
|  |

| Município / Unidade de Saúde | | Código da Unidade de Saúde<br>\|_\|_\|_\|_\|_\|_\| |
|---|---|---|
| Nome | Função | Assinatura |

**Fig. 14-2.** *(Cont.)*

Também podemos caracterizar informações sobre as funções do corpo (b) conforme exemplo no item 46 (Quadro 14-7), que nos darão indicadores sobre alterações das funções encontradas, justificando a necessidade de intervenções e possibilitando a relação das alterações dessas funções com os fatores ambientais (e).

O desempenho nas atividades também pode ser caracterizado, gerando informações importantes sobre o impacto das condições do ambiente (e) e consequentes alterações das funções do corpo (b), como no exemplo dos itens 32, 33, e 47 da FNI (Quadro 14-8).

**Quadro 14-6.** Correspondência por Aproximação do Conteúdo

| 44 – Caracterização das condições do ambiente e da organização do trabalho | |
|---|---|
| I___I Ruído ambiental **e2500** | I___I Fiscalização contínua **e5501** |
| I___I Poeira/fumaça **e2600** | I___I Baixa autonomia **e335** |
| I___I Produtos químicos/irritativos **e2608** I___I | I___I Diferença de temperatura **e2250** |

**Quadro 14-7.** Indicadores

| 46 – Sinais e sintomas | | |
|---|---|---|
| I___I Rouquidão **b3101** | I___I Esforço ao falar **d330** | I___I Pigarro 1 |
| I___I Falha/Perda da voz **b3100** | I___I Ardor na garganta ao falar **b280** | I___I Outros: _____ |
| I___I Cansaço ao falar **b320** | I___I Garganta/boca seca **b31083** | 1 – Sim<br>2 – Não<br>3 – Ignorado |

**Quadro 14-8.** Desempenho nas Atividades

| 32 – Situação no mercado d850 □□ | | |
|---|---|---|
| 1 – Empregado registrado com carteira assinada | 6 – Aposentado | 11 – Empregador |
| 2 – Empregado não registrado | 7 – Desempregado | 12 – Outros |
| 3 – Autônomo/conta própria | 8 – Trabalho temporário | 99 – Ignorado |
| 4 – Servidor público estatutário | 09 – Cooperativado | |
| 5 – Servidor público celetista | 10 – Trabalhador avulso | |
| **33 – Tempo de trabalho na Ocupação (d850) (d8501) (d8502)** | | ___I___ □ |
| 1 – Hora | 3 – Mês | |
| 2 – Dia | 4 – Ano | |
| **47 – Há quanto tempo usa a voz profissionalmente? d859** | | ___I___ □ |
| 1 – Hora | 3 – Mês | |
| 2 – Dia | 4 – Ano | |

A CIF permite a codificação, mas para que de fato gere informações e indicadores, é necessário o uso de seus qualificadores (Quadro 14-9). Segundo a OMS, os qualificadores da CIF podem ser obtidos para documentar a extensão de um problema quando usados em combinação com qualquer nível de detalhe escolhido. As informações estão prontas para agregação ou análise estatística entre épocas e contextos.[10]

Na Ficha de Notificação, as opções *Sim, Não* ou *Ignorado*, como no item 49 e 51, podem ser relacionados com os qualificadores da CIF (Quadro 14-9). O mesmo com questões de tempo como as apresentadas no item 52 (Quadro 14-10).

A CIF não substitui as ferramentas comumente utilizadas para mensurar aspectos sobre a funcionalidade e sobre o ambiente, mas identifica e qualifica a situação, por meio de diagnóstico feito por instrumentos existentes, através da sua linguagem comum, que padroniza os conceitos e a nomenclatura. A proposta aqui entre a interação dos objetivos da FNI e a classificação não resulta numa aplicação imediata dos códigos. Mesmo que a formulação das questões seja adequada a correspondência realizada, ainda não há a abrangência que a CIF permitiria. A CIF, então, pode servir como um guia para criação de um inquérito.[12]

A publicação do Protocolo de DVRT, e sua correspondência com a CIF, é uma oportunidade de se fazer as mudanças necessárias que contemplem a ampliação dos conceitos de incapacidade, incluindo os aspectos da funcionalidade, do suporte social e das exigências do trabalho, a partir de um referencial teórico que prioriza o desenvolvimento de ações

**Quadro 14-9.** Qualificadores Genéricos da CIF[59]

xxx.0 NÃO há problema (nenhum, ausente, insignificante) 0%-4%

xxx.1 Problema LIGEIRO (leve, pequeno...) 5%-24%

xxx.2 Problema MODERADO (médio, regular ...) 25%-49%

xxx.3 Problema GRAVE (grande, extremo ...) 50%-95%

xxx.4 Problema COMPLETO (total ...) 96%-100%

xxx.8 não especificado

xxx.9 não aplicável

**Quadro 14-10.** Ficha de Notificação

| 49. Realiza ou realizou algum tratamento? e355 | |
|---|---|
| 1 – Sim | 9 – Ignorado |
| 2 – Não | ☐ |

| 51. Houve afastamento do trabalho para tratamento? e5700 | |
|---|---|
| 1 – Sim | 9 – Ignorado |
| 2 – Não | ☐ |

| 52. Se SIM, tempo de afastamento do trabalho para tratamento e5700 | |
|---|---|
| I___I Até 15 dias | I___I De 31 a 90 dias |
| I___I De 16 a 30 dias | I___I Mais de 90 dias |

voltadas para a redução do impacto da doença na vida do trabalhador (e não apenas para a cura da doença em si).

O que propomos aqui é um exercício de transcrição dos instrumentos de avaliação existentes que trazem indicadores de funcionalidade, no caso demonstrando a FNI referente ao DVRT, relacionados com a codificação da CIF e sua estrutura biopsicossocial. Necessário, também, que o modelo e as informações trazidas pela CIF sejam incluídos no sistema de informação em saúde para que possam gerar informações.

A Resolução nº 452/2012 do Conselho Nacional de Saúde dispõe sobre sua incorporação e, futuramente, com a nova edição da CID incorporada ao sistema de informação, tornará possível avançar na qualificação desses indicadores. Nada impede, contudo, que serviços criem seus próprios bancos de dados, ou pensem formas de correspondência ao modelo da CIF, criando instrumentos para sua incorporação na rotina de trabalho. Experiência existente no Brasil, o Índice de Funcionalidade Brasileiro, IFBr, criado pelo INSS para concessão de aposentadoria à Pessoa com Deficiência, em 2013, por meio da Lei Complementar Nº 142,[59] tem a CIF como base pericial. Foi criado fazendo a correspondência da avaliação realizada pelo INSS, e possui um banco de informações próprio para concessão do benefício.[60]

Sem dúvida será uma evolução importante nas relações e organização do trabalho, e é isso que desejamos estimular com este estudo.

## CONCLUSÕES

A publicação do Protocolo DVRT foi um importante passo para dar visibilidade aos problemas de voz decorrentes do exercício do trabalho. Contudo, impõe-se um novo e importante desafio, a saber, a capacitação de equipes para o seu manejo.

Compreender a saúde na perspectiva ampliada da funcionalidade permite o direcionamento de ações intersetoriais, que possibilitam uma intervenção profícua, especialmente considerando os aspectos do ambiente e da organização do trabalho, os principais fatores determinantes de um DVRT. Nesse sentido, a CIF traz elementos importantes para uma intervenção junto ao DVRT, especialmente no que tange à Vigilância em Saúde do Trabalhador acometido por problemas de voz.

## REFERÊNCIAS BIBLIOGRÁFICAS

1. Masson MLV, Ferrite S, Pereira LMA, et al. Em busca do conhecimento do distúrbio de voz como doença relacionada ao trabalho: movimento histórico-político. Ciênc. saúde coletiva [Internet]. 2019.
2. Fabron E, Nemr N, Giannini S. Seminários de Voz da PUC-SP: análise da trajetória entre os anos de 1993 a 2009. Distúrb Comum. 2010;22(3):241-9.
3. Ferreira LP, Azevedo Bernardi AP. Distúrbio de voz relacionado ao trabalho: resgate histórico. Distúrb Comum. 2011;23(2):233-6.
4. Brasil. Ministério da Saúde. Secretaria de Vigilância em Saúde. Departamento de Vigilância em Saúde Ambiental e Saúde do Trabalhador. Distúrbio de Voz Relacionado ao Trabalho (DVRT). Brasília: Ministério da Saúde, 2018. (Saúde do Trabalhador; 11. Protocolos de Complexidade Diferenciada).In: Cantor Cutiva LC, Vogel I, Burdorf A. Voice disorders in teachersandthei rassociationswithwork-relatedfactors: a systematic review. J Commun Disord [Internet]. 2013;46(2):143-55.
5. Costa HO, Pontes PAL, Almeida SIC. Distúrbio de voz relacionado ao trabalho. In: Mendes R. Patologia do trabalho. 3. ed. Rio de Janeiro: Atheneu; 2013. p. 1167-76.
6. Organização Mundial da Saúde (OMS). CIF: Classificação Internacional de Funcionalidade, Incapacidade e Saúde [Centro Colaborador da Organização Mundial da Saúde para a Família de

Classificações Internacionais, org.). Buchalla CM (organização e coordenação da tradução]. 2. ed. São Paulo: Editora da Universidade de São Paulo – EDUSP; 2015.
7. Organização Mundial da Saúde. CID-10 Classificação Estatística Internacional de Doenças e Problemas Relacionados à Saúde. 10a rev. São Paulo: Universidade de São Paulo; 1997.
8. WHO ICD-11 Implementation or Transition Guide, Geneva: World Health Organization. 2019; License: CC BY-NC-SA 3.0 IGO. 2019.
9. Organização Mundial da Saúde OMS. Como usar a CIF: Um manual prático para o uso da Classificação Internacional de Funcionalidade, Incapacidade e Saúde (CIF). Versão preliminar para discussão. Genebra. Outubro. 2013.
10. Nubila HBV, Buchalla CM. O papel das Classificações da OMS - CID e CIF nas definições de deficiência e incapacidade. Rev Bras Epidemiol. 2008;11(2):324-35.
11. Araújo ES, Buchalla CM. O uso da Classificação Internacional de Funcionalidade, Incapacidade e Saúde em inquéritos de saúde: uma reflexão sobre limites e possibilidades. Rev Bras Epidemiol (São Paulo) [Internet]. 2015;18(3).
12. Kostanjsek N. Use of The International Classification of Functioning, Disability and Health (ICF) as a conceptual framework and common language for disability statistics and health information systems. BMC Public Health. 2011;11(4):S3.
13. Farias N, Buchalla CM. A Classificação Internacional de Funcionalidade, Incapacidade e Saúde da Organização Mundial da Saúde: Conceitos, Usos e Perspectivas. Rev Bras Epidemiol. 2005;8(2):187-93.
14. Araújo ES. Manual de utilização da CIF em Saúde Funcional. São Paulo: Andreoli. 2011.
15. Nubila HBV. Uma introdução à CIF – Classificação Internacional de Funcionalidade, Incapacidade e Saúde. Rev Bras Saúde Ocup. 2010;35(121):122-3.
16. Assunção AA, Oliveira DA. Intensificação do trabalho e saúde dos professores. Cad Sedes Educação e Sociedade. 2009;30(107):349-72.
17. Roy N, Merrill RM, Thibeault S, et al. Voice disorders in teachers and the general population: effects on work performance, attendance, and future career choices. J Speech Lang Hear Res. 2004;44:542-52.
18. Giannini SPP, Latorre MRDO, Ferreira LP. Distúrbio de voz e estresse no trabalho docente: um estudo caso-controle. Cad Saúde Pública. (ENSP. Impresso). 2012;28:2115-24.
19. Giannini SPP, Latorre MRDO, Ferreira LP. Distúrbio de voz relacionado ao trabalho docente: um estudo caso-controle. CoDAS. 2013;25(6):66-76.
20. Dragone MLS, Ferreira LP, Giannini SPP, et al. Voz do professor: uma revisão de 15 anos de contribuição fonoaudiológica. Rev Soc Bras Fonoaudiol. 2010;15(2):289-96.
21. Behlau M, Dragone MLS, Nagano L. A voz que ensina. Rio de Janeiro: Revinter. 2004.
22. Araújo TM, Pinho PS, Masson MLVM. Trabalho e saúde de professoras e professores no Brasil: reflexões sobre trajetórias das investigações, avanços e desafios. Cad. Saúde Pública [Internet]. 2019.
23. Souza CL, Carvalho FM, Araújo TM, et al. Fatores associados a patologias de pregas vocais em professores. Rev Saúde Pública. 2011;45(5):914-21.
24. Hypolito AM. Trabalho docente, classe social e relações de gênero. Campinas: Papirus; 1997.
25. Cielo CA, Finger LS, Roman-Niehues G, et al. Disfonia organofuncional e queixas de distúrbios alérgicos e/ou digestivos. Rev CEFAC. 2009;1(3):431-9.
26. Provenzano LCFA, Sampaio TMM. Prevalência de disfonia em professores do ensino público estadual afastados de sala de aula. Rev. CEFAC. 2010;12(1):97-108.
27. Souza TMT, et al. Bem-estar Vocal no Ingresso de Professores / Projeto de Promoção da Saúde e Vigilância do Município de São Paulo. In: Ferreira LP, Silva MAA, Giannini SPP. Distúrbio de Voz Relacionado ao Trabalho: Práticas Fonoaudiológicas. São Paulo: ROCA; 2015.
28. Associação Brasileira de Normas Técnicas (ABNT). NBR 10152:1987, versão atualizada: 2017. Acústica — Níveis de pressão sonora em ambientes internos a edificações. Rio de Janeiro [Internet]. 2017.
29. Guidini RF, Bertoncello F, Zanchetta S, Dragone MLS. Correlações entre ruído ambiental em sala de aula e voz do professor. Rev Soc Bras Fonoaudiol. 2012;17(4):398-404.

30. Uchôa PF, Moraes LRS. Abordagem teórico-prática sobre as condições ambientais e laborais de uma escola da rede municipal de Salvador-Bahia. In: Fernandes RCP, Lima MAG, Araújo TM. (Org.). Tópicos em saúde, ambiente e trabalho: um olhar ampliado. Salvador: EDUFBA. 2014:209-38.
31. Cutiva LC, Burdorf A. Effects of noise and acoustics in schools on vocal health in teachers. Noise Health [Internet]. 2015;17(74):17-22.
32. Ferreira LP, Giannini SPP, Figueira S, et al. Condições de produção vocal de professores da rede do município de São Paulo. Distúrb Comunicação. 2003;14(2):275-308.
33. Jardim R, Barreto SM, Assunção AA. Condições de trabalho, qualidade de vida e disfonia entre docentes. Cadernos de Saúde Pública. 2007;23:2439-61.
34. Thomé-de-Souza TM, Ferreira LP. Caracterização vocal de professores do município de São Paulo – DREM 5. In: Ferreira LP, Costa HO. Voz ativa: falando sobre o profissional da voz. São Paulo: Roca; 2000. p. 145-62.
35. Santos Pinheiro EN, Masson MLV, Lopes MMSC. A voz do professor: do projeto arquitetônico à acústica da sala de aula. Distúrbios da Comunicação [Internet]. 2017;29;1:10-19.
36. Medeiros AM, Barreto SM, Assunção AA. Voice disorder (dysphonia) in public school female teachers working in Belo Horizonte: prevalence and associated factors. J Voice. 2008;22(6):676-87.
37. Libardi A, Gonçalves CGO, Vieira TPG, et al. O ruído em sala de aula e a percepção dos professores de uma escola de ensino fundamental de Piracicaba. Distúrb Comunicação. 2006;18(2):167-78.
38. Oiticica MLGR, Gomes MLB. O estresse do professor acentuado pela precariedade das condições acústicas das salas de aula. In: XXIV Encontro Nacional de Engenharia de Produção. Florianópolis: ENEGEP. 2004;2539-46.
39. Seligmann-Silva E. Uma história de "crise de nervos": saúde mental e trabalho. In: Rocha LE, Rigotto RM, Buschinelli JTP. (Org.). Isto é trabalho de gente? Vida, doença e trabalho no Brasil. São Paulo: Vozes; 1993. p. 609-35.
40. Karmann DF, Lancman S. Professor: intensificação do trabalho e o uso da voz. Audiol Commun Res. 2013;18(3):162-70.
41. Reis EJFB, Carvalho FM, Araújo TM, et al. Trabalho e distúrbios psíquicos em professores da rede municipal de Vitória da Conquista, Bahia, Brasil. Cad Saúde Pública [Internet]. 2005.
42. Fischer FM. Breve histórico desta tradução. In: Tuomi K, et al. Índice de Capacidade para o Trabalho. São Carlos: Ed. UFSCar; 2005.
43. Porto LA, et al. Associação entre distúrbios psíquicos e aspectos psicossociais do trabalho de professores. Rev. Saúde Pública [Internet]. 2006.
44. Seligmann-Silva E. Desgaste mental no trabalho dominado. Rio de Janeiro: Cortez; 1994.
45. Ferreira LP, Latorre MRDO, Giannini SPP. A violência na escola e os distúrbios de voz de professores. Distúrb Comum. 2011;23(2):165-72.
46. Silvany AM, Araújo T, Dutra F, et al. Condições de trabalho e saúde de professores da rede particular de ensino de Salvador, Bahia. Rev Baiana Saúde Pública. 2000;24:42-6.
47. Marçal CCB, Peres MA. Alteração vocal autorreferida em professores: prevalência e fatores associados ao trabalho. Rev Saúde Pública. 2011;45(3,):503-11.
48. Servilha EAM, Ruela IS. Riscos ocupacionais à saúde e voz de professores: especificidades das unidades de rede municipal de ensino. Rev CEFAC. 2010;2(1):109-14.
49. Martinez MC, Paraguay AIBB, Latorre MRDO. Relação entre satisfação com aspectos psicossociais e saúde dos trabalhadores. Rev Saúde Pública. [online]. 2004;38(1):55-61.
50. Yiu EML. Impact and prevention of voice problems in the teaching profession: embracing the consumers' view. J Voice. 2002;16(2):215-29.
51. Behlau M, et al. Epidemiology of Voice Disorders in Teachers and Nonteachers in Brazil: Prevalence and Adverse Effects. J Voice. 2012;25(2):665.e 9-665.
52. Titze I, Lemke J, Montequin D. Populations in the U.S. workforce who rely on voice as a primary tool of trade: a preliminary report. J Voice. 1997;11(3):254-59.

53. Giannini SPP, Latorre MRDO, Fischer FMG, et al. Teachers' voice disorders and loss of work ability: a case-control study. J Voice. 2015;29(2):209-17.
54. Toldrá RC, Daldon MTB, Santos MC, Selma Lancman S. Facilitadores e barreiras para o retorno ao trabalho: a experiência de trabalhadores atendidos em um Centro de Referência em Saúde do Trabalhador - SP, Brasil. Rev Bras Saúde Ocup. 2010;35(121):10-22.
55. Marcelino MA, Núbila HBV. A Classificação Internacional de Funcionalidade, Incapacidade e Saúde (CIF) e potenciais aplicações em Saúde do Trabalhador. In: Mendes R. Patologia do trabalho. 3. ed. Rio de Janeiro: Atheneu. 2013.
56. Ferreira LP, Nakamura HY, Zampieri E, Constantini AC. Distúrbio de Voz Relacionado ao Trabalho: proposta de uma ficha de notificação individual. Distúrb Comun. 2018;30(1):170-8.
57. Cieza A, Fayed N, Bickenbach J, Prodinger B. Refinements of the ICF Linking Rules to strengthen their potential for establishing comparability of health information. Disabil Rehabil. 2016;8288:1-10.
58. WHO International classification of functioning, disability and health: ICF. Geneva. 2001.
59. Brasil. Lei Complementar Nº 142, de 8. Regulamenta o § 1o do art. 201 da Constituição Federal, no tocante à aposentadoria da pessoa com deficiência segurada do Regime Geral de Previdência Social – RGPS. 2013.
60. Santos WR. Uso da CIF nos benefícios, isenções e serviços federais para as pessoas com deficiência. Implantando a CIF. O que acontece na prática? Rio de Janeiro: Ed. WAK. 2017.

# FOTOBIOMODULAÇÃO APLICADA À VOZ PROFISSIONAL

CAPÍTULO 15

Patrícia Balata ▪ Vanessa Mouffron ▪ Sávio Bastos

## INTRODUÇÃO

A relação de possibilidade de melhora orgânica ou cura do corpo com a exposição luminosa já é de conhecimento da humanidade há muitos séculos. São encontrados relatos da Helioterapia, tratamento com luz solar, há mais de três mil anos em diversas culturas, como no Egito Antigo, Índia e Medicina Tradicional Chinesa. Com o avanço científico e tecnológico, foi possível a criação de máquinas com fontes emissoras de luzes com comprimentos de onda específicos para estímulos e respostas fotobiológicas mais direcionados. Exemplos dessas possibilidades são o *Light Amplification by Stimulated Emission of Radiation* (LASER), ou Amplificação de Luz por Emissão Estimulada de Radiação, e *Light-Emitting Diode* (LED), ou Diodo Emissor de Luz.[1]

Charles Townes, em 1951, criou o *Microwave Amplification by Stimulated Emission of Radiation* (MASER), ou Emissão Estimulada de Radiação por Amplificação através de Micro-Ondas, aparelho que precedeu a criação do primeiro *laser* de rubi por Theodoro Maiman, em 1960. Em seguida, Ali Javan produziu o primeiro *laser* de hélio-neônio (HeNe). E, em 1962, houve a criação do *laser* de semicondutor.[2]

Tais eventos históricos foram importantes para que o *laser*, anos depois, começasse a ser amplamente utilizado, concretizando a assertiva visionária de seu criador, ao afirmar que **o *laser* é a solução procurando o problema**. É impressionante a gama de utilização dessa maravilhosa invenção na indústria e em diversas áreas do conhecimento, como na Física, Engenharia, Robótica, Astronomia, Medicina e outras áreas da saúde.

Sua ação bioestimulante foi observada pela primeira vez, em 1967, quando o médico húngaro, Endre Mester, irradiou camundongos com *laser* de rubi, de 694 nanômetros (nm), resultando em uma taxa maior de crescimento de pelos. Anos depois, utilizou o *laser* HeNe (632,8 nm) para estimular a cicatrização de feridas, dando início à chamada fotobiomodulação.[1]

## Fundamentos Básicos
### Princípios Físicos

A luz é uma radiação eletromagnética com velocidade de propagação de, aproximadamente, $3 \times 10^8$ metros por segundo (m/s), sendo composta por partículas de energia, denominadas fótons, que apresentam características de dualidade, pois ora comportam-se como onda, ora como partícula. Assim, o fóton é uma partícula de massa nula, mas que transporta energia. O comprimento de onda determinado pelas partículas luminosas, em sua trajetória, confere características relacionadas com a carga de energia e se está na faixa visível ou não ao olho humano.[3]

Existe uma vasta quantidade de radiações eletromagnéticas delimitadas pela ciência e organizadas no espectro eletromagnético. Há uma classificação geral das radiações pela potencialidade de causar ou não processo de ionização com a matéria com a qual interagem, resultando em radiações ionizantes ou não ionizantes. O processo de ionização gera íons, quando átomos de uma determinada matéria perdem ou ganham elétrons. Radiações com comprimentos de onda extremamente pequenos possuem fótons com alta carga de energia e podem ejetar elétrons de átomos com os quais interagem. Alguns exemplos são a radiação gama e os raios X. Radiações com comprimentos de onda maiores têm fótons de menor carga de energia e podem excitar parte de estruturas com as quais interagem, como as radiações visíveis ao olho humano e a radiação infravermelha.[3]

Radiações com comprimentos de onda entre 400 e 700 nm são visíveis ao olho humano e percebidas como luzes violeta, anil, azul, verde, amarela, laranja e vermelha. Na fotobiomodulação utiliza-se, principalmente, comprimentos de onda no intervalo de 600 a 1.100 nm e equipamentos com potência entre 1 e 500 miliwatts (mW).[4] Atualmente, as luzes mais usadas como recurso terapêutico são *laser* e LED. *Laser* apresenta como características físicas principais a monocromaticidade, a colimação e a coerência. Já o LED é monocromático, divergente e não coerente. Luzes monocromáticas apresentam apenas um comprimento de onda; nas colimadas os fótons propagam-se em única direção, e em luzes coerentes os fótons são sincronizados, coincidindo em fase ao longo do tempo e espaço. Nas luzes divergentes, por sua vez, os fótons propagam-se em todas as direções, e nas não coerentes não coincidem em fase ao longo do tempo e espaço.[1]

No momento da irradiação, em uma ação terapêutica, ocorrem os fenômenos ópticos de reflexão, transmissão, absorção e espalhamento. Na reflexão, parte da energia luminosa é redirecionada para fora da superfície em direção ao meio de sua origem. Na transmissão, a energia luminosa não interage com a estrutura do tecido-alvo, já na absorção essa interação acontece. Por fim, no espalhamento, há mudança de direção na propagação dos fótons, o que pode garantir a ação da luz nos tecidos adjacentes ao local de irradiação.[5]

## *Princípios da Fotobiomodulação*

A fotobiomodulação é a capacidade da luz de implementar ações fotoquímicas na célula, estimulando a regularização do seu metabolismo. A interação dos fótons com os tecidos biológicos ocorre principalmente pelos fenômenos de absorção e espalhamento. Tais fenômenos acontecem por meio dos cromóforos ou fotoaceptores, moléculas ou parte de estruturas moleculares que aceitam interação com as radiações eletromagnéticas. O citocromo coxidase, presente no complexo IV da cadeia de transporte de elétrons da respiração celular, é aceito atualmente como principal cromóforo para comprimentos de onda de 600 a 950 nm.[6]

Uma das teorias mais aceitas para justificar o aumento da atividade enzimática, do consumo de oxigênio e da produção de adenosina trifosfato (ATP) é a fotodissociação do óxido nítrico do citocromo coxidase, induzida por absorção do fóton pelo referido cromóforo. O óxido nítrico pode bloquear competitivamente a ligação do oxigênio ao citocromo coxidase, influenciando negativamente a respiração celular e justificando a regularização da produção de ATP pela fotobiomodulação.[2]

De Freitas e Hamblin[6] também levantaram outras hipóteses sobre os possíveis efeitos terapêuticos da luz, como a ativação de canais iônicos sensíveis à luz, em que vias de sinalizações são ativadas por espécies reativas de oxigênio, óxido nítrico e $Ca^{2+}$ (cálcio, na forma iônica, que favorece a contração muscular pela ação das actina e miosina) após a absorção. Tais sinalizações podem ativar fatores de transcrição, promovendo o aumento da expressão de genes relacionados com a síntese proteica, migração e proliferação celular, sinalização anti-inflamatória, proteínas antiapoptóticas e enzimas antioxidantes.

Tais mecanismos de ação podem justificar, em parte, efeitos terapêuticos da fotobiomodulação para modulação da dor, inflamação, redução de edema e melhora da cicatrização e do desempenho muscular.

## Dosimetria

Os principais parâmetros da fotobiomodulação estão descritos a seguir.

### Potência, Unidade Padrão Watt (W)

De maneira geral, os aparelhos de *laser* estão classificados em alta e baixa potências. Os aparelhos com potência superior a 1 W são de alta potência, cuja principal interação *laser*-tecido é fototérmica, sendo utilizados principalmente nas cirurgias a *laser*. Os aparelhos de baixa potência apresentam potência inferior a 1 W, mais comumente no intervalo de 1 a 500 mW, e sua ação principal é de bioestimulação, sendo utilizados para fotobiomodulação.

Há normas técnicas internacionais de classificação dos aparelhos. No Brasil, a Norma IEC 60.825-1:2007 é a que atualmente estabelece a classificação pelo potencial de causar riscos biológicos.[7] Segundo a referida Norma, os aparelhos de Classe 3R são usados para fotobiomodulação como recurso complementar ao tratamento fonoaudiológico. Para operá-los é necessário que o profissional tenha capacitação técnica específica, sendo obrigatório o uso de óculos de proteção específico para o comprimento de onda irradiado. Devem usar os óculos de proteção o terapeuta, o paciente e as demais pessoas que estiverem no local de irradiação.

### Comprimento de Onda, Unidade Padrão Namômetros (nm)

Define qual luz será eleita para o tratamento. Os comprimentos mais usados em fotobiomodulação estão entre 600 e 1.100 nm. Na luz vermelha há máquinas com 633, 658, 660 e 670 nm. Na luz infravermelha há máquinas com 808, 810, 830, 904, 905 e 907 nm. Atualmente, os aparelhos de *laser* mais frequentes no mercado ofertam comprimentos de onda de 660 e 808 nm.

A luz vermelha apresenta melhor interação com tecidos mais superficiais, e a luz infravermelha com camadas teciduais mais profundas.

### Tempo, Unidade Padrão Segundo (s)

Parâmetro extremamente relevante à clínica tem relação direta com a quantidade de energia irradiada ao tecido-alvo e com os objetivos terapêuticos desejados.

### Área da Ponteira, Unidade Padrão Centímetro Quadrado ($cm^2$)

Considera-se um dado importante para entendimentos mais profundos de dosimetria, principalmente relacionados com a distribuição de energia luminosa em proporção à área. Tal medida é utilizada para calcular a fluência e a irradiância.

## Energia ou Dose (E = P.T), Unidade Padrão Joule (J)

Um dos parâmetros mais relevantes para a clínica tem relação direta com os efeitos fotobiológicos. A energia é expressa pela fórmula matemática E=P.T, onde E é a energia, P a potência, e T o tempo.

A dose em fotobiomodulação pode ser pensada seguindo-se os princípios da **Lei de Arndt-Schulz** (Fig. 15-1),[8] regra farmacológica desenvolvida, em 1887, e com curva de dose-resposta bifásica, em que doses baixas podem trazer efeitos estimulatórios, e doses muito altas, efeitos inibitórios. Essa regra é amplamente aplicada à fotobiomodulação, com conclusão lógica de que parâmetros técnicos aplicados inadequadamente possivelmente trarão respostas indesejadas.[1] Um exemplo de relação da resposta bifásica foi encontrado por Zhang et al.[9] ao irradiarem com luz vermelha (628 nm) fibroblastos humanos. Com fluência de 0,88 J/cm² houve aumento máximo de células após a irradiação, enquanto com 9 J/cm² houve uma redução acentuada na taxa de proliferação.

## Densidade de Energia ou Fluência (DE = E/A), Unidade Padrão Joule por Centímetro Quadrado (J/cm²)

A dose tem relação direta com os efeitos fotobiológicos, mas considera a energia distribuída proporcionalmente à área da ponteira. É expressa pela fórmula matemática DE = E/A, em que DE é a densidade de energia, E a energia, e DE a área da ponteira.

## Densidade de Potência ou Irradiância Expressa, Unidade Padrão Watt por Centímetro Quadrado (W/cm²)

Parâmetro que fornece noções mais precisas da intensidade do aparelho de *laser*, sendo utilizado como sinônimo por alguns autores. Relaciona a potência

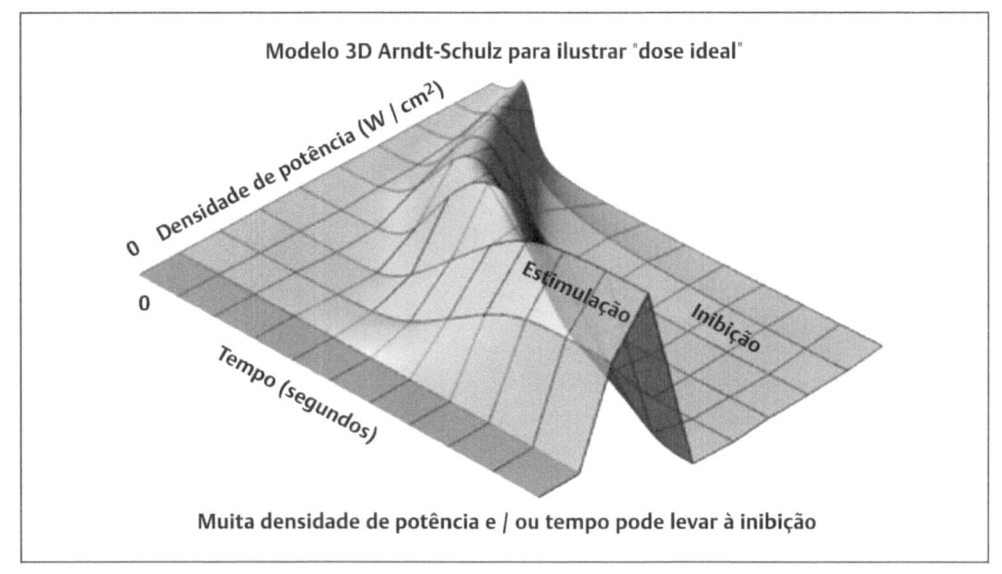

**Fig. 15-1.** Modelo tridimensional da curva de Arndt-Schulz. Ilustrando como a relação Irradiância (W/cm²) e Tempo de irradiação (segundos) podem provocar efeitos de estimulação ou inibição.[8]

distribuída proporcionalmente com a área da ponteira. É expressa pela fórmula matemática DP = P/A, em que DP é a densidade de potência, P a potência, e DE a área da ponteira.

## EFEITOS TERAPÊUTICOS DA FOTOBIOMODULAÇÃO

A introdução da fotobiomodulação na Fonoaudiologia é bastante recente e teve seu início pela atuação nas áreas relacionadas com a Motricidade Orofacial, sobretudo na reabilitação de paralisias faciais, parestesias e dores musculares. Tais áreas apresentam estreita relação com a Fisioterapia e Odontologia, especialidades em que o *laser* de baixa intensidade já está inserido no processo de reabilitação há alguns anos e com extensa produção bibliográfica sobre o tema. Com o passar do tempo, no entanto, é possível observar grande expansão desse recurso terapêutico na fonoterapia, com as possibilidades de uso estendendo-se também às áreas de Disfagia e Voz.

Como dito anteriormente, os benefícios da fotobiomodulação acontecem em níveis molecular, tecidual e sistêmico, de modo que entender os efeitos terapêuticos do *laser* sobre o edema e a inflamação, assim como sua influência nos mecanismos de contração e desempenho muscular, pode ajudar a compreender as possibilidades desse recurso em nossa profissão, sobretudo na área da voz, foco deste capítulo. A seguir, serão então apresentados os principais efeitos terapêuticos proporcionados pela fotobiomodulação.

### Inflamação e Edema

Sabe-se que a inflamação é uma resposta do organismo a agentes agressores e uma das primeiras etapas de um processo de reparo tecidual. Como sinais característicos encontram-se a dor, a presença de edema, de calor e de hiperemia no local afetado. Pesquisas realizadas em seres humanos e em animais vêm demonstrando que a terapia luminosa age como uma moduladora do processo inflamatório, desencadeando aumento da microcirculação local, promoção da angiogênese, inibição de mediadores químicos da inflamação, ativação de células de defesa e de enzimas antioxidantes.

Estudos realizados em modelos animais demonstraram que a associação do *laser* de baixa intensidade ao tratamento de refluxo gastroesofágico reduziu significativamente a resposta inflamatória e melhorou o reparo tecidual da laringe no grupo experimental.[10]

### Desempenho Muscular

O sistema muscular requer grande gasto energético, tanto para contração, quanto para o relaxamento e a manutenção do tônus corporal. A contração da fibra muscular é desencadeada por um potencial de ação que ativa a liberação de cálcio pelo retículo sarcoplasmático, fundamental para que ocorra o acoplamento entre os filamentos de actina e miosina e, consequentemente, o encurtamento dos sarcômeros. Dentro de um centésimo a um quinto de segundo, uma bomba de cálcio retorna com esse íon para o retículo sarcoplasmático, ocorrendo um desligamento do complexo miosina-actina, e, assim, um novo ciclo de contração pode ser iniciado. Todo esse mecanismo fisiológico requer gasto energético, suprido pela degradação do ATP.[11]

Pesquisas recentes relacionadas com a Medicina do Esporte têm investigado a ação da fotobiomodulação sobre o desempenho de músculos esqueléticos, com resultados bastante interessantes, como aumento do número de repetições de determinada tarefa, do pico de força, da contração voluntária máxima, da atividade eletromiográfica e do tempo de início da fadiga.[12,13]

Tais achados justificam-se pela absorção da luz, que gera um aumento da síntese de ATP, da vascularização local e que, consequentemente, contribui para uma boa *performance* muscular quando irradiada antes do exercício.[14]

Na Voz Profissional, sobretudo quando pensamos em alta *performance*, o aparelho fonador é testado quase que ao seu limite extremo, com riscos de fadiga, desgaste muscular e, em casos mais graves, até perda da função e surgimento de lesões. Por esse motivo, acredita-se que pode ser feita uma analogia dos benefícios do *laser* para a *performance* vocal.

Em relação à dosimetria e o melhor momento para se fazer a aplicação, a literatura ainda não é muito conclusiva. Miranda *et al.*[14] investigaram os efeitos da fotobiomodulação, irradiada em diferentes momentos, sobre a *performance* muscular ao longo de 12 semanas de treinamento. De acordo com os achados, a combinação de irradiação antes e após a execução dos exercícios aumentou o consumo de oxigênio e o tempo até a exaustão, além de ter reduzido a gordura corporal dos participantes. Segundo os autores, o ganho de resistência muscular dos voluntários irradiados antes e após os exercícios foi três vezes mais rápido que no grupo-controle, em que o exercício foi associado ao *laser* placebo.

No que diz respeito às doses ideais, ainda não foram encontrados na literatura estudos sobre os parâmetros de irradiação do *laser* com foco na voz. Um estudo investigou os efeitos da combinação de *laser* e LED em diferentes doses irradiadas em membros inferiores de voluntários corredores. Após testar as energias de 15, 30 e 60 J por ponto, a primeira mostrou-se mais efetiva na *economia neuromuscular* dos corredores. Os autores discutiram, ainda, os efeitos da fototerapia sobre cada tipo de fibra muscular, sugerindo maior interferência nas fibras tipo I por apresentarem grande quantidade de mitocôndrias e enzimas oxidativas.[15]

No campo da Fonoaudiologia, até o momento, apenas um trabalho investigou os efeitos da irradiação sobre o desempenho de um músculo orofacial. Ao comparar as doses de 1, 4 e 7 J aplicadas em seis pontos do músculo orbicular do lábio, Mouffron *et al.*[16] encontraram respostas significativas para melhor execução da tarefa de preensão após irradiação com 7 J.

Obviamente, sabemos que o cálculo dosimétrico leva em consideração a anatomofisiologia da estrutura a ser irradiada, o que dificulta uma transposição simples dos resultados encontrados anteriormente para músculos de menor espessura, extensão e profundidade.

No campo da Voz, o primeiro artigo sobre o tema foi publicado, em 2017, em pesquisa realizada por Kagan e Heaton,[17] que investigaram se a irradiação da laringe com um dispositivo de LED seria capaz de atenuar a percepção de fadiga vocal e melhorar alguns parâmetros acústicos em indivíduos vocalmente saudáveis. Os participantes foram submetidos a um protocolo de sobrecarga vocal e, em seguida, irradiados durante 20 minutos. De acordo com os resultados, o grupo irradiado com o comprimento de onda vermelho (aproximadamente 633 nm) apresentou melhores respostas quando comparado ao grupo-controle, ao grupo irradiado com aproximadamente 830 nm e ao grupo submetido apenas a exercícios de aquecimento vocal. Os melhores resultados apareceram após uma hora da realização do procedimento. Cabe ressaltar que a aplicação foi realizada após a tarefa vocal, o que poderia favorecer a regeneração muscular, mas com baixo impacto na prevenção da fadiga.

### Relaxamento Muscular

Assim como o aumento da síntese de ATP pode contribuir com o desempenho e *performance* de músculos esqueléticos, a otimização da taxa de respiração celular pode influenciar, também, no estado de tensão dessas estruturas. O uso da fototerapia como recurso para promover o relaxamento muscular e o alívio da dor é bastante investigado na literatura, com resultados positivos até mesmo na presença de condições adversas, como espasticidade em pacientes neurológicos.[18]

Para dores cervicais, que podem comprometer a *performance* e a qualidade de vida de profissionais da voz, também há evidências de que o uso do *laser* possa contribuir para o alívio do sintoma e melhora da qualidade muscular. Uma revisão de literatura apontou que o uso da fototerapia foi eficaz para reduzir a dor imediatamente após a irradiação em dores agudas e em até 22 semanas de tratamento em pacientes com dores cervicais crônicas.[19]

## Regeneração Tecidual

O reparo tecidual é outra propriedade bastante conhecida e estudada sobre a fotobiomodulação, sobretudo associada a lesões de tecidos epitelial e nervoso. Uma sequência de eventos químicos, como aumento da membrana celular, da síntese de colágeno, da angiogênese entre outros, favorece a regeneração tecidual e a homeostase do tecido agredido. No entanto, entender esses princípios e conhecer as evidências em outros tecidos não nos permitem, ainda, correlacionar tais efeitos sobre a ação regeneradora em tecidos laríngeos.

A única pesquisa realizada diretamente com tecido de prega vocal apresentou resultados animadores. Com o objetivo de avaliar os efeitos cicatrizantes da fotobiomodulação com *laser* em células epiteliais primárias de pregas vocais humanas, Lou *et al.*[20] irradiaram culturas de células com o comprimento de onda vermelho nas fluências de 1, 4, 8, 12, 16 e 20 J/cm², que corresponderam aos seguintes tempos de irradiação, respectivamente: 20, 80, 160, 240, 320 e 400 s. Avaliou-se a expressão gênica de diversos fatores de crescimento, e observou-se aumento significativo da proliferação celular no grupo irradiado em relação ao grupo-controle já na primeira aplicação. Com doses subsequentes, as diferenças tornaram-se maiores após 48 e 72 horas, assim como o aumento da migração celular, sobretudo para a dose de 8 J. Dessa forma, os autores concluíram que houve efeitos benéficos da fotobiomodulação sobre a proliferação celular e recuperação do tecido epitelial de prega vocal.

## Analgesia

A sintomatologia dolorosa pode estar presente na clínica fonoaudiológica em diversas áreas de atuação, sendo possíveis fatores etiológicos, por exemplo, a inflamação, o edema, estímulos mecânicos e a tensão muscular. Antes de pensar na analgesia como um objetivo terapêutico, é importante serem considerados dados coletados durante a avaliação clínica e suas correlações com a sintomatologia apresentada. Em situações em que a dor é um fator protetivo para o paciente, limitando movimentos prejudiciais ao seu quadro clínico, por exemplo, o uso do *laser* para promover efeito analgésico pode ser contraindicado.

A dor pode ser classificada, de modo geral, em três tipos principais: nociceptiva, neuropática e central, sendo apenas as duas primeiras tratáveis com o *laser* de baixa intensidade.[21] A dor nociceptiva é a forma mais comum e surge da ativação de nociceptores localizados na pele e nos tecidos mais profundos. Embora seja habitual a associação de doses altas à analgesia, é importante ressaltar que o bloqueio neuronal, em que há inibição dos impulsos nervosos, é apenas uma das formas de inibir esse sintoma. Investigar sua etiologia é fundamental para saber o correto local de aplicação do *laser*, sua dosimetria e o prognóstico esperado.

## Fotobiomodulação Sistêmica

A fotobiomodulação sistêmica, inicialmente chamada de ILIB, recebeu esse nome por referir-se a uma técnica de irradiação intravascular, utilizando-se a inserção de um cateter venoso acoplado a uma fibra óptica em um dos membros superiores. Criada na Rússia, por volta de 1970, tinha como principal objetivo a irradiação do sangue para tratamento de doenças cardiovasculares. Pesquisas prévias já demonstraram os efeitos dessa técnica na reativação de enzimas antioxidantes, na ativação de células imunes, na modulação de lipídios e outros componentes do sangue, bem como na oxigenação do sangue e na vasodilatação sistêmica.[22]

A fotobiomodulação sistêmica atual possui caráter menos invasivo e é realizada de maneira transdérmica, com irradiação do *laser* vermelho diretamente na artéria radial ou até mesmo de modo intranasal. Os reais benefícios da fotobiomodulação sistêmica para a voz ainda precisam ser intensamente estudados, até mesmo para a definição de protocolos adequados. Contudo, alguns benefícios já podem ser observados na prática clínica. Terapeutas e pacientes referem melhor disposição para altas demandas vocais, menor sensação de fadiga, melhor recuperação após uso prolongado da voz e até mesmo melhora da qualidade vocal após a aplicação da técnica, que deve ser feita de modo associado aos objetivos e condutas fonoaudiológicas.

## *LASERTERAPIA* APLICADA À VOZ PROFISSIONAL

Como dito anteriormente, a aplicação do *laser* na área de voz apresenta pouca ou nenhuma evidência robusta, mas os relatos de caso e autopercepção dos pacientes parecem conferir certa confiabilidade na aplicação da ferramenta. É um exercício de ensaio e erro. Em Voz Profissional, seu uso dá-se de forma complementar ou adjuvante às diversas abordagens já clinicamente consagradas pelas evidências científicas. A incipiência do uso dessa tecnologia nas categorias profissionais que necessitam do uso da voz de forma artística, ou não, desafia o fonoaudiólogo clínico a refletir sobre tal procedimento.

É importante expor novamente o princípio de que, *ipsis litteris:* doses baixas podem trazer efeitos estimulatórios, e doses muito altas, efeitos inibitórios. Essa regra é amplamente aplicada à fotobiomodulação, com conclusão lógica de que parâmetros técnicos aplicados inadequadamente possivelmente trarão respostas indesejadas, indicando a necessidade emergente do aprofundamento do tema por meio de estudos controlados.

Neste subcapítulo, o enfoque será o incremento do desempenho na Voz Profissional, sem alterações vocais expressivas. O destaque ao princípio exposto anteriormente se dá pelo fato de que a fotobiomodulação teve seu uso clínico instituído na Fonoaudiologia por raciocínio análogo ao uso em outras áreas da saúde com resultados promissores. O conhecimento na área de Voz ainda é empírico, o que não invalida os resultados obtidos no cotidiano clínico e que ensejam os experimentos científicos.

Ocorre que, na atuação em Voz clínica, profissional ou não, nos deparamos com casos sem queixas vocais, como os pretendentes ao aperfeiçoamento da voz e fala com foco na melhora da comunicação *lato sensu*, e outros cujas queixas nem sempre desvendam possíveis alterações intrínsecas ao aparelho fonador, o que torna sempre imperativo o exame otorrinolaringológico.

Nas diversas categorias dos profissionais da voz, o risco de alteração fonatória com a ocorrência ou não de lesões laríngeas está sempre presente, e há que se considerar a pertinência no uso dessa ferramenta para auxílio no caso.

Sendo a fotobiomodulação um recurso que possibilita a melhora da *performance* e trofismo muscular, é natural que o fonoaudiólogo se sinta inclinado a utilizá-la para melhora da voz e demais parâmetros, como efeitos ressonantais e articulatórios. No entanto, há questões que se tornam relevantes e merecem reflexão para gerar um modelo de decisão clínica, a saber:

- É de fato necessário o uso dessa ferramenta? Há contraindicações, como neoplasias, por exemplo?
- Qual o comprimento de onda, dosagem de energia e tempo indicados para o caso, considerando os riscos do uso inadequado?
- Quais os pontos e ângulos de aplicação?
- Quais os limites terapêuticos da aplicação quanto aos pontos, número de sessões, mudança dos parâmetros de dosimetria e a necessidade de programa de manutenção?

Há muitas perguntas que já têm sido objeto de investigação de recentes estudos científicos ainda em curso, mas as intervenções clínicas de muitos profissionais da área permitem algumas ilações.

É importante destacar que o paciente deve ser informado sobre o que é o *laser*, sobre o empirismo na área da Voz, sobre qual o virtual objetivo do uso da ferramenta para o seu quadro e suas limitações para que, assim, se decida pelo uso ou não do recurso.

Diagnóstico firmado e estabelecidos os parâmetros que precisam ser aperfeiçoados em caso de melhora de *performance* vocal em profissionais da voz, a fotobiomodulação pode ser utilizada para equilíbrio do trofismo laríngeo, otimizando o aquecimento vocal fisiológico a ser promovido pelos exercícios vocais que, a depender da linha teórica do clínico, podem ser realizados antes ou após o uso do *laser*, embora alguns profissionais façam uso concomitante.

Importante destacar que o uso concomitante com tarefa vocal pode incorrer em dificuldades na estabilização da irradiação por conta da dinâmica de movimentação laríngea durante emissões vocais.

Sugerimos que, idealmente, as irradiações em laringe sejam realizadas sem execução funcional de fonação e deglutição para garantir melhor execução técnica durante a irradiação, com possibilidades mais refinadas de posicionamento, angulação e aproveitamento da energia luminosa.

Vale ressaltar que a fotobiomodulação como adjuvante deve ser testada como prova terapêutica, podendo-se fazer registros perceptivos, acústicos, eletromiográficos e termográficos antes e após a aplicação como dado de base e acompanhamento, observando a resposta sensorial do paciente, considerando suas limitações sistêmicas e contraindicações, posto que é esperado que ocorram alterações musculares e de temperatura que possam ser mensuradas por meio da eletromiografia de superfície e termografia.[23,24]

## Aplicabilidades Clínicas

Tendo o *laser* a capacidade de produzir efeitos fotobiomoduladores diversos, como reparações tecidual e neural, cicatrização, analgesia, anti-inflamatório e antiedematoso, sua aplicabilidade na Voz Clínica profissional, ou não, pode ser ampla e expressiva.

No entanto, sendo este subcapítulo voltado para Voz Profissional e admitindo-se condições de laringe saudável, a proposta a seguir tem como objetivo o trofismo ou melhora do desempenho muscular, visando potencializar a resistência fonatória, reduzir a fadiga e aumentar o poder de recuperação após uso intensivo, associado à prática dos aquecimentos e exercícios vocais.

Outros aspectos podem ser contemplados, posto que um profissional da voz, geralmente, tem elevada tensão cervical e facial por vezes inerentes à função desempenhada, como atores, cantores e dubladores, necessitando de ações também nessas regiões da cabeça e pescoço, que compõem uma área do escopo de atuação do fonoaudiólogo.

Assim sendo, a aplicação do *laser* na laringe poderá ocorrer em alguns pontos, levando-se em conta as variações anatômicas de cada indivíduo:

- Nas alas da tireoide, bilateralmente, tomando como referência cerca de 1 cm da incisura tireóidea para baixo e 1 cm para o lado, de forma a alcançar o nível aproximado das pregas vocais. Alcançado esse nível, os pontos de contato em cada ala podem ser um ou dois, a depender do calibre da laringe;
- Na musculatura supra-hióidea, especificamente na região submandibular, podendo ser quatro pontos dispostos também bilateralmente;
- Na musculatura infra-hióidea, supondo-se que a aplicação nas alas tireoidianas pode atingir as alças musculares sobrepostas, além do fato de que nessa região anatômica evita-se o risco de irradiação na glândula tireoide, cujo alojamento é mais inferior à área proposta;
- Na região intraoral, pode-se irradiar em palato mole para estimular melhor desempenho do esfíncter velofaríngeo e favorecer o sistema de ressonância vocal.

As irradiações devem ser feitas com contato, de modo pontual e em 90° com o tecido-alvo.

Em relação à dose e aos comprimentos de onda, em revisão de literatura, realizada por Mouffron *et al*.,[16] observou-se que, por apresentar maior profundidade de alcance, o comprimento de onda mais utilizado em pesquisas sobre os efeitos do *laser* no desempenho muscular foi o infravermelho. No entanto, a luz vermelha também é capaz de alcançar as estruturas das pregas vocais, como pode ser visto adiante (Fig. 15-2). Dessa forma, por experiência clínica dos autores, o comprimento de onda infravermelho foi sugerido como primeira escolha para fotobiomodulação em laringe.

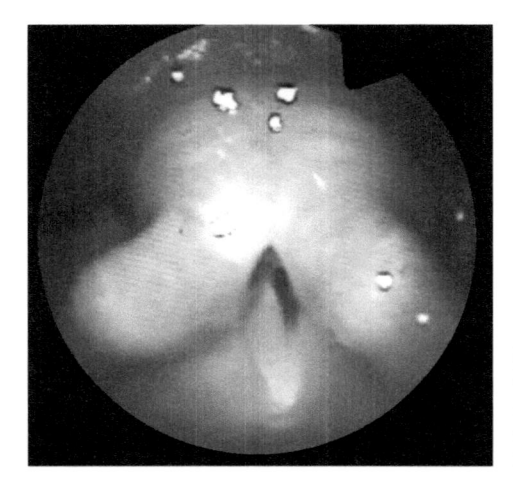

**Fig. 15-2.** Prega vocal iluminada durante irradiação com *laser* vermelho (660 nm) realizada externamente, com equipamento em contato com a pele, na região da comissura. *(Ver Prancha em Cores.)* (Fonte: Arquivo pessoal.)

A escolha do vermelho também apresenta possibilidades clínicas interessantes, com capacidade de biomodulação. Além disso, existe a possibilidade de escolha de irradiação simultânea dos dois comprimentos de onda. Vanin et al.,[13] em sua última revisão, encontraram respostas para desempenho de músculos esqueléticos de 655 a 950 nm, o que apoia a possibilidade de escolha de comprimentos visíveis para irradiação em laringe.

Ainda, segundo a revisão, as doses mais utilizadas nesses mesmos estudos foram, respectivamente, 30, 7 e 4 J. Porém, ressalta-se que, em sua maioria, grandes grupos musculares foram irradiados. Por serem os músculos laríngeos de menor espessura e profundidade, os autores deste capítulo sugerem que as aplicações sejam feitas, considerando-se um intervalo dosimétrico de 4 a 8 J por ponto.

Estudos mais direcionados à laringe e voz são necessários para definição de qual comprimento de onda e intervalos de dose são mais efetivos. Citamos sugestões apoiadas em impressões clínicas com respostas favoráveis e em estudos anteriores similares em relação a objetivos terapêuticos e tecidos-alvo.

Vale ressaltar que diante de profissionais da voz de alta demanda, como cantores, professores, locutores, dubladores, operadores de *telemarketing* e outros, a propedêutica com avaliação estrutural laríngea e funcional da voz será sempre a norteadora para a eleição da fotobiomodulação adjuvante, posto que podemos estar diante de casos que necessitem de intervenções diversas dentro das possibilidades do *laser*.

Para fins clínicos, vale considerar que os efeitos de reparação tecidual, dentre outros, podem ser benéficos em casos de lesões funcionais, organofuncionais e por uso comportamental da voz, que muitas vezes incorrem também em necessidade de analgesia para quadros de odinofonia, geralmente relacionada com a síndrome de tensão musculoesquelética.

A reparação neural pode auxiliar nos casos de imobilidade laríngea, desde que respeitadas as condições sistêmicas. Por outro lado, quadros com uso de toxina botulínica merecem reserva para que não haja efeito indesejado em relação à durabilidade da ação terapêutica.

A prática clínica demonstra aplicabilidades da fotobiomodulação direcionadas à musculatura de palato mole com impactos auxiliares aos ajustes de ressonância vocal implementados pela terapia vocal. Sugerimos irradiação com infravermelho ou vermelho com 3 J de energia e dois pontos em cada hemipalato.

O efeito cicatrizante pode ser auxiliar no pós-cirúrgico laríngeo.[20] No entanto, esse procedimento, que além de necessitar melhor compreensão do seu processo, prescinde de autorização do médico cirurgião para ser implementado.

Laringites têm como causas comuns infecções por vírus, bactérias ou fungos, reações alérgicas, consumo de álcool e tabaco, inflamação decorrente da tensão vocal, tosse excessiva, trauma cirúrgico e de intubação e doença do refluxo laringofaríngeo.[10] Sintomas frequentes de rouquidão, tosse crônica, fadiga vocal e dor podem estar presentes como impactos funcionais causados por processos inflamatórios na laringe.[25]

Dependendo do momento clínico de intervenção fonoaudiológica, em congruência com conduta otorrinolaringológica, a modulação da inflamação promovida pela fotobiomodulação pode ser outra possibilidade terapêutica para auxílio do manejo das alterações vocais e de profissionais da voz com alta demanda. Marinho et al.[26] encontraram respostas interessantes com irradiação combinada de 660 nm (10 J/cm²) e 780 nm (17 J/cm²) para resposta inflamatória em laringe. Em outro estudo realizado por Marinho et al.,[10] com 780 nm (105 J/cm²), também houve resultados positivos. Em ambos os estudos as laringites foram induzidas por refluxo laringoesofágico em animais, entretanto, é possível vislumbrar perspectivas futuras, e tais aspectos devem ser abordados em novas pesquisas.

A fotobiomodulação não assume caráter isolado na reabilitação ou aperfeiçoamento vocal, devendo ser sempre entendida como recurso complementar ou potencializador da fonoterapia.

Por fim, destaca-se que, embora haja muitas questões a serem investigadas e dirimidas, os resultados clínicos observados são, no mínimo, interessantes. Com mais estudos científicos sendo implementados, a fotobiomodulação poderá se consagrar definitivamente como importante adjuvante na área da Voz.

## REFERÊNCIAS BIBLIOGRÁFICAS

1. Heiskanen V, Hamblin MR. Photobiomodulation: lasers vs. light emitting diodes? Photochem Photobiol Sci [Internet]. 2018;17(8):1003-17.
2. Hamblin MR, de Sousa MVP, Agrawal T. Handbook of Low-Level Laser Therapy. Singapore: Jenny Stanford Publishing; 2017.
3. Júnior CAM, Abramov DM. Biofísica Essencial. Rio de Janeiro: Guanabara Koogan. 2015.
4. Hamblin MR. Mechanisms and applications of the anti-inflammatory effects of photobiomodulation. AIMS Biophys [Internet]. 2017;4(3):337-61.
5. Núñez SC, Ribeiro MS, Garcez AS. PDT – Terapia fotodinâmica antimicrobiana na odontologia. Rio de Janeiro: Elsevier; 2013.
6. de Freitas LF, Hamblin MR. Proposed Mechanisms of Photobiomodulation or Low-Level Light Therapy. IEEE J Sel Top Quantum Electron [Internet]. 2016;22(3):7000417.
7. Filho DC. Avaliação de requisitos de segurança em laser de diodo para fins cirúrgicos de acordo com a legislação brasileira [dissertação]. São Paulo: Universidade de São Paulo – Faculdade de Odontologia da Universidade de São Paulo. 2010.
8. Huang YY, Sharma SK, Carroll J, Hamblin MR. Biphasic dose response in low level light therapy - an update. Dose Response [Internet]. 2011;9(4):602-18.
9. Zhang Y, Song S, Fong CC, et al. cDNA microarray analysis of gene expression profiles in human fibroblast cells irradiated with red light. J Invest. Dermatol. 2003.
10. Marinho RR, Matos RM, Santos JS, et al. Potential anti-inflammatory effect of low-level laser therapy on the experimental reflux laryngitis: a preliminary study. Lasers Med Sci [Internet]. 2014;29(1):239-43.
11. Hall JE, Guyton AC. Guyton& Hall – Tratado de Fisiologia Médica. 13. ed. Rio de Janeiro: Elsevier; 2017.
12. Leal-Junior ECP, Vanin AA, Miranda EF, et al. Effect of phototherapy (low-level laser therapy and light-emitting diode therapy) on exercise performance and markers of exercise recovery: a systematic review with meta-analysis. Lasers Med Sci. 2015;30(2):925-39.
13. Vanin A, Verhagen E, Barboza SD, et al. Terapia de fotobiomodulação para a melhora do desempenho muscular e redução da fadiga muscular associada ao exercício em pessoas saudáveis: uma revisão sistemática e metanálise. Lasers Med Sci. 2018:33:181-214.
14. Miranda EF, Shaiane ST, Paiva PRV, et al. When is the best moment to apply photobiomodulation Therapy (PBMT) when associated to a treadmill endurance-training program? A randomized, triple-blinded, placebo-controlled clinical trial. Lasers Med Sci. 2018:33(4):719-27.
15. Dellagrana R, Rossato M, Sakugawa R, et al. Dose-response effect of photobiomodulation Therapy on neuromuscular economy during submaximal running. Lasers Med Sci. 2018:33(2):329-36.
16. Mouffron V, Furlan RMMM, Motta AR. Efeitos imediatos da fotobiomodulação com laser de baixa intensidade sobre o músculo orbicular da boca. enc. Dissertação (Mestrado) - Universidade Federal de Minas Gerais, Faculdade de Medicina [Internet]. 2019:78f.
17. Kagan LS, Heaton JT. The effectiveness of low-level Light Therapy in Attenuating Vocal Fatigue. J Voice. 2017:31(3):384.e15-e23.
18. Santos M, Nascimento K, Carazzato S, et al. Efficacy of photobiomodulation Therapy on masseter thickness and oral health-related quality of life in children with spastic cerebral palsy. Lasers Med Sci. 2017:32(6):1279-88.

19. Chow RT, Johnson MI, Lopes-Martins RAB, Bjordal JM. Efficacy of low-level laser therapy in the management of neck pain: a systematic review and meta-analysis of randomised placebo or active-treatment controlled trials. The Lancet. 2009:374(9705):1897-1908.
20. Lou Z, Zhang Chi, Gong T, et al. Wound-healing effects of 365-nm low-level laser Therapy on primary human vocal fold epitelial cells: na in vitro study. Lasers Med Sci. 2019:34(3):547-54.
21. Chow RT. Low-level laser therapy of pain: clinical applications. In: Hamblin MR, de Sousa MVP, Agrawal T (ed). Handbook of low-level laser therapy. New York: Pan Stanford; 2016. p. 641-84.
22. Meneguzzo DT, Ferreira LS, de Carvalho EM, Nakashima CF. Intravascular Laser Irradiation of Blood. In: Hamblin MR, de Sousa MVP, Agrawal T. (Ed.). Handbook of low-level laser therapy. New York: Pan Stanford; 2016. p. 641-84.
23. Almeida ANS, Cunha DA, Balata PMM, et al. Thermography protocol proposal for larynx extrinsic muscles evaluation during phonation. 48th Annual Symposium: Care of the Profissional Voice, may 29th - june 2th. 2019.
24. Balata PM, Silva HJ, Pernambuco LA, et al. Electrical activity of extrinsic laryngeal muscles in subjects with and without dysphonia. J Voice. 2015b;29(1):129.e9-17.
25. Pendleton H, Ahlner-Elmqvist M, Jannert M, Ohlsson B. Posterior laryngitis: a study of persisting symptoms and health related quality of life. Eur Arch Otorhinolaryngol. 2013;270(1):187-95.
26. Marinho RR, Matos RM, Santos JS, et al. Potentiated anti-inflammatory effect of combined 780 nm and 660 nm low level lasertherapy on the experimental laryngitis. J Photochem Photobiol B. 2013;121:86-93.

# AVALIAÇÃO E REABILITAÇÃO FONOAUDIOLÓGICA DA VOZ PROFISSIONAL CANTADA

Felipe Moreti ▪ Juvenal de Moura ▪ Ana Celiane da Nóbrega e Ugulino

## INTRODUÇÃO

O atendimento fonoaudiológico aos cantores envolve uma perfeita sintonia de arte e ciência. Artisticamente, a produção do canto está relacionada com a estética, estilos e emoções. Cantores possuem uma calibração vocal específica e percebem pequenas mudanças na produção vocal. Preocupados com a plena utilização do seu aparato vocal em favor da arte, apoiam-se não somente nos professores de canto ou preparadores vocais, mas buscam também na Fonoaudiologia a prevenção, manutenção e tratamento de sua voz.

O fonoaudiólogo conhece os mecanismos envolvidos na produção vocal, mas não necessariamente canta ou conhece os ajustes necessários e específicos da voz cantada. Desse modo, compreender os elementos fundamentais da produção da voz cantada nos mais variados gêneros musicais (categorias em que a música se encaixa – p. ex.: *blues*, *jazz*, bossa nova, *belting*, ópera etc.) ou nos estilos musicais (características pessoais – p. ex.: difere um cantor do outro), desde o popular, passando pelo *belting*, até chegar ao canto erudito – é essencial para o fonoaudiólogo entender os desafios constantes do cantor e estar apto a realizar uma avaliação vocal detalhada e específica da voz deste cantor para a melhor condução da reabilitação vocal fonoaudiológica na voz cantada.

## A IMPORTÂNCIA DO OLHAR MULTIDISCIPLINAR PARA CANTORES

É recomendado que o cantor seja submetido a uma avaliação otorrinolaringológica em casos de alteração vocal. O diagnóstico é fundamental para uma correta condução da fonoterapia. A soma das avaliações do otorrinolaringologista e do fonoaudiólogo determina limites terapêutico, prognóstico e tempo estimado de reabilitação.

O grupo profissional formado pelo professor de canto, fonoaudiólogo, otorrinolaringologista e, quando necessário, o psicólogo, precisa atuar de maneira orquestrada, oferecendo técnica, compreensão artística, avaliação, diagnóstico e tratamento clínico especializado numa abordagem interdisciplinar que atenda às necessidades do cantor, que é o protagonista em questão. O fonoaudiólogo, de modo particular, seleciona, determina e conduz, por exemplo, exercícios vocais e repetições direcionados para a melhora da funcionalidade vocal do cantor ou para oferecer um condicionamento vocal com base na fisiologia, a partir de uma avaliação fonoaudiológica especializada e detalhada.

## AVALIAÇÃO FONOAUDIOLÓGICA DA VOZ CANTADA

O fonoaudiólogo que atende cantor precisa compreender que sua atuação é ampla, e que pode ser desde a prevenção, aperfeiçoamento até a intervenção, além disso, quando necessário é interessante estar em consonância com outros profissionais, como otorrinolaringologista, professores de canto e demais profissionais que estão inseridos nesse universo. Por isso, vale lembrar que não é papel do fonoaudiólogo trabalhar a estética do canto, pois esta função é do professor de canto, exceto se o fonoaudiólogo também tiver formação em canto.[1]

Quando se fala em voz e, especificamente, em voz profissional cantada, é essencial investigar a condição laríngea e o trato vocal do cantor antes de qualquer conduta fonoaudiológica. Alguns dos exames laríngeos que o médico otorrinolaringologista pode realizar são: Nasofibroscopia flexível e/ou telelaringoscopia, com ou sem luz estroboscópica. Na nasofibroscopia flexível, considerado um exame mais funcional, é possível fazer inspeção da cavidade nasal, nasofaringe, orofaringe e laringe, assim como solicitar algumas emissões, pedir para falar e cantar, assim como emitir funções neurovegetativas (tosse ou pigarro). Já na telelaringoscopia o aparelho é inserido pela boca, e o médico segura a língua do cantor, em seguida solicita algumas emissões. Mas, nesse tipo de exame, o paciente não consegue articular as palavras e nem cantar.[2] Esse exame laríngeo pode ser realizado antes ou após a conclusão da avaliação clínica fonoaudiológica, mas como dito anteriormente, o ideal é que não se inicie o tratamento sem a visualização da condição fisiológica e anatômica da laringe do cantor.[3]

Além de toda avaliação que acontece no ambiente clínico, há necessidade de avaliar o cantor *in loco*, essa atitude é imprescindível para concluirmos a avaliação vocal, pois é possível identificar durante a apresentação alguns ajustes que podem desfavorecer o desempenho vocal do cantor quando ele está no palco e/ou diante do seu público se apresentando.[3] Também é relevante fazer uma análise do material de áudio ou vídeo desse cantor, como, por exemplo, ouvir as músicas que foram gravadas e os clipes que foram feitos. E, sobre as músicas gravadas, se possível, veja as recentes e antigas, assim se conseguem comparar alguns ajustes e a qualidade da voz do cantor ao longo do tempo.

Apresentaremos, a seguir, uma descrição mais detalhada da avaliação fonoaudiológica vocal do cantor.

### Anamnese e Comportamento Vocal

No atendimento clínico fonoaudiológico do cantor faz-se necessário um levantamento detalhado e específico sobre sua história no canto. Inicia-se investigando a queixa inicial, ou seja, o que fez ele buscar esse atendimento que pode ser, desde uma dificuldade específica e/ou a busca por orientações para sua realidade profissional. Caso haja uma queixa vocal, é fundamental saber o tempo (duração) que isso o incomoda. Além disso, é necessário saber sobre o estilo de canto, duração e frequência das apresentações (*shows* e ensaios) que realiza por mês, semana e/ou dia, pois há cantores que fazem mais de um *show* por dia. Assim, começamos a entender o perfil e demanda vocal desse cantor.

Também devem-se apurar informações sobre os hábitos nocivos e saudáveis à voz antes, durante e após o canto. Alguns cantores apesar de saber da importância de cuidar do seu instrumento de trabalho não conseguem manter hábitos vocais necessários para manter a voz saudável e garantir maior longevidade vocal. Por isso, deve-se perguntar sobre tabagismo e etilismo, abuso ou mau uso vocal, uso do equipamento de retorno ou monitoramento auditivo durante o canto, uso de medicações, problemas de saúde, sono, alimentação e hidratação, realização de aquecimento e desaquecimento da voz entre outros.[4] Dessa forma, entende-se que trabalhar com cantor é conhecer esse universo ao qual ele pertence e ajudá-lo na melhor condição vocal e *performance*.[1]

## Avaliação Multidimensional da Voz Cantada

Após coletar todas essas informações da história clínica, faz-se a avaliação vocal fonoaudiológica propriamente dita. Essa avaliação baseia-se na multidimensionalidade da voz, analisando por meio da avaliação perceptivo-auditiva os parâmetros vocais relacionados com a fonte glótica (pregas vocais) e com o filtro (trato vocal); análise acústica vocal para se obter dados mais objetivos da voz; observar também a postura corporal, a respiração e os órgãos fonoarticulatórios, tanto no repouso, como na função (durante o canto). Ainda há indicação de compreender o impacto do desvio vocal na percepção do cantor, e isto pode ser feito utilizando protocolos de autoavaliação específicos para a voz cantada. Também é necessário lembrar que, na avaliação do cantor, se deve avaliar também a voz falada, pois esta pode apresentar alguns desvios que interfiram diretamente na voz cantada, sendo o contrário também verdadeiro.

### *Avaliação Física e da Respiração*

A avaliação do cantor pode iniciar pela observação postural, de todo corpo, e da respiração durante o repouso (silêncio) e em seguida, solicitam-se tarefas de fala e canto, identificando se há modificação nesses parâmetros em relação a cada uma das tarefas e o quanto esse ajuste postural ou padrão respiratório pode ser benéfico ou nocivo à voz. Pois, pode haver casos em que o cantor já possua alguma alteração postural de origem anatômica, por exemplo, hiperextensão de cabeça por alguma alteração na coluna cervical, que pode ser trabalhado com a fisioterapia e, consequentemente, ocorra melhora desse desvio e de outros aspectos, como até mesmo a respiração. O ideal é que a postura do cantor seja equilibrada e sem tensão, mas sabe-se que essa relação entre postura corporal e respiração também tem influência do estilo musical, interpretação pessoal do cantor e com a emoção.[1,3]

Segundo Andrada e Silva *et al.*, 2011, a respiração é um aspecto polêmico entre os profissionais que lidam com a voz cantada (cantores, professores de canto e fonoaudiólogos) e, geralmente, as nomenclaturas são diferentes entre os profissionais.[1] Na concepção fonoaudiológica, a respiração que consideramos ideal na voz cantada é a costodiafragmática abdominal e do tipo mista, mas isto também vai depender do tipo e da escola de canto, ou seja, o padrão respiratório de um cantor lírico difere completamente do que se espera de um cantor popular. Além disso, uma pesquisa mostrou que há diferenças na pressão subglótica e no volume de ar expirado em cantores de vários estilos musicais, pois cada cantor realiza adaptações vocais de acordo com o idioma, do tipo de música, interpretação e características individuais.[5] Mas, deve-se salientar que, caso o cantor perceba alguma dificuldade respiratória, seja na inspiração ou expiração, isso deve ser avaliado pelo fonoaudiólogo, otorrinolaringologista ou até mesmo por um pneumologista, porque pode interferir diretamente no seu canto.

### *Avaliação Perceptivo-Auditiva da Qualidade Vocal na Voz Cantada*

Para investigar a qualidade da fonte sonora podem-se utilizar alguns instrumentos, como: a escala numérica, como a GRBAS,[6] ou a analógico-visual, como o CAPE-V,[7] validado para o português brasileiro,[8] para qualificar e quantificar o grau do desvio vocal, tanto na voz falada, como na voz cantada. Inicialmente, pode solicitar a avaliação da voz falada, pois observam-se os ajustes vocais e da qualidade vocal, para isso podem-se solicitar as seguintes tarefas de fala: vogal sustentada e fala encadeada (ambas em frequência e intensidade habitual), glissando ascendente e descendente; campo dinâmico (emissões em forte e fraca intensidade, grave e agudo), cantar parabéns a você e um depoimento sobre a voz. Já na voz cantada podem-se solicitar o prolongamento de vogais de uma canção, *música fácil de cantar* (aquela que o cantor considera confortável para cantar) e uma *música difícil* (aquela que exige um pouco mais do cantor).[6,9,10]

Na clínica vocal, uma das queixas mais referidas pelos cantores tem relação direta ao campo dinâmico vocal, ou seja, dificuldade em cantar ou atingir notas graves, agudas ou ambas em uma canção.[3] Por isso, é interessante solicitar tarefas vocais que de fato representem a necessidade vocal do cantor, contudo, também deve-se analisar se a dificuldade ocorre por falta de treinamento ou se é impacto da lesão/alteração, caso o tenha.

Para avaliar a ressonância, parâmetro responsável pela dissipação da energia sonora no trato vocal, utilizam-se as tarefas, como vogais, fala e canto. Para isso, classificamos a ressonância em: laríngea, quando parece que a voz está presa na garganta e não há projeção do som; faríngea, presença de som metalizado na voz; laringofaríngea, quando há um pouco de tensão, mas o foco não se apresenta tão baixo. Por outro lado, pessoas com ressonância mais oral possuem maior concentração de energia na boca; já pessoas com maior ou menor passagem sonora pelo nariz, por algum fator alérgico, orgânico ou até mesmo funcional, desenvolvem ressonância com foco mais nasal.[9] Dessa forma, classifica-se a predominância de ressonância ao solicitarmos que o cantor execute uma música. Por outro lado, algumas técnicas de canto estimulam o cantor a usar determinado tipo de ressonância, pois pode fazer parte do estilo ou como ajuste de interpretação ou, até mesmo, do alcance da nota.

Outro parâmetro que deve ser avaliado é a articulação ou dicção, como é popularmente conhecido, que durante o canto precisa ser clara, porém, a depender do estilo de canto, a articulação pode ser mais específica, por exemplo, no canto erudito a qualidade vocal deve ser de excelente qualidade em detrimento da precisão articulatória, que muitas vezes parecem até *distorcidas* (sem a pronúncia correta) e compreensão das palavras pelo público. Mas, já no estilo popular, espera-se que seja mais próxima do padrão de fala, mais *precisa* e pode fazer parte da identidade do cantor.[11]

Falando em articulação, não se pode esquecer de avaliar os órgãos fonoarticulatórios, pois uma alteração ou limitação em alguma estrutura pode causar impacto no canto. Por exemplo, se um cantor tiver uma redução na mobilidade de véu palatino, isto pode trazer prejuízo na ressonância, assim como uma língua que ocupa muito espaço na cavidade oral por causa da hipofuncionalidade, enfim, os desvios de OFAs podem, em maior ou menor grau, trazer algum tipo de impacto ou desconforto ao cantar.[1]

## *Análise Acústica na Voz Cantada*

Na clínica vocal outra ferramenta utilizada como parte objetiva e complementar da avaliação multidimensional da voz é a análise acústica do sinal vocal, nela faz-se avaliação qualitativa e quantitativa da voz.[12,13] Com a análise acústica pode-se registar a voz e acompanhar toda a intervenção com o cantor, além disso, é um excelente recurso de *feedback* visual e auditivo para o paciente durante o processo de terapia, ou seja, é possível mostrar ao cantor como está sua voz em cada sessão e avaliar a evolução.

Existem alguns *softwares* gratuitos e outros pagos que podem ser utilizados para registro e análises do sinal vocal do cantor. Geralmente, utilizam-se esses programas computadorizados para fazer a gravação da voz, extrair as medidas e analisar esses resultados comparando com toda a história clínica e diagnóstico laríngeo. De modo geral, a análise acústica pode incluir a extração de medidas que quantificam determinados aspectos do sinal vocal (frequência fundamental, *jitter, shimmer*, PHR entre outros) e/ou a descrição qualitativa de padrões visuais desse sinal (espectrografia).[14,15]

Quando se utiliza a extração de medidas para quantificar o sinal vocal, esta deve ser sempre comparada ao valor de normalidade do parâmetro para se ter um parâmetro de referência. Já a utilização da descrição qualitativa é a possibilidade de uma avaliação independente do grau de aperiodicidade e ruído presente na emissão.[14] O recurso utilizado nesse último tipo de análise é a espectrografia, definida como um gráfico tridimensional, que, no eixo vertical, se registram as frequências, no eixo horizontal são as características temporais do sinal, e pelo contraste de cores no traçado a amplitude dos componentes da onda sonora.[16]

Além disso, o fonoaudiólogo pode selecionar o tipo de filtro que deseja utilizar de acordo com o que o *software* oferece, por exemplo, escolher os de faixas larga ou estreita, privilegiando determinados aspectos da onda sonora que se deseja avaliar. Os de faixa larga vão auxiliar na visualização dos formantes dos sons, que traduzem diretamente a configuração dos articuladores no trato vocal. Por sua vez, os de faixa estreita evidenciam os harmônicos do som, assim como também são empregados na análise do vibrato das vozes de cantores treinados.[9]

Os harmônicos, parâmetro encontrado na espectrografia, trazem a representação do sinal glótico durante a emissão, seja na voz falada, seja cantada. Então, ao se fazer a análise espectrográfica, é necessário identificar visualmente o que se ouve na perceptivo-auditiva, ou vice-versa. Ou seja, ao ouvir rugosidade na voz do cantor, precisa-se ver ruído na região mais baixa do espectro, ou ao ver quebras na região aguda do canto, precisa-se identificar na espectrografia uma interrupção no traçado. Na avaliação dos cantores, se for possível, utilize os dois formatos de registros: a extração de medidas e o da descrição qualitativa.[11,15]

## Protocolos de Autoavaliação Específicos para a Voz Cantada

Os protocolos de autoavaliação vocal, desenvolvidos há pouco mais de duas décadas,[17] possuem o objetivo de quantificar e identificar a percepção do indivíduo sobre seu próprio problema de voz.[18] Informação que não pode ser depreendida por nenhuma outra forma de análise,[19] sendo que a percepção do indivíduo sobre a própria voz complementa a percepção do clínico quanto ao grau geral da disfonia.[20]

Os protocolos de autoavaliação vocal possuem diferentes construtos, como qualidade de vida, desvantagem, percepção de sintomas, fadiga e, inclusive, especificidades para a voz cantada, que podem ser divididos em protocolos de autoavaliação da desvantagem vocal no canto e de impacto imediato do uso da voz cantada.[21-25]

Os protocolos de autoavaliação da desvantagem vocal no canto foram desenvolvidos a partir de adaptações e/ou inspirados no *Voice Handicap Index* – VHI:[17] *Voice Handicap Index adapté à la voix chantée*, com 30 questões;[21] *Singing Voice Handicap Index* – SVHI, com 36 questões,[22] cuja versão em português brasileiro se chama Índice de Desvantagem Vocal para o Canto – IDV-C[26] e *Singing Voice Handicap Index* 10 – SVHI-10, com 10 questões,[24] *Modern Singing Handicap Index* – MSHI e *Classical Singing Handicap Index* – CSHI,[23] cujas versões em português brasileiro, respectivamente, chamam-se Índice de Desvantagem para o Canto Moderno – IDCM[27] e Índice de Desvantagem para o Canto Clássico – IDCC,[28] ambos com 30 questões cada, diferenciando-se pelas especificidades dos cantos moderno/popular e clássico.[23] Por estes instrumentos mensurarem desvantagem vocal no canto, quanto maiores os escores, maior a autopercepção de desvantagem vocal relacionada com o uso da voz na atividade de canto.

Por fim, o protocolo que mensura o impacto imediato do uso da voz cantada, chamado *Evaluation of the Ability to Sing Easily* (EASE),[25] traduzido e culturalmente adaptado para o português brasileiro,[29] em validação no Brasil, objetiva avaliar o impacto imediato de uma possível sobrecarga vocal em cantores sem problemas vocais, podendo, inclusive, ser usado como protocolo para triagem de cantores com risco para o desenvolvimento de problemas vocais.[25] Pelo fato de mensurar o impacto imediato da voz no canto, quanto maior o escore, maior a autopercepção sobre o *status* da voz cantada frente a uma sobrecarga vocal no canto.

## REABILITAÇÃO FONOAUDIOLÓGICA DA VOZ CANTADA

No fim do século XVI, com o surgimento da ópera, criaram-se escolas de canto que desenvolviam cantores com grandes habilidades vocais através de um treinamento exaustivo, sempre em busca da perfeição. Primava-se, por exemplo, no barroco, pela capacidade e habilidade vocais na produção de notas sustentadas por muitos compassos ou superagudos, além de melismas e coloraturas que tornavam cantores verdadeiros semideuses no palco, como é o caso dos *castrati*. Diferentes escolas de canto, como a italiana e a francesa, desenvolveram métodos e técnicas próprios, utilizados na preparação dos cantores. Muitas dessas técnicas foram caindo em desuso, tanto por uma questão de estilo e influência cultural, quanto pelo processo evolutivo de conhecimento e domínio técnicos da fisiologia humana na produção do canto. Portanto, é correto afirmar que as técnicas de canto influenciaram a pedagogia vocal e a própria clínica fonoaudiológica na área de voz. Com o avanço do conhecimento científico sobre a produção vocal, bem como com o surgimento da Fonoaudiologia e da avaliação laringológica, realizada pelo médico otorrinolaringologista, os distúrbios vocais em cantores têm sido identificados e tratados de forma mais integrada e efetiva. Atualmente, é notório e evidente que estudar canto sem o devido conhecimento da anatomia e fisiologia da produção vocal pode comprometer a *performance* dos cantores.

Na voz profissional cantada há dois aspectos distintos e indissociavelmente interligados: a voz e a música.[30] A voz do cantor também deve ser treinada para o exercício do canto como parte da terapia fonoaudiológica, com o objetivo de melhorar a qualidade vocal, a resistência vocal e o conforto fonatório do indivíduo. Os exercícios agem sobre a musculatura intrínseca e extrínseca da laringe, visando principalmente à redução da tensão, ao equilíbrio da qualidade vocal e à melhora da tonicidade muscular das pregas vocais e do movimento ondulatório da mucosa.

O cantor, por pertencer a uma população específica do ponto de vista vocal, com maior risco de desenvolvimento de disfonia,[31,32] necessita de uma reabilitação vocal com orientações específicas, tanto para a voz falada, quanto para a voz cantada. Embora o aparelho fonador utilize os mesmos músculos responsáveis para as duas funções, há diferenças na produção vocal das vozes cantada e falada. Além disso, o cantor profissional é submetido a altas cargas de estresses físico e emocional, o que origina manifestações psicológicas e problemas envolvendo músculos, nervos e articulações, alterando a sua emissão vocal causada pelo mau uso ou abuso da voz, o que desespera os cantores e dificulta muitas vezes suas *performance*s e carreiras.

Os protocolos de avaliação são métodos eficazes para identificar e mensurar o impacto das queixas apresentadas pelo cantor. Os parâmetros gerados nesta etapa, já abordados anteriormente, são fundamentais para criar os protocolos terapêuticos, após evidenciar os caminhos prováveis a serem adotados pelo fonoaudiólogo na aplicação da terapia de reabilitação.

Os objetivos da reabilitação vocal são melhorar a produção vocal e reduzir o impacto negativo causado pelas disfonias na qualidade de vida do paciente nos aspectos relacionados com a voz.[30] Para que os objetivos esperados sejam atingidos, torna-se fundamental obter uma correta avaliação e definir tipos de abordagens terapêuticas mais indicadas, incluindo o tempo de tratamento a partir dos aspectos físicos e emocionais de cada paciente. É importante ressaltar que a expressão vocal para cantores não apenas afeta a sua produção artística, mas pode desencadear aspectos emocionais que precisam ser fortemente levados em consideração durante a reabilitação vocal, já que tais ocorrências podem retardar ou prejudicar o processo fonoterápico. Em alguns casos de tratamento de disfonias comportamentais, pode ser necessário um acompanhamento multidisciplinar que alie a clínica fonoaudiológica à Otorrinolaringologia, à Música e à Psicologia.

### Exercícios para Reabilitação Fonoaudiológica Vocal de Cantores
Na reabilitação vocal com cantores é preciso focar nos seguintes aspectos relacionados com a produção do canto: respiração, fonte glótica, ressonância e articulação. A seguir, são apresentados alguns exercícios que podem ser adotados na clínica fonoaudiológica para cantores e seus principais objetivos.

### *Exercícios de Respiração*
O objetivo desses exercícios de respiração é flexibilizar e desenvolver maior controle da musculatura respiratória, aumentar a expansão de intercostais e melhorar a ação dos músculos abdominais para uma emissão vocal mais controlada.[33]

### Exercício 1
O cantor deve respirar pelo nariz, expandindo a caixa torácica e assoprar inflando as bochechas, como se estivesse soprando uma vela. Mantenha o fluxo contínuo, até terminar o ar. Repetir cinco vezes.

### Exercício 2
O cantor deve esvaziar o ar do pulmão e fazer entrada e saída de ar pelo nariz, com pulsações bem curtas e repetidas. O cantor deve começar devagar e ir acelerando, mantendo a coordenação motora do exercício. Manter por um minuto.

### Exercício 3
O cantor deve produzir as consoantes S e X e soltar cada consoante em um fluxo de ar. Sempre pegar ar pela boca antes do S. Depois, na mesma pulsação, o cantor deve colocar dois SS e X ir acelerando. Manter por um minuto.

### Exercício 4
O cantor deve emitir a sequência das consoantes junto com a vogal /o/ em uma única respiração, até terminar o ar alojado nos pulmões: S...Z...O...Z...S.

## Exercícios com Sons Facilitadores, de Competência Fonatória e Trato Vocal Semiocluído

O objetivo desses exercícios é proporcionar uma produção vocal mais equilibrada, desenvolver ajustes laríngeos para favorecer uma coaptação glótica adequada e suficiente, além de aumentar a interação entre fonte e filtro, com consequente economia vocal.[30,34]

### Exercício 1
Amplitude de vibração da mucosa com vibração de língua: o cantor deve inspirar e soltar o ar, manter a boca semiaberta e vibrar a ponta da língua, emitindo uma escala musical de cinco notas, cômoda para a sua classificação vocal (soprano, contralto, tenor ou baixo). O exercício deve ser repetido uma vez, em escalas ascendente e descendente, sempre em semitons.

### Exercício 2
Amplitude de vibração da mucosa com vibração de lábios: o cantor deve inspirar e soltar o ar, mantendo a boca fechada, porém relaxada e sem tensão muscular. Deve então vibrar lábios, emitindo uma escala musical de cinco notas, cômoda para a classificação vocal do cantor (soprano, contralto, tenor ou baixo). O exercício deve ser repetido uma vez, em escalas ascendente e descendente, sempre em semitons. A vibração de lábios é mais recomendada que a vibração da língua quando se quer estimular os agudos, haja vista que o foco de ressonância na vibração da língua é mais baixo.

### Exercício 3
Grande amplitude de vibração da mucosa das pregas vocais com técnica de fonação em tubo flexível: o cantor deve utilizar um tubo de silicone de 35 cm de comprimento e 9 mm de diâmetro e de uma garrafa pet de 500 mL contendo uma coluna de água de 15 a 20 cm. Uma das extremidades do tubo é posicionada entre os dentes do cantor, mantendo-se o vedamento labial, e a outra deve estar 3 cm abaixo da superfície de água. O cantor é orientado a prolongar a emissão da vogal /u/no tubo de silicone em frequência habitual e com fluxo aéreo contínuo por dez segundos e repetir essa emissão por dez vezes.

### Exercício 4
Resistência glótica com técnica de fonação em tubo flexível: o cantor também pode repetir o exercício anterior (3) em uma escala musical de cinco notas, cômoda para a sua classificação vocal (soprano, contralto, tenor ou baixo). Repetir uma vez, em escalas ascendente e descendente, sempre em semitons.

### Exercício 5
Maior retificação e alongamento das pregas vocais: o cantor pode ser orientado a produzir a técnica de fonação em tubo flexível simultaneamente à técnica de vibração de língua, emitindo uma escala musical de cinco notas, cômoda para a sua classificação vocal (soprano, contralto, tenor ou baixo). O exercício deve ser repetido uma vez, em escalas ascendente e descendente, sempre em semitons.

### Exercício 6
Alongamento e encurtamento das pregas vocais: o cantor deve respirar pelo nariz, expandindo a caixa torácica e assoprar inflando as bochechas, como se estivesse soprando uma vela, na emissão de frequência habitual, com a vogal /u/, glissando até o hiperagudo onde ocorre a contração da musculatura cricotireóideo (CT) e voltar glissando para o extremo da tessitura no *vocal fry*, em que ocorre contração máxima do tireoaritenóideo (TA). O exercício deve ser executado quatro vezes seguidas. Tudo deve ser executado dentro da classificação vocal do cantor (soprano, contralto, tenor ou baixo).

### Exercício 7
Alongamento e encurtamento das pregas vocais: o cantor deve respirar pelo nariz e soltar o fluxo de ar na emissão da consoante /v/, suavemente, em uma escala descendente, do agudo para o grave, dando uma ação dinâmica de contração muscular, entre os músculos do CT e TA. O cantor deve monitorar o exercício, colocando os dedos indicador e polegar na laringe, e observar a verticalização da mesma. O exercício deve ser repetido dez vezes ininterruptamente.

### *Exercícios de Ressonância*
O objetivo desses exercícios é suavizar a emissão, elevando o foco de ressonância e dissipando a energia sonora do trato vocal, melhorando a projeção da voz,[30] além de favorecer a homogeneidade do som.

### Exercício 1
Subir ressonância em *bocca chiusa*: o cantor deve reproduzir notas musicais ascendentes e descendentes de intervalos conjuntos (uma nota seguida da outra), em *bocca chiusa* ou *humming* (dentes levemente separados ou sem oclusão e lábios fechados). O exercício deve ser repetido uma vez, em escalas ascendente e descendente, sempre em semitons.

### Exercício 2
Subir ressonância e anteriorizar o som: o cantor deve reproduzir notas musicais ascendentes e descendentes de intervalos conjuntos (uma nota seguida da outra), mantendo um sorriso de modo a acionar o zigomático, sem ocluir os dentes. O exercício deve ser repetido uma vez, em escalas ascendente e descendente, sempre em semitons.

### Exercício 3
Equilíbrio ressonantal: o cantor deve reproduzir notas musicais ascendentes e descendentes de intervalos conjuntos (uma nota seguida da outra), iniciando com *humming* ou *bocca chiusa* e separando os lábios já na primeira nota, sem modificar a emissão sonora na comparação entre bocas fechada e aberta. O exercício deve ser repetido uma vez, em escalas ascendente e descendente, sempre em semitons.

### Exercício 4
Ganho de coordenação motora com estalo de ponta da língua: o cantor deve emitir uma nota contínua em frequência confortável na consoante /m/, iniciando com lábios ocluídos estalando a ponta da língua em pulsações curtas, sem modificar a qualidade da emissão

sonora, abrindo ligeiramente os lábios durante os estalos. O exercício deve ser repetido entre 3 a 5 vezes, com duração aproximada de 10 segundos em cada emissão.

### Exercício 5
Ganho de coordenação motora com estalo de meio da língua: o cantor deve emitir uma nota contínua em frequência confortável na consoante /m/, iniciando com lábios semicluídos e posicionar a ponta da língua próxima à gengiva da arcada superior, mantendo esta posição e estalando a língua em pulsações curtas, sem modificar a qualidade da emissão sonora. O exercício deve ser repetido entre 3 a 5 vezes, com duração aproximada de 10 segundos em cada emissão.

### Exercício 6
Ganho de coordenação motora com estalo de dorso da língua: o cantor deve emitir uma nota contínua em frequência confortável na consoante /m/, iniciando com lábios semicluídos e posicionar a ponta da língua próxima à gengiva da arcada inferior, mantendo esta posição e estalando a língua em pulsações curtas, sem modificar a qualidade da emissão sonora. O exercício deve ser repetido entre 3 a 5 vezes, com duração aproximada de 10 segundos em cada emissão.

### *Exercícios de Articulação*
O objetivo desses exercícios é garantir melhor coordenação da dinâmica fonação e articulação, auxiliando na redução do esforço global e aumentando a resistência e projeção da voz.[30]

### Exercício 1
Tirar tensão de base de língua: o cantor deve colocar toda a língua para fora da boca e mantê-la bem relaxada, sem deixar que retorne para dentro da boca, por 10 segundos. O exercício deve ser repetido por dez vezes ininterruptamente.

### Exercício 2
Ativação dos articuladores internos com rolha: o cantor deve posicionar fixamente uma pequena rolha de cortiça entre os dentes e contar de 1 a 20, ativando assim a musculatura facial, de modo exagerado. Deve-se procurar não apertar a rolha com os dentes, para não gerar tensão mandibular. O exercício pode ser executado também com os meses do ano, dias da semana e com a letra da música a ser cantada. O exercício deve ser repetido duas vezes.

### Exercício 3
Ativação dos articuladores internos e externos: o cantor deve inspirar bem e soltar o ar cantando as palavras abaixo, em uma frequência habitual e confortável, repetindo todas as palavras nesta mesma frequência, sem respirar, até o término delas. O cantor só respira ao mudar a tonalidade da nota, subindo de meio em meio tom, ativando assim os três pontos articulatórios: anterior (lábios), mediano (ponta da língua) e posterior (dorso da língua). Em seguida, o cantor pode acrescentar o /R/ pratrakra, e o /L/ platlakla, em todas elas: PATAKA | PÉTÉKÉ | PETEKE | PITIKI | PÓTÓKÓ | POTOKO | PUTUKU.

### Exercício 4
Ativação dos articuladores internos e externos: o cantor deve inspirar bem e soltar o ar cantando uma escala musical de cinco notas, cômoda para a sua classificação vocal (soprano, contralto, tenor ou baixo), ativando os músculos zigomáticos de forma exagerada. Na contração desses músculos, o ângulo superior lateral da boca deve criar uma expressão facial de alegria e sorriso. O cantor deve repetir uma vez o exercício, em escalas ascendente e descendente, sempre em semitons, como, nos exemplos: 1- Zi,u, zi,u, zi,u zi,u, zi,u, zi,u, zi,u, zi,u, zi; 2- Para, para, para, para, para, para, para, para, pa; 3- Pará, pará, pará, pará, pará, pará, pará, pará, pará.

## CONSIDERAÇÕES FINAIS
A voz para o cantor é um instrumento insubstituível e, portanto, de valor incalculável. O cantor, como mediador entre a arte e a ciência e nas dimensões da inspiração e da expressão artística, deve cultivar uma voz saudável, atraente e ressonante.

Em casos de disfonias, uma abordagem multidisciplinar é o melhor caminho para a reabilitação vocal do cantor, priorizando o protagonismo do paciente e suas escolhas, já que alguns desvios vocais podem ser considerados como expressão característica marcante da identidade da produção vocal daquele artista.

O fonoaudiólogo é o profissional capacitado para conduzir um processo de reabilitação receptivo, didático e acompanhado, desvendando ao cantor os aspectos científicos do tratamento vocal.

Faz-se necessário desenvolver ou refinar protocolos, métodos, técnicas e parâmetros acústicos específicos para a avaliação e reabilitação de cantores, bem como treinar fonoaudiólogos em sua percepção auditiva para os diferentes gêneros e estilos musicais, fisiologia do canto, noções básicas de música, patologia e reabilitação, a fim de garantir os melhores resultados possíveis.

## REFERÊNCIAS BIBLIOGRÁFICAS
1. Andrada e Silva MA, Loiola CM, Bittencourt MFQP, Ghirardi ACAM. Trabalho Fonoaudiológico com cantores. In: De Oliveira IB, De Almeida AAF, Raize T, Behlau M. Atuação Fonoaudiológica em Voz Profissional. São Paulo: Editora ROCA; 2011. p. 151-7.
2. Neves LR, De Melo ECM. Avaliação Otorrinolaringológica da Região Faringolaríngea. In: Lopes L, Moreti F, Ribeiro LL, Pereira, EC. Fundamentos e Atualidades em Voz Clínica. 1. ed. Rio de Janeiro: Editora Thieme Revinter Publicações; 2019. p. 61-70.
3. Amin E, Moura J, Motta L. Intervenção Fonoaudiológica em Cantores. In: Marchesan IQ, Da Silva HJ, Tomé MC. Tratado das Especialidades em Fonoaudiologia. 1. ed. Rio de Janeiro: Editora ROCA; 2014. p. 206-11.
4. Behlau M, Pontes P, Moreti F. Higiene Vocal: Cuidando da voz. 5. ed. Rio de Janeiro: Editora Revinter; 2017.
5. Stone Jr. RE, Cleveland TF, Sundberg J, Prokop J. Aerodynamic and acoustical measures of speech, operatic, and broadway vocal styles in a professional female singer. J Voice. 2003;17(3):283-97.
6. Hirano M. Clinical examination of voice. New York: Springer Verlag; 1981. p. 81-4.
7. Kempster GB, Gerratt BR, Verdolini Abbott K, et al. Consensus auditory-perceptual evaluation of voice: development of a standardized clinical protocol. Am J Speech Lang Pathol. 2009;18(2):124-32.
8. Behlau M, Rocha B, Englert M, Madazio G. Validation of the Brazilian Portuguese CAPE-V Instrument-Br CAPE-V for Auditory-Perceptual Analysis. J Voice. 2020:S0892-1997;(20):30257-5.

9. Behlau M, Madazio G, Feijó D, Pontes P. Avaliação de Voz. In: Behlau M. Voz: O Livro do Especialista. Vol I. Rio de Janeiro: Editora Revinter; 2004. p. 85-245.
10. Martins PC, Couto TE, Gama ACC. Avaliação perceptivo-auditiva do grau do desvio vocal: correlação entre as escalas visual analógica e escala numérica. CoDAS. 2015;27(3):279-84.
11. Behlau M, Feijó D, Madazio G, et al. Voz Profissional: Aspectos Gerais e Atuação Fonoaudiológica. In: Behlau M. Voz: O Livro do Especialista. Vol II. Rio de Janeiro: Editora Revinter; 2005. p. 287-407.
12. Pifaia LR, Madazio G, Behlau M. Diagrama de desvio fonatório e análise perceptivo-auditiva pré e pós-terapia vocal. CoDAS. 2013;25(2):141-8.
13. Vieira VP, Biase N, Pontes P. Análise acústica e perceptiva auditiva versus coaptação glótica em alteração estrutural mínima. Acta ORL. 2006;24(3):174-80.
14. Lopes LW, Alves GAS, De Melo ML. Evidência de Conteúdo de um protocolo de Análise Espectrográfica. Rev CEFAC. 2017;19(4):510-528.
15. Lopes LW, Cavalcante DP, Costa PO. Intensidade do desvio vocal: integração de dados perceptivo-auditivos e acústicos em pacientes disfônicos. CoDAS. 2014;26(5):382-8.
16. Batalla FN, Gonzalez MR, Pelaez Gonzalez MB, Gonzalez L, Fernandez Fernandez M, Morato Galan L, et al. Acoustic Voice Analysis Using the Praat programme: Comparative Study With the Dr. Speech Programme. Acta Otorrinolaringol Esp. 2014;65(3):170-6.
17. Jacobson BH, Johnson A, Grywalski A, et al. The Voice Handicap Index (VHI): development and validation. Am J Speech-Lang Pathol. 1997;6:66-70.
18. Moreti F, Pernambuco L, Silva POC. Protocolos de autoavaliação na clínica vocal: desenvolvimento, validação e atualidades. In: Lopes L, Moreti F, Ribeiro LL, Pereira, EC. Fundamentos e Atualidades em Voz Clínica. 1. Ed. Rio de Janeiro: Editora Thieme Revinter Publicações; 2019. p. 49-60.
19. Behrman A, Rutledge J, Hembree A, Sheridan S. Vocal hygiene education, voice production therapy, and the role of patient adherence: a treatment effectiveness study in women with phonotrauma. J Speech Lang Hear Res. 2008;51(2):350-66.
20. Ugulino AC, Oliveira G, Behlau M. Disfonia na percepção do clínico e do paciente. J Soc Bras Fonoaudiol. 2012;24(2):113-8.
21. Morsomme D, Gaspar M, Jamart J, et al. Adaptation du voice handicap index à la voix chantée. Rev Laryngol Otol Rhinol (Bord). 2007;128(5):305-14.
22. Cohen SM, Jacobson BH, Garrett CG, et al. Creation and validation of the Singing Voice Handicap Index. Ann Otol Rhinol Laryngol. 2007;116(6):402-6.
23. Fussi F, Fuschini T. Foniatria artistica: la presa in carico foniatrico-logopedica del cantante classico e moderno. Audiol Foniatr. 2008;13(1-2):4-28.
24. Cohen SM, Statham M, Rosen CA, Zullo T. Development and validation of the Singing Voice Handicap-10. Laryngoscope. 2009;119(9):1864-9.
25. Phyland DJ, Pallant JF, Benninger MS, et al. Development and preliminary validation of the EASE: a tool to measure perceived singing voice function. J Voice. 2013;27(4):454-62.
26. Paoliello K, Oliveira G, Behlau M. Desvantagem vocal no canto mapeado por diferentes protocolos de autoavaliação. CoDAS. 2013;25(5):463-8.
27. Moreti F, Rocha C, Borrego MC, Behlau M. Desvantagem vocal no canto: análise do protocolo Índice de Desvantagem para o Canto Moderno – IDCM. Rev Soc Bras Fonoaudiol. 2011;16(2):146-51.
28. Ávila ME, Oliveira G, Behlau M. Índice de desvantagem vocal no canto clássico (IDCC) em cantores eruditos. Pró-Fono R Atual Cient. 2010;22(3):221-6.
29. Rocha BR, Moreti F, Amin E, et al. Equivalência cultural da versão brasileira do protocolo Evaluation of the Ability to Sing Easily. CoDAS. 2014;26(6):535-9.
30. Behlau M, Madazio G, Feijó D, et al. Aperfeiçoamento vocal e tratamento fonoaudiológico das disfonias. In: Behlau M (org.). Voz: O Livro do Especialista. Rio de Janeiro: Revinter; 2005;2. p. 409-564.

31. García-López I, Núñez-Batalla F, Gavilán Bouzas J, Górriz-Gil C. Validación de la versión en español del índice de incapacidad vocal (S-VHI) para el canto. Acta Otorrinolaringol Esp. 2010;61(4):247-54.
32. Silva FF, Moreti F, Oliveira G, Behlau M. Efeitos da reabilitação fonoaudiológica na desvantagem vocal de cantores populares profissionais. Audiol Commun Res. 2014;19(2):184-201.
33. Gava Jr. W, Ferreira LP, Andrada e Silva MA. Apoio respiratório na voz cantada: perspectiva de professores de canto e fonoaudiólogos. Rev CEFAC. 2010;12(4):551-62.
34. Cielo CP, Lima JPM, Christmann MK, Brum R. Exercícios de trato vocal semiocluído: revisão de literatura. Rev CEFAC. 2013;15(6):1679-89.

# DIFERENÇAS E SIMILARIDADES NA ATUAÇÃO FONOAUDIOLÓGICA NOS CANTOS POPULAR E ERUDITO

CAPÍTULO 17

Marta Assumpção de Andrada e Silva • Walter Chamun
Ana Carolina de Assis Moura Ghirardi

## INTRODUÇÃO

A Fonoaudiologia iniciou o seu trabalho com a voz profissional, tendo como destaque o professor.[1] Quando o paciente cantor começou a procurar a clínica fonoaudiológica, há praticamente 30 anos, não se imaginava que tantas particularidades e especificidades teriam cada um desses pacientes que utilizam a voz cantada profissionalmente.[2] Logo ficou evidente que não seriam apenas os grandes gêneros musicais, como o popular e o erudito, que definiriam, por exemplo, algumas características e por vezes diferenças. As particularidades de cada gênero ou subgênero[3]* musical, como o *rock*, o sertanejo, o samba, o *belting*[4]** o axé, o *funk* e tantos outros, imprimem para cada cantor necessidades e muitas vezes pré-requisitos específicos.[5,6]

Existem vários outros aspectos que estão relacionados de forma direta ou indireta com o gênero musical, como, por exemplo, a demanda vocal, a repercussão do problema vocal na atividade profissional, o requinte exigido por cada gênero e pela interpretação e estilo pessoal do cantor.[7,8] Isso além dos ajustes específicos do trato vocal, da tessitura utilizada, das variações articulatórias, da respiração necessária para cada estilo de canto e de outros aspectos que iremos desenvolver ao longo deste capítulo.

A origem das músicas ocidental e moderna tem como ponto de partida o canto gregoriano, uma vez que se tem poucos registros da música cultivada na Grécia. O canto gregoriano inaugura a tradição que conhecemos hoje das músicas barroca e clássica-romântica dos séculos XVII, XVIII e XIX.[9] Sabe-se que a origem do canto foi erudita, embora se tenha registro de alguns cânticos medievais que podem ser considerados canções populares.[10] A música erudita ou clássica, durante séculos, foi executada e ouvida por um grupo muito seleto de pessoas em que predominavam os homens, nobres e religiosos. Apenas parte da população ouvia, tocava e cantava e tinha acesso à música.[11]

---

\* Gênero – de forma geral, designa as formas consolidadas de composições, como, por exemplo, o rock, o jazz, o lírico. De maneira mais restrita, pode indicar uma variedade de estilos e correntes musicais com identidades entre si.[3]
\*\* *Belting* – é o canto do teatro musical da Broadway, em que a voz é caracterizada pela qualidade da sua projeção, clara e de alta energia. É uma técnica descrita como uma extensão do registro de peito, a agudização é atingida à custa de ajustes do trato vocal e da laringe sem utilizar a mudança de registro. No *belting* a laringe está alta, faringe estreitada, e o dorso de língua elevado.[4]

Foi o canto popular que propiciou a ampliação e variação de público, uma vez que foi esse gênero musical que de fato abriu espaço para diversificar a forma de canto, possibilitar que vozes diferentes ousassem se aventurar nessa experiência. Em oposição à música folclórica, de autor desconhecido e transmitida oralmente, a música popular composta por autores conhecidos, registrada em partitura e divulgada por diversos meios, constitui uma criação contemporânea do aparecimento das cidades e da diversificação social.[12]

O canto popular amplia a participação da população nessa arte, em que mais pessoas podem cantar, ouvir e tocar. Além de possibilitar que uma gama maior de tipos e qualidades de vozes participem dessa arte. Antes disso só cantava quem tinha uma *boa* voz, uma voz com uma tessitura ampla e com projeção. O canto popular, associado à evolução da tecnologia, melhoria da captação (microfones, retornos) e amplificação (caixas de som, estúdios de gravação), permitiu que vozes sem esse perfil, como, por exemplo, João Gilberto (1931-2019), pudessem surgir e determinar uma nova forma de cantar.[13]

É no canto popular que se tem a liberdade de mudar a tonalidade, de rever o andamento sem modificar a melodia, o que confere ao cantor uma possibilidade criativa e uma forma diferente de trabalhar a técnica vocal muitas vezes não encontrada no canto erudito.[14] Os cantores, tanto os eruditos, como os populares, interpretam a canção, mas a discussão é o quanto a técnica exigida no canto lírico, por exemplo, pode interferir nessa interpretação.[15]

A expressividade do cantor é influenciada pelo tipo de público e formação cultural, por parâmetros e gostos estéticos que se diferenciam dentro da liberdade de cada gênero.[16] Vale pontuar, também, que existe diferença em cantar uma canção em que se tem a liberdade em mexer na tonalidade e por outro lado em executar uma ária de ópera na qual o cantor não terá amplificação por meio de microfone, e nesse caso o trabalho de projeção da voz e da acústica do teatro terá uma influência bem maior.[17]

Importante destacar o cantor de coral que pode estar inserido em um gênero ou no outro ou raramente até grupos que podem ter no repertório canções dos dois gêneros. Existem grupos corais com repertórios mais clássicos, e outros que trabalham com música popular. Nos grupos corais, profissionais ou amadores, temos as divisões de vozes, geralmente, para quatro naipes, tenor e baixo para os homens e soprano e contralto para mulheres.[18] Podemos encontrar corais infantis uníssonos, um único naipe de vozes, e corais idosos com apenas duas vozes: primeira (mais aguda) e segunda voz (mais grave). Nesses coros os homens e mulheres podem estar juntos nos grupos de primeira e segunda voz, uma vez que as características da presbifonia variam muito de idoso para idoso.[19] O canto coral não costuma ser amplificado e enfrenta problemas: de sonoridade do grupo, de dificuldades de escuta, uma vez que sempre o cantor produz a sua voz ouvindo as outras ao mesmo tempo, de classificação da voz, de formação e preparação do regente, de formação musical dos seus integrantes, da falta de tradição no Brasil entre outros aspectos.[20]

Outro tipo de canto, com características muito particulares, que, dependendo da cerimônia pode se assemelhar mais ao erudito ou ao popular, é o canto religioso. Cada religião, cada culto, cada ritual tem sua identidade própria, seu idioma, sua tonalidade, essas características que podem se aproximar mais do gênero erudito em relação, por exemplo a tessitura vocal ou ao popular em relação aos aspectos articulatórios. O culto religioso pode ser em iorubá com dança junto com o canto, pode haver uma cerimônia em hebraico realizada apenas por cantores do sexo masculino ou um canto gospel em um culto evangélico realizado por um grupo de louvor. Fica evidente que, na avaliação fonoaudiológica, é preciso conhecer em detalhes cada um desses tipos de canto, assim como todos os detalhes de como esses ocorrem, só dessa maneira será possível adequar as necessidades de tratamento.[21]

O canto do teatro musical, o *belting*, no Brasil, apresentado na versão dos musicais nacionais ou dos denominados franquiados da *Broadway*, se encaixa no Brasil no gênero popular, e nos Estados Unidos no comercial contemporâneo.[22] Tanto no canto popular, como no *belting* o registro predominante é o de peito, embora a laringe esteja em posições diferentes no canto popular com mobilidade, subindo nos agudos e *descend* nos graves e no *belting* mais alta e fixa.[20] No *belting*, independentemente dos seus sub- gêneros, observamos mais a presença de metal, uso de contrição de parede de faringe, de vibrato e de *loudness* forte.[23,24] Nos musicais franquiados da Broadway encontramos, também, a dificuldade da adaptação do inglês para o português brasileiro na tonalidade original, isso pode gerar para o cantor desafios articulatórios e de tessitura vocal.

Hoje para o fonoaudiólogo fica claro que o cantor que chegar ao consultório com uma queixa vocal, independentemente de toda investigação da história da queixa vocal, tanto da voz cantada, quanto da falada,[2] é preciso analisar e conhecer detalhadamente qual é o gênero musical que esse cantor canta. Explorar como é o uso da voz cantada, qual é sua demanda de uso, de ensaios, de apresentações e de uso de voz falada, além do requinte e exigência do gênero musical e de como o problema de voz repercute na sua atividade profissional. Esse caminho de investigação não está relacionado com o canto popular ou erudito de forma geral, mas sim com cada subgênero específico e sua relação profissional e dinâmica vocal individual.

## ASPECTOS ACÚSTICOS DOS CANTOS POPULAR E ERUDITO

Ao pensarmos na produção vocal do ponto de vista da acústica, as diferenças fundamentais entre os cantos erudito e popular (e cada um de seus subgêneros) determinam algumas distinções importantes no olhar clínico do fonoaudiólogo para o cantor com queixas e/ou problemas vocais relacionados com o canto.

Reconhecidas algumas limitações, é útil considerarmos a teoria acústica da produção da fala de Gunnar Fant[25] como a pedra fundamental para a compreensão dessas diferenças. Tanto a fala como qualquer gênero de canto têm na fonação a sua matéria prima. Dessa forma, entendemos que os dois gêneros de canto são diferentes, uma vez que tanto a fonte fonatória (glótica), como a configuração e o uso do trato vocal como um todo são particulares de cada gênero/estilo de canto.[20]

Tais distinções podem ser observadas em relação à fonte glótica, assim como nos ajustes supraglóticos. Enquanto o canto erudito necessita de pregas vocais (PPVV) muito flexíveis, uma vez que estas precisam estar bem alongadas para alcançar os agudos desse gênero. Por outro lado o canto popular, de forma geral, pode valer-se de diferentes graus de irregularidade vibratória das PPVV como recursos estético-estilísticos, o que resulta em conceitos distintos e muito relativos para a definição de **alteração** vocal nos dois gêneros de canto.[14,26] No canto erudito espera-se uma voz com brilho e projeção, o que exige estabilidade da coluna de ar pulmonar, coaptação glótica completa e simetria da onda mucosa.[26]

Os dois gêneros de canto também se diferenciam pelo uso do trato vocal e pela forma como acontece a interação fonte-filtro. Se, ainda à luz da teoria de Fant, compreendermos o trato vocal como um complexo sistema de filtros com função resposta em frequência, podemos compreender também que seu uso se relaciona intimamente com o fato de que, enquanto os cantores populares comumente usam algum tipo de amplificação sonora externa durante o canto, a técnica do canto erudito foi desenvolvida para que o cantor pudesse prescindir desse recurso, sem causar danos à sua saúde vocal.[17] Desse modo, essa técnica determina que o trato vocal seja utilizado de forma a potencializar o seu efeito natural de amplificação, ao custo, muitas vezes, do comprometimento da inteligibilidade das palavras,[27] o que requer, ainda, que o fonoaudiólogo tenha compreensão de que os trabalhos articulatório e muscular, se necessário, também serão diferentes, de acordo com as necessidades de cada gênero musical e com as demandas de cada cantor.

Assim, de forma geral, os ajustes do trato vocal entre as duas formas de canto são diferentes. Por exemplo, no canto erudito geralmente a laringe está mais baixa e fixa, e no canto popular a laringe está mais alta e com mais mobilidade. A configuração das estruturas móveis do trato que, além da laringe em si, incluem a mandíbula, a língua e o palato mole, também é muito variável. A movimentação dessas estruturas muda, a todo o momento, a geometria do trato vocal, o que faz com que as frequências dos formantes sejam influenciadas pelo uso que o cantor, popular ou erudito, faz desse conjunto de estruturas.[2,5,27,28]

As diferenças nos ajustes utilizados durante os cantos erudito e popular refletem-se no conteúdo espectral do sinal vocal dos cantores. Cantores eruditos treinados são capazes de ajustar o trato vocal de forma a amplificar a energia sonora em determinada faixa de frequência (geralmente entre 2 kHz e 3 kHz), em uma aproximação do terceiro, quarto e quinto formantes (F3, F4 e F5).[28,29] Esse pico de energia é denominado **formante do cantor**.[28-31] Da mesma forma, cantores eruditos com vozes muito agudas, principalmente as sopranos, usam o seu trato vocal de forma a alterar o envelope espectral do sinal vocal, para que o potencial natural de amplificação do trato vocal não seja perdido.[32,33] Dessa maneira, é essencial que o fonoaudiólogo conheça as necessidades de cada gênero e subgênero de canto, de forma a melhor planejar a sua intervenção e orientação ao cantor.[2,8]

## ATUAÇÃO FONOAUDIOLÓGICA

Na avaliação fonoaudiológica de um paciente cantor o caminho basicamente é o mesmo como relatado detalhadamente em Andrada e Silva e Duprat[20] e em Andrada e Silva *et al.*[2] Uma anamnese ou um levantamento da história do problema vocal deve ter início pela queixa do cantor e/ou pelo motivo da consulta. A queixa deve ser investigada e analisada na perspectiva de quando, como e de que forma o problema de voz, cantada e falada, interfere na atuação profissional e na vida profissional do cantor. Como apontado anteriormente, cada gênero e subgênero musical têm suas particularidades em relação ao ambiente em que acontece, ao tempo de apresentação, rotina de ensaio, realização de aula de canto, figurino, amplificação sonora entre vários outros aspectos. O objetivo desse momento inicial é conhecer a forma como o cantor utiliza sua voz profissionalmente. Também são abordados aspectos relacionados com hidratação, sono, alimentação, prática de atividades físicas, uso esporádico ou contínuo de medicamentos, condições das vias áreas superiores e inferiores, além de fatores muito agressivos para as pregas vocais, como o tabagismo e a ingesta alcóolica, muito presente no cotidiano de muitos cantores.[34]

Não existe uma avaliação fonoaudiológica padronizada para cada tipo de canto, mas deve-se, sim, considerar, a demanda específica de cada cantor que leve em consideração o que ele canta e também como ele utiliza o seu trato vocal nessa atividade, que conheça detalhadamente a demanda vocal, o requinte do gênero musical e a repercussão da alteração vocal na sua atividade profissional. Sabe-se, por exemplo, que para um cantor lírico uma discreta soprosidade pode trazer uma grande limitação quando, em contrapartida, um cantor de samba com uma qualidade vocal semelhante não percebe limitação diante desse quadro.[7,8] O fonoaudiólogo terá acesso ao material gravado do cantor profissional, pelas plataformas digitais, pelo canal do *Youtube* e também em alguns casos do material trazido pelo cantor, como CDs e DVD de diferentes momentos da sua carreira. Com qualquer um desses materiais é fundamental sempre sabermos a data, as condições e o local da gravação ao analisar o material.

Essa análise deve ser acrescida da avaliação *in loco* para conhecer de fato a realidade e como o cantor utiliza sua voz no palco, no *show*, durante a *performance*. Se o cantor cantar mais de um gênero ou dois subgêneros musicais, devemos analisar cada um deles, assim como se canta em lugares muito diferentes, em muitos casos também é preciso realizar mais de uma avaliação *in loco*. O fonoaudiólogo pode ter um paciente cantor, por exemplo, que está cantando em um espetáculo musical e também tem uma banda de *rock* que se apresenta em bares. Cada uma dessas atuações tem características que precisam ser avaliadas ao vivo, além da avaliação realizada no consultório.

Em relação à saúde vocal os cantores eruditos, em geral, costumam ter hábitos mais saudáveis quando comparados aos populares, provavelmente pela grande repercussão de pequenas alterações em sua atuação. É raro encontrarmos cantores eruditos, por exemplo, tabagistas, mas podemos encontrar um cantor fumando numa roda de samba. As limitações que o uso de cigarro pode causar na qualidade vocal de um sambista, como perda dos agudos, diminuição do *loudness*, presença de rugosidade, podem causar uma desvantagem vocal, mas em muitos casos não impedem a exercício profissional desse cantor, como ocorreria no caso de um cantor erudito[6]. De forma geral a ingesta alcóolica, a hidratação, a qualidade do sono, os bons hábitos alimentares se destacam de forma mais positiva nos cantores eruditos, como observamos em algumas pesquisas.[6,34] Outro ponto que vale destaque é que é impossível imaginarmos um cantor erudito sem aquecer sua voz antes de cantar, mas encontramos frequentemente cantores populares que não realizam aquecimento vocal e em muitos casos nem conhecem a necessidade dessa prática.[8]

Uma diferença real entre os dois gêneros é que ninguém canta música erudita sem estudo, ou seja, os cantores desse grupo sempre têm acompanhamento de um professor de canto. Em muitos casos além desse profissional, eles também trabalham com um consultor de repertório, um professor de técnica vocal e/ou com o correpetidor (pianista que acompanha o cantor). Além dessas exigências, o cantor erudito tem como parte da sua formação estudar vários idiomas, como italiano, francês e alemão. Uma formação longa que requer anos de estudo e um alto investimento financeiro, nem sempre possível para todo estudante de canto erudito.[5]

No caso dos cantores populares tem crescido o número de profissionais que se interessam por aulas de canto. Muitas vezes esse profissional tem dificuldade de encontrar professores específicos do gênero, mas, por exemplo, no *rock* é muito frequente encontrarmos professores apenas desse estilo.[24] O fato de ter aumentado o direcionamento de professores de canto para um gênero ou subgênero específico auxiliou o aumento da procura do cantor popular, além de uma desmistificação de que a técnica vocal pode de alguma forma dificultar a marca pessoal que o cantor imprime no seu cantar.[35]

Vale destacar, também, que o fonoaudiólogo precisa estar atento para o uso da voz falada do seu paciente cantor e compreender com clareza a relação entre as vozes falada e cantada, independentemente do gênero de canto. Assim, uma avaliação da voz falada e de sua (possível) interferência nas queixas relacionadas com a voz cantada é imprescindível no atendimento de todo e qualquer paciente cantor.[2]

É fundamental, ainda, que todos os cantores que procuram o fonoaudiólogo realizem uma avaliação otorrinolaringológica para avaliar a garganta, não apenas as pregas vocais, o nariz e o ouvido. No caso do cantor é fundamental lembrarmos que no exame da nasofibrolaringoscopia o ideal é analisarmos a configuração do trato vocal durante a emissão cantada.[20] Não podemos nos esquecer da necessidade do cantor de preservar sua audição, por essa razão é necessária uma investigação sobre como o retorno (*de palco*, *in-ear*) e o uso de protetor auditivo, assim como solicitar uma avaliação audiológica.[36]

Alguns instrumentos de autoavaliação do impacto da alteração vocal foram desenvolvidos especialmente para cantores, como é o caso do *Modern Singing Handicap Index* (MSHI) e o *Classical Singing Handicap Index* (CSHI),[37] traduzidos e adaptados para uso no português brasileiro, como Índice de Desvantagem para o Canto Moderno (IDCM)[38] e Índice de Desvantagem para o Canto Clássico (IDCC),[39] respectivamente. O uso desses instrumentos pode ser adjuvante na clínica fonoaudiológica com o cantor, pois o convidam a refletir acerca de aspectos específicos da sua queixa. Ressaltamos, no entanto, que estes instrumentos não consistem em protocolos de avaliação vocal, mas refletem a impressão do próprio cantor, em um dado momento, sobre o impacto da queixa (ou da eventual alteração vocal) em seu exercício profissional. Podemos, sem dúvida, encontrar diferenças entre os índices de desvantagem vocal na comparação entre cantores populares e eruditos por razões já mencionadas anteriormente, como o requinte e a repercussão da alteração no canto.[6]

A terapia do cantor depende da existência de uma queixa fonoaudiológica e/ou demanda profissional identificada após o processo descrito anteriormente estar concluído. Todo processo terapêutico depende de um diagnóstico que, no caso da voz, é fonoaudiológico e otorrinolaringológico, com um levantamento da história, uma avaliação clínica fonoaudiológica, acrescida da avaliação *in loco* para chegarmos a um prognóstico e um planejamento terapêutico.[2,8,20] Este é constantemente revisto, tendo como base as questões de comportamento vocal, no caso do cantor vozes cantada e falada, aspectos de saúde vocal e os exercícios e técnicas corporais,[40] respiratórias, vocais, articulatórias, de ressonância, de flexibilidade da laringe entre outras. Como muitos exercícios têm como base a musculatura orofacial, é essencial na avaliação realizar uma avalição detalhada da motricidade orofacial com destaque para a postura, o aspecto, a mobilidade e o tônus de lábios e língua, além do palato mole, da abertura de boca e da oclusão dentária.[5]

A técnica e/ou o exercício na terapia fonoaudiológica não é direcionado especificamente para o canto popular ou para o erudito, assim como não existe técnica ou exercício para uma lesão X ou Y de prega vocal. Isso porque uma voz é sempre diferente da outra, mesmo que os cantores tenham lesões semelhantes, e o terapeuta pode atender dois cantores de samba e seus processos terapêuticos serem completamente diferentes. A escolha da técnica, do exercício, da orientação depende de cada indivíduo e de cada voz, produzidas por uma fonte e um filtro único. A escuta desse produto final da voz junto com nosso olhar para a execução do canto e o reconhecimento da necessidade de cada gênero musical que direcionará nossas escolhas nesse processo de reabilitação.

## CONSIDERAÇÕES FINAIS

É difícil falar de similaridades quando tratamos de um processo que é pessoal e singular como a terapia fonoaudiológica. Encontram-se ao longo de nossa experiência profissional poucas similaridades entre um caso ou outro que atendemos e sempre o que fica marcado no paciente são justamente as particularidades, o que foi diferente *naquele* atendimento. Os processos são únicos e imponderáveis, uma vez que dependem da subjetividade do paciente e do terapeuta, da relação que se estabelece e da impossibilidade de controle da voz.

A disfonia e/ou disodia é sempre multicausal e dependente de muitos fatores: anatômicos, fisiológicos, emocionais e/ou psíquicos. O processo de reabilitação trabalhará, no escopo da Fonoaudiologia, em todas essas dimensões. O gênero musical caracteriza a forma de executar e de produzir o canto, assim como suas características de trabalho. Sendo assim, sendo o seu paciente um cantor popular ou um cantor erudito, você, fonoaudiólogo, precisa compreender como ele se insere e atua dentro do estilo elegido por ele.

## REFERÊNCIAS BIBLIOGRÁFICAS

1. Ferreira LP. Assessoria Fonoaudiológica aos profissionais da voz. In: Fernandes FDM; Mendes BCA; Navas ALPGP (org.) Tratado de Fonoaudiologia (segunda edição). São Paulo, ROCA; 2010. p. 746-53.
2. Andrada e Silva MA, Loiola CM, Bittencourt MFQP, Ghirardi ACAM. Trabalho fonoaudiológico com cantores. In: Oliveira IB, Ameida AAF, Raize T, Behlau M. (Org.) Atuação fonoaudiológica em voz profissional. São Paulo: GEN / Roca; 2011. p. 141-57.
3. Dourado HA. Dicionário de termos e expressões da música. São Paulo: Editora 34;2008. p. 146.
4. Costa LHC, Duprat AC. Belting: uma visão otorrinolaringológica. ACTA ORL/Técnicas em Otorrinolaringologia. 2008;26(1):13-14.
5. Andrada e Silva MA, Duprat A. Voz Cantada. In: Fernandes FDM, Mendes BCA, Navas ALPGP. (Org.) Tratado de Fonoaudiologia (segunda edição). São Paulo: ROCA; 2010. p. 770-9.
6. Loiola-Barreiro CM, Andrada e Silva MA. Índice de desvantagem vocal em cantores populares e eruditos profissionais. Revista CODAS. 2016;28:602-9.
7. Costa HO, Duprat A, Eckley C, Andrada e Silva MA. O enfoque otorrinolaringológico no acompanhamento do profissional da voz. In: Ferreira LP, Costa, HO. Voz Ativa, falando sobre o profissional da voz. São Paulo: Roca; 2000. p. 207-27.
8. Andrada e Silva MA, Duprat AC, Ghirardi ACAM, et al. Ambulatório de Artes Vocais da Santa Casa de São Paulo: reflexões sobre a relação do cantor com o trabalho. In: Ferreira LP, Andrada e Silva MA, Giannini SPP. Distúrbio de voz relacionado ao trabalho: práticas fonoaudiológicas. São Paulo: GEN/ Roca; 2015. p. 279-90.
9. Wisnik JM. O som e o sentido. São Paulo: Companhia das Letras; 1989. p. 37.
10. Zander O. Regência Coral. Porto Alegre: Movimento/Instituto Estadual do Livro; 1979. p. 160.
11. Grout DJ, Palisca CV. História da Música Ocidental. Lisboa: Gradiva Editora; 2007.
12. Tinhorão JR. Pequena História da Música Popular – da modinha a lambada. São Paulo: Art Editora; 1991. p. 7.
13. Garcia W. (Org.). João Gilberto. São Paulo: Cosac Naify; 2012. p. 41-8.
14. Escamez NES, Silva APG, Andrada e Silva MA. Popular and classical female singers: acoustic comparison of voice use in the Song Melodia Sentimental (Sentimental melody) by Heitor Villa-Lobos. Journal of Voice. 2017;31:732-41.
15. Sundberg J, Lã FMB, Gill BP. Voice source variation between vowels in male opera singers. J Voice. 2016;30(5):509-17.
16. Mello EL, Ferreira LP, Pacheco NF, Andrada e Silva MA. Expressividade na opinião de cantores líricos. Revista Per Musi. 2013;27:152-8.
17. Sousa NB, Mello EL, Ferreira LP, Andrada e Silva MA. Projeção vocal na opinião de professores de canto lírico. Distúrb Comum; 2015;27:524-33.
18. Amin E, Espirezz S. Atuação do fonoaudiólogo no CORALUSP. In: Ferreira LP, Andrada e Silva MA. (Org.) Saúde Vocal, práticas fonoaudiológicas. São Paulo: ROCA; 2002. p. 119-32.
19. Aquino FS, Andrada e Silva MA, Teles LCS, Ferreira LP. Características da voz falada de idosas com prática de canto coral. CoDAS. 2016;28:446-53.
20. Andrada e Silva MA, Duprat AC. Avaliação do paciente cantor. In: Marchesan IQ, Silva HJ, Tomé MC. Tratado das especialidades em Fonoaudiologia. São Paulo: GEN / Roca; 2014. p. 206-13.
21. Andrada e Silva MA, Leite GCA, Assumpção R, Campiotto AR. O canto nas igrejas: o estudo do uso vocal dos coralistas e não coralistas. Distúrb Comun. 2004;16(2):229-39.

22. Loiola CM, Andrada e Silva MA. Estudo sobre a "Música comercial contemporânea": quem deve ensinar na música não erudita. Distúrb Comun. 2010;23:267-8.
23. Stone Jr RE, Cleveland TF, Sundberg J, Prokop J. Aerodynamic and acoustical measures of speech, operatic, and Broadway vocal styles in a professional female singer. J Voice 2003;17(3):283-97.
24. Fiuza MB, Andrada e Silva MA. Cantar rasgando a voz pode ser uma prática saudável? Distúrb Comun. 2018;30:802-8.
25. Fant G. Acoustic theory of voice production. Mouton: The Hague; 1970, p, 15-26.
26. Sousa NB, Andrada e Silva MA. Diferentes abordagens de ensino para projeção vocal no canto lírico. Per Musi. 2016;1:130-46.
27. Ghirardi ACAM, Paul S, Weege TA. Aspectos de acústica no canto erudito e popular [internet]. In: 15º Congresso de Engenharia de Audio. Florianópolis. 2017 Out;23-25. Anais Eletrônicos. Rio de Janeiro: Audio Engineering Society – Brazil Section[Internet]. 2017.
28. Sundberg J. Ciência da voz: fatos sobre a voz na fala e no canto. São Paulo: EdUSP; 2015.
29. Heinrich N, Smith J, Wolfe J. Vocal tract resonances in singing: strategies used by sopranos, altos, tenors and baritones. J Acoust Soc Am. 2011;129(2):1024-35.
30. Bloothooft G, Plomp R. The sound level of the singer's formant in professional singing. J Acoust Soc Am. 1986;79(6):2028-33.
31. Sundberg J. Level and center frequency of the singer's formant. J Voice. 2001;15(2):176-86.
32. Harm K, Schutte HK, Miller DG, Duijnstee M. Resonance strategies revealed in recorded tenor high notes. Folia Phoniatr Logop. 2005;57(5-6):292-307.
33. Titze IR, Mapes SM, Story B. Acoustics of the tenor high voice. J Acoust Soc Am. 1994;95(2):1113-42.
34. Puhl AE, Bittencourt MFP, Ferreira LP, Andrada e Silva MA. Tabagismo e ingesta alcoólica: prevalência em professores, cantores, teleoperadores e atores. Distúrb Comun. 2017;29:683-91.
35. Sousa JM, Andrada e Silva MA, Ferreira LP. O uso de metáforas como recurso didático no ensino do canto: diferentes abordagens. Rev Soc Bras Fonoaudiol. 2010;15:317-28.
36. Freire KM. Saúde auditiva em músicos. In: Marchesan IQ, Silva HJ, Tomé MC. Tratado das especialidades em Fonoaudiologia. São Paulo: GEN /Roca; 2014. p. 994-1004.
37. Fussi F, Fuschini T. Foniatria artistica: la presa in carico foniatrico-logopedica del cantante classico e moderno. Audiol Foniatr. 2008;13(1-2):4-28.
38. Moreti F, Rocha C, Borrego MCM, Behlau M. Desvantagem vocal no canto: análise do protocolo Índice de Desvantagem para o Canto Moderno - IDCM. Rev Soc Bras Fonoaudiol. 2011;16(2):146-51.
39. Ávila MEB, Oliveira G, Behlau M. Índice de desvantagem vocal no canto clássico (IDCC) em cantores eruditos. Pró-Fono R Atual Cient. 2010;22(3):221-6.
40. Mello EL, Andrada e Silva MA, Ferreira LP, Herr M. Voz do cantor lírico e coordenação motora: uma intervenção baseada em Piret e Béziers. Rev Soc Bras Fonoaudiol. 2009;14:352-61.

# ATUAÇÃO *IN LOCO* NA VOZ PROFISSIONAL CANTADA

**CAPÍTULO 18**

Elisabeth Amin ▪ Émile Rocha Santana

## INTRODUÇÃO

A atuação fonoaudiológica com profissionais da voz vem-se aperfeiçoando com o tempo, alinhada aos avanços da laringologia que ampliou os conhecimentos tanto da fisiologia, como da fisiopatologia vocal nas últimas décadas.[1] Além disso, um melhor entendimento sobre a fisiologia dos exercícios e sua aplicação na clínica fonoaudiológica de voz vem trazendo avanços importantes na garantia de um melhor condicionamento vocal para esses pacientes.

O profissional da voz é aquele que utiliza sua voz como ferramenta de trabalho. Nesta categoria estão, além de outros, os profissionais da voz artística: cantores, atores, locutores, dubladores, cantores, atores entre outros.[2]

O atendimento a profissionais da voz cantada compreende várias maneiras de atuação, já que a voz artística expressa a singularidade de cada cantor.[3] Todo cantor que pretende ser um artista na acepção da palavra vive uma intensa busca de sua arte e da melhor maneira de expressá-la através da voz. Essa busca pode ser longa e dolorosa e muitas vezes envolve períodos de instabilidade ou mesmo alterações vocais. É óbvio que os riscos de problemas de voz estão diretamente ligados ao tipo de demanda vocal de cada artista, bem como aos seus hábitos cotidianos e vocais. Porém uma conjunção de fatos pode contribuir negativamente e culminar num problema de voz.

É importante para o melhor desempenho profissional que entendamos que cada paciente, artista ou não, tem sua singularidade e que, portanto, deve ser visto como um ponto fora da curva. Isso nos obriga a sofisticar olhar e escuta e, consequentemente, ajuda-nos na escolha do melhor caminho a seguir com cada indivíduo.

Dentro da categoria dos cantores existem dois grandes grupos: o cantor erudito e o cantor popular (conhecido na literatura internacional como *CCM singer* ou cantor de música comercial contemporânea – a não clássica).[4,5] Fala e canto envolvem atividades musculares bastante distintas, sendo que no canto erudito essa diferença é ainda maior, uma vez que para conseguir ser ouvido sem amplificação sonora o cantor tem que encontrar espaços internos (laringe baixa, véu palatino alto, faringe expandia etc.) que, aliados ao trabalho respiratório, possam garantir a projeção de sua voz, às vezes acima de uma orquestra com mais de cem instrumentos. A região da tessitura do canto erudito, principalmente para as mulheres, é deslocada para os agudos, significando um protagonismo maior do músculo CT (cricotireóideo), ou seja, registro de cabeça, algo que raramente ocorre na fala. Uma outra característica é a modificação das vogais de maneira a favorecer acusticamente a ressonância necessária.[6]

O canto popular se diferencia do erudito em vários aspectos, sendo o mais significativo, a configuração do trato vocal mais próxima à da fala, sem modificações das vogais e consoantes, sem grande expansão do trato vocal, uma vez que, em sua maioria, os cantores utilizam de amplificação sonora em suas *performances*.[7] Isto não significa que sua voz não deva ser trabalhada, muito pelo contrário. Força e flexibilidade são necessárias em qualquer tipo de canto. Quanto maior a tessitura e a capacidade de realização de dinâmicas do fraco (pianíssimos) ao forte, mais recursos têm o cantor para desempenhar sua arte. O treino é necessário para qualquer cantor.

Para fins deste capítulo, abordaremos a atuação fonoaudiológica *in loco* com cantores populares.

## ATENDIMENTO *IN LOCO*

O atendimento do paciente cantor *in loco* é extremamente desafiador e exige muita capacidade de adaptação por parte do fonoaudiólogo, professor de canto e do preparador vocal.

A começar pela linha tênue que delimita a atuação desses profissionais, pois o limite entre eles pode ser muito nebuloso. Isto porque, como em outras áreas da fonoaudiologia, existem intersecções, o que ocorre não só no Brasil, como em outros países.[8] Um exemplo é o termo vocal *coach* importado dos norte-americanos, que é muitas vezes utilizado de maneira equivocada no Brasil. Nos Estados Unidos da América (EUA), a maioria dos profissionais da área concorda que o vocal *coach* é o especialista em repertório, que auxilia o cantor nas questões de estilo para melhorar a *performance* do ponto de vista artístico. Esse profissional, além da grande experiência nos estilos, é um bom acompanhador ao piano ou outro instrumento musical. O termo é muito utilizado nas importantes cidades dos EUA onde acontecem as grandes produções do teatro musical. No Brasil, o uso deste termo é muitas vezes incorreto, como se o vocal *coach* fosse o profissional que resolvesse problemas de técnica de canto, ou mesmo de condicionamento vocal, o que na verdade é da alçada do professor de canto e/ou do fonoaudiólogo respectivamente. O professor de canto e fonoaudiólogo podem também ser denominados *coaches*, se tiverem propriedade do estilo, repertório e forem bons instrumentistas.

É importante que fique claro, entretanto, que quem TRATA é o fonoaudiólogo. A reabilitação vocal é feita apenas pelo fonoaudiólogo especialista em voz. As confusões acontecem quando tratamos da habilitação. A associação Americana de Fonoaudiólogos (*American Speech and Hearing Association* – ASHA) promove constantemente debates que buscam delimitar melhor a atuação de profissionais dessa área. O fonoaudiólogo recebe formação para habilitar e reabilitar. A habilitação no caso da fonoterapia tem como pilar a fisiologia da voz cantada, e é voltada mais especificamente para dar condicionamento e melhorar a plasticidade do trato vocal, utilizando como base a fisiologia do exercício.[8] O código de ética do fonoaudiólogo permite a atuação como coadjuvante no aperfeiçoamento da voz cantada, desde que o profissional possua formação para isso, lembrando que não necessariamente atue de forma direta nos aspectos artísticos.[9] A formação dos professores de canto tanto aqui, como nos EUA, é mais heterodoxa, não havendo homogeneidades curriculares ou mesmo de experiência na área. Nos últimos 15 anos, surgiram métodos importantes de canto, como, por exemplo, o *Somatic Voicework*™ (SVW)™ que, grosso modo, pode ser traduzido por *Trabalho Vocal Somático*, elaborado pela professora de canto, *Jeanie LoVetri*, radicada em Nova Iorque.[10] Com base na fisiologia, o método apresenta excelentes resultados tanto fisiológicos, como artísticos, uma vez que a musculatura quando trabalhada corretamente responde positivamente na *performance*. Métodos como esse de pedagogia vocal tem elevado o nível dos professores de canto no mundo. De qualquer maneira, não se propõem a tratar patologias vocais.

Esclarecidos os papéis, voltemos ao atendimento *in loco*. Esse, que realizado em equipe multiprofissional, será sempre mais efetivo, lembrando que é melhor e desejável que o paciente artista já tenha sido atendido previamente num trabalho regular de habilitação, reabilitação ou aulas de canto para o aprimoramento vocal. Isto significa afirmar que o trabalho *in loco* ideal é na verdade uma extensão do trabalho realizado na clínica/estúdio e ocorre, eventualmente, dependendo da necessidade do artista. Ou seja, o trabalho na clínica/estúdio deve ser suficiente, na maioria dos casos, para garantir ao artista segurança vocal nas suas *performances*.

Dependendo da demanda vocal do artista, o trabalho prévio desenvolvido na clínica engloba tratamento se for o caso, condicionamento vocal, orientações voltadas à saúde vocal e desenvolvimento da voz artística, caso o fonoaudiólogo seja também professor de canto. Mais informações sobre este trabalho estão contidas no capítulo sobre Terapia Vocal de cantores.

Vale ressaltar que os artistas de grande demanda vocal, como cantores de trios, musicais ou mesmo aqueles que cantam por mais de três horas seguidas em ambientes teoricamente mais favoráveis (piano bares, restaurantes, *lounges*, *shoppings*, festas de casamento/ formaturas etc.), necessitam de preparo físico geral, um corpo estruturado para servir de base sólida para a carga vocal a qual se expõem.

Portanto, exercícios que promovam condicionamento respiratório (aeróbicos) e fortalecimento muscular corporal, (na musculação deve-se tomar cuidado para evitar hipertrofia de cintura escapular e membros superiores), pilates, *power* yoga ou qualquer outro que atenda às necessidades do cantor, são imprescindíveis para aqueles que se apresentam por muitas horas seguidas, mesmo que não se movimentem e nem cantem com *loudness* aumentado. É aconselhável que o cantor mantenha alguma atividade regular que traga bem-estar mental, como meditação, por exemplo, ou qualquer coisa que o ajude a baixar a ansiedade que, em geral, acompanha as exigências profissionais que um cantor de alta demanda é exposto. O tempo de exposição ao trabalho vocal é o que conta como demanda vocal aumentada.

É esse *approach* que dará ao artista a estrutura necessária para que se sinta seguro física, vocal e emocionalmente para se expressar artisticamente. A maioria dos artistas, no entanto, não realiza e/ou necessita do atendimento *in loco*, porém, em determinadas circunstâncias, ele se faz necessário. Nos casos de estreias, presença de alterações vocais aliadas a grandes demandas, temporadas extensas, como carnavais, turnês e *shows* de grande duração, *shows* ao ar livre com sonorização precária (etc.), o atendimento *in loco* é sempre importante para o artista.

É importante frisar que o atendimento *in loco* acontece num ambiente muito diferente daquele que o fonoaudiólogo está acostumado a atuar. Na maioria das vezes, não é nada ideal e chega a ser até hostil, seja envolvendo artistas bem-sucedidos e nacionalmente famosos, ou artistas de menor projeção midiática.

## OS BASTIDORES

O trabalho para o *show* inicia-se muito antes da *performance* no palco. Nos bastidores ou *backstage* o artista já está trabalhando horas antes, e o trabalho do fonoaudiólogo inicia-se antes ainda.

Nos camarins, os cantores se ocupam de suas obrigações sociais. Entrevistas pré-*shows*, fotos com patrocinadores, fã-clubes, programas de rádio e TV. Às vezes tudo junto ao mesmo tempo. Também fazem a passagem de som no palco, onde ajustam microfones e retornos, mas muitas vezes também últimos ajustes e arranjos do repertório com banda e diretor musical são feitos, significando mais uso vocal. Na maioria das vezes, não conseguem e nem podem livrar-se delas, por causa de questões contratuais e/ou profissionais.

Além disso, sempre existem surpresas. Que artista nunca chegou ao local do *show* e descobriu que não possuía camarim, ou que o camarim não estava pronto, ou estava ocupado pelo artista que está ainda em performance no palco?

É comum não termos locais adequados e silenciosos para a atuação *in loco*. No camarim, o artista é constantemente interrompido e muitas vezes tem que resolver questões de última hora. A depender do local da *performance*, o artista não tem um camarim só para ele, divide-o com os outros músicos que o acompanham. Uma saída que resta à produção é adaptar o *backstage/* camarim num carro, numa van ou num ônibus ou até mesmo num banheiro para que realizemos nossos procedimentos. Por esses estresses, muitas vezes, quando entram no palco já estão exaustos. E o nosso trabalho aí é fundamental, já que não engloba não só a voz, mas também a preparação mental. É o momento de tirarmos o artista do estado turbulento vivido no *backstage* e prepará-lo voca, mental e *espiritualmente* para a *performance*. Afinal, o *show* tem que acontecer.

No momento do *backstage* iniciamos o monitoramento da alimentação, realizamos um pré-aquecimento para eventuais *palhinhas* e entrevistas, bem como dando orientações para que as entrevistas sejam dinâmicas, evitando desgastes vocais e evitando estresses desnecessários antes de subir ao palco.

Contudo, a atuação fonoaudiológica varia conforme as situações física e emocional do artista. Quando existe um equilíbrio dos aspectos físicos e mentais, mesmo havendo surpresas técnicas, conseguimos administrar esse momento do pré-aquecimento, realizando, por exemplo, um simples alongamento e exercícios vocais (vibrações, fricativos sonoros e/ou uso de canudos) para proporcionar maior aporte sanguíneo ao trato vocal, e portanto, mais flexibilidade e conforto durante as vocalizações. Porém, nem sempre isso é suficiente, pois, assim como todos nós, os artistas podem adoecer. Teoricamente, cantores com contratos grandes não podem adoecer, mas a vida não é tão simples. E muitas vezes, o artista tem que subir no palco ou no trio, gripado, com sinusite, com tosse, com virose, com laringite, com gastrite, pneumonia e até depressão, fragilizando ainda mais seu instrumento.

Nesses casos, nossa presença se faz ainda mais necessária sob todos os aspectos abordados anteriormente. Se o artista estiver doente ou se apresentarem alterações vocais, o trabalho realizado logo antes da *performance* pode ser decisivo para garantir a qualidade desta, tanto do ponto de vista vocal, como artístico.

Em geral, realizamos orientações referentes à importância do repouso vocal relativo e como administrá-lo (ou até mesmo absoluto, a depender da situação) e hidratação; realizamos procedimentos que facilitem a eliminação de secreção/muco de trato vocal (limpeza de vias aéreas superiores e inalação com soro fisiológico); drenagem de edema/ mobilidade de mucosa, associando exercícios vocais a massagens manuais ou aplicação do *laser* e/ou eletroestimulação (depende da experiência e formação do fonoaudiólogo); iniciando com exercícios que melhorem a coaptação glótica sem esforço, exercícios que propiciem uma projeção vocal e exercícios de modulação em pequenas escalas musicais para favorecer a flexibilidade e facilitar o acesso às regiões agudas da voz durante o aquecimento vocal propriamente dito.[3,11-14]

Além disso, podemos orientá-los quanto à precisão, objetividade e expressividade durante as entrevistas, para que sejam mais rápidas. É válido acrescentar que a parceria com os médicos otorrinolaringologistas se faz imprescindível nos momentos destas infecções. Isso porque, por vezes, a administração de medicamentos é inevitável e é comum que artistas não sigam à risca o que o médico orientou, por não serem adeptos à alopatia, por não quererem tomar remédios naquele momento ou por puro esquecimento. Assim, o nosso contato e troca com esses médicos serão a chave para o êxito do trabalho com o artista.

## ARTISTAS DE ALTA DEMANDA
O que é alta demanda?

No caso dos profissionais da voz, podemos pensar na demanda sob vários aspectos: quantidade de tempo do uso profissional da voz numa *performance*, estilo e exigências artísticas dentro deles, *status* atual da carreira do artista entre outros.

### Tempo de Uso profissional da Voz e Estilo Musical
Cantores que cantam por muitas horas seguidas, mesmo que utilizando a voz em intensidade moderada, podem ser considerados artistas de alta demanda. Isso porque o uso da voz, por períodos prolongados, implica numa sobrecarga considerável para o trato vocal.

Quanto aos estilos, pode-se afirmar que existem aqueles que, apesar de não demandarem da voz um refinamento artístico, ou seja, requerem pouca variação de ajustes musculares laríngeos, podem, no entanto, exigir padrões musculares desconfortáveis e perigosos para saúde vocal do cantor. Por outro lado, existem aqueles estilos que exigem mais sofisticação neurofisiológica em sua execução, como, por exemplo o canto erudito, o jazz, o teatro musical e muitas canções da MPB que demandam maior variação de ajustes laríngeos e a depender do estado físico e condicionamento desse artista também necessitarão de atenção fonoaudiológica *pré-performance*. São situações consideradas de alta demanda artística que estão intimamente relacionadas com o estilo.

É muito difícil dissociar esses dois aspectos ao falarmos de alta demanda, por isso, abordaremos aqui o trabalho *in loco* com os artistas que mais se enquadram nesta categoria. São eles: cantores de trio elétrico, cantores de Sertanejo, Forró e Arrocha; cantores de musicais; e cantores da noite e bandas-bailes. Conforme, referido anteriormente, não abordaremos neste capítulo os cantores eruditos.

### *Cantores de Trio Elétrico*
Os cantores de trio elétrico podem ser considerados atletas vocais. Originalmente oriundos do estilo *axé music*, vertente do samba-*reggae* criado na Bahia no final anos 1980 por Neguinho do Samba, esse estilo, que tem sua origem na cultura africana, exige do cantor a marcação percussiva e rítmica valorizada e amplificada. É uma miscelânea com influências vindas do samba, do afro estilizado e do *reggae* da Jamaica. Esse estilo ganhou o mundo com a ascensão da cantora, Daniela Mercury.[15] Esses profissionais, além *de* cantores, são também verdadeiros animadores, por apresentarem uma *performance* rica em coreografias e solicitações de movimentos sincronizados com o público. Desta forma, eles devem

apresentar uma voz de comando em registro modal (registro de peito, com predomínio do músculo tíreo-ariteneóideo) com *loudness* forte, *pitch* grave para as mulheres e agudo para os homens. Há ainda presença de gritos e ataques bruscos semelhantes às marcações rítmicas dos timbaus, surdos e repiques para *levantar* o grande público.[16] Esses cantores chegam a cantar por 10 horas seguidas, de 5 a 10 dias ininterruptos no carnaval de Salvador/Bahia e ,atualmente, também em outros Estados. Por consequência do padrão vocal utilizado e da intensa demanda, não é incomum que encontremos lesões em pregas vocais com qualidade vocal tensa e/ou rouco-soprosa e outras alterações em graus variados.

Em São Paulo e Rio de Janeiro, diferentemente do Nordeste onde o carnaval de rua acontece há muitas décadas, os trios de carnaval estão se popularizando muito nos últimos seis ou sete anos. São muitos e com repertórios e características diferentes. Ou seja, o trio elétrico não é mais área exclusiva do axé *music*. O pagode, arrocha, samba, sertanejo, pop, funk e até mesmo gospel estão ocupando esse palco e arrastando multidões. Espalhados por toda a cidade, os artistas também se apresentam por horas seguidas, realizando diversos ajustes vocais. Entretanto, os ataques vocais e gritos permanecem. Afinal, eles são a voz de comando do trio e responsáveis por *levantar o pessoal* que os acompanha.

Em cima do trio, associada à sobrecarga vocal e física, os cantores expõem-se aos mais diversos tipos de clima e temperaturas, além de estarem expostos até a animosidade de foliões que, por vezes, atiram objetos nos palcos andantes.

É válido ressaltar, ainda, que o período pré-carnaval é importante porque é quando começam os ensaios que, em geral, são também exaustivos. Eles possuem duração de, no mínimo, 3 horas e ocorrem durante todo o verão concomitante aos *shows* que costumam realizar ao longo do ano, inclusive as *casadinhas*, ou seja, a realização de 2 a 3 *shows* por noites.

O atendimento *in loco* em trio elétrico consiste num pré-aquecimento, conforme comentado no item backstage-bastidores, aquecimento vocal, monitoramento durante o percurso e recuperação após apresentação.

O aquecimento é muito importante e garantirá um melhor desempenho vocal durante toda apresentação. Tem o objetivo de aumentar o aporte sanguíneo e a flexibilidade vocal. Aqui usaremos aqueles exercícios que juntos consideramos os melhores para o cantor/a.[17] É importante que se entenda que não existe um aquecimento vocal universal. Um mesmo exercício pode surtir efeitos diferentes dependendo do cantor/a. Por isso existe a necessidade do trabalho anterior. O aquecimento consistirá em alongamentos gerais (corpo todo) e específicos (cintura escapular, face, língua), exercícios respiratórios e exercícios vocais que envolvam vibrantes, fricativas sonoras, ETVSO (exercícios de trato vocal semiocluído), ressonância, extensão e dinâmicas vocais, tudo depende da experiência anterior de cada indivíduo.

A utilização de terapias auxiliares, como *laser* ou eletroestimulação, pode ser feita com cautela e tendo, obviamente, experimentado previamente em outras ocasiões com o cantor/a com resultados satisfatórios. É sempre bom lembrar que o *laser* ou a eletroestimulação são coadjuvantes neste trabalho, e o fato de não usá-los não impedirá um trabalho fonoaudiológico de excelência. Nenhuma terapia auxiliar substitui o trabalho terapêutico tradicional.

Com relação à hidratação, o uso da nebulização com soro fisiológico (NaCl 0,9%) é um grande aliado por diminuir muco viscoso de trato vocal, deixando a mucosa das pregas vocais leves para vibrar, sem esforço e com maior facilidade de alcance de frequências e intensidades.[13] Não podemos esquecer que esses cantores se desidratam muito, porque dançam e cantam ao ar livre por horas e na época mais quente do ano. É importante frisar que o efeito da nebulização perdura por duas horas,[18] sendo importante realizá-lo nas possíveis pausas. É importante que se frise que a hidratação de superfície não substitui a hidratação sistêmica com água e reposição de eletrólitos, que devem ser administrados durante toda a *performance*. Uma dica importante é em relação a eletrólitos, como, por exemplo, Gatorade. Misturar uma parte de água e uma parte do eletrólito é melhor para a saúde geral, diminui a concentração de sódio e afeta menos os rins. A água de coco (orgânica) é, no entanto, mais indicada na reposição de eletrólitos, por ser um alimento natural.

Podemos ainda alternar hidratação com ingestão de carboidratos de absorção rápida, a fim de evitar a fadiga pela depleção do estoque de glicose, melhorando o desempenho corporal e vocal para apresentações seguintes.[16] Nesse caso, é necessário consulta prévia com nutricionista.

O acompanhamento de monitorização no trio é de extrema importância. Estar à disposição para qualquer eventualidade traz maior segurança e conforto para o artista. Normalmente o cantor faz pausas pequenas durante a apresentação. Tudo depende do artista, do percurso e da situação. Nessas pausas, em que o *backing* vocal ou um convidado assume o comando, dependendo de como a voz e/os sintomas se apresentam, elegeremos a melhor conduta a seguir.

Alongamentos corporais, principalmente de cintura escapular e alguns exercícios vocais podem ser realizados nesses pequenos intervalos para aliviar tensão.

O desaquecimento é muito importante para qualquer cantor por permitir que as fibras musculares retornem à sua posição inicial (voz coloquial) ou de repouso vocal.[17] Assim, evitam-se fadiga e, por conseguinte, lesões e perdas de tessitura e extensão vocal.

Para os cantores de trio, o desaquecimento se faz ainda mais necessário porque, em geral, será o início da recuperação e preparação para os dias seguintes.

Consistirá em exercícios vocais suaves em escalas descendentes para auxiliar na reabsorção do edema. A crioterapia (terapia com frio),[19] bem como a *laserterapia* e a eletroestimulação, bastante utilizadas para tratamento de lesões e edemas das pregas vocais, podem ser aplicadas desde que o fonoaudiólogo possua domínio das técnicas, e o cantor já tenha passado por experiência positiva prévia.

Terapias auxiliares com profissionais habilitados, como massoterapia relaxante, acupuntura e ventosaterapia, podem ser utilizadas também para diminuir tensão e dores corporais no desaquecimento.

Em suma, não se devem testar exercícios, técnicas e procedimentos durante ocasiões determinantes na carreira dos artistas (estreias, carnavais, início de turnê, gravações etc.). Por isso, reiteramos a importância do trabalho vocal prévio feito na clínica. Cada organismo reage diferentemente aos diversos exercícios vocais e terapias complementares. O ideal é que o trabalho de condicionamento se inicie, pelo menos, seis meses antes. Nesse trabalho o fonoaudiólogo terá tempo suficiente para conhecer a voz do cantor, suas necessidades e encontrar as melhores possibilidades de intervenção e condicionamento vocal para cada indivíduo.

## Sertanejo, Forró e Arrocha

O termo, "música sertaneja", era utilizado no Rio de Janeiro no final do século XIX até a década de 1930 como referência para todas as músicas que não pertencessem ao ambiente cultural da capital da república, ou seja, tal termo englobava tanto a música produzida na região nordeste, como a do centro-sul. O formato atual teve sua origem, em 1929, com a gravação do primeiro disco de música caipira pelo compositor, Cornélio Pires, que continha letras que tratavam das tristezas do peito sertanejo ou lado alegre do homem caipira. As duplas começaram a ser formadas, em 1930, por *autênticos caipiras do interior paulista*. Assim, a música sertaneja começou a ser cooptada pela estética do interior do centro-sul.[20,21] E nesse processo, a dupla cantando a duas vozes em intervalos de terça tornou-se a formação central do gênero. Naquela época, as músicas eram em estilo *modas de viola*, e os duetos eram acompanhados por viola caipira, instrumento de cordas duplas e sistemas de afinação próprios. Nos anos 1960, por influência do *country* estadunidense, ocorre a incorporação de novos instrumentos, como a guitarra elétrica, e o surgimento de letras mais românticas. Por causa dessa miscigenação, observa-se o rompimento com a estética da música caipira tradicional, e aparece o primeiro auge do sertanejo contemporâneo, em 1980, com as duplas Chitãozinho e Xororó e Leandro e Leonardo.[20,22,23]

Com a evolução do estilo, apesar da manutenção da melodia simples, com refrões de fácil memorização e adoção da temática amor e traição, o sertanejo deixou de ser algo voltado para os centros rurais e se espalhou pelo Brasil.[15,24] Na última década, ocorreu a ascensão de uma nova geração de cantores (inclusive duplas femininas – o Sertanejo feminista), acompanhada pelo surgimento de estilos, como o Arrocha na Bahia, uma junção do Sertanejo, Seresta e Brega, que tem a sua base vocal no padrão do sertanejo atual.

O mesmo ocorreu com o forró, estilo musical que teve sua origem no baião nordestino, trazido para o sul pelo icônico, Luiz Gonzaga, na década de 1940. Ele era tradicionalmente executado por trios instrumentais, denominados *Trios Nordestinos*, compostos por triângulo, zabumba e sanfona (ou acordeão), sendo o cantor, um dos instrumentistas. Entretanto, foi-se transformando ao longo das décadas, por meio da influência de outros estilos musicais e pela incorporação de novos instrumentos. Ganhou a mídia, deixando de ser um estilo regional para se espalhar pelo país.[15]

Contudo, da música caipira ao sertanejo contemporâneo, e do baião ao forró da atualidade, o padrão vocal foi pouco modificado. Observa-se a laringe elevada com *pitch* agudo em registro modal com predomínio do músculo tireoaritenóideo, qualidade vocal tensa, ressonância faríngea, *loudness* elevado, presença de ataque vocal brusco, vibrato e tensão de musculatura extrínseca observada pela aparência tensa do pescoço.

A preferência por esse estilo de canto nos mais variados festejos e festivais de diversos portes do país fez aumentar significativamente a demanda vocal. Apesar de as *performances* serem de, no máximo 2 horas, os artistas costumam realizar o que chamam de *casadinhas*, ou seja, realizam de 2 a 3 *shows* seguidos por dia em finais de semana, principalmente nas turnês das festividades típicas de São João, bastante comemoradas no Nordeste do país. Por esse motivo, eles se encontram incluídos na categoria de cantores de alta demanda vocal.

No atendimento *in loco* desses cantores inicia-se uma mobilização já comentada no item *bastidores*, seguida do aquecimento vocal, do monitoramento durante o *show*, e do trabalho vocal intermediário, ou seja, entre as apresentações nos casos de casadinhas que necessitam de recuperação após apresentação.

Quanto ao aquecimento, iniciamos com alongamentos corporais, principalmente enfatizando cintura escapular para diminuir a tensão desta região. Em seguida, a sensibilização da musculatura costodiafragmática e abdominal para facilitar a respiração e diminuir esforço na região laríngea. Só então iniciamos os **fonolizes** (neologismo inventado por uma cantora para diferenciar os exercícios fonoterápicos dos vocalizes do canto; geralmente precedem os vocalizes). Aqui utilizamos os exercícios que mais se adequam a cada indivíduo. Geralmente, incluímos vibrantes, fricativas sonoras, ETVSO, e *humming* em escalas e nos mais variados padrões. Como os *shows* são mais curtos, não se faz necessário intervenção durante, a não ser que seja uma situação específica de gravação de DVD ou no caso de uma disfonia aguda por gripe, infecções de vias aéreas, refluxo ou alergias. Nestas ocasiões, podemos nos ater a uma rápida drenagem de edemas e/ou diminuição de soprosidade.

Nos dias em que ocorrem as casadinhas, devemos evitar desaquecer a voz após o término dos *shows* anteriores. O ideal é que se faça um leve trabalho vocal, como no pré-aquecimento, e evite-se o repouso vocal absoluto. Para o *show* subsequente, deve-se realizar novamente o aquecimento vocal e apenas após o último *show* é que se deve realizar o desaquecimento vocal. A hidratação de superfície e sistêmica também se faz imprescindível antes, durante e após *show*. *Laserterapia*, eletroterapia, bem como massagem, são aconselhadas para drenar edemas, além de relaxamentos vocal e corporal.

## Cantores de Musicais

No Brasil, os musicais não são novidade. No início do século XX época de ouro do Teatro de Revista, como eram chamados, esses musicais foram muito populares. Contavam histórias ou faziam paródias do momento político. As canções eram compostas por compositores da época. Deixaram de ser sucesso nos anos 1940 e praticamente desapareceram da história da música popular brasileira,[25] o que, de certa maneira, nos deixou sem experiências similares do ponto de vista artístico que pudesse nos ajudar a desenvolver o trabalho de habilitação e reabilitação desses artistas.

De alguns anos para cá, com a globalização desenfreada, nossa cena artística vem importando musicais de grande sucesso da Broadway e, assim como nos EUA, essas produções são impecáveis. Os libretos, contudo, em sua maioria são versados para o Português o que às vezes pode trazer um esforço maior ao cantor, já que as vogais originais da composição em inglês não estão presentes no Português. As vogais são as grandes responsáveis pela ressonância.

Muitos autores da Broadway têm conhecimento desse fato e escolhem palavras ideais, dependendo da nota a ser cantada. Isto dificulta bastante para o cantor brasileiro. Cantores de musicais devem cantar, dançar e atuar. É uma demanda artística muito grande.

Grosso modo podemos dizer que existem dois grandes grupos de musicais na Broadway. Os *legit*, palavra que deriva de legítimo, cujos ajustes se assemelham ao do canto erudito, e os *Belting*\*- configuração da fala carregada acima da passagem entre registros, que se popularizaram depois dos anos 1970 com musicais, como *Hair* que trouxeram os ajustes do *Rock'n'Roll* para as salas da Broadway. As sonoridades são bem distintas e acompanham a mudança de ajustes vocais na história da música popular, como também aconteceu também aqui no Brasil. Qualquer pessoa que ouve o Chico Alves e o João Gilberto percebe bem a diferença de ajustes vocais.

Os musicais que utilizam o *Belting*\* como forma de expressão costumam exigir maior demanda vocal do cantor. Nos EUA com o grande número de produções, os cantores se especializam e dirigem-se especificamente ao musical que exige a configuração vocal que lhe é de mais fácil produção. Aqui no Brasil, por não termos um número grande de produções, muitas vezes o mesmo artista atua nos dois estilos, o que teoricamente não seria adequado.

---

\* *Belting* é o termo utilizado para a voz de peito utilizada acima da passagem do registro de peito, onde o músculo tireoaritenóideo é dominante para o registro de cabeça, onde o músculo cricotireóideo é dominante (entre D3 e F3 – acima do C central) com *loudness* aumentado.

Esses cantores necessitam do fonoaudiólogo na preparação da musculatura e do condicionamento para a demanda e/ou para atendê-lo nos momentos de enfermidades vocais. É importante que o fonoaudiólogo tenha claro que qualquer cantor pode ter alguma enfermidade vocal durante sua carreira e que isto não significa necessariamente que esteja utilizando uma técnica inadequada. Muitos desses cantores estão se equilibrando sobre uma corda bamba, utilizando suas vozes no limite, e qualquer outra coisa que saia do equilíbrio em suas vidas pode desencadear um problema de voz. Em geral esses cantores cantam de quarta a domingo (terça a domingo nos EUA), às vezes fazendo duas sessões.

A atuação *in loco* acontece quando o cantor necessita de atenção ou por não estar seguro ou por estar enfrentando um problema de voz. Muitas vezes a produção de um musical contrata um preparador vocal, que até pode ser um fonoaudiólogo especialista nessa área para preparar vozes (condicioná-las para a demanda). Nesse caso, o trabalho do fonoaudiólogo se destina a todo elenco e, sendo assim, ele/ela deve conhecer muito bem a peça, seus protagonistas, seu coro e a demanda de cada um, bem como as demandas do diretor. Como é um cenário com muitos cantores, é bastante preocupante em épocas mais frias, com toda a sorte de vírus espalhados pelo ar. Isto porque quando uma pessoa do elenco adoece, pode contaminar muitas outras. Nesses casos é ainda mais imprescindível a presença de um fonoaudiólogo na retaguarda para realizar um trabalho vocal que minimize os impactos de uma gripe ou resfriado.

O trabalho vocal é desenvolvido com protagonistas e coro.

Desenvolvem-se exercícios de aquecimento customizado para os protagonistas, escolhendo aqueles com os quais o cantor ao longo do trabalho mostraram ter maior eficácia tanto em força, como em flexibilidade. Em geral, os próprios cantores vão com o tempo, escolhendo aqueles com os quais sentem melhores resultados. Os exercícios vão desde alongamentos corporais gerais e específicos, exercícios de vibração língua, ETVSO, *fonolizes* e vocalizes, podendo conter trechos de música do próprio espetáculo.

Com o coro desenvolvemos um aquecimento que englobe corpo e voz, além de trechos do musical que necessitem de ajustes. Terapias auxiliares podem ser utilizadas, porém a logística é complicada. Normalmente utilizamos nos protagonistas em primeiro lugar e depois nos cantores do coro que estiverem experimentando dificuldades vocais. Nos musicais nosso trabalho é sempre em cooperação com o do diretor e na tentativa de adequar as necessidades do resultado artístico desejado pelo diretor com a execução por parte dos cantores sem que haja prejuízo vocal. É um trabalho conjunto.

## *Cantores da Noite\* e de Bandas-Bailes*

Os cantores da noite, em geral, são aqueles que iniciam suas carreiras de maneira informal, sem um preparo prévio por serem atraídos para o meio musical através do costume de cantar entre amigos e familiares. Cantam acompanhados de um instrumento harmônico, tocado por si mesmos ou acompanhados de outro(s) músico(s).

A amplificação, geralmente, fica por conta do local da apresentação, já que poucos deles investem em microfones e *earphones* (retorno intra-auricular) próprio.

Até poucos anos atrás, apresentavam hábitos vocais deletérios, como ingerir bebidas alcoólicas e fumar antes, durante e após apresentações, conforme faziam os grandes ícones do estilo. Atualmente, encontram-se mais informados sobre cuidados vocais. Contudo,

---

\* Em várias regiões do país são chamados de *cantores da noite* aqueles que cantam em bares, restaurantes, *happy hours* de hotéis, *lounges*, churrascarias etc.

ainda encontramos indivíduos pouco cautelosos com sua saúde. Tal fato pode ser danoso à voz artística, uma vez que, apesar de não cantarem com grande intensidade vocal, seu repertório exige habilidade no uso da tessitura e, portanto, dos registros vocais.

A música popular produzida no Brasil, como dito anteriormente, é um caldeirão de estilos com ritmos e andamentos variados e letras que manifestam diferentes temas e *sotaques*, diferentes formações instrumentais e maneiras de execução. Sendo assim, o cantor da noite sofre uma demanda vocal que exige inúmeros ajustes fonatórios durante suas apresentações.

O mesmo ocorre com os cantores de bandas-bailes.

As bandas-bailes tiveram sua formação com base nas bandas de marcha militares, em razão da necessidade de entretenimento nos eventos da sociedade civil. Elas foram frutos de uma tradição oriunda dos eventos do Brasil colonial, evoluindo para o Brasil República, apresentando, portanto, grande relevância nos espaços brasileiros de socialização.

Os bailes eram comumente realizados em ambientes das classes média e alta da sociedade (clubes desportivos, casamentos e formaturas) e tiveram seu auge entre as décadas de 1950 e 1980, quando a música eletrônica ainda não fazia parte do entretenimento do país. Entretanto, com o barateamento tecnológico, a ascensão dos DJ's e a facilidade de contratação de bandas populares a partir dos anos 1990, suas apresentações se tornaram cada vez mais escassas.

Atualmente encontramos poucas bandas-bailes no Brasil. Temos como exemplo atual a banda nordestina Lordão. Nos eventos, os cantores dessa banda são contratados para serem verdadeiros animadores de festas e devem estar preparados para cantar todos os estilos possíveis, inclusive não brasileiros, o que ocorre também com cantores de casas noturnas. Tudo depende do gosto e pedido do *freguês*/casa contratante.

Tanto os cantores da noite, quanto os de bandas-bailes podem ter jornadas vocais de até 3 horas com pequenas pausas e, por vezes, apresentarem-se em dois eventos/ estabelecimentos durante a noite, dobrando a demanda vocal. Muitas vezes não tem nem mesmo um camarim para fazerem seus aquecimentos vocais ou descansarem por poucos minutos. O repertório variado exige grande versatilidade vocal, o que demanda destes grande condicionamento vocal. Entretanto, apesar da necessidade, eles não são os profissionais que acompanhamos *in loco*, mesmo sabendo que fazem parte do grupo de risco para alterações vocais. As razões estão associadas mais a questões financeiras e de logística do que por necessidade do trabalho. Caso procurem nosso auxílio, os procedimentos seguem a lógica dos referidos anteriormente.

## REFLEXÕES ACERCA DO ATENDIMENTO *IN LOCO*

Para qualquer cantor que apresente lesão de pregas vocais, independente do estilo, é imprescindível que esteja em atendimento fonoterápico regular e adequado ao quadro que apresenta (ver capítulo sobre terapia vocal para cantores). Nesses casos, o atendimento *in loco* descrito aqui faz-se extremamente necessário para que o cantor não piore seu quadro vocal e ainda possa garantir a efetividade artística de sua *performance*. Entretanto, não substitui de maneira nenhuma o que deve ser feito na sala de terapia com esses pacientes, e o trabalho deve ser extremamente cuidadoso, já que existem alguns exercícios e terapias auxiliares que não são recomendadas na vigência de determinadas condições vocais.

É importante ainda que tenhamos em mente que, com a velocidade de troca de informações propiciadas pelas mídias sociais, a obsolescência de livros e artigos que descrevem atuações nessa e em outras áreas ocorre mais rapidamente do que no passado.

Portanto, a busca de atualizações por parte do profissional fonoaudiólogo, do professor de canto e do vocal *coach* deve ser constante e de preferência em instituições de ensino de reconhecida seriedade.

Ao buscar informações nas mídias sociais é de suma importância que essa busca seja feita com critérios. Alguns grupos de fonoaudiólogos e professores de canto em vários locais do país, preocupados com a qualidade de informações na área, estão se unindo para fazer uma varredura e concentrar as melhores informações em um só local.

Essa área de atuação é extremamente prazerosa em vários sentidos, porém muito delicada. O fonoaudiólogo que desejar se aventurar no trabalho *in loco* com cantores ou outros profissionais da voz deve-se preparar para poder ser imprescindível e extremamente eficiente.

## REFERÊNCIAS BIBLIOGRÁFICAS

1. Behlau M. O livro do especialista. vol. I. São Paulo: Editora Revinter; 2001.
2. Sataloff RT. Professional Voice: The science and art of clinical care, 3rd Edition. San Diego: Plural Publishing; 2005.
3. Behlau M. O livro do especialista. vol. II. São Paulo: Editora Revinter; 2005.
4. Bartlett. I. Reflections on contemporary commercial singing: an insider's perspective Voice and Speech Review. 2014;8:1:27-35.
5. Lovetri J. Contemporary Commercial Music: More than One Way to Use the Vocal Tract Journal of Singing. 2002;58(3):249-252.
6. Chapman JL. Singing and Teaching Singing: A Holistic Approach to Classical Voice. San Diego: Plural Publishing; 2006.
7. Andrada e Silva MA. Expressividade no canto. In: Kyrillos L, editor. Expressividade. 1. ed. Rio de Janeiro: Revinter; 2005.
8. Gilman M, Nix J, Hapner E. The Speech Pathologist, the Singing Teacher and the Singing Voice Specialist: Where's the line? Journal of Singing. 2010.
9. Conselho Federal de Fonoaudiologia – CFFA. Código de Ética da Fonoaudiologia. 2016.
10. Lovetri J. Somatic Voicework - The Lovetri Method. Somatic Voicework Teachers Association. 2021.
11. Paparotti C, Oliveira VL. Cantonário: guia prático para o canto. Salvador: MusicMed; 2011.
12. Santos JKO, Gama ACC, Silvério KCA, Oliveira NFCD. Uso da eletroestimulação na clínica fonoaudiológica: uma revisão integrativa da literatura. Revista CEFAC. 2015;17(5):1620-32.
13. Santana ÉR, Masson MLV, Araújo TM. The effect of surface hydration on teachers' voice quality: an intervention study. J Voice. 2017;31(3):383.e5-e11.
14. Bacelete VSB, Gama ACC. Efeitos Terapêuticos da fotobiomodulação na clínica fonoaudiológica: uma revisão integrativa da literatura. Revista CEFAC. 2021;23(1):e9120.
15. Albin RC. O livro de ouro de MPB: a história de nossa música popular de sua origem até hoje. Rio de Janeiro: Ediouro; 2003.
16. Oliveira VL, Fernandes TA, Santos JMM. Comportamento Vocal dos cantores de axé music e a utilização de carboidrato de ingestão rápida. In: PinhoSMR. Temas em voz profissional. Rio de Janeiro: Revinter; 2007:83-101.
17. Scarpel RD. Aquecimento e desaquecimento vocal no cantor. Monografia de Especialização em Voz. Salvador: Cursos de Especialização em Fonoaudiologia Clínica - CEFAC, Bahia; 1999.
18. Tanner K, Roy N, Merrill RM, et al. Nebulized isotonic saline versus water following a laryngeal desiccation challenge in classically trained sopranos. J Speech Lang Hear Res. 2010;53:1555-66.
19. Staveski A, Vieira TS. Os benefícios da termoterapia na fonoaudiologia. In: Anais da XV jornada científica dos campos gerais. v15. Artigos. Ponta Grossa; 2017.
20. Oliveira AP. Miguilin foi para cidade ser cantor: uma Antropologia da Música Sertaneja. Tese de Doutorado em Antropologia. Florianópolis: Universidade Federal de Santa Catarina; 2009.

21. Dias AHC. Sertanejo caipira ou caipira sertanejo: as definições da música rural brasileira na coleção 'Nova história da música popular brasileira'. Bilros - História Sociedade e Cultura (Fortaleza). 2014;2(3):29-45.
22. Rosa LLC, Pinho SMR. Canto Sertanejo- Interpretando sem sacrifícios. In:Pinho, SMR. Temas em voz profissional. Rio de Janeiro: Revinter; 2007. p. 57-63.
23. Severiano J. Uma história da música popular brasileira- das origens à modernidade. São Paulo: editora 34 Ltda; 2008.
24. Pubifolha. Enciclopedia da Música Brasileira-Sertaneja. São Paulo: Art Editora; 2000.
25. Costa MA. Música e história: um estudo sobre as bandas de música civis e suas apropriações militares. Tempos Históricos. 2011;15:240-260.

# CONDICIONAMENTO VOCAL PARA O CANTOR DE ALTA PERFORMANCE

CAPÍTULO 19

Thays Vaiano ▪ Flávia Badaró

## INTRODUÇÃO

É cada vez maior a busca por hábitos de vida saudável. Praticamente todas as pessoas entendem os benefícios e a necessidade da prática de atividades físicas para a saúde e bem-estar. Embora quase todos saibam que esses hábitos devam ser seguidos, incorporá-los à rotina nem sempre é fácil. Contudo, quando uma pessoa almeja ser um bom atleta, profissional ou não, entende que deverá renunciar a certos hábitos e viver uma rotina com dieta equilibrada, hidratação adequada, boas horas de sono e exercícios físicos regulares.

Atletas de alta *performance* adotam hábitos de vida saudáveis e rotina de treinos bem estabelecidos, não só porque sua *performance* depende dessa condição, mas também porque entendem que isso é fundamental e determinante para os resultados que alcançarão em longo prazo. É aqui que começa nossa jornada: o desempenho do cantor de alta *performance*, igualmente, depende de seus hábitos e disciplina, mas parece que essa relação não ficou tão bem estabelecida ao longo do tempo, como observado em esportistas profissionais. Para um atleta ou para um cantor, tanto o estado de saúde geral, quanto os níveis de treinamento dos músculos envolvidos na tarefa desejada interferem na qualidade de sua atuação, nos níveis de fadiga e de recuperação.

Cantores profissionais são atletas da voz e devem se submeter a treinos regulares, assim como adotar hábitos de vida condizentes com sua profissão. Se decidirmos correr uma maratona no final do ano, por exemplo, entendemos que é preciso começar a treinar com antecedência para que os músculos se adaptem a essa nova exigência e não haja riscos de lesão ou insucesso. Para o cantor esta conexão muitas vezes não parece tão direta. Se um profissional almeja fazer uma turnê ou realizar cinco *shows* por semana, deverá se preparar para isso, e tal preparação exige tempo, disciplina e treino, ou seja, exige CONDICIONAMENTO VOCAL.

O tradicional foco na saúde da cobertura das pregas vocais deixou o treinamento dos músculos intrínsecos da laringe em segundo plano. A integridade da mucosa das pregas vocais é, sem dúvida, extremamente importante para o pleno funcionamento vocal, no entanto, não há modelo fisiológico na ciência do exercício que possa se correlacionar com a função do epitélio e da lâmina própria da prega vocal. Há de se considerar que o funcionamento e desempenho da musculatura intrínseca da laringe podem direta e indiretamente interferir na saúde e integridade da cobertura das pregas vocais.[1]

É preciso deixar claro que todos os princípios da fisiologia do exercício aplicados ao condicionamento vocal propostos neste capítulo são pensados para a musculatura intrínseca da laringe e musculatura respiratória, que sabidamente se adaptam à demanda imposta.[2]

Aspectos relacionados com a fadiga da cobertura da prega vocal não estão na esfera de aplicação da fisiologia do exercício para a função vocal.

Ainda que nem todos os conceitos da fisiologia do exercício possam ser diretamente implementados para o treinamento da musculatura intrínseca da laringe, muito do que se sabe deve ser levado em consideração quando se propõe um programa de condicionamento vocal. Os poucos estudos que comparam a fisiologia muscular esquelética geral à fisiologia da musculatura intrínseca da laringe sugerem que, embora existam diferenças, há similaridades que nos permitem emprestar tal conhecimento para o treinamento vocal. Alguns dos aspectos comuns incluem: tipos de fibra muscular, aspectos metabólicos, densidade capilar e junções neuromusculares.[3]

As adaptações neurológicas, metabólicas e estruturais decorrentes do treino da musculatura esquelética de modelos humanos já foram amplamente estudadas e documentadas.[4,5]

Não existe dúvida de que o tecido muscular é altamente adaptável a mudanças que incluem exercício, falta de exercício, perda de tecido, estimulação elétrica, crescimento, desenvolvimento e envelhecimento.[6,7] Estudar essas mesmas adaptações na musculatura intrínseca da laringe é uma tarefa bastante difícil, já que o acesso direto às fibras musculares de modelos humanos *in vivo* é um processo extremamente complexo.

Embora exista pouca literatura sobre condicionamento vocal de cantores, diversos estudos exploraram programas de treinamento vocal para professores, focando principalmente em qualidade vocal,[8] comparando programas de intervenção direta (com exercícios) ou indireta (orientações sobre saúde vocal). É importante destacar que o foco de um programa de condicionamento vocal, diferentemente de uma terapia de reabilitação, não é a qualidade vocal, mas sim melhorar a eficiência muscular, bem como níveis de resistência e recuperação vocal.

Em nosso entendimento, profissionais da voz que tenham queixa relacionada com a qualidade vocal devem-se submeter a um processo de terapia fonoaudiológica antes de iniciarem um programa de condicionamento vocal, uma vez que, para que o treinamento tenha o efeito desejado, os músculos laríngeos serão submetidos a exercícios de constante sobrecarga.

Antes de explorarmos mais profundamente os conceitos inerentes ao condicionamento vocal faz-se necessário ressaltar a diferença entre *CONDICIONAMENTO* e *AQUECIMENTO* vocais, termos muitas vezes utilizados equivocadamente como sinônimos.

Entende-se por condicionamento vocal um programa regular de exercícios que visa à obtenção de melhores níveis de desempenho, maior resistência à fadiga e melhor recuperação muscular em longo prazo. O aquecimento vocal diz respeito a exercícios escolhidos para preparar a voz para uma determinada *performance* que está prestes a acontecer, ou seja, resultados em curto prazo.

Para alcançar o condicionamento vocal faz-se necessário lançar mão de exercícios que otimizem a atividade vocal exercida pelo profissional em questão. No Quadro 19-1 estão dispostas as diferenças entre atividade física, condicionamento físico e exercício físico com as associações para o treinamento vocal.[9]

**Quadro 19-1.** Conceitos de Atividade Física, Condicionamento Físico e Exercício Físico

| Atividade física | Atividade vocal |
|---|---|
| Qualquer forma de atividade muscular que resulte em gasto energético proporcional ao trabalho muscular | Qualquer forma de atividade vocal que resulte em gasto energético proporcional ao trabalho muscular Ex: cantar, lecionar |
| **Condicionamento físico** | **Condicionamento vocal** |
| Conjunto de atributos que as pessoas têm, ou desenvolvem, relacionados com a capacidade de realizar a atividade física | Conjunto de atributos vocais que as pessoas têm, ou desenvolvem, relacionados com a capacidade de realizar a atividade vocal |
| **Exercício físico** | **Exercício vocal** |
| Subgrupo da atividade física que é planejado com o objetivo de melhorar ou manter o condicionamento | Subgrupo da atividade vocal que é planejado com o objetivo de melhorar ou manter o condicionamento |

Para prosseguirmos é importante que algumas características do condicionamento vocal tenham sido esclarecidas:

- Nem todos os conceitos de fisiologia do exercício podem ser diretamente utilizados para o treinamento vocal, uma vez que a musculatura intrínseca da laringe possui algumas particularidades;
- Programas de condicionamento vocal devem ser propostos para cantores vocalmente saudáveis;
- O objetivo do programa de condicionamento vocal é otimizar a *performance*, aumentar os níveis de resistência e diminuir o tempo de recuperação vocal;
- Os ganhos obtidos com programas de condicionamento vocal acontecem em longo prazo.

A seguir serão analisados os conceitos que devem ser levados em consideração ao ser elaborado e proposto um programa de condicionamento vocal para cantor de alta *performance*, como os princípios da fisiologia do exercício, tipos de treino muscular e bioenergética.

## PRINCÍPIOS DA FISIOLOGIA DO EXERCÍCIO

Para que qualquer programa de treinamento tenha resultado positivo, é necessário que sejam levados em consideração os seguintes princípios do treinamento muscular:

- Sobrecarga;
- Especificidade;
- Reversibilidade;
- Individualidade.

Há na literatura evidências suficientes para sustentar que quando os exercícios propostos são pensados respeitando os princípios do treinamento muscular, os músculos esqueléticos se adaptarão à demanda imposta.[10] Como resultado ao treinamento muscular acontecerão adaptações e mudanças neurais, metabólicas/bioenergéticas, das fibras musculares e refinamento das habilidades motoras.

As adaptações neuromusculares à nova demanda imposta somente ocorrerão se o estímulo oferecido ao músculo tiver sobrecarga e especificidade adequadas, desta forma, a frequência, a intensidade e o tipo de exercício indicados precisam ser suficientes para quebrar a homeostase muscular. Ou seja, os músculos devem ser solicitados acima da demanda habitualmente requisitada para que as adaptações aconteçam.

Quando inserimos estes conceitos no contexto de treinamento vocal é possível que frequência e intensidade sejam confundidas com *pitch* e *loudness*. Embora variações de *pitch* e *loudness* sejam estratégias para aumentar a sobrecarga, deve-se salientar que na fisiologia do exercício estes termos são utilizados como referência à carga e número de séries ou repetições dos exercícios.

Intensidade, frequência e sobrecarga devem ser pensadas em conjunto. Se durante o treino vocal o músculo não for requisitado acima da sua demanda habitual, provavelmente permanecerá em estado estável, mantendo-se no mesmo nível de condicionamento vocal. De acordo com Saxon e Berry,[11] dois dos principais autores sobre tal assunto, a sobrecarga pode ser alcançada cantando-se por mais tempo em intensidade moderada, com maior frequência e com variações de dinâmica e resistência oferecidas ao fluxo de ar.[7]

Na prática clínica vocal, como medida de segurança, os exercícios propostos devem, preferencialmente, ser realizados com trato vocal semiocluído (ETVSO) com o objetivo de reduzir o impacto de colisão entre as pregas vocais durante a vibração. O uso de ETVSO também é útil quando pensamos no incremento de sobrecarga imposta durante os exercícios. Em um treino muscular comum de bíceps, por exemplo, é fácil pensar em aumentar o peso do exercício para que os ganhos sejam otimizados. No treino vocal esse aumento de carga nem sempre é obvio, porém, ao variar o diâmetro, comprimento e fluxo de ar de tubos e canudos pode-se variar a sobrecarga imposta.[12]

O princípio da especificidade indica que somente os músculos que forem submetidos a algum treino sofrerão algum tipo de adaptação. Isso pode parecer óbvio, porém, não faz parte do raciocínio fonoaudiológico pensar se determinado exercício está direcionado para aquisição de força ou resistência muscular já que nossa formação é voltada para exercícios que favoreçam a mucosa de prega vocal. Neste sentido, o princípio da especificidade traz novos elementos para o condicionamento vocal ao estabelecer que devemos aplicar o estímulo adequado para alcançar o resultado desejado. Portanto, se o objetivo pretendido é treinar para realizar uma determinada tarefa, tem-se que treinar as unidades motoras específicas para essa tarefa.[13] As diferenças básicas entre treinamento de força e treinamento de resistência serão aprofundadas mais adiante e estão dispostas no Quadro 19-2.

O princípio da reversibilidade indica que se a intensidade do exercício diminuir, ainda que seja mantida a mesma frequência, ou ainda, se os exercícios deixarem de ser realizados, as adaptações que ocorreram durante o treinamento começarão a se perder. Em outras palavras, os sistemas bioenergéticos que foram otimizados para funcionarem de maneira mais rápida e eficiente para o suprimento de energia, serão sub-regulados e passarão a operar de modo menos eficiente, já que não haverá mais necessidade de níveis maiores de energia disponíveis.

**Quadro 19-2.** Treino de Força e Resistência

| Adaptação | Duração do exercício | Intensidade do exercício |
| --- | --- | --- |
| + Força | Curta | Alta |
| + Resistência | Longa | Baixa |

No condicionamento vocal, se o cantor deixar de fazer os exercícios propostos, provavelmente retornará aos níveis iniciais de condicionamento, diminuirá sua resistência à fadiga e levará mais tempo para se recuperar após os *shows*. Por este motivo, é importante que a sequência de exercícios proposta seja revista com alguma periodicidade e modificada, para que não haja estagnação dos resultados, reversibilidade dos ganhos ou mesmo falta de motivação. Ao se modificar a rotina de exercícios vocais, os cantores terão novos desafios e, consequentemente, sentir-se-ão mais motivados para realizá-los.

O princípio da individualidade diz respeito tanto às habilidades quanto à capacidade de trabalho muscular de cada indivíduo. Basicamente, está relacionado com o nível em que a pessoa se encontra, o que ela alcança e como atingirá o objetivo, respeitando suas particularidades. Cada indivíduo responde de forma diversa aos mesmos estímulos, cabendo, pois, ao professor, *coach* ou fonoaudiólogo acessar a singularidade de cada cantor, trilhando o melhor caminho com sensibilidade e criatividade, de modo que sejam obtidos os melhores resultados, sem correr riscos.

## TIPOS DE TREINAMENTO MUSCULAR

Existem, basicamente, dois tipos de treinamento muscular: treinamento de força e treinamento de resistência. O treinamento de força busca incrementar o recrutamento de unidades motoras, exigindo a requisição de um maior número de fibras musculares para vencer a demanda imposta. É caracterizado por maior quantidade de séries de exercícios, com menor número de repetições, tempos de descanso longos e cargas elevadas, normalmente cerca de 90% da carga máxima suportada.

Já o treinamento de resistência é aquele em que o organismo aumentará sua capacidade de suportar a fadiga ou a capacidade de resistir aos efeitos extremos de um exercício intenso. É caracterizado por menor quantidade de séries de exercícios, maior número de repetições e cargas menores, inferior a 70% da carga máxima suportada.[14]

O treinamento de resistência depende da recuperação e, consequentemente, manutenção da homeostasia durante a atividade prolongada a ser realizada. Homeostasia refere-se à manutenção de um ambiente interno, relativamente constante e sob condições livres de estresse.[15,16]

É justamente a retomada rápida da homeostasia que influenciará no desempenho. O treinamento de resistência resulta numa série de eventos bioenergéticos e de controle fisiológico essenciais ao condicionamento, dentre eles a transição mais rápida do repouso para o exercício em estado de controle fisiológico, menor dependência de reservas de glicogênio e várias adaptações cardiovasculares e de regulação térmica essenciais para a manutenção da homeostasia.[17]

Estas adaptações que tornam a musculatura mais eficiente serão exploradas a seguir.

## ADAPTAÇÕES MUSCULARES

Uma das características do tecido muscular é sua plasticidade, graças à qual o músculo poderá se adaptar ao seu uso ou desuso. Iniciado o treinamento, as primeiras adaptações que ocorrem são neurais, seguidas de adaptações metabólicas e, por fim, adaptações estruturais nas fibras musculares.[17]

As adaptações neurais acontecem em decorrência do refinamento da habilidade do sistema nervoso em ativar adequadamente os grupos musculares envolvidos na atividade. Elas podem responder por aproximadamente 80% das mudanças de força e iniciam-se nas primeiras 4 ou 5 semanas de treinamento muscular.[18] O treinamento de força promove tais adaptações neurais que, por sua vez, otimizam a ativação dos grupos musculares e aprimoram a coordenação dos movimentos.[19]

O treinamento muscular também promoverá adaptações metabólicas que estão associadas ao aumento da densidade de capilares dentro das fibras musculares e ao aumento da quantidade de mitocôndrias celulares. Essas adaptações farão com que as células tenham maior suprimento sanguíneo e nutricional, promovendo uma produção local mais rápida de ATP, otimizando, consequentemente, a eficiência muscular.[7] O aumento na densidade capilar permite um descarregamento mais rápido do oxigênio circulante para o músculo em atividade.[20] A entrega mais rápida de ATP está associada ao aumento da disponibilidade local de enzimas bioenergéticas e ao aumento das reservas musculares locais de ATP, glicogênio e oxigênio.

Por fim, as adaptações estruturais ocorrerão pela conversão de fibras musculares rápidas em fibras lentas, que são mais resistentes à fadiga e mais eficientes. Sabe-se que músculos treinados podem ter um aumento em seu volume, o que é conhecido como hipertrofia. No entanto, estudos conduzidos com ratos adultos submetidos a programas de treinamento vocal de resistência concluíram não haver hipertrofia na musculatura laríngea, mas sim mudanças consistentes nas junções neuromusculares e quantidade de mitocôndrias celulares, ou seja, mudanças nos níveis neurais e metabólicos.[21]

Em resumo, o aumento do desempenho, resultante de um organismo mais bem condicionado, acontecerá em reposta à plasticidade muscular, em decorrência de adaptações neurais, metabólicas e estruturais que acontecerão no músculo esquelético. Dentre essas alterações essenciais podem-se destacar o aumento do percentual de fibras musculares resistentes à fadiga (as de contração lenta) em relação às fibras musculares geradoras de força (as de contração rápida), aumento do número de mitocôndrias dentro das fibras musculares, avanços na capacidade de metabolização de gordura pelo músculo, melhor habilidade antioxidante muscular e aumento da densidade dos capilares sanguíneos.[22] As principais adaptações alcançadas com o treino muscular estão dispostas no Quadro 19-3.

De modo geral, independentemente do tipo de estímulo promovido pelo exercício, seja de resistência seja de força, a adaptação que ocorre nas fibras musculares decorre de um aumento da quantidade de proteínas específicas. Essa síntese proteica pelo exercício leva à ativação de genes, com consequente melhoria na capacidade de manter a homeostasia durante o estresse do exercício.[22]

**Quadro 19-3.** Adaptações Neuromusculares para Treinos de Força e Resistência

| | Treino de força | Treino de resistência |
|---|---|---|
| Tamanho das fibras musculares | + | |
| Velocidade | + | |
| Força | + | |
| Capacidade anaeróbica | + | |
| Capacidade aeróbica | | + |
| Densidade capilar | | + |
| Quantidade e tamanho mitocondrial | | + |

## BIOENERGÉTICA

Todas as células necessitam de combustível para o trabalho muscular. A produção e utilização desse combustível pelo músculo são chamadas de bioenergéticas. A fonte de energia para as células musculares é a adenosina trifosfato (ATP), e estas moléculas estão disponíveis em quantidades variadas dentro do músculo, dependendo do seu treino ou destreino.

Existem três mecanismos fisiológicos básicos para a produção de ATP que se enquadram em dois grupos: anaeróbico e aeróbico. O primeiro sistema de energia anaeróbica utilizado no músculo em atividade é conhecido como o sistema de energia imediato, uma fonte de produção imediata de ATP que é gasto dentro do primeiro minuto de exercício. O segundo sistema de energia anaeróbica, a glicólise, é acessado concomitantemente ao sistema energético imediato, mas dura alguns minutos. A glicólise usa a glicose disponível no sangue ou o glicogênio armazenado como substrato de combustível para a produção de ATP. Este sistema, no entanto, é bastante ineficiente e produz pouca ATP por molécula de glicogênio. Os sistemas de energia anaeróbios dão o impulso inicial para o movimento e são primordiais para exercícios que requeiram movimentos curtos e de forte intensidade (por exemplo, corrida de velocidade). O terceiro sistema energético, a fosforilação oxidativa, é uma via aeróbica para a produção de ATP, e contamos com esta via para exercícios em estado estável (resistência). Este mecanismo de produção de ATP é também iniciado ao mesmo tempo em que as duas vias anaeróbias, mas leva alguns minutos para se tornar a fonte primária de energia.[4]

Sendo assim, o aporte de oxigênio é crucial para o treinamento e desempenho musculares, sendo a respiração o ponto-chave em um programa de condicionamento físico e, igualmente, para o condicionamento vocal, devendo fazer parte do treinamento diário de cantores.

## DURAÇÃO DO PROGRAMA DE CONDICIONAMENTO VOCAL

A cadeia de eventos e adaptações estruturais e metabólicas iniciam-se em média 4 ou 5 semanas após o início do programa de condicionamento.[4,5] Cabe aqui ressaltar uma grande diferença entre a terapia vocal e o condicionamento vocal: os resultados dos exercícios realizados em terapia objetivando qualidade vocal são quase que imediatos, já os resultados dos exercícios realizados em um programa de condicionamento objetivando resistência vocal iniciam-se depois de 4 ou 5 semanas de treinamento e atingirão um pico de resultados somente após 8 semanas de treinamento.

Esse tempo necessário às adaptações deve ser informado ao cantor antes do início do programa de condicionamento vocal, para que ele entenda que os benefícios do treinamento serão alcançados ao longo das semanas e não imediatamente.

## TREINO E SUCESSO

Muitos são os fatores que determinam o sucesso de um cantor. Por muito tempo acreditou-se que apenas ter o dom de cantar seria suficiente para ser um bom cantor, assim como antigamente, também bastava se destacar em algum esporte para nele se investir profissionalmente. Contudo, a ciência mudou o esporte. Os consecutivos recordes quebrados a cada Olimpíada mostram que quando a ciência se une ao talento, limites são superados. Dom sem treino é um desperdício de talento em qualquer atividade, e não seria diferente com o canto.

A genética também é um importante fator que determina as estruturas corporais e pode indicar se determinada pessoa terá melhor desempenho em atividades de força ou resistência, o que, certamente, terá repercussões quanto a seu desempenho no palco. Além disso, existem alguns fatores mentais cruciais para o sucesso de um cantor. Mesmo que todos esses fatores sejam relativamente iguais entre dois cantores, ainda assim pode ser que um consiga bons resultados, e outro não. A principal razão que explica as diferenças nos resultados está em como eles treinam. O cantor que souber realizar um treino eficiente terá mais progresso e alcançará seus objetivos de forma mais consistente.[23]

Entender os princípios da fisiologia do exercício cruciais ao condicionamento da musculatura intrínseca da laringe, certamente, fará com que os cantores tenham melhores condições de treino de seu repertório com os respectivos professores de canto e, consequentemente, melhores *performances* no palco, com mais resistência vocal, menor tempo de recuperação e melhor qualidade de vida e voz.

## REFERÊNCIAS BIBLIOGRÁFICAS

1. Sandage M, Hoch M. Care of the professional voice. Exercise physiology: Perspective for vocal training. Journal of Singing. 2018;74(4):419-25.
2. Menezes KK, Nascimento LR, Ada L, et al. Respiratory muscle training increases respiratory muscle strength and reduces respiratory complications after stroke: a systematic review. J Physiother. 2016;62(3):138-44.
3. Sandage MJ, Pascoe DD. Translating exercise science into voice care. Perspectives on Voice and Voice Disorders. 2010;20(3):84-9.
4. Brooks G, Fahey T, Baldwin K. Exercise Physiology: Human Bioenergetics and Its Applications. Ney York: McGraw-Hill. 2005.
5. MacIntosh BR, Gardiner PF, McComas AJ. (Eds.) Skeletal muscle: Form and function (Segunda Edição). Champaign, IL: Human Kinetics; 2006.
6. Folland JP, Williams AG. The Adaptations to strength training: Morphological and neurological contributions to increased strength. Sports Medicine. 2007;37(2):145-68.
7. Lieber RL. Skeletal muscle structure, function & plasticity: The physiological basis of rehabilitation. Baltimore, MD: Lippincott, Williams & Williams; 2010.
8. Richter B, Nusseck M, Spahn C, Echternach M. Effectiveness of a Voice Training Program for Student Teachers on Vocal Health. J Voice. 2016;30(4):452-9.
9. Caspersen CJ, Powell KE, Christenson GM. Physical activity, exercise, and physical fitness: definitions and distinctions for health-related research. Public Health Reports. 1985;100:126-31.
10. McArdle W, Katch F, Katch V. Exercise Physiology: Nutrition, Energy, and Human Performance. Lippincott Williams & Wilkins; 2010.
11. Saxon KG, Berry S. Vocal Exercise Physiology: Same Principles, New Training Paradigms. Journal of Singing. 2009;66(1):51-7.
12. Smith SL, Titze IR. Characterization of Flow-resistant Tubes Used for Semi-occluded Vocal Tract Voice Training and Therapy. J Voice. 2017;31(1):113.e1-113.e8.
13. Sale D. Neural adaptation to resistance training. Medicine & Science in Sports & Exercise. 1988;20(5)135-45.
14. Gonzalez AM. Acute Anabolic response and Muscular Adaptation after Hypertrophy-Style Resistance Exercise. The Journal of Strength & Conditioning Research. 2016;30(10):2959-64.
15. Marieb E, Hoehn K. Human Anatomy and Physiology. Menlo Park, CA: Benjamin-Cummings; 2007.
16. Widmaier E, Raff H, Strang K. Vander's Human Physiology. Boston: McGraw-Hill; 2008.
17. Green HJ, Jones S, Ball-Burnett ME, et al. Early muscular and metabolic adaptations to prolonged exercise training in humans. J Appl Physiol. 1991;70:2032-8.
18. Powers SK, Howley ET. Fisiologia do exercício: teoria e aplicação ao condicionamento e ao desempenho. 9. ed. Barueri: Manole; 2017.

19. Brentano M, Pinto R. Adaptações neurais ao treino de força. Revista Brasileira de Atividade Física e Saúde [Internet]. 2001;6(3):65-77.
20. Sandage M. Muscle Fatigue Physiology Applied to Management of Voice Fatigue. Perspectives of the ASHA Special Interest Groups SIG 3. 2018;3(1):7-11.
21. McMullen CA, Butterfield TA, Dietrich M, et al. Chronic stimulation-induced changes in the rodent thyroarytenoid muscle. J. Speech Lang Hear Res. 2011;54:845-53.
22. Hawley JA. Molecular responses to strength and endurance training: are they incompatible? Appl Physiol Nutr Metab. 2009;34:355-61.
23. Nix J. Best Practices: Using Exercise Physiology and Motor Learning Principles in the Teaching Studio and the Practice Room. Journal of Singing. 2017;74(2):215-20.

# DISTORÇÕES VOCAIS NO CANTO: ASPECTOS FISIOLÓGICOS, ESTILÍSTICOS E ACÚSTICOS

CAPÍTULO 20

Mauro Fiuza • Guilherme Pecoraro

## INTRODUÇÃO

*Amo a ciência e me dói pensar que tanta gente se assusta com ela ou acha que optar por ciência significa que não se pode escolher também a compaixão, ou as artes, ou se admirar a natureza. O objetivo da ciência não é nos curar do mistério, mas reinventá-lo e revigorá-lo.*[1]
Podemos compreender efeitos vocais na voz cantada pela ótica da ciência, desde sua nomenclatura, dos aspectos fisiológicos e acústicos e do seu contexto histórico-cultural de produção: avanços tecnológicos permitiram uma certa desmistificação de alguns fenômenos sonoros. As pesquisas no canto popular cresceram, e o agudo distorcido de um cantor de *rock* obteve seu espaço na ciência vocal nos últimos anos.

A palavra distorção se origina do latim *distortio*. Seu significado básico está atribuído à alteração da forma ou estado que modifique a originalidade de uma estrutura, ou seja, auditivamente pode causar algum desconforto no ouvinte. Recentemente a distorção vocal pôde ser compreendida como conceito na vocologia. Não existe uma definição absoluta para o termo distorção no canto, mas alguns autores têm se apropriado da nomenclatura em fonações que apresentam esta intencionalidade expressiva. Tradicionalmente os termos descritores da voz se referem a características físicas, cinestésicas e visuais atribuídas aos sentidos humanos.

Existe maior consenso no uso dos termos rugosidade e soprosidade e menos para vozes claras, vozes leves, além de outras terminologias específicas do canto. Portanto, o que é uma voz distorcida? Qual sua forma original?

Partiremos do pressuposto que um som distorcido é utilizado, por exemplo, nos timbres de guitarras elétricas. A distorção ocorre no instrumento quando há a transformação de sinais sonoros através de processadores não lineares. Um sinal é inserido nesses processadores, que podem estar conectados a amplificadores, suprimindo algumas frequências, exagerando outras e criando componentes espectrais que não faziam parte do sinal original.[2] O som distorcido é utilizado em muitos gêneros musicais com o objetivo de aprimorar a expressividade das músicas.

Na voz acontece processo similar, quando um cantor utiliza a distorção vocal, determinadas frequências são abafadas, outras amplificadas, e há o surgimento de novos componentes espectrais, como o acréscimo de sub-harmônicos e/ou ruído,[3] causando impacto particular perceptivo-auditivo. Outro ponto consiste na descrição do comportamento do trato vocal, nas estruturas laríngeas utilizadas e na compreensão dos ajustes vocais das vozes distorcidas. Detalharemos aspectos fisiológicos, acústicos e estilísticos ao longo do capítulo.

Optamos pelo termo Distorção Vocal Intencional (DVI) como descritor para voz cantada, diferenciando-a dos atributos utilizados para caracterizar vozes disfônicas.

## O QUE SÃO DISTORÇÕES VOCAIS INTENCIONAIS
### Conceituação
Distorções vocais intencionais são modos de fonação criados a partir da modificação da qualidade vocal por uma ou mais fontes de vibração glótica e/ou supraglótica, que podem vibrar de forma periódica, de múltiplos períodos e/ou aperiodicamente. Resultam em diferentes combinações de harmônicos, sub-harmônicos e/ou ruído com características específicas e devem ser realizadas de forma deliberada.

### *O Que É Considerado Distorção Vocal?*
Vozes rugosas, roucas e ásperas podem ser utilizadas na música de diferentes formas por cantores e preparadores vocais, porém são descritores mais apropriados para vozes disfônicas. Alguns dos termos mais utilizados para vozes saudáveis distorcidas são: *drive*, voz rasgada, canto gutural, *growl, scream* entre outros. Para Titze,[4] as distorções na voz podem aparecer tanto em um choro de bebê, produzidas pela enorme pressão subglótica gerada de forma espontânea, quanto no canto, mas nesse caso podem ocorrer de forma intencional.

### *O Que Não É Considerado?*
Não são consideradas distorções vocais efeitos em que o sinal da voz se mantém íntegro, como em vibratos, melismas, falsetes e no *yodel*, tipo de canto onde há quebras bruscas de registro. Pecoraro, Curcio, Behlau[5] encontraram a frequência de vibrato significativamente menor no *rock* comparado à ópera e ao sertanejo. A justificativa encontrada foi ao fato de os cantores apresentarem qualidade vocal alterada, determinada por padrão laríngeo constrito em certas emissões, reduzindo a amplitude – quanto maior o grau de distorção vocal.

### *Distorções Vocais Não Intencionais*
As distorções vocais não intencionais estão relacionadas com variações fisiológicas intrínsecas ao cantor, como, por exemplos, as alterações estruturais mínimas, que podem modificar a biomecânica da produção vocal e consequentemente a qualidade vocal no canto. Alguns cantores conseguem controlar esses atributos, e outros não. Eles geralmente estão associados ao grau do desvio anatômico e serão detalhados com base no raciocínio fisiológico.

Outras formas de distorções vocais não intencionais ocorrem em momentos de maior emoção, raiva e excitação, como em um grito de dor, uma voz resmungando, uma bronca ou mesmo sons comuns que bebês e crianças produzem sem um propósito específico.

### AEM
As alterações estruturais mínimas (AEM) são pequenas variações da configuração da laringe geralmente etiológicas do processo de embriogênese celular. Desde assimetrias laríngeas, desvios na proporção glótica ou até da cobertura das pregas vocais, como os sulcos, cistos, microdiafragma laríngeo, ponte de mucosa e vasculodisgenesias.

Essas variações podem modificar o ciclo glótico de vibração das pregas vocais. Nota-se tendência a comportamentos irregulares e caóticos. São comportamentos ainda não definidos pela limitação da análise pela ótica dos sistemas lineares e impactam a qualidade vocal não necessariamente de forma negativa. Emissões vocais com certo grau de rugosidade, soprosidade e tensão podem trazer uma identidade vocal singular ao cantor ou canção. Iremos exemplificar como certas emissões vocais distorcidas podem ocorrer em cantores com variações estruturais do aparelho fonador, mas iremos nos ater às produções distorcidas nos aspectos fisiológicos normativos. Ilustraremos com dois exemplos breves e aspectos anatomofisiológicos que serão desenvolvidos posteriormente no texto.

## Cantor 1
Mulher, sulco vocal com fechamento glótico incompleto, voz discretamente rugosa e soprosa em seus registros médios e agudos. Como ajuste vocal, ao elevar sua intensidade vocal, realizado aumento da pressão subglótica, com melhor fechamento glótico e atenuação da qualidade vocal alterada com redução da aperiodicidade no espectro acústico. Traz o relato que prefere cantar com *força* e sempre teve a voz um pouco rouca desde criança.

## Cantor 2
Homem, mucosa ariepiglótica abundante e medializada, em notas com aumento de volume, realiza compressão anteroposterior no exame de nasofibrolaringoscopia, notando-se vibração do tecido e distorção do sinal vocal. Estudou canto lírico por anos, apresentou dificuldades iniciais de manter emissão estável, brilhante-limpa como desejado para o gênero, porém ao migrar para o teatro musical adaptou-se com maior facilidade por seu timbre tender naturalmente a emissões distorcidas.

## ASPECTOS PERCEPTIVO-AUDITIVOS DAS VOZES DISTORCIDAS
Assim como a variedade de ajustes vocais propicia a um cantor mais recursos interpretativos e flexibilidade de trato vocal, buscamos compreender como individualmente alguns comportamentos da voz cantada impactam no ouvinte. No caso das distorções vocais, além dos ajustes fisiológicos a tecnologia e o uso de microfones propiciaram uma nova exploração vocal no canto. Nesse tipo de vocalização o som percebido muitas vezes é brutal, agressivo e soa gritado e com *loudness* intenso, mas com o auxílio da amplificação a produção dessas fonações pode, e deve, ser realizada com o menor nível de esforço e intensidade possíveis, contrariando o que o senso comum diz sobre cantar com distorções.

Em algumas situações, por exemplo, o abafamento da cápsula do microfone com as mãos nas *performances* ao vivo faz com que ocorra reverberação e menor dissipação da energia sonora produzida pelo cantor, o que pode incrementar o som produzido. Entretanto, essa sonoridade pode não ser a desejada, nesses casos tal estratégia não deve ser adotada. Ainda, alguns efeitos produzidos em baixa intensidade vocal são amplificados e, quando bem utilizados e ajustados junto ao sistema de som, reduzem a fadiga vocal ao longo da *performance*, mas ouvintes leigos podem associar distorção vocal à tensão e desgaste.

Sabemos que tensão está quase sempre associada à disfonia. Koufman[6] estudou escores de tensão muscular na voz cantada. Encontrou índices elevados no *blues/country* e no *rock* comparado a outros gêneros musicais. Os índices elevados não estão associados à disfonia. É observado alto grau de condicionamento laríngeo com vozes adaptadas para as exigências - comparados a atletas de alto rendimento. Estes cantores apresentam bom condicionamento vocal e estão adaptados a tarefas vocais positivamente.

Behlau, Moreti, Pecoraro[7] estudaram como o condicionamento vocal em um cantor de *rock* pode favorecer seus ajustes vocais para a *performance* de palco com proposta específica voltada para o gênero musical. Foi desenvolvido um roteiro personalizado com tarefas vocais com base na fisiologia vocal de um cantor que utilizava distorção vocal. Acusticamente observaram-se aumento da extensão vocal, brilho, projeção, estabilidade vocal e melhor ativação fisiológicas das estruturas para o canto.

## ASPECTOS FISIOLÓGICOS
### Pontos de Articulação das Distorções Vocais
As publicações que investigam os tipos de DVIs costumam ser focadas em estudos de caso ou são fundamentadas em análises de poucos cantores. Nessas publicações, o fator apontado como determinante para as classificações das fonações distorcidas é, normalmente, o ajuste fisiológico utilizado pelos cantores.

Os estudos na área definiram as vozes distorcidas pelas estruturas que estão envolvidas na produção de cada tipo de som, com diferentes interpretações, de acordo com o objeto de estudo em cada oportunidade. Fuks *et al.*[8] avaliaram a fonação de cânticos tibetanos em um cantor, esta foi chamada de fonação vocal-vestibular por ter as pregas vestibulares vibrando em conjunto com as pregas vocais. Sakakibara *et al.*[9] apontaram três esfíncteres capazes de distorcer a voz: o glótico, o vestibular e o ariepiglótico. Caffier *et al.*[10] e Thuesen *et al.*[11] apontaram quatro diferentes regiões para a produção das distorções: pregas vocais, pregas vestibulares, ariepiglote e entre a fossa piriforme e a parede posterior da faringe.

Ainda segundo Thuesen *et al.*,[11] que estudaram quatro variações de distorções supraglóticas, tais efeitos puderam ser repetidos deliberadamente pelos cantores e identificados e reconhecidos via análise visual laríngea após avaliação de juízes médicos e professores de canto.

É possível pensar nessas estruturas como os articuladores das distorções vocais. Da mesma forma que uma vibração de língua ou lábios altera o resultado sonoro de uma fonação, a vibração das pregas vestibulares, pregas ariepiglóticas, mucosa das cartilagens aritenoides, vibração das cartilagens corniculadas e cuneiformes, epiglote e úvula também podem ser voluntariamente adicionadas à produção vocal, atuando como diferentes fontes sonoras. Tais ajustes podem ser realizados com a vibração regular das pregas vocais, o que gera uma frequência fundamental bem definida, ou com a glote abduzida, o que produz apenas som ruidoso.

Além de tais estruturas, também já se sabe que DVIs podem ser produzidas, sem danos, pelas próprias pregas vocais, mediante assimetrias intencionais em suas vibrações[12] ou pela vibração em períodos duplos,[13] múltiplo período ou aperiódicas,[14] mas esses mecanismos ainda carecem de maiores investigações.

Também é possível que os diferentes mecanismos possam ser combinados,[14] o que aumenta a possibilidade de escolhas interpretativas de acordo com a sonoridade desejada em cada momento da canção, caso o cantor opte por aprender a realizar diferentes tipos de distorções vocais intencionais.

### *Distorções Vocais Glóticas*
As primeiras distorções vocais de pregas verdadeiras investigadas foram as que ocorrem durante a produção do registro basal, o chamado *vocal fry*. Posteriormente, três comportamentos glóticos foram relacionados com o *fry*: de fase simples, dupla e tripla de vibração.[15] Outros autores classificaram as vibrações de mais de uma fase como uma forma de fusão com o chamado registro modal, como a vibração em dois períodos,[13] que foi chamada de *creak* (crepitação, em tradução livre). Durante a emissão de uma fonação de duplo período de vibração as pregas vocais voltam a se aproximar logo que se inicia a fase aberta do ciclo de vibração, esse movimento produz uma espécie de vibração dupla o que gera uma segunda vibração glótica na metade da frequência fundamental (uma oitava abaixo do tom original). Tal forma de vibração cria uma sonoridade diferente de um registro basal, em que se identifica apenas som ruidoso. Os autores deste capítulo advogam em favor da diferenciação entre registro basal e voz crepitante, sendo o primeiro formado por pulsos,

enquanto o segundo produz harmônicos e sub-harmônicos regulares. Diferentemente do registro basal, na crepitação ocorre um maior fluxo de ar e maior abdução das pregas vocais.[13] O uso do *fry* e do *creak* na música é frequente e ocorre desde cantoras *pop*, como Britney Spears, até cantores de *rock*, como David Coverdale da banda Whitesnake.

Outra forma de distorção vocal de prega vocal é chamada de bifonação, nesse tipo a vibração assimétrica feita de forma intencional entre prega vocal direita e esquerda produz duas frequências simultâneas.[12] Tal efeito aparece na música experimental, mas dificilmente é utilizado na música contemporânea comercial (MCC) por ter sonoridade bastante peculiar e ser de difícil domínio técnico.

Existem outras possibilidades de tipos de distorções vocais glóticas que ainda não foram publicadas em periódicos e carecem de maiores investigações e aprofundamento. Uma delas consistiria em um comportamento de vibração duplo nas pregas vocais, de variação anteroposterior. Neste ajuste, as porções anteriores das pregas vocais vibrariam de forma periódica, e o terço médio vibraria de forma aperiódica, a soma desses dois movimentos produziriam uma voz distorcida com $f_0$ definida. Tal mecanismo foi apresentado pela professora de canto americana especializada em canto distorcido, Melissa Cross. Apesar de não ter sido publicada, essa distorção já foi apresentada em *workshops* de pedagogia vocal e congressos científicos.

Também seria possível fazer com que as pregas vocais vibrassem de forma aperiódica, porém alongadas, diferentemente do que ocorre no registro basal. Esse ajuste também não foi publicado em periódicos, mas foi demonstrado por investigações particulares e métodos de canto.

Izdebsky *et al.*[14] descreveram ainda um tipo de distorção onde o ar é aspirado e há movimento das pregas vocais, porém sem contato regular. Esse tipo de fonação é comum em subgêneros de metal extremo por sua sonoridade irregular.

De forma resumida, já foram identificados em distorções vocais glóticas os seguintes comportamentos das pregas vocais: vibração aperiódica de pregas vocais encurtadas; vibração de duplo ou triplo período; vibração assimétrica laterolateral; fonação aspirada irregular; vibração assimétrica anteroposterior; vibração aperiódica de pregas vocais rígidas e alongadas. Sendo que os dois últimos ainda não foram publicados em periódicos científicos.

## *Distorções Vocais Supraglóticas*

Distorções vocais produzidas graças à participação de estruturas supraglóticas foram identificadas em diferentes gêneros musicais e com diferentes configurações: Fuks *et al.*[8] relataram, durante a emissão do canto dos monges do Tibet, um modo fonatório produzido pela vibração das pregas vocais e vestibulares, com taxa de uma vibração vestibular para cada duas vocais, e em alguns casos três. Padrão similar, vocal-vestibular, foi descrito em um cantor de *kargyraa* da Mongólia,[16] com a vibração das pregas vocais periódica, enquanto as pregas vestibulares vibram na metade da frequência das vocais.

Borch *et al.*[17] investigaram a produção de um tipo de DVI no *rock*, que denominaram *dist-tones*, com o autor principal como único participante. Após análises o ajuste foi caracterizado pela vibração periódica das pregas vocais combinadas com vibrações periódicas ou aperiódicas de estruturas supraglóticas, no caso foi relatada vibração na mucosa das cartilagens aritenoides e possivelmente as pregas vestibulares, que por estarem ocultas não puderam ser confirmadas.

Estudo com cantores de *death metal* apontou duas diferentes fontes de distorção para a voz, as pregas vestibulares e as pregas ariepiglóticas.[18] Outro estudo com ajuste típico do *death metal*, foram observadas vibrações multiperiódicas de toda a supraglote, com as bordas das pregas vocais tocando-se ocasionalmente e com a glote aberta na maior parte do tempo.[14]

Uma pesquisa com três cantores de *rock* descreveu DVIs produzidas com diferentes proporções de vibração entre pregas vocais e vestibulares, chegando até seis vocais para cada vestibular.[19] Segundo os autores, quanto mais alto o *pitch*, maior era a diferença da frequência de vibração dos dois pares de pregas.

Em mais uma pesquisa,[14] que teve como sujeito um cantor de *heavy metal*, foram observados diferentes comportamentos laríngeos em quatro ajustes com participação supraglótica:

1. Vibração de pregas vestibulares e da estrutura supraglótica com vibração regular das pregas vocais;
2. Atividade na supraglote e pouca vibração glótica aperiódica;
3. Pregas vocais vibrando periodicamente com vibração multiperiódica da supraglote;
4. Grande atividade supraglótica e nenhum contato das pregas vocais.

Outros quatro comportamentos supraglóticos foram descritos por Thuesen *et al.*,[11] em estudo com 20 cantores, são eles:

1. Vibração das pregas vestibulares;
2. Vibração das cartilagens aritenoides contra a epiglote;
3. Vibração das cartilagens aritenoides uma contra a outra;
4. Vibração de toda a supraglote, em particular nas pregas ariepiglóticas com grande amplitude de movimento das pregas vocais.

Um ajuste supraglótico não publicado em periódicos é o de distorção produzida no véu palatino, em que a úvula vibra contra a parede posterior da faringe, gerando ruído. Investigações preliminares demonstraram que não há nenhum movimento extra ocorrendo na laringe, apenas a vibração regular das pregas vocais para a produção das frequências (Quadro 20-1 e Figs. 20-1 e 20-2).

**Quadro 20-1.** Pontos de Articulação no Trato Vocal que Podem Causar Distorções Vocais e Possíveis Comportamentos

| Pontos de articulação | Comportamentos |
| --- | --- |
| Pregas vestibulares | Vibração medial. Pode cobrir a porção membranosa das pregas vocais de forma total (Fig. 20-1) ou parcial (Fig. 20-2) |
| Mucosa das cartilagens aritenóideas | Vibração medial |
| Cartilagens cuneiformes e corniculadas | Vibração medial |
| Pregas ariepiglóticas | Vibração anteroposterior |
| Epiglote | Vibração contra as cartilagens cuneiformes e corniculadas |
| Úvula* | Vibração contra a parede faríngea posterior |

Ajuste não publicado, carece de maiores investigações.

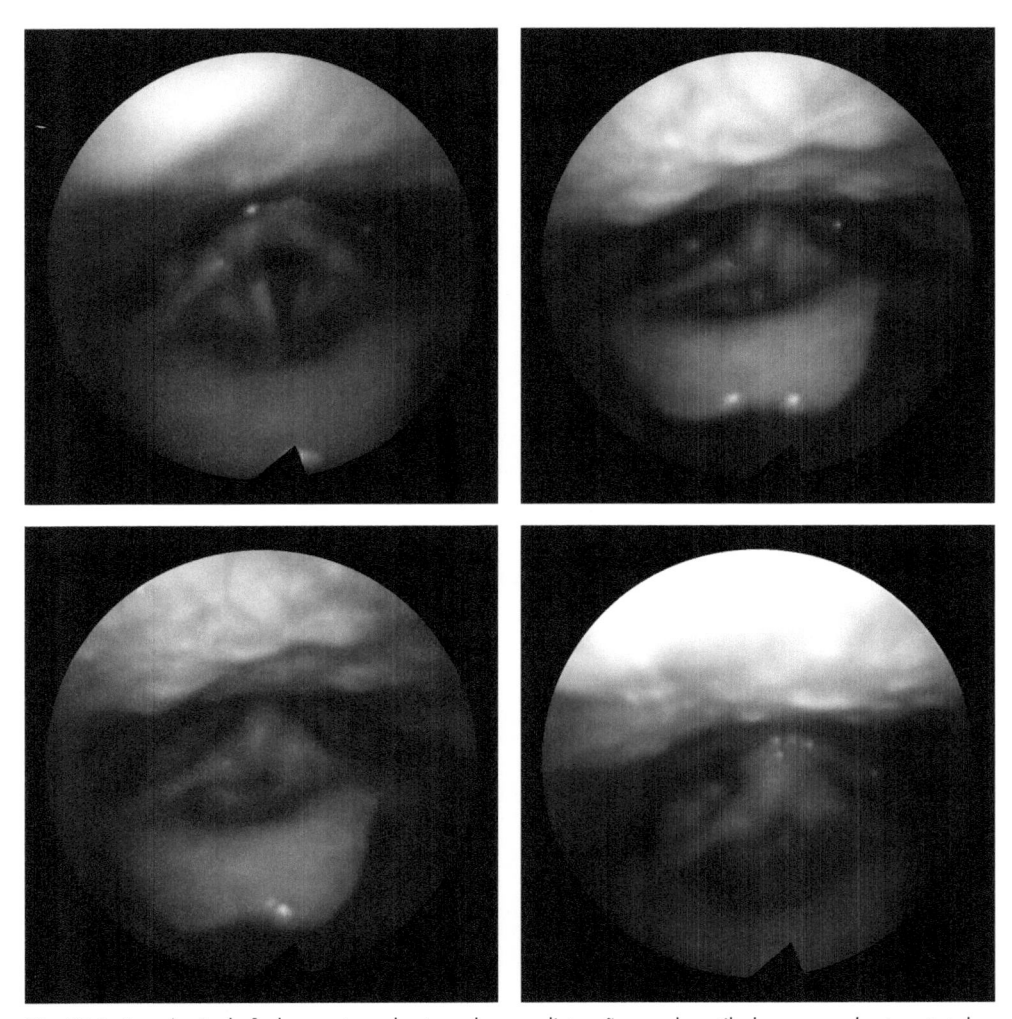

# DISTORÇÕES VOCAIS NO CANTO: ASPECTOS FISIOLÓGICOS, ESTILÍSTICOS E ACÚSTICOS

**Fig. 20-1.** Sequência de fechamento e abertura de uma distorção vocal vestibular, com cobertura total das pregas vocais. *(Ver Prancha em Cores.)* (Imagem cedida pelo Dr. Luciano Rodrigues Neves.)

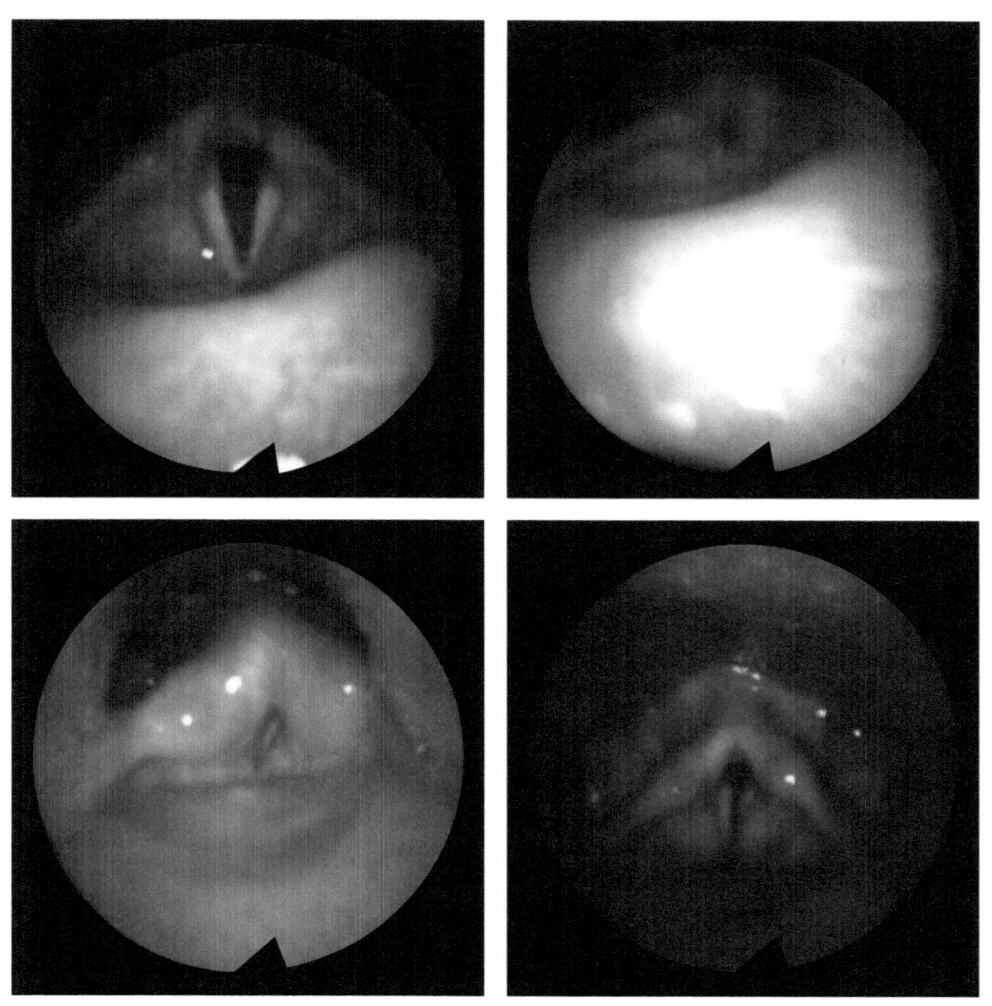

**Fig. 20-2.** Sequência de fechamento e abertura de uma distorção vocal vestibular, com cobertura parcial das pregas vocais. *(Ver Prancha em Cores.)* (Imagem cedida pelo Dr. Luciano Rodrigues Neves.)

Os pontos de articulação das distorções podem ser combinados de acordo com o domínio técnico e treino dirigido de cada cantor e somado aos diferentes comportamentos glóticos, sejam regulares ou distorcidos. Por exemplo, é possível fazer vibrar as cartilagens cuneiformes contra a epiglote (Fig. 20-3), ou executar ajustes em que toda a laringe vibre, gerando enorme ruído. Em alguns desses mecanismos é difícil realizar investigações mais detalhadas graças à dificuldade de visualização do que ocorre quando há maior aproximação das estruturas supraglóticas, como o ajuste da Figura 20-4.

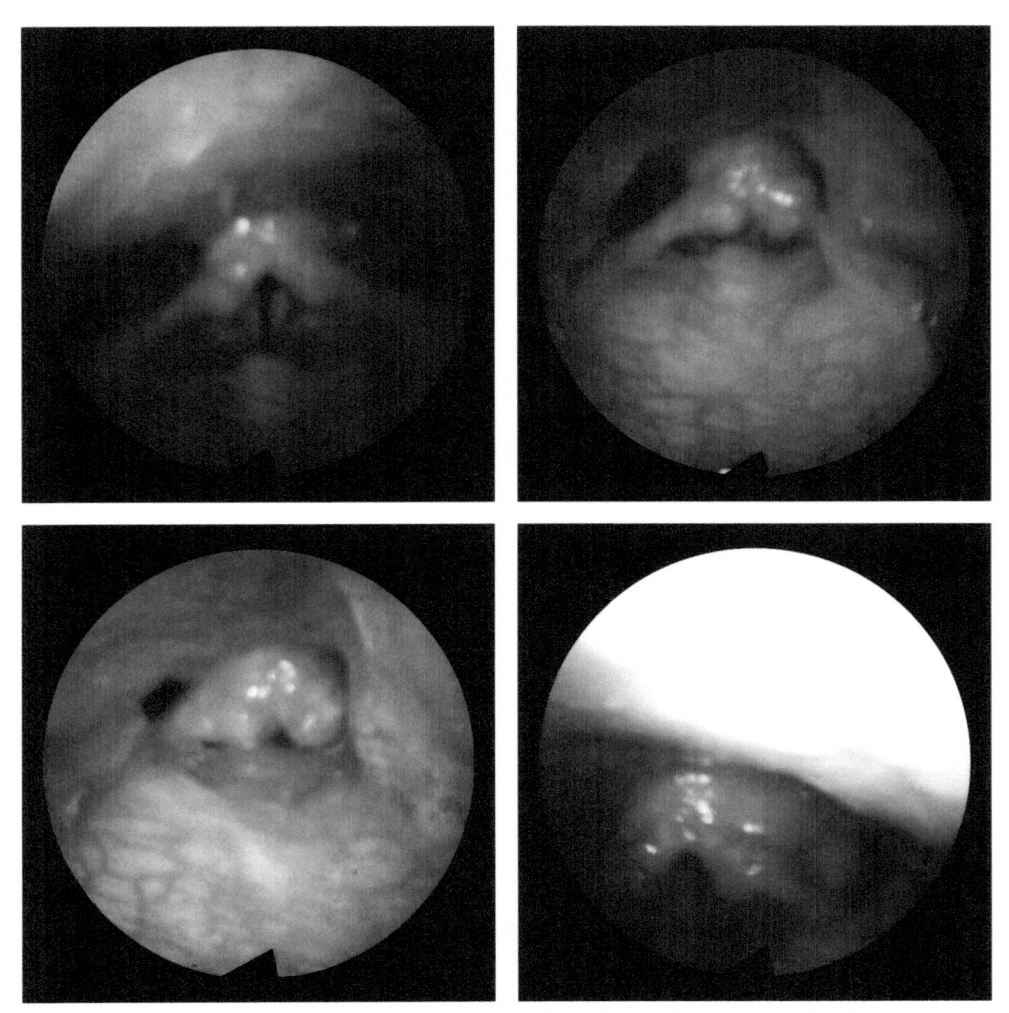

**Fig. 20-3.** Sequência de fechamento e abertura de uma distorção vocal ariepiglótica. *(Ver Prancha em Cores.)* (Imagem cedida pelo Dr. Luciano Rodrigues Neves.)

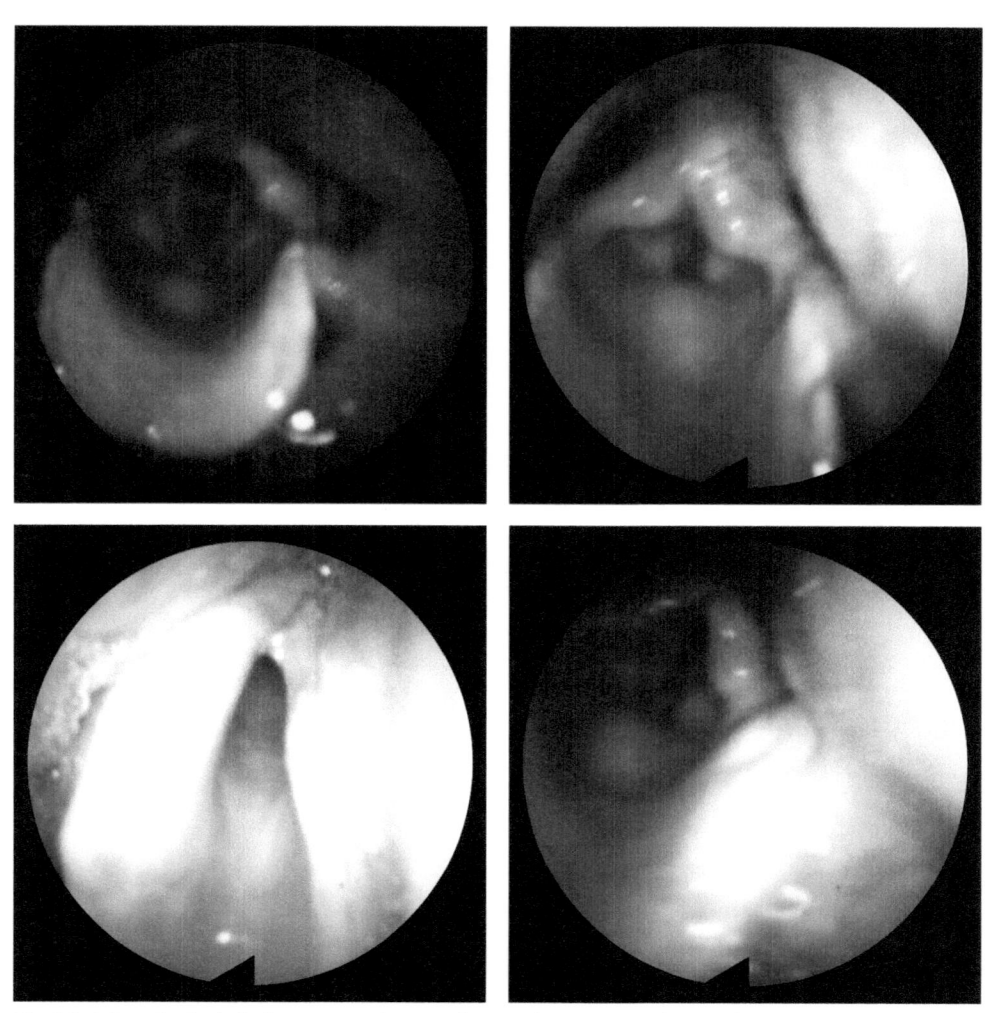

**Fig. 20-4.** Sequência de fechamento e abertura de uma distorção vocal aspirada com participação de diferentes articuladores. *(Ver Prancha em Cores.)* (Imagem cedida pelo Dr. Luciano Rodrigues Neves.)

Muitas dessas configurações laringofaríngeas aparecem não apenas nas distorções vocais na música, mas também em fonemas de idiomas, como o inglês americano, o alemão, o dinamarquês e o árabe. Na fala, esses ajustes já foram alvo de investigações de fonética quanto à participação das estruturas supraglóticas, como as pregas vestibulares e toda a área epilaríngea.[20-22] O fato de esses ajustes serem utilizados tanto na fala, quanto no canto, pode ser um indicativo de que não se trata de atividades extraordinárias, como se pode pensar, mas apenas de ações diferentes do habitual para nossa cultura.

Ainda há muito a ser estudado sobre a fisiologia das distorções vocais e, principalmente, sobre a capacidade de acionar esses comportamentos de forma intencional, mas é possível argumentar que, com o treino específico realizado com profissional especializado, o que determina as características de cada som distorcido é a forma como cada cantor utiliza seu aparelho fonador e não apenas sua anatomia ou qualquer característica inata.

## Variações e Controle nas Distorções Vocais Intencionais

Há ainda um outro fator que pode influenciar no resultado sonoro de uma DVI, que é como a voz não distorcida está configurada além dos pontos de articulação das distorções, o que traz à tona algumas questões, como: um cantor que estiver utilizando um ajuste de pregas vocais periódicas (fonação regular) e vibração de pregas vestibulares irá obter diferentes sonoridades caso varie entre modos de fonação mais soprosos ou mais tensos? como soará a voz caso um cantor opte por diferentes formatos de vogais, se mais abertas ou fechadas? e a constrição ariepiglótica, também chamada de *twang*, pode causar algum efeito no tipo de distorção? será que afeta ou altera ponto de articulação? entre outras.

Assim como em muitos assuntos envolvendo DVIs, não há resposta definitiva para essas perguntas. Não se sabe se o que aciona os pontos de articulação são sempre ações volitivas dos cantores direcionadas para as estruturas de fato ou se em alguns casos seriam reflexo, por exemplo, da altura da laringe, ou da posição da língua ou constrição da faringe, mas já se sabe que existe esse tipo de influência não linear nas fonações distorcidas, da mesma forma como ocorre em fonações regulares.

McGlashan *et al.*[23] verificaram que diferentes configurações de trato vocal afetam a qualidade vocal ao analisar um mesmo tipo de DVI realizado com diferentes modos de produção de voz não distorcida, de vozes mais suavizadas a mais firmes. Fiuza,[3] que identificou um alto nível de repetibilidade nos ajustes distorcidos realizados por cantores, apontou influência da vogal escolhida durante a realização de diferentes tipos de DVIs e argumentou que tal opção pode afetar a interação fontes e filtro. Tal interação poderia determinar a precisão de cada ajuste distorcido. Tal afirmação corrobora o achado de Neubauer *et al.*,[24] que identificaram em análises acústicas o início de algumas distorções quando havia o cruzamento entre formantes e harmônicos.

E por que um cantor precisaria dominar essas diferenças e entender se há mudança ao acionar um mesmo articulador com posição do trato vocal de um jeito ou de outro? O mercado musical é repleto de cantores que fazem tributos ou precisam interpretar artistas renomados em peças e musicais. Para esses profissionais, o controle do ajuste executado de forma igual ao original sem que isso soa forçado ou que cause problemas vocais pode significar a contratação ou não para um papel ou de sua banda para uma casa de *shows*. O papel do profissional da voz é contribuir para esse desenvolvimento, e para isso é essencial o aprofundamento em pontos específicos da produção dessas vozes.

## ASPECTOS ESTILÍSTICOS

É comum associar vozes distorcidas a expressões, como: gutural, rasgado, grito, voz suja entre outras. Em geral são vozes que apresentam diferentes graus de rugosidade, sendo por vezes vozes mais soprosas, e outras vezes mais tensas. Alguns ajustes são como latidos de cães, outros como choros de bebês ou gritos de filmes de terror, e é importante entender essas diferenças de qualidades e em quais contextos são encontradas.

Se compararmos as vozes de cantores tradicionais da República de Tuva a alguns astros do *hard rock* fica claro que se trata de vocalizações bastante distintas. Entretanto, os mesmos cantores de Tuva podem soar de forma similar ao vocalista James Hetfield, da banda de *thrash metal* Metallica, no início da faixa *Untill it Sleeps*.

Também é comum encontrar, dentro de um mesmo gênero musical, vozes com distorções parecidas, mas não exatamente iguais, provavelmente pela ação das diferentes formas de se produzirem esses ajustes. Ao compararmos cantores de *heavy metal*, como Ronnie James Dio (ex-vocalista da banda Black Sabbath) e André Matos (ex-vocalista das bandas Angra e Shaman), fica claro esse tipo de variação.

Apesar de essas questões perceptivas serem bastante conhecidas entre fãs e cantores, há pouco ou quase nenhum estudo realizado para identificar tais diferenças e semelhanças nas sonoridades. Os estudos publicados até então tratam da fisiologia, acústica e aerodinâmica das distorções vocais, mas a questão das diferentes qualidades sonoras ainda é objeto de investigação quase que exclusivamente de professores de canto que trabalham com essas vozes e precisam lidar com alunos que chegam aos estúdios desejando aprender: *o drive do Chris Cornell, o rasgado do Axl Rose*, ou o *scream do Chester Bennington*.

Ao se analisarem os métodos de canto que se especializam em distorções vocais, percebe-se que alguns dividem esses efeitos de acordo com a fisiologia de cada ajuste graças a investigações particulares em parceria com outros profissionais da voz, classificando-os de acordo com as estruturas que são envolvidas na produção das DVIs. Outros preferem classificar de acordo com a sonoridade que apresentam, sem se importar do fato como são produzidos, mesmo se souberem do que ocorre na biomecânica.

Ainda não existem estudos que relacione os aspectos fisiológicos das DVIs com o resultado perceptivo-auditivo, mas da mesma forma que um profissional treinado consegue identificar os posicionamentos no trato vocal, utilizando protocolos de avaliação, como o VPAS, investigações preliminares indicam que é possível apontar quais articuladores na laringe e/ou faringe estão sendo utilizados em uma fonação distorcida. Uma tentativa de simplificação desta relação é descrita no Quadro 20-2.

As distorções vocais intencionais são de difícil investigação, graças às constrições supraglóticas e comportamentos não periódicos que exigem tecnologias de ponta, como filmagens em alta velocidade ou mesmo ressonâncias magnéticas, para serem observados. Futuros estudos devem esclarecer tais mecanismos com maior nível de detalhes.

Em alguns tipos de distorção vocal a articulação de texto pode ser prejudicada, entretanto, foi verificado que músicos ou fãs de gêneros em que esses tipos de vocalizações são comuns têm maior facilidade de compreensão das palavras, indicando que é mais uma questão de hábito do ouvinte do que dificuldade do cantor.[25] Essas vozes são encontradas normalmente, mas não exclusivamente, em subgêneros mais extremos do metal, como *death metal*.

Dentro dos mecanismos listados no Quadro 20-2 existe ainda muita diversidade de sonoridades, pois esses podem ser utilizados em um contínuo de vozes mais soprosas a vozes mais tensas, de acordo com a *expertise* e domínio técnico de quem as executa, além de todas as variações possíveis referentes às modificações no trato vocal.

**Quadro 20-2.** Comportamentos das Diferentes Fontes de Distorção da Voz e Características Sonoras Percebidas

| Fonte das distorções | Tipo de comportamento glótico | Características sonoras percecbidas |
|---|---|---|
| Pregas vocais | Vibração aperiódica de pregas vocais encurtadas | Som pulsátil, sem $f_0$ definida |
| | Vibração de duplo ou triplo período | Similar a um *fry* suavizado, com $f_0$ definida e variável |
| | Vibração assimétrica laterolateral | Duas frequências emitidas simultaneamente |
| | Vibração assimétrica anteroposterior* | Som periódico regular somado a som distorcido aperiódico |
| | Vibração aperiódica de pregas vocais rígidas e alongadas* | Voz bastante ruidosa, sem $f_0$ definida, que pode variar de acordo com o posicionamento do trato vocal |
| | Fonação aspirada irregular | Som extremamente ruidoso que pode variar de acordo com o posicionamento do trato vocal, sem $f_0$ definida |
| Pregas vestibulares** | Vibração laterolateral cobrindo a porção membranosa das pregas vocais de forma total | Quando utilizado em *pitch* baixo tem sonoridade gutural, rugoso. Em *pitch* médio ou elevado soa áspero como de gritos de raiva, dor ou choro de bebê. Grande variação nos níveis de tensão |
| Mucosa das cartilagens aritenóideas** | Vibração laterolateral | Similar ao anterior, porém com menor rugosidade*** |
| Cartilagens cuneiformes e corniculadas** | Vibração laterolateral | Som mais estridente e aberto que os de pregas vestibulares |
| Pregas ariepiglóticas** | Vibração anteroposterior | Vozes bastante ruidosas com sensação agudizada, que se assemelham a gritos de intenso horror |
| Epiglote** | Vibração contra as cartilagens cuneiformes e corniculadas | Similar ao som das cartilagens cuneiformes, porém com som mais fechado, quase como se estivesse realizando uma deglutição |
| Úvula*** | Vibração contra a parede faríngea posterior | Som como de chocalho, bastante estridente |
| Toda a laringe** | Vibração aperiódica ou multiperiódica de todas as estruturas laríngeas sem contato medial | Som gutural e bastante agressivo. Similar a latidos de cães de grande porte |

* Ajuste não publicado, carece de maiores investigações.
** Podem ser realizados com ou sem a vibração das pregas vocais, o que produz ou não frequência fundamental definida.
*** É preciso investigar se há vibração de pregas vestibulares simultâneas.

É válido mencionar que alguns métodos de canto distorcido já são capazes de direcionar o estudo para a aquisição de habilidades específicas que possibilitem ao cantor ou cantora realizarem os ajustes com as nuances que julgarem mais apropriados para cada ocasião, seja ele mais gutural, mais suave, mais tenso, mais soproso, de *pitch* baixo ou elevado, com sonoridade faríngea, nasal e outros.

## Distorções Vocais Intencionais e os Gêneros Musicais
### Música Tradicional
É comum relacionar as distorções vocais com o *rock*, mas o uso dessas fonações está presente nos mais variados tipos de música. Não se sabe desde quando o ser humano utiliza tais sonoridades em suas culturas, mas ainda hoje formas de canto distorcido são preservadas por artistas e grupos de música tradicional e folclórica em diversas regiões do planeta.

O canto gutural (*kargyraa*) da República de Tuva e Mongólia já foi alvo de investigações[16] e apresenta sonoridade similar ao canto *umngqokolo* da África do Sul[26] e ao *dzo-ke* do Tibete,[8] além de outros tipos de canto encontrados em regiões, como a Escandinávia e Itália.

Na Sardenha, Itália, o canto *a tenore*[27] é normalmente formado por um quarteto, em que um dos cantores, denominado *bassu*, utiliza sonoridade similar à do canto mongol, enquanto os outros formam melodias com fonações regulares. A característica mais marcante desse tipo de distorção é o surgimento de uma segunda frequência na metade da fundamental, ou seja, uma oitava abaixo. Tal efeito cria um *pitch* bastante grave que é usado até hoje como base para os grupos vocais na ilha.

Outro uso das distorções vocais também estudado ocorre nos jogos vocais do povo *inuit* da América do Norte. Dois jogadores se posicionam um de frente para o outro enquanto emitem sons, muitos desses distorcidos, com o objetivo de causar riso no oponente e vencer a partida.[28] Neste caso, as vozes diferem dos sons de Tuva e são produzidas tanto de forma exalada, como inalada.

Outro exemplo de canto tradicional com distorções vocais é o canto flamenco, em que os cantores exprimem sua intensidade dramática com vozes quase gritadas.[29] Esse tipo de canto se originou dos cantos árabes, que influenciaram diversas culturas ao longo das migrações populacionais. Mas é na música contemporânea que a maior variedade de distorções vocais é encontrada.

### Música Comercial Contemporânea
Música comercial contemporânea (MCC) é um termo criado, no ano 2000, pela professora de canto norte-americana, Jeanne Lovetri, para substituir termos, como *música popular* ou *não clássica*. MCC abrange gêneros musicais, como o *rock, heavy metal, jazz, blues, pop, soul, funk*, gospel, *country*, além dos brasileiros samba, pagode, MPB, sertanejo etc.

Em todos esses gêneros é possível apontar cantores que fazem ou fizeram uso das distorções vocais, seja em alguns poucos momentos, como Gilberto Gil em *Pessoa Nefasta*, seja como o padrão estético escolhido para ser a base do canto, como as vozes do Sepultura, banda brasileira de *heavy metal*. Muitas vezes o uso de distorções se torna marcante em quem as utiliza, como pensar em Elza Soares ou Axl Rose sem suas vozes distorcidas?

Na música de origem negra norte-americana a voz é utilizada de formas exageradas em muitos gêneros, como o gospel, *jazz, blues* e o *rock*. Cantores, como: Aretha Franklin, Little Richard, *Screaming* Jay Hawkings, Robert Plant e Janis Joplin, levavam a técnica vocal às últimas consequências, mas foi em um dos subgêneros do *rock* que as distorções se estabeleceram e encontraram campo fértil para se diversificarem ainda mais, o metal.

É importante salientar que o *rock* e o metal são repletos de subgêneros, o *rock* tem o *hard rock*, o *pop rock*, o *punk rock*, o *j-rock*, o *rock* progressivo e muitos outros. O metal é dividido em: *death, power, prog, nu-metal, symphonic, thrash, gothic, doom* etc., além de variações, como o *hardcore* e o *grindcore*. Nem todos esses estilos são cantados com distorções vocais e há uma enorme variedade de sonoridades entre eles, das crepitações mais sutis utilizadas em poucos momentos até as mais extremas utilizadas durante todo o canto.

Um profissional que atenda a esse público de cantores deve estar preparado para não generalizar o *rock* como se todos soassem, como Freddie Mercury (ex-cantor do Queen), pois podem se deparar com cantores que em um trecho de uma mesma canção utilizam vozes delicadas, por vezes até com ajustes comuns ao canto lírico, e na estrofe seguinte realizam vocalizações extremas.

Em gêneros, como o *blues*, *r&b* e samba, é comum que as distorções sejam similares na maioria dos casos, com um som gutural que tende a soar mais sofrido que agressivo, mas cantoras, como Aretha Franklin, podem variar o tipo de efeito utilizado em cada frase.

Atualmente cantores de sertanejo, funk carioca, teatro musical e inúmeros outros gêneros musicais também cantam com distorções, seja para incrementarem suas interpretações, seja por falta de domínio técnico da voz, o que caracteriza distorções não intencionais. Entender suas diferenças e semelhanças se faz cada vez mais necessário no trabalho com esses cantores, sejam amadores ou profissionais.

## Canto Erudito

Pode ser novidade para algumas pessoas, mas na música clássica também existem distorções vocais. A música erudita contemporânea é conhecida por seu caráter experimentalista, e o mesmo acontece com as vozes. Cantores, como Demétrio Stratos e Fátima Miranda, já foram estudados[24] graças a suas habilidades e buscas por novas sonoridades. O primeiro é conhecido por ter desenvolvido um extenso trabalho de pesquisa de voz, realizando efeitos que chamou de diplofonia e triplofonia, nesses o cantor produz múltiplas frequências simultaneamente.

Além do canto experimentalista em alguns momentos da ópera tradicional, é possível ouvir distorções vocais. Normalmente isso ocorre no ápice da dramaticidade das peças, como no caso de uma versão da ópera Tosca de Puccini. Nesta, a personagem principal, na ocasião interpretada pela soprano, Renata Tebaldi, gritou de desespero ao perceber a morte de seu amante, Mário Cavaradossi. Tal grito se assemelha bastante com a voz utilizada pelo cantor de *blues*, *Screaming Jay Hawkings*.

## Sonoridade e Gênero Musical

Será que é possível definir o tipo de distorção vocal utilizado em cada gênero musical?

Ao relacionar um tipo de distorção vocal com um gênero musical específico, corre-se o risco de cair em generalizações que não abrangem o cenário real do uso desses ajustes. É possível pensar que existe uma distorção bastante utilizada no *blues*, outra que se relaciona facilmente com o *death metal*, mas essas poderão não ser as únicas encontradas naquele gênero musical, e mesmo podem aparecer em outros tipos de música. Pensar em *a distorção do rock* ou *a distorção do gospel* será apenas uma simplificação pouco realista das variações existentes, o que poderá trazer limitações à compreensão e atuação dos cantores. Há de se entender as diferentes possibilidades de vocalizações, suas causas e especificidades individualmente.

## ASPECTOS ACÚSTICOS

Titze[4] classificou os sinais acústicos da voz em três tipos: os do tipo 1 são os quase periódicos, chamados também de periódicos; os do tipo 2 são as vozes com modulações e sub-harmônicos fortes como os harmônicos; e os do tipo 3 são as vozes irregulares ou aperiódicas, nas quais existe apenas a presença de ruído espectral. Segundo o autor, só é possível a avaliação de medidas de perturbação em vozes do tipo 1, para os outros dois tipos se recomenda a análise visual do traçado espectrográfico.

Atualmente existem as chamadas análises não lineares, que são capazes de extrair características das vozes dos tipos 2 e 3, entretanto, para o uso por profissionais da voz, as análises visuais ainda são as mais práticas de serem realizadas e mesmo acompanhadas em tempo real por programas de computador especializados.

As distorções vocais são essencialmente vozes dos tipos 2 e 3, pois são caracterizadas acusticamente justamente pela presença de componentes sub-harmônicos intensos e/ou alto grau de ruído espectral. As distorções foram classificadas de acordo com o tipo de traçado espectrográfico que apresentaram, em: bifonação (BIF), vozes sub-harmônicas (VsH) e em FAIs, fonações aperiódicas irregulares (Fig. 20-5).[3,24]

Outra análise visual que pode ser feita com as distorções vocais é a do declínio espectral, ou seja, o quão fortes são os harmônicos de alta frequência nas amostras.[3] Tal dado pode ser indicativo das pequenas variações que ocorrem nesses efeitos quando da alteração do nível de contato glótico, por exemplo, sendo indicador de maior ou menor esforço fonatório. A Figura 20-6 mostra duas DVIs similares, produzidas na mesma frequência fundamental. No exemplo à esquerda nota-se que os harmônicos se mesclam com o ruído espectral, enquanto no da direita o componente harmônico é claramente identificável até os 10 KHz.

Nas vozes sub-harmônicas é possível identificar uma frequência fundamental ($f_0$) definida, entretanto, essa fica mais difícil de ser reconhecida em fonações que possuem alto grau de ruído espectral, com componente harmônico que aparece até, no máximo, 1 KHz ou 2 KHz. Essas vozes, apesar de serem VsHs, são bastante próximas de FAIs.

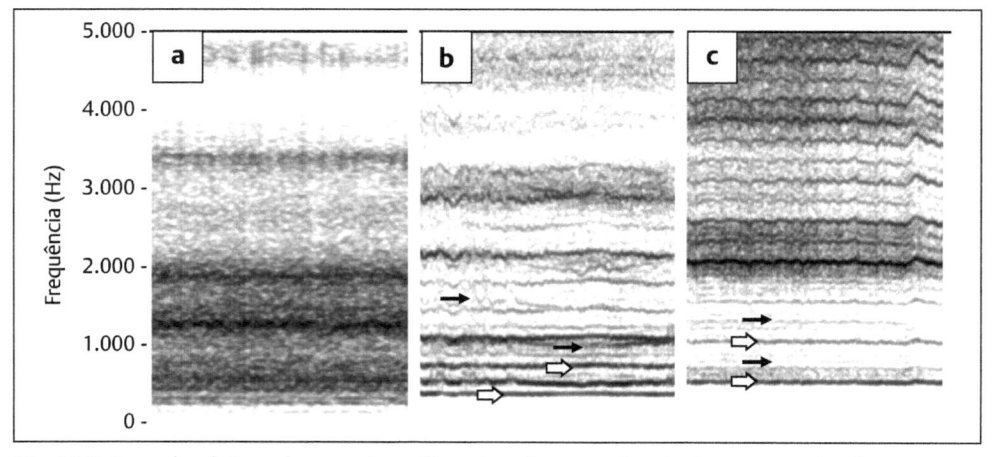

**Fig. 20-5.** Exemplos de traçados espectrográficos de cada grupo. As setas brancas com borda preta indicam os harmônicos, e as setas pretas indicam os sub-harmônicos. (**a**) Fonação aperiódica irregular (FAI). (**b**) Bifonação (BIF). (**c**) Vozes sub-harmônicas (VsH).

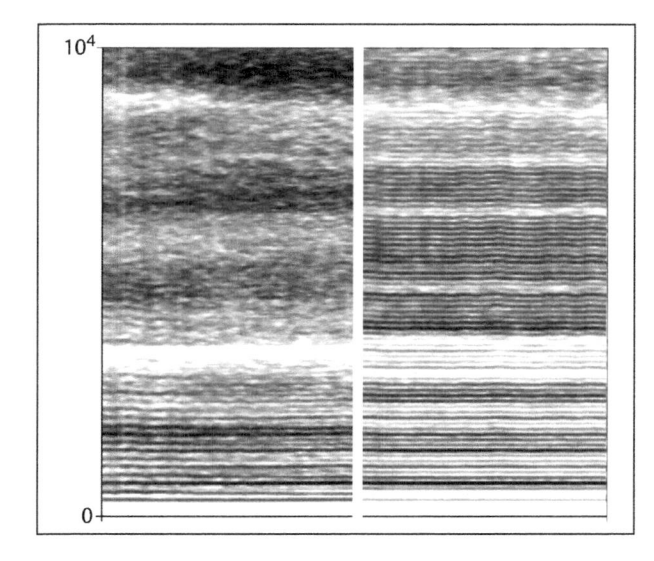

# DISTORÇÕES VOCAIS NO CANTO: ASPECTOS FISIOLÓGICOS, ESTILÍSTICOS E ACÚSTICOS

**Fig. 20-6.** Exemplos de ajustes similares com diferentes declínios espectrais.

As fonações aperiódicas irregulares (FAI) não apresentam frequência fundamental perceptível, pois seu comportamento é extremamente caótico. Nesses casos, apenas ruído espectral é observado durante uma análise visual em um espectrograma de faixa estreita (Fig. 20-5). Tal nível de ruído não é indicador de maior ou menor esforço fonatório ou algo indesejado, mas apenas característica da DVI emitida pelo cantor.

Durante a bifonação (BIF), duas frequências são produzidas simultaneamente de forma não paralelas (Fig. 20-7), que podem ser controladas independentemente com treino adequado. Diferentemente do canto harmônico, ou *overtone singing*, em que o cantor emite apenas uma frequência fundamental e destaca uma segunda frequência através do

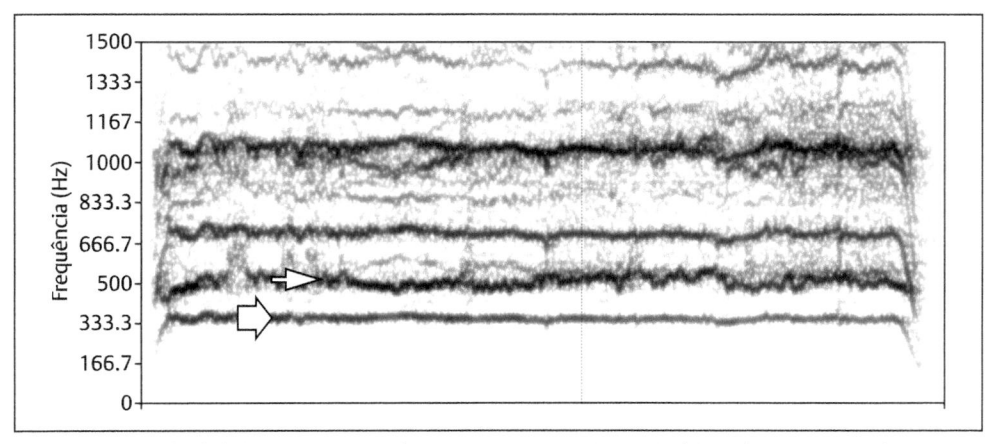

**Fig. 20-7.** Exemplo de bifonação. O parcial mais grave se mantém estável (seta larga próxima de 333,3 Hz) enquanto um segundo traçado se move de forma independente do primeiro (seta estreita ao redor de 500 Hz).

controle de harmônicos e formantes, na bifonação as duas são produzidas por assimetrias intencionais na vibração das pregas vocais.[12]

Outra característica interessante de se observar em uma análise acústico-visual nos diferentes tipos de distorções vocais é a quantidade de sub-harmônicos que aparecem nos sinais. Segundo Chevallier et al.,[19] a quantidade de sub-harmônicos demonstra a proporção das vibrações de uma segunda fonte glótica em relação às pregas vocais. Ou seja, se em um traçado espectrográfico for possível identificar um sub-harmônico paralelo à $f_0$, como no caso da voz crepitante[13] ou do canto gutural da Mongólia,[16] esses demonstram uma relação de $f_0/2$, o que indica que para cada duas vibrações das pregas vocais uma segunda fonte vibrou uma vez, ou que as pregas vocais realizaram um padrão de duplo período de vibração. Com dois sub-harmônicos aparentes há a relação de $f_0/3$, com uma vibração de segunda fonte sonora para cada três ciclos glóticos e assim por diante.

A manutenção da quantidade de sub-harmônicos durante a execução das DVIs poderia ser um caminho prático para o aprimoramento da realização desses ajustes. Entretanto, vale ressaltar que o estudo de Chevaillier et al.[19] foi realizado com apenas três cantores e carece de investigações mais aprofundadas para validação de suas conclusões.

## DISTORÇÕES VOCAIS E TERMINOLOGIA: DIFICULDADE DE COMUNICAÇÃO ENTRE A CIÊNCIA E ARTE

Para a concepção deste capítulo foi tomada a decisão de não se aprofundar nos termos utilizados para denominar as distorções vocais. Tal decisão decorreu do fato de não haver consenso em como esses ajustes devam ser chamados, e a opção por um outro termo poderia causar mais confusão que ajudar a aprofundar o tema.

Atualmente métodos e professores de canto fazem suas próprias investigações para que possam compreender e ensinar esses ajustes aos alunos, e poucos deles buscam um diálogo com a comunidade acadêmica por via de publicações em periódicos. Esse cenário cria um universo de termos que muitas vezes só fazem sentido para quem segue o método de canto de quem os criou. Isso dificulta a comunicação entre os grupos e a compreensão de quem acompanha de fora.

Alguns termos são bastante famosos quando pensamos em DVIs, como: *drive*, *fry*, *creak*, *growl*, gutural, voz rasgada, *scream*, *grit* etc., mas existem outros, como: *vocal crunch*, voz saturada, *phaser*, *tunnel throat*, pterodáctilo entre outros, que também são encontrados. De fato, há mais de uma centena de expressões utilizadas por cantores ou em livros de canto e cursos online para se referir às distorções vocais. Muitos desses termos são utilizados por não haver uma forma definida, mas alguns são defendidos por seus criadores como os ideais a serem utilizados, o que gera discussões desnecessárias de certo e errado, da mesma forma como ocorre com as denominações de registros vocais ou ajustes, como o *belting*.

É preciso haver comunicação entre os diferentes campos das artes e ciências, para que seja possível entender sobre o que se está discutindo quando se opta por um ou outro termo específico, o que irá facilitar a compreensão e mesmo a investigação dessas vozes.

## RREFERÊNCIAS BIBLIOGRÁFICAS

1. Sapolsky R. Por que as zebras não têm úlceras; Editora Francis. 2004; Ed1: p.12.
2. Roads C. A tutorial on non-linear distortion or waveshaping synthesis. Computer Music Journal. 1979;1:29-34.
3. Fiuza MB. Análise acústica das distorções vocais intencionais produzidas por cantores de rock. São Paulo. Dissertação (Mestrado em Fonoaudiologia) – Pontifícia Universidade Católica de São Paulo. 2018.

4. Titze I. Deliberate use of distortion in singing. In: 16th Int Congr Acoust 135th Meet Acoust Soc Am Vol I Sound Future a Glob View Acoust 21st Century. Seattle: Univ. of Washington. 1998:435-6.
5. Pecoraro G, Curcio DF, Behlau M. Vibrato rate variability in three professional singing styles: Opera, Rock and Brazilian country Proc. of Meetings on Acoustics. 2013;19:1-6.
6. Koufman J, et al. Laryngeal Biomechanics of the singing voice. Otolaryngol head Neck Surg. 1996;115:527-37.
7. Behlau M, Moreti F, Pecoraro G. Condicionamento vocal individualizado para profissionais da voz cantada - relato de casos. Rev. CEFAC [online]. 2014;16(5):1713-22.
8. Fuks L, Hammarberg B, Sundberg J. A self-sustained vocal-ventricular phonation mode: acoustical, aerodynamic and glottographic evidences. KTH TMH-QPSR. 1998;3:49-59.
9. Sakakibara K, Fuks L, Imagawa H, Tayama N. Growl voice in ethnic and pop styles. In: International Symposium on Musical Acoustics (ISMA2004). Nara, Japan. 2004.
10. Caffier PP, Ibrahim Nasr A, Ropero Rendon M, et al. Common Vocal Effects and Partial Glottal Vibration in Professional Nonclassical Singers. J Voice. 2018;32(3):340-6.
11. Thuesen MA, McGlashan J, Sadolin C. Laryngostroboscopic Exploration of Rough Vocal Effects in Singing and their Statistical Recognizability: An Anatomical and Physiological Description and Visual Recognizability Study of Distortion, Growl, Rattle, and Grunt using laryngostroboscopic Imaging. J Voice. 2018.
12. Ward P H, Sanders J W, Goldman R, Moore G P. LXVII Diplophonia. Annals of Otology, Rhinology & Laryngology. 1969;78(4):771-7.
13. Švec JG, Schutte HK, Miller DG. A subharmonic vibratory pattern in normal vocal folds, J Speech Hear Res. 1996;39(1):135-43.
14. Izdebski K, Blanco M, Di Lorenzo E, Yan Y. High speed digital phonoscopy of selected extreme vocalization (Conference Presentation). In: SPIE BIOS, Optical Imaging, Therapeutics, and Advanced Technology in Head and Neck Surgery and Otolaryngology, San Francisco, USA. 2017;10039(09).
15. Blomgren M, Chen Y, Ng ML, Gilbert HR. Acoustic, aerodynamic, physiologic, and perceptual properties of modal and vocal fry registers. The Journal of the Acoustical Society of America. 1998;103(5):2649-2658.
16. Lindestad PÅ, Södersten M, Merker B, Granqvist S. Voice source characteristics in Mongolian throat singing studied with high-speed imaging technique, acoustic spectra, and inverse filtering. J Voice. 2001;15(1):78-85.
17. Borch DZ, Sundberg J, Lindestad P-Å, Thalén M. Vocal fold vibration and voice source aperiodicity in dist tones: a study of a timbral ornament in rock singing. Logop Phoniatr Vocology. 2004;29(4):147-53.
18. Eckers C, Hütz D, Kob M, Murphy P, et al. Voice production in death metal singers. In: Nag/Daga. Rotterdam, The Nederlands. 2009:1747-50.
19. Chevaillier PG, Feron D, Guilbault R, et al. Effet des structures supraventriculaires en voix saturee chez le chanteur de rock metal. Le J l'AFPC-EVTA. 2011;18:37-44.
20. Esling JH. Pharyngeal consonants and the aryepiglottic sphincter. Journal of the International Phonetic Association. 1996;26(2):65-88.
21. Esling JH. The articulatory function of the larynx and the origins of speech. In: Annual Meeting of the Berkeley Linguistics Society. 2012;38:121-49.
22. Moisik SR, Esling JH, Crevier-Buchman L. A high-speed laryngoscopic investigation of aryepiglottic trilling. The Journal of the Acoustical Society of America. 2010;127(3):1548-58.
23. McGlashan JA, Sayles M, Kjelin H, Sadolin C. Vocal Effects in Singing: A study of intentional distortion using laryngostroboscopic and electrolaryngography. In: 10th International Conference on Advances in Quantitative Laryngology, Voice and Speech Research. Cincinati, USA; 2013. p. 81-2.
24. Neubauer J, Edgerton M, Herzel H. Nonlinear phenomena in contemporary vocal music. J Voice. 2004;18(1):1-12.

25. Olsen KN, Thompson WF, Giblin I. Listener expertise enhances intelligibility of vocalizations in death metal music. Music Perception: An Interdisciplinary Journal. 2018;1;35(5):527-39.
26. Dargie, D. Umngqokolo: Xhosa Overtone Singing and the Song Nondel'ekhaya. African Music: Journal of the International Library of African Music. 2017;7(1):33-47.
27. Henrich N, Lortat-jacob B, Bailly L, Pelorson X. Period-doubling occurrences in singing: the bassu case in traditional Sardinian A Tenore singing. In: 5th International Conference Voice Physiology and Biomechanics. Tokyo, Japan: Univ. of Tokyo. 2006.
28. Beaudry N. Singing, Laughing, and Playing: Three Examples from the Inuit, Dene, and Yupik Traditions. Can J Native Stud. 1998;8(2):275-90.
29. Guerrero A. La técnica vocal en el cante flamenco. In: II Congreso Interdisciplinar Investigación y Flamenco (INFLA). Sevilla. 2010.

# ATUAÇÃO FONOAUDIOLÓGICA E PEDAGÓGICA NA PRODUÇÃO VOCAL NO TEATRO MUSICAL

**CAPÍTULO 21**

Claudia Pacheco ▪ Ana Flavia Zuim ▪ Adriana Bezerra

## INTRODUÇÃO

O teatro musical é uma forma de teatro que deriva das operetas e do *Vaudeville*, com influências do estilo Burlesque. Sendo originário dos Estados Unidos da América (EUA) teve seu início na última década do século XIX. Os espetáculos cujas características vieram do *Vaudeville* apresentavam cenas musicais, acrobáticas, ilusionistas, além de canto e dança.

Da forma como é apresentado atualmente, o teatro musical tem como principal característica uma estrutura de dramaturgia em que o texto tem papel principal, sendo acompanhado de números musicais que permeiam todo o espetáculo.[1,2] Nesses espetáculos, a música funciona como aspecto narrativo e é um elemento essencial para dar ênfase ao enredo.[3]

No princípio do século XX, foram encenadas as primeiras montagens de comédias musicais na *Broadway* que tiveram como inspiração as operetas europeias.[4] Em função do sucesso resultante das apresentações dos primeiros espetáculos de teatro musical, novos teatros precisaram ser construídos na *Broadway* que pudessem comportar o número crescente de espectadores. Esses eram de tamanho maior do que os teatros existentes, e as vozes dos cantores originários das operetas não conseguiam preencher o espaço físico, pois os artistas estavam acostumados a cantar em ambientes menores. Assim, foi necessário desenvolver recursos vocais que contribuíssem para a compreensão do texto, exigência verificada nesse tipo de espetáculo, e que também projetassem a voz, uma vez que não havia amplificação individual nesse período.[2,5] Com a montagem do espetáculo *Show Boat*, em 1927, de Jerome Kern e Oscar Hammerstein, iniciou-se a fase das grandes produções do teatro musical americano.

Um dos períodos de maior sucesso que definiu o teatro musical como uma forma artística de expressão por meio do canto, dança e atuação foi o chamado *Golden Age – Era Dourada*. Esse período durou por aproximadamente duas décadas, e a literatura não define claramente o término dessa era. De acordo com John Kenrick,[6] *num passado recente*, pessoas apaixonadas pela história do teatro insistiam que a *era de ouro* do musical da *Broadway* teria terminado, na década de 1950. No entanto, livros recentes e documentários falam dessa época como tendo durado, até meados dos anos 1960. Mais recentemente outro grupo de autores estendeu essa *Era Dourada* para os anos 1970. Dentro de uma década, provavelmente, alguém estenderá essa época ainda mais para frente, pois existe o hábito de que quando acontece algo realmente bom, as pessoas costumam dizer que isso se deu cerca de trinta anos atrás. Segundo Kenrick,[6] isso ocorre porque o teatro é uma forma de representação do que acontece numa determinada época. Portanto, profissionais e apreciadores dessa arte acreditam que os eventos teatrais importantes são aqueles que ocorrem dentro do período em que vivenciaram uma determinada época teatral. Para o autor, cada momento daqui *e agora* teatral é representado por um estilo musical específico, e essa variedade de estilos teve e sempre terá grande impacto no treinamento vocal exigido dos cantores que se dedicam ao teatro musical.

O fenômeno chamado *crossover*, em que o que se ouve no Teatro Musical são as mesmas músicas consideradas populares no rádio ou vice-versa, vem acontecendo desde a Era Dourada. Como exemplo desse acontecimento temos o musical *Oklahoma* que iniciou a *Era Dourada* e teve suas músicas dominando o rádio por bastante tempo. Porém, quando o *rock* começou a dominar o rádio, foi o teatro musical que então se apropriou do estilo *rock* na criação de novos musicais, como *Jesus Cristo Superstar*, *Hair* entre muitos outros.

Com a estreia do musical *Mamma Mia*, em 1999, surgiram os *Musicais Jukebox*, momento em que a *Broadway* se apropriou de músicas compostas primeiramente com fins comerciais e que foram tocadas nas rádios, dando-lhes uma nova roupagem para serem apresentadas no espetáculo de teatro musical. O fenômeno *crossover* permaneceu, e tanto as músicas quanto os/as cantores/as que, em algum momento, ganharam popularidade na rádio passaram a dominar também o mundo da Broadway. Assim, tem-se visto nos teatros espetáculos que utilizam músicas de Carole King, Cher, Sarah Bareilles entre outros. Com isso muitos cantores sentiram a necessidade de se preparar para as audições desses *shows* com a finalidade de reproduzir o som o mais próximo possível do timbre vocal e do estilo produzido por tais cantores.

No Brasil, influenciado pelas companhias francesas que se apresentavam na corte, os primeiros espetáculos de teatro musical foram encenados no início do século XIX. No século XX estes espetáculos foram substituídos pelo teatro de Revista com o objetivo de difundir os modos e costumes da época, trazendo para o texto a linguagem popular acompanhada de música.[7]

Com a perda da popularidade do teatro de Revista, na década de 1960 (séc. XX), surgiram os primeiros espetáculos advindos da *Broadway*, cujos textos foram traduzidos e adaptados para o português como, Minha Querida Dama (*My Fair Lady* – 1964) e O Homem de La Mancha (*The Man of La Mancha* – 1973). Nesse mesmo período, foram encenados espetáculos musicais com cunho político e de engajamento, que procuraram enaltecer os heróis da história brasileira, como Arena Canta Zumbi, e depois Roda Viva e Morte e Vida Severina.[8]

Foi no final do século XX, início do século XXI, que o teatro musical no Brasil ganhou sua maior expressão. Diversas produções estrangeiras foram realizadas principalmente, no eixo cultural que abrange as cidades do Rio de Janeiro e de São Paulo. Em 2013 inúmeras produções nacionais começaram a se destacar, e, em 2016, o número de produções brasileiras já ultrapassava o número de produções estrangeiras. Com o aumento da quantidade de montagens de espetáculos desse gênero no país, nos últimos 20 anos, a exigência de artistas com preparação vocal específica para desempenharem os personagens de cada peça ficou cada vez mais intensa. Atores de teatro e de TV, cantores populares e líricos, foram convidados e recrutados para participar desses espetáculos, buscando, na maior parte das vezes, atender intuitivamente às exigências dos diretores e maestros.[3,8]

Em 2016, estreou nos Estados Unidos da América o musical *Hamilton* que se tornou um marco na história do teatro musical por utilizar o estilo *rap*, contribuindo para a inclusão de mais um novo estilo musical popularizado primeiramente no rádio. Porém, a influência do musical Hamilton vai muito além da inclusão de um estilo, pois o *show* também inclui atores de etnias variadas, abrindo espaço para uma inclusão até então não vista na Broadway nessa medida. A exigência vocal desse espetáculo requer que o/a cantor/a seja capaz de produzir um som vocal ao mesmo tempo ressonante e conversacional. Além disso, há a necessidade de preparo vocal para os espetáculos, cuja duração é de, aproximadamente, 3 horas, sendo inteiramente cantado. Nesse espetáculo pode-se observar uma maior demanda vocal principalmente na atuação das três vozes femininas principais. Essas cantoras precisam ter habilidade para cantar *rap* com precisão de dicção e ritmo, demonstrar um bom controle sobre a extensão vocal e produzir o estilo *belting* em uma extensão que chega a atingir a nota Eb5/Mib5 (no Brasil Eb4/Mib4).

Desde o início da história do teatro musical, a demanda por diversos estilos vocais que um cantor deve dominar aumentou de acordo com a expansão de estilos exigidos ao longo dos anos. Atualmente cantores/as são convidados/as a explorar sonoridades das mais variadas de acordo com o estilo musical para o qual se preparam para executar as muitas audições das quais participam. O repertório do teatro musical engloba diferentes gêneros musicais e requer qualidades vocais específicas, algumas delas advindas do canto comercial contemporâneo. Os estilos empregados[9-11] foram classificados em quatro subestilos, de acordo com as qualidades vocais exigidas do artista, *legit*, tradicional, contemporâneo e pop/roque.[12,13] O subestilo *Legit* indica o teatro musical mais próximo da ópera e segue as regras desse gênero, apresentando características, como brilho e ligeira nasalidade na voz, ressonância mais arredondada e presença de vibrato, sempre que possível.[13-15] Já o Tradicional inclui canções no estilo da época de ouro dos musicais, sendo nesse caso o *Belting* uma das qualidades de canto bastante solicitada. No subestilo, denominado Contemporâneo, as canções são influenciadas pelo estilo pop e surgiram mais recentemente no teatro musical. No subestilo Pop/Roque as canções usadas fazem parte do repertório de grupos e artistas de destaque, sendo muito conhecidas pelo público.

Em função das tarefas vocais solicitadas nos diferentes estilos de canto, o cantor necessita efetuar ajustes do aparelho fonador que resultam em mudança de posição da laringe (alta ou baixa), adaptação das forças musculares envolvidas na produção das diferentes frequências, domínio da pressão subglótica para variações da intensidade vocal e controle da adução entre as pregas vocais de acordo com o modo fonatório.[16,17]

Outra característica que contribuiu para a necessidade de um novo modo de cantar nestes espetáculos foi o fato de as cantoras apresentarem certa perda de projeção vocal em função de sua primeira região de passagem, entre $C_3$ (Dó$_3$) e $C_4$(Dó$_4$). Isso, por sua vez, diminuía a projeção vocal e a compreensão do texto cantado. Como recurso vocal surgiu a qualidade vocal denominada *belting*, propiciando projeção nessa região da extensão vocal feminina.[2]

O *belting*, qualidade vocal específica no canto do teatro musical, é a voz projetada considerada *o som da Broadway*.[13,14,18] Para essa qualidade vocal é necessária não apenas determinada configuração laríngea, mas também do trato vocal,[19] assim como extensão do registro de peito para além das frequências médias,[20] uso de vibrato e nível elevado de esforço físico.[21]

As características do *belting* incluem pouca ou nenhuma modificação da vogal, e a sonoridade da voz deve parecer mais próxima do natural, obedecendo às características de voz falada.[5,19] Além disso, apresenta volume vocal elevado, pressão subglótica ligeiramente maior do que no canto clássico e laringe em posição mais alta.[16,22,23] Schutte e Miller[5] identificaram, por meio de eletroglotografia (EGG), que esta qualidade vocal também é determinada por quociente maior de contato entre as pregas vocais que é indicativo de uso de registro modal em notas de frequência mais elevada. Um estudo interessante sobre as características dos cantores de teatro musical e ópera concluiu que o registro em si não teve influência na qualidade vocal dos dois gêneros de canto, e que os cantores de teatro musical atingiram notas mais agudas sem produção de formante do cantor por meio de agrupamento de $F_3$, $F_4$ e $F_5$.[16]

Quanto às configurações do trato vocal, estudos identificaram que o *belting* apresenta laringe em posição mais elevada, constrição de musculatura faríngea, certa nasalidade e voz com qualidade brilhante.[5,19-21,24] Estas configurações do trato vocal são responsáveis pelo ajuste de frequências de ressonância e pela amplificação dos harmônicos produzidos nas pregas vocais.

No *belting*, o uso de estratégias de ressonância ocorridas no trato vocal parece favorecer a amplificação dos harmônicos mais elevados produzidos a partir da fonte sonora que resulta em projeção maior e brilho para a voz.[16,25-27] Ao comparar acusticamente indivíduos que produziram os ajustes vocais do *belting* e em seguida os do estilo clássico, foi observada posição mais elevada da laringe que parece estar relacionada com os valores mais altos das frequências do primeiro e segundo formantes, respectivamente $F_1$ e $F_2$.[5,24]

Em outros estudos foi verificado que a redução do espaço posterior da cavidade oral e abertura extrema da boca, como responsáveis pelo reforço do segundo harmônico ($H_2$). Este efeito da emissão de voz ocorre em função de o primeiro formante ($F_1$) estar em posição mais elevada do que de costume e mais próximo do segundo harmônico ($H_2$). Esse deslocamento de $F_1$ que provoca valorização de $H_2$ é o que traz a característica de brilho para vogais emitidas de modo mais aberto.[5,16]

Outro ajuste inerente à produção do *belting* é a posição de língua que se encontra mais elevada. Tanto os modelos de trato vocal,[27] como estudos realizados por meio de ressonância magnética,[26] permitiram identificar a posição de laringe mais elevada para a produção do *belting*, assim como faringe mais estreita, língua mais elevada, tubo epilaríngeo menor e lábios abertos, o que confirmou a forma de megafone anteriormente proposta.

De certo modo, os ajustes vocais necessários à produção do *belting* e as exigências de *performance* inerentes aos espetáculos de teatro musical desafiadores contribuem para uma sobrecarga vocal e física imposta aos artistas que fazem parte do elenco. Portanto, é necessário que esses artistas encontrem mecanismos de enfrentamento por meio de treinamento vocal e de condicionamento físico.

As características e necessidades inerentes ao gênero do teatro musical vão além de uma qualidade vocal específica; incluem uma rotina que pressupõe ensaios longos e intensos, espetáculos com 3 a 4 horas de duração, mais de uma sessão por dia, aulas extras de preparação física, vocal, de dança entre outras. Os artistas podem ser solicitados a atuar, cantar solo ou em coro, a *cappella* ou acompanhados por uma orquestra, usar amplificação sonora, fazer malabarismos, além de desempenharem diferentes papéis, em um mesmo espetáculo, o que exige boa formação na técnica teatral de interpretação.[28-31]

Os artistas do teatro musical podem ser cantores que atuam, atores que cantam ou ainda bailarinos que cantam, entre outras possibilidades de formação profissional. Todos eles necessitam de preparos vocal e físico para enfrentar a quantidade de apresentações e a ampliação da extensão vocal nas partituras, decorrente das novas exigências desse tipo de espetáculo.[14] É fundamental ter domínio não apenas do que ocorre funcionalmente nas pregas vocais, mas também da influência exercida pelos ajustes do trato vocal, respiração e postura corporal, no resultado sonoro produzido.[32] Além disso, estes artistas são submetidos a períodos longos de nível alto de energia a ser transmitida para uma audiência numerosa, interpretando um conteúdo emocional, palavras e músicas escritas por diferentes profissionais, e gestual corporal vigoroso.[2] Em função do aumento de demanda requerida, esses artistas são considerados atletas vocais, pela exigência de habilidades sofisticadas específicas do estilo, além de todos os outros aspectos vocais e corporais que caracterizam o desafio da produção do teatro musical.[11]

## ATENDIMENTO FONOAUDIOLÓGICO DO CANTOR DE TEATRO MUSICAL

Por serem parte do grupo de profissionais da voz artística que desenvolve a habilidade de trabalhar com diferentes ajustes vocais necessários a cada um dos estilos musicais, os cantores são considerados *elite vocal*,[33] uma vez que qualquer tipo de alteração vocal pode resultar em transtornos profissionais que podem levar a graves mudanças na carreira.[34]
O atendimento e atuação do fonoaudiólogo na preparação de artistas no teatro musical podem- se dar tanto na preparação para audições, como durante os ensaios e o espetáculo. A demanda vocal em ambas as etapas requer cuidado e preparo específicos para atores e cantores. Quando um fonoaudiólogo é necessário para auxiliar nesse processo, é importante levar em consideração as exigências solicitadas para a execução vocal de cada espetáculo. Muitos cantores requerem um acompanhamento fonoaudiológico em função das possíveis dificuldades que o artista pode ter, tanto na voz falada como na cantada.[9,21,33]

O processo seletivo de audições exige do artista um preparo intenso em relação ao canto, a dança e a encenação. O mesmo necessita de um repertório pronto para audições que contemplem vários subestilos (*legit, belting*, pop, *rock* e outros) do teatro musical. Habitualmente a banca de audições é composta por um diretor musical, diretor geral, diretor assistente, coreógrafo e produtor. São três etapas mínimas de audição, canto, dança e atuação. Na etapa de canto, geralmente inicial, os candidatos são acompanhados por um/a pianista e apresentam de 16 a 32 compassos da música escolhida. Por causa de muitas etapas durante o processo de audição, a voz do artista pode ficar fatigada, o que exige acompanhamento fonoaudiológico, além do professor de canto. Uma vez escolhido o elenco do espetáculo, a fase de ensaios se inicia com uma carga horária extensa e demanda vocal intensa.

O processo de ensaio normalmente ocorre sem amplificação, e durante as semanas que precedem o espetáculo são adicionados figurino e microfones. A última semana de ensaio tende a ser mais intensa em relação à carga horária e, consequentemente, podendo aumentar a carga vocal. Quando o espetáculo entra em cartaz, as apresentações podem variar de 5 a 7 por semana, às vezes com duas apresentações ocorrendo num mesmo dia com intervalo de uma hora entre uma e outra. Os espetáculos têm uma média de duração total que varia de 2 a 3 horas com intervalo de 15 minutos entre os dois atos. O cantor de Teatro Musical canta muitas horas seguidas por dias sequenciais, e a comparação da *performance* ao longo da temporada é necessária, e por isso é fundamental ter qualidade e constância vocais. Todas essas demandas requerem um cuidado e um preparo específico para atores e cantores, e quando um professor de canto, preparador vocal, fonoaudiólogo ou fisioterapeuta é necessário para auxiliar nesse processo, é importante que se leve em consideração as exigências vocais e corporais requeridas.

Embora o campo da vocologia e/ou fonoaudiologia não esteja inserido nas produções nacionais e internacionais com a mesma frequência que o campo da fisioterapia, algumas produções contratam fonoaudiólogos ou vocologistas para dar assistência ao elenco. O objetivo do trabalho fonoaudiológico é dar estabilidade vocal para que o personagem seja criado pelo artista com consciência e liberdade artística e de modo saudável do ponto de vista vocal. Isso resulta na manutenção de alta *performance* e menor risco vocal durante toda a temporada. Os ajustes usados para a fala e para o canto devem ser cuidadosamente investigados pelo fonoaudiólogo no atendimento ao artista de teatro musical. Muitas vezes é o desequilíbrio da voz falada que provoca alterações no canto, o que justifica atenção para ambas as qualidades vocais na preparação do artista. É preciso entender que o cuidado com a voz falada é fundamental para um canto saudável. As principais queixas apresentadas pelos artistas de teatro musical parecem estar relacionadas com a fadiga vocal, quebra de sonoridade e perda de frequências agudas. O foco da abordagem fonoaudiológica consiste em exercícios que auxiliem a execução dos ajustes vocais necessários a cada subestilo do canto no teatro musical. Para tanto, exercícios que propiciem controle voluntário das estruturas laríngeas visando diferentes qualidades vocais,[22] exercícios com foco na articulação que propiciem ajustes na emissão das vogais para que haja inteligibilidade do texto a ser cantado, exercícios de ressonância[9] e exercícios que promovam equilíbrio na transição e execução dos diferentes registros vocais[30] são fundamentais para que o controle da qualidade vocal do *belting* e demais subestilos possa ser efetivamente executado sem danos à saúde vocal do artista.

## APLICAÇÕES PEDAGÓGICAS NO TREINAMENTO DO CANTOR DE TEATRO MUSICAL

De certo modo, os ajustes vocais necessários à produção do *belting* e as exigências de *performance* inerentes aos espetáculos de teatro musical contribuem para uma sobrecarga vocal e física imposta aos artistas que fazem parte do elenco. Portanto, é necessário que esses artistas encontrem mecanismos de enfrentamento por meio de treinamento vocal e de condicionamento físico.

Os professores de canto que se dedicam à preparação de cantores para o mercado do teatro musical necessitam de conhecimento nas áreas de anatomia, fisiologia e acústica vocal, levando em consideração as necessidades estilísticas de uma peça musical específica para que seu aluno seja bem-sucedido.[35] Ao preparar esses *atletas vocais* para a *maratona* a ser percorrida no palco, o professor de canto orienta o processo de coordenação vocal de cada cantor. Essa tarefa inclui vários fatores que estão envolvidos no processo fonatório, como: o controle da respiração e da pressão subglótica, postura corporal, posicionamento de laringe, nível de contato das pregas vocais, habilidade de articulação e modificação das vogais entre outros.

James McKinney[36] identificou 8 características para uma boa produção vocal como sendo: uma voz produzida livremente; agradável de ouvir; alta o suficiente para ser ouvida com facilidade; rica, vibrante e ressonante; com uma energia que flui suavemente de nota para nota; produzida de forma consistente, vibrante, dinâmica e viva; expressiva de maneira flexível.

Para que os cantores alcancem tais características sonoras, o professor de canto deve investigar quais são os obstáculos que o cantor está enfrentando para, em seguida, poder guiá-lo na realização do ajuste vocal necessário. Alguns pontos importantes a serem observados incluem o momento de início do som (*onset*), onde o professor pode avaliar se o cantor está iniciando a produção sonora com um ataque vocal exagerado ou se por outro lado há um excesso de escape de ar. Encontrar equilíbrio para que o ar esteja fluindo de maneira adequada para a produção da voz ressonante evita que o cantor produza o som fazendo uso de ajustes extremos. Esse tipo de emissão pode ser identificado como voz produzida com excesso de adução glótica ou, ao contrário, falta de adução, o que resulta em voz soprosa.[37] O equilíbrio da adução glótica permite maior amplitude da vibração das pregas vocais.

A voz ressonante, alvo dos profissionais da voz, é resultado da inertância do trato vocal. Titze explica que o trato vocal inertante (TVI) alimenta a energia de volta à fonte de som (fluxo glotal), fortalecendo seu conteúdo harmônico. Essa é uma interação que não deriva da teoria fonte-filtro linear, e sim da não linear. Segundo ele, a produção vocal é um processo de conversão de energia aerodinâmica em energia acústica, e a inertância é uma propriedade acústica de uma massa de ar sendo acelerada e desacelerada por pressão supraglótica. O vai e volta das pressões subglóticas e supraglóticais positivas e negativas resultam numa onda sonora no trato vocal, o que auxilia na manutenção do processo de abertura e fechamento das pregas vocais, mantendo uma oscilação constante. Quando a inertância vocal aumenta, o limiar mínimo de pressão fonatória diminui.[38]

Dez anos após esse artigo ter sido publicado por Titze, ele continua a esclarecer o conceito de inertância e acrescenta que *harmônicos selecionados provavelmente serão reforçados pela reatância acústica do trato vocal, que atinge o pico perto de um formante, mas não exatamente na frequência desse mesmo formante*. A pressão do limiar de fonação favorece a reatância inertiva supraglótica e a reatância subglótica, produzindo assim maior amplitude de vibração das pregas vocais. *A questão principal é: qual a melhor escolha do formato do trato vocal para o fortalecimento geral dos harmônicos dominantes*? Assim, a técnica vocal utilizada na produção do canto deve ser com base em encontrar as regiões de reatância mais favoráveis para uma coleção de harmônicos.[27]

O equilíbrio sonoro se dá por meio do uso adequado da teoria fonte-filtro,[39] lembrando que a fonte geradora de som ocorre pelo fluxo de ar que passa entre as pregas vocais, e o filtro se refere ao trato vocal. Portanto, a glote é responsável pela produção de diferentes frequências (frequência fundamental e harmônicos) determinadas pela tensão e espessura das pregas vocais, enquanto o trato vocal filtra essas frequências. Desse modo, os cantores são capazes de produzir estilos vocais variados de maneira eficaz e eficiente. Esse equilíbrio tem como ponto de extrema importância a escolha específica dos ajustes do trato vocal, resultando em remodelagem constante das vogais. Como a descrição das vogais se dá de acordo com o posicionamento da língua, alta/baixa e anterior/posterior, os ajustes do trato vocal devem ser realizados paulatinamente de acordo com a extensão e estilo vocal a serem utilizados na música cantada. Esse tipo de coordenação de movimento das estruturas do trato vocal permite ao cantor maior habilidade na produção vocal, resultando numa fonação projetada de modo eficiente.

Quando o cantor não é treinado na realização desses ajustes do trato vocal, podem ocorrer movimentos exagerados de mandíbula, ou travamento da mesma, o que na verdade poderia ser evitado ao se treinar a movimentação da língua que é fundamental para o ajuste articulatório. Muitas vezes um ajuste relativamente pequeno na configuração do filtro, ou seja, na maneira de posicionar os articuladores (lábios, língua, mandíbula, véu palatino, faringe e laringe) para a produção de uma determinada vogal, faz uma diferença significativa no resultado sonoro. Isso se dá por causa do resultado produzido pelo filtro em relação às frequências dos formantes. Formantes são ressonâncias reforçadas dentro dos tubos acústicos, como os tratos oral e nasal, e a maneira que o cantor posiciona os articuladores ao criar cada vogal transforma esses tubos em filtros acústicos. Os ajustes articulatórios geram frequências de formantes diferenciados responsáveis pelas características que determinam as diferentes vogais. Ao fazer modificação de vogais, os cantores alteram o filtro acústico que gera esses formantes. Os formantes, por sua vez, reforçam as frequências próximas a eles, e assim aumentam a intensidade do som nessas áreas, podendo contribuir com o processo de inertância do trato vocal.

Titze[27] explica sobre a importância da inertância do trato vocal e como os melhores ajustes vocais podem beneficiar o processo de inertância, favorecendo a oscilação ideal das pregas vocais. O autor[27] verificou que um dos grandes diferenciais entre cantores clássicos e cantores de *belting* ocorria decorrente do formato do trato vocal, com atenção para os articuladores. Esses ajustes propiciam a inertância do trato vocal, favorecendo determinados harmônicos. O entendimento do processo fonte e filtro por parte dos professores de canto pode ajudá-los a guiar seus alunos a encontrarem afinações acústicas ideais para que possam minimizar o impacto vocal, convertendo energia aerodinâmica em energia acústica.

A modificação do espaço do trato vocal, criado em função das modificações da posição da língua, laringe, faringe e véu palatino, afeta os Formantes 1 e 2 (responsáveis pela distinção entre as vogais) e os formantes acima do 3o (responsáveis pelo timbre sonoro produzido). Por exemplo, o abaixamento da laringe reduz o formante 1, enquanto a elevação da língua, como visto anteriormente, eleva o valor do mesmo. Enquanto vogais que exigem um ajuste de trato vocal mais arredondado tendem a propiciar um som mais voltado ao mix ou *legit*, ajuste de trato mais aberto, com boca em formato de um trompete, propicia um som mais voltado ao *belting*.[27] Isso se dá em razão do processo fonte-filtro, em que o arredondamento labial proporciona um abaixamento dos formantes, principalmente do primeiro formante, enquanto a abertura da boca e a elevação da língua promovem elevação dos demais formantes.

O conceito de modificação de vogais vem sendo explorado desde o início dos estudos sobre treinamento vocal pelo renomado pedagogo, Berton Coffin, que disponibilizou um gráfico das vogais mais favoráveis de acordo com a região da extensão vocal para o canto.[40] Titze, [38]em seu artigo *Ressurreição de Coffin*, esclarece que o método de Berton Coffin foi criado com base na teoria linear fonte-filtro e não na teoria não linear, que é mais atualizada. Titze esclarece que em vez de buscarmos que os formantes se alinhem com exatidão a um harmônico, o maior benefício acústico ocorre quando estes se encontram mais próximos do harmônico, porém um pouco abaixo do mesmo. Assim, ir em busca das vogais que melhor se encaixam nas frequências agudas é como subir uma montanha alta que possui vários picos e vales ao longo do caminho. Segundo Titze, você deve ficar na subida, tentando pular sobre os vales de modo mais rápido e eficazmente possível, para que não ocorram modificações drásticas.[38] Os picos e vales, causados pelo ganho ou pela perda de energia acústica, podem ser vencidos por meio da modificação de vogais de acordo com a extensão vocal em questão.

Enquanto o entendimento desses vários detalhes é de extrema importância, a maneira que o professor de canto os aplica é fundamental. O trabalho de pesquisa e prática da Dra. Katherine Verdolini Abbott mostra como a habilidade de aprendizagem motora perceptiva facilita o processo de coordenação vocal, a partir de um programa motor generalizado com foco em *resultados-alvo* constantes e bem definidos. Dra. Abbott resume que *prática é essencial, mas o aprendizado é otimizado quando a prática é variável, aleatória e distribuída ao longo do tempo*.[41] O sistema nervoso se encarrega de mapear e automatizar a coordenação para cada tarefa, e isso requer atenção durante o processo e consistência na frequência do treinamento. Portanto, para cada área específica de coordenação necessária para o crescimento do cantor, é importante que exista um plano de estudo que possibilite ao cantor focar sua atenção na tarefa a ser automatizada por meio de repetição, em busca de um resultado específico e benéfico.

Além das exigências vocais referentes a cada estilo há também a necessidade de entendimento e conhecimento profundo de como expressar as nuances de cada um deles. O estilo do canto conhecido como *legit* no teatro musical se diferencia do som produzido por cantores de ópera, apesar de ambos utilizarem um vibrato contínuo durante a execução vocal da peça. No estilo *belting*, o vibrato é utilizado mais como um efeito no final de frases em vez de ser aplicado de maneira contínua e consistente, como no canto lírico. Tais nuances fazem a diferença em relação à adequação da produção vocal de acordo com cada estilo.

A arte do canto requer várias habilidades, incluindo a coordenação vocal, a atuação e interpretação, e a execução apropriada do estilo. O processo de treinamento é meticuloso e intenso, e quanto mais atenção e repetição é oferecida a cada processo, melhor será a automatização e, portanto, a habilidade de executar a canção com confiança e segurança. Embora o trabalho seja árduo e demorado, é importante não suprimir etapas e sim permitir que o processo leve o tempo necessário para atingir a maturidade artística exigida e o nível de proficiência técnica desejado.

## CONSIDERAÇÕES FINAIS

Vários aspectos devem ser levados em consideração durante o planejamento de um programa de preparação vocal para cantores de teatro musical, assim como para os diferentes atletas vocais. Esses aspectos incluem o conhecimento e entendimento da fisiologia, anatomia e acústica que envolvem a produção vocal, além do estilo e gênero musical de cada espetáculo. A produção vocal depende de uma coordenação de vários fatores, como o controle da respiração e da pressão subglótica, postura corporal, posicionamento laríngeo, nível de contato das pregas vocais, habilidade de articulação e modificação das vogais entre vários outros fatores envolvidos no processo fonte-filtro. O processo de coordenação vocal depende da automatização desses vários aspectos e requer um preparo adequado adquirido por meio de exercícios constantes, até que o sistema nervoso possa mapear e automatizar cada coordenação necessária.

A combinação do conhecimento de cada aspecto envolvido na coordenação vocal e do plano de estudo mais eficiente é ferramenta de grande valor para o professor de canto, assim como para o fonoaudiólogo. Ter um planejamento de estudo com base no histórico e necessidades de cada cantor proporciona consciência, preparo e resistência vocal que possibilitarão, ao mesmo, desempenhar os personagens de cada espetáculo com profissionalismo e competência, dedicando-se à expansão e manutenção da carreira artística com excelência.

## REFERÊNCIAS BIBLIOGRÁFICAS

1. Esteves GS. A Broadway não é aqui - teatro musical no Brasil e do Brasil: uma diferença a se estudar [dissertação]. São Paulo: Faculdade Cásper Líbero; 2014.
2. Silver F. Auditioning for the musical theatre. New York: Newmarket Press; 1988.
3. Ogando S. O que é o teatro musical. São Paulo: Giostri; 2016. p. 150.
4. Tucker JL. Teaching Musical Theatre to the High School Voice Students [thesis]. Austin: Faculty of the Graduate School of The University of Texas. 2009.
5. Schutte HK, Miller DG. Belting and pop, non classical approaches to the female middle voice: some preliminary considerations. J Voice. 1993;17(2):142-50.
6. Kenrick J. Musical Theatre: A History. New York/London: Continuum Press; 2008.

7. Veneziano N. Não adianta chorar: Teatro de Revista Brasileiro, Oba! Campinas: UNICAMP; 2002. p. 234.
8. Rubim M. Teatro Musical Contemporâneo no Brasil: sonho, realidade e formação profissional. Rev Poiésis. 2010;40(16):40-51.
9. LeBorgne WD, Rosenberg M. The vocal athlete. San Diego: Plural; 2014. p. 217-40.
10. Miller R. On the Art of Singing. New York: Oxford University; 1996. p. 318.
11. Sataloff RT. Professional Voice: The science and art of clinical care. San Diego, Singular; 1997. p. 541.
12. Freeman W, Green K, Sargent P. Deciphering vocal demands for today's Broadway leading ladies. J Singing. 2015;71(4):491-5.
13. Green K, Freeman W, Edwards M, Meyer D. Trends in musical theatre voice: an analysis of audition requirements for singers. J Voice. 2014;28(3):324-27.
14. Bourne T, Garnier M, Kenny D. Music theatre voice: production, physiology and pedagogy. J Singing. 2011;67(4):437-44.
15. Bourne T, Kenny D. Vocal qualities in music theatre voice: perceptions of expert pedagogues. J Voice. 2015;30(1):128.e 1-12.
16. Björkner E. Musical theatre and opera singing-why so different? A study of subglottal pressure, voice source, and formant frequency characteristics. J Voice. 2008;22(5):533-40.
17. Sundberg J. The science of the singing voice. DeKalb: Northern Illinois University; 1987. p. 226.
18. LoVetri J, Weekly EM. Contemporary Comercial Music (CCM) Survey: Who's teaching what in non-classical music? J Voice. 2003;17(2):207-15.
19. Miles B, Hollien H. Whither belting? J Voice.1990;4(1):64-70.
20. Lebowitz A, Baken RJ. Correlates of the belt Voice. J Voice. 2011;25(2):159-65.
21. LeBorgne WD, Lee L, Stemple JC, Bush H. Perceptual Findings on the Broadway Belt Voice. J Voice. 2010;24(6):678-89.
22. Estill J. Belting and classic voice quality: some physiological differences. Med Probl Perform Art. 1988;3(1):37-43.
23. Sundberg J, Thalen M, Popeil L. Substyles of belting: phonatory and resonatory characteristics. J Voice. 2012;26:44-50.
24. Sundberg J, Gramming P, LoVetri J. Comparisons of pharynx, source, formant and pressure characteristics in operatic and musical theatre singing. J Voice. 1993;l7(4):301-10.
25. Bestebreurtje ME, Schutte HK. Resonance strategies for the belting style: results for a single female subject study. J Voice. 2000;14(2):194-204.
26. Echternach M, Popeil L, Traser L, et al. Vocal tract shapes in different singing functions used in musical theatre singing – a pilot study. J Voice. 2014;28(5):653.e1-653.e7.
27. Titze I, Worley AS, Story BH. Source-Vocal tract interaction in female operatic singing and theatre belting. J Singing. 2011;67(5):561-72.
28. LoVetri J. Contemporary Commercial Music. J Voice. 2008a;22(3):260-2.
29. LoVetri J. Treatment of injured singers and professional speakers: he singer/actor, singer/dancer, and singer/musician. In: Benninger MS, Murry T. The singer's voice - San Diego: Plural; 2008b. p. 147-56.
30. LoVetri J. III Somatic Voicework Workshop: The LoVetri Method Musical Theatre Vocal Pedagogy Institute - University of Shennandoha – USA: Virginia; 2006. p. 230.
31. Wanke E. Survey of health problems in musical theatre students: a pilot study. Med Probl Perform Ar. 2012;27(4):205-11.
32. Shewell C. Voice work: art and science in changing voices. West Sussex: Wiley-Blackwell. 2009:479-97.
33. Behlau M. O livro do especialista. vol. II. São Paulo: Editora Revinter; 2005.
34. Koufmann JA, Iasacson G, Voice Disorders. Philadelphia: Saunders; 1991.
35. Chapman JL. Singing and teaching singing: a holistic approach to classical voice. San Diego: Plural, 2006:311.
36. McKinney J. The Diagnosis and Correction of Vocal Faults: A Manual for teachers of singing & for Choir Directors. Waveland Press. 2005.

37. Sundberg J. Ciência da Voz - Fatos sobre a Voz na Fala e no canto. São Paulo: Edusp; 2015. p. 312.
38. Titze I. Resurrection from the Coffin. Journal of Singing. 2007;64(2):199-201.
39. Fant G. Acoustic Theory of Speech Production. Haia: Mouton; 1960.
40. Coffin B. Coffin's Sounds of Singing: Principles and Applications of Vocal Techniques with Chromatic Vowel Chart. Scarecrow Press. 1976;85.
41. Verdolini-Abbott K, Titze I. Vocology: The Science and Practice of Voice Habilitation. National Center for Voice and Speech. 2012.

# APLICABILIDADE DA ELETROESTIMULAÇÃO EM CANTORES PROFISSIONAIS

Bruno Tavares de Lima Guimarães ▪ Geová Oliveira de Amorim
Aline Natallia Simões de Almeida

## INTRODUÇÃO

A Aplicação da Eletroestimulação Transcutânea é um processo complexo e requer uma base de conhecimento completa nas áreas de transmissão neural, eletrofisiologia, impedância biológica e fisiologia muscular. A eficácia do tratamento depende dos parâmetros de estimulação escolhidos com precisão para uma meta terapêutica selecionada.

A corrente elétrica pode ser configurada em um conjunto de modos de apresentação, ajustando não apenas o tipo de corrente aplicada, mas também a amplitude do pulso, a duração, a taxa de repetição e o ciclo de funcionamento dessa corrente.

Para o bom uso da eletroestimulação transcutânea, o profissional fonoaudiólogo deve desenvolver algumas habilidades e conhecimentos específicos necessários para aplicar a técnica:

A) Conhecimento dos princípios da eletrofisiologia;
B) Conhecimento de parâmetros, como o pulso de frequência, duração de pulso, amplitude, ciclos e rampas;
C) O conhecimento de como alterar um parâmetro que pode afetar o resultado do cliente;
D) Conhecimento e habilidade na avaliação e gestão das disfonias;
E) Conhecimento dos padrões de recuperação neuronais;
F) A compreensão da fisiopatologia completa do cliente;
G) Habilidade para diagnosticar com precisão problemas, como sincinesias, espasmo e hipertonia;
H) Capacidade de identificar contraindicações para o uso e monitorar resultados adversos.

## ELETROFISIOLOGIA

A eletricidade é uma das formas básicas de energia na ciência da física, podendo produzir efeitos significativos, sobre os tecidos biológicos.[1] Os tecidos biológicos contêm partículas carregadas em solução, na forma de íons, como sódio (Na+), potássio (K+) ou cloreto (Cl-). Músculos e nervos são bons condutores, enquanto a pele e a gordura são condutores fracos. A condutividade, dos diversos tipos de tecido do corpo, é variável, o tecido que contém mais água e maior conteúdo de íons é melhor condutor de eletricidade. Quanto maior a impedância da pele, maior será a voltagem da corrente elétrica necessária para estimular o nervo e o músculo subjacentes. As fibras nervosas necessitam de corrente de baixa intensidade e de curta duração, enquanto as fibras musculares necessitam de correntes de alta intensidade e longa duração. Assim, dependendo da qualidade do estímulo elétrico, obtêm-se diferentes respostas do tecido estimulado. A corrente elétrica é o que de fato percorre a pele e por ela penetra em tecidos mais profundos, quando entre os eletrodos há uma diferença de potencial.[2]

## Características das Correntes Eletroterapêuticas

Os efeitos do estímulo elétrico podem ser divididos em efeitos diretos e indiretos. Dentre os efeitos diretos, encontram-se aqueles que ocorrem ao longo das linhas do fluxo da corrente e, sob os eletrodos, podem ser representados pela contração muscular, resultado da estimulação do nervo ou do próprio músculo. Os efeitos indiretos acontecem distantes da área do fluxo da corrente e são geralmente resultantes de efeitos fisiológicos, desencadeados pela passagem de corrente elétrica ao longo dos tecidos.[3]

Para ser eficiente, o estímulo tem que ter intensidade adequada e durar tempo suficiente para igualar ou exceder o limiar básico de excitação da membrana. Um estímulo de curta duração precisa ter alta intensidade, para que ocorra a despolarização da membrana, enquanto o estímulo de baixa intensidade necessita de longa duração para ser eficaz.[2]

As correntes elétricas podem ser de baixa frequência (TENS e modo FES) ou de média frequência (Russa, AUSSIE) moduladas em baixas frequências, criando um balanço entre conforto e produção de torque que permitem uma maior discriminação entre as respostas sensoriais e motoras.

Os impulsos bifásicos são os mais utilizados na busca da analgesia, do recrutamento muscular e reconstituição tecidual. Existe também uma classificação dos impulsos quanto à similaridade ou não entre suas fases e, assim, teremos os impulsos simétricos e assimétricos. Os impulsos simétricos são aqueles idênticos quanto aos seus formatos em ambas as fases, isso equivale tanto na sua amplitude, como na duração do impulso. O impulso quadrado ou retangular é o que melhor recruta a fibra muscular com menor intensidade; o impulso bifásico é necessário, para que não ocorra o efeito galvânico e, consequentemente, a famosa queimadura química e, por último, que devem ser simétricos, possibilitando a seletividade e o conforto do estímulo. É possível, também, encontrarmos impulsos assimétricos cujas fases apresentam impulsos de distintos formatos, porém, mantendo a mesma amplitude, geralmente são estabelecidos no modo TENS, cuja fase positiva é retangular, e a negativa é triangular, na necessidade de diminuir a presença da acomodação e também por serem estímulos seletivos à inervação sensorial e/ou motora.

A frequência é um dos mais importantes parâmetros dentro da eletroestimulação. A frequência é um fenômeno físico, pode ser definida como quantas vezes por segundo um fenômeno se repete. Variando-se a frequência, podemos variar o tipo de sensação e de resultado que queremos obter. Os objetivos das correntes de fortalecimento estão em oferecer frequências capazes de recrutar as diferentes fibras musculares, tônicas (entre 20 e 50 Hz) ou fásicas (entre 60 e 150 Hz), ao contrário das correntes eletroanalgésicas, que devem estimular inervações sensoriais ou motoras, mas com objetivos de gerar respostas químicas, ou seja, liberar substâncias envolvidas nos processos de alívio da dor, como neurotransmissor GABA e as endorfinas. Para isso os impulsos devem ser repetidos com frequências abaixo de 20 Hz ou acima de 50 Hz até 150 Hz.

Largura de pulso é o tempo de duração do pulso e é medido em microssegundos. Alargando ou estreitando a largura de pulso pode alterar a profundidade de penetração de corrente e também alterar especificamente a quantidade de eletricidade para alcançar os tecidos corporais sem aumentar ou diminuir a intensidade global. De acordo com a intensidade da estimulação, esse contingente de atividade pode ser aumentado, porém há risco de fadiga, se as fases de relaxamento não forem respeitadas. Existe uma relação direta da frequência de repetição dos estímulos com a duração de cada um deles. O tempo que leva para formar um impulso elétrico é medido em microssegundos, sendo específico esse tempo para gerar um Potencial de Membrana, ou seja, produzir a inversão elétrica da membrana nervosa e, então, desencadear um Potencial de Ação. Nos aparelhos, em geral, a duração do pulso vai variar entre 50 μs a 600 μs para o TENS e FES. Este parâmetro é ajustável, porém nos geradores de *corrente russa* a duração normalmente é fixa em 200 μs a 400 μs.

Dose é a quantidade de energia a qual receberá cada porção de tecido ($cm^2$), suficiente para estimular sem saturar ou lesionar a área estimulada, tendo relação com a intensidade e tempo do estímulo. Assim é possível diferenciar intensidade e dose, quando dizemos 30 mA ou quando deveremos referir 30 *$mNcm^2$ respectivamente*. A amplitude é uma medida da magnitude com referência à linha base de corrente zero e é normalmente medida em Ampére ou suas subunidades. Dependendo do estimulador específico, as amplitudes geralmente não excedem os valores máximos de 100 a 200 mA. Intensidades mais elevadas podem fomentar aumentos de ganhos de força. Trabalhos recentes examinando os parâmetros ótimos de intensidade para a estimulação sugerem que intensidades mais baixas podem induzir mais entrada do sistema nervoso central do que intensidades mais elevadas. Amplitudes superiores na Eletroestimulação Neuromuscular (EENM) ativam um grande número de fibras musculares que criam fortes contrações. A intensidade também vai contribuir para o conforto do paciente, no entanto, a frequência e intensidade inevitavelmente determinarão a qualidade de contração muscular produzida.[4]

Nos casos em que a prioridade é a contração muscular ou uma estimulação com tempos predefinidos, temos as rampas de subida e descida, conhecidas como RISE e DECAY, são configurações importantes porque evitam que o músculo contraia de forma brusca e entre no processo de relaxamento também de forma brusca. Reduz o gasto energético imediato, ficando mais próximo de uma contração normal, assim como do relaxamento das fibras musculares. Se muito longas podem gerar um estado de expectativa no paciente além de poder produzir ligeiro estado de fadiga pré-contração em estado tetânico.

Os efeitos no corpo das cargas elétricas aplicadas dependem da amplitude e da natureza da corrente resultante nos tecidos. Isso pode ainda ser resumido simplesmente em três efeitos básicos, cada um podendo trazer várias consequências fisiológicas e terapêuticas complexas:

1. As mudanças químicas ocorrem nos tecidos como resultado da aplicação de corrente unidirecional ou direta. Se a corrente for suficientemente grande, ocorrerá destruição dos tecidos;
2. Tecidos excitáveis, como nervos e músculos, podem ser estimulados por correntes que variam com determinada frequência. A mudança na corrente precisa ser rápida o suficiente para desequilibrar os íons em torno das membranas celulares, mas não tão rápida que não dê tempo para a célula responder. Isso pode levar a muitos efeitos, como contração muscular e alteração na percepção de dor;
3. Um aquecimento significativo pode ser gerado nos tecidos do corpo quando correntes alternantes homogêneas de alta frequência são aplicadas, pois a velocidade da mudança é alta demais para permitir que as células excitáveis respondam, e os efeitos

polares ou químicos são insignificantes por causa da alternação homogênea, de modo que podem ser aplicadas correntes com intensidades relativamente altas.

Um fenômeno importante na eletroterapia é a Impedância. O termo impedância (Z) descreve a oposição às correntes alternadas, assim como o termo resistência descreve a oposição às correntes contínuas. A impedância leva em conta tanto a oposição capacitiva, quanto a resistiva, para o movimento de partículas carregadas. Quando se trata de estimulação elétrica clínica, é mais apropriado expressar a oposição à corrente com relação à impedância, porque os tecidos humanos são mais bem modelados como redes complexas de resistores e capacitores (R–C). Já que a impedância depende da natureza capacitiva dos tecidos biológicos, sua magnitude depende da frequência da estimulação aplicada. Em geral, quanto mais alta a frequência de estimulação, mais baixa será a impedância dos tecidos.

Um componente importante para eletroestimulação são os eletrodos. Os eletrodos são dispositivos que transmitem o estímulo elétrico gerado para o paciente e, portanto, sua integridade pode afetar os resultados da terapia. Diante disso, a escolha do eletrodo, sua manutenção e durabilidade ainda representam dúvidas nas terapias com corrente elétrica. Quando se aplicam estímulos elétricos mediante eletrodos de contato, se produz a excitação do sarcolema que inerva o músculo. A escolha do tamanho do eletrodo depende do tamanho do músculo que deseja ser estimulado, e da intensidade de contração que deve ser desencadeada. Os pequenos são usados para a estimulação de músculos pequenos, ou para aplicar um estímulo sobre um nervo que supre um músculo. Os mais largos são necessários para estimular músculos maiores e grupos musculares, ou para agir como terminais de dispersão.[5,6] Embora a corrente elétrica sobre a superfície do eletrodo possa acontecer de forma irregular, é válido dizer que quanto mais largo o eletrodo, menor é a intensidade da corrente por unidade de área. Esses produzem respostas maiores e sem dor, porque mais unidades motoras ficam abaixo do eletrodo e são recrutadas simultaneamente, enquanto os eletrodos menores podem provocar uma contração dolorosa, logo após se ter atingido a estimulação em níveis motores.[5,6] Na **técnica bipolar, a mais eficiente p**ara aplicação em voz, ambos os eletrodos são posicionados no local que se deseja estimular. Essa técnica exige que os eletrodos sejam colocados sobre a área desejada para que esta receba a estimulação para que o circuito completo e o fluxo da corrente através do tecido fiquem na área onde se localiza o problema, e que as respostas excitatórias devam ser percebidas pelos dois eletrodos. Esses normalmente são menores, normalmente do mesmo tamanho, e o eletrodo dispersivo não é usado. Esse tipo de colocação é usado por problemas, como atrofia muscular por desuso, facilitação neuromuscular, limitação de ADM, espasmo muscular protetor ou problemas circulatórios.

Particularmente, quando o problema clínico exige uma estimulação motora, a técnica bipolar consome menos tempo, causa uma excitação mais específica dos músculos-alvo e elicia uma contração mais forte. Caso apenas a excitação sensorial seja indicada, então tanto a técnica de aplicação bipolar, quanto a monopolar podem ser igualmente efetivas. Certamente, quanto maior for a frequência de estimulação, maior será a frequência de ativação das unidades motoras ativas, e maior será a produção de força.

## Correntes e Formas Terapêuticas
### *Neuroestimulação Elétrica Transcutânea (TENS)*
O uso da eletroestimulação transcutânea periférica teve um novo salto apenas, na década de 1960, com Melzack e Wall que publicaram na Science a Teoria das Comportas e firmaram

o uso da estimulação transcutânea (TENS) como terapêutica analgésica e neuroestimuladora das vias neurais que controlam a dor. Foi a partir dos conceitos de neuroestimulação propostos por Melzack & Wall que várias outras metodologias, como a estimulação cortical superficial, a estimulação encefálica profunda e a estimulação intramedular, puderam se desenvolver 40 anos mais tarde.[7]

A aplicação da EE no modo de TENS em fonoaudiologia tem por objetivo aumentar a vascularização, analgesia, relaxamento e equilíbrio na tensão muscular. Os modos de TENS mais usados são:

A TENS de frequência modulada em alta e baixa duração de pulso é conhecida como TENS convencional e promove um tipo de estimulação tátil capaz de ativar as fibras de grosso calibre e diminuir a sensação dolorosa. Sua ação e seu efeito analgésico é local, realizando-se no segmento medular correspondente ao dermátomo estimulado. A TENS de modulação de alta frequência provoca melhores condições na liberação da serotonina.[8,9]

A TENS de baixa frequência e de alta intensidade estimula a glândula hipófise a liberar substâncias químicas que estimulam a produção de β-endorfinas que reduzem a dor. Pode ser utilizada no tratamento de dor crônica, dor provocada por lesão de tecidos profundos, dor miofascial e dor causada por espasmo muscular. A TENS Acupuntura utiliza valores inversos ao modo Convencional, ou seja, duração do impulso elevado em torno de 180 até 250 μs e a frequência sempre abaixo de 20 Hz. Esse processo é mais amplo, pois, além de estimular a liberação de β-endorfina, também irá promover o relaxamento das fibras musculares, a retirada de toxinas e melhoria do metabolismo local.

## Estimulação Elétrica Neuromuscular (EENM)

A EENM é um estímulo elétrico que provoca como resposta a contração da musculatura onde foi aplicado. A corrente elétrica produzirá um tipo de despolarização das fibras muscular e nervosa e gerar um potencial de ação que se propagará ao longo da membrana, promovendo a contração muscular.[10]

A estimulação elétrica do músculo difere da contração voluntária em vários aspectos. Primeiro ocorre um disparo sincronizado de todos os neurônios motores estimulados. A estimulação elétrica não estimula as Unidades Motoras na mesma ordem de recrutamento que a contração voluntária. Na verdade, a ordem é essencialmente revertida porque:

A) Os neurônios motores de maior diâmetro (tipo II) são mais facilmente estimulados;
B) Os nervos sensoriais são inevitavelmente estimulados.

Além disso, a frequência de disparo é fixa, diferente da contração voluntária. Desse modo, para causar contrações musculares mais fortes, a densidade de corrente precisa ser aumentada para estimular mais unidades motoras. A estimulação elétrica normalmente provocará respostas sensitivas antes das respostas motoras. O movimento pretendido tem que ser convertido em rotinas neurais associadas a padrões musculares adequados.

A estimulação elétrica terá o mesmo efeito que a contração muscular voluntária normal para causar um aumento temporário no metabolismo muscular. Haverá consequências associadas, como o aumento na captação de oxigênio e produção de dióxido de carbono, ácido láctico e outros metabólitos, assim como um aumento na temperatura local e maior fluxo sanguíneo local. Muitos estudos mostraram esse aumento no fluxo sanguíneo.

A frequência da corrente interfere na qualidade da contração, frequências menores que 20 Hz promovem contrações trêmulas, e frequências maiores que 20 Hz promovem contrações lisas e tetânicas.[1] Com frequências mais baixas a capacidade de geração de força muscular é menor em relação ao uso de frequências maiores, por outro lado, a EENM com altas frequências induz o músculo à fadiga mais rapidamente.[1] A maioria dos músculos são compostos por aproximadamente 50% de fibras tipo I, 25% de fibras de tipo IIa, e os 25% restantes são representados por fibras de IIb.[11]

Correntes mais confortáveis possibilitam a utilização de maiores intensidades, gerando, assim, contrações musculares eletricamente induzidas mais vigorosas. Esse fato é de fundamental importância quando se tem como objetivo o ganho de força muscular.[12,13] As frequências na faixa de 10 Hz resultam em tremor do músculo e sensação de percussão. De 20 Hz a 40 Hz o músculo se contrairá de forma contínua (ativam fibras I) com contração tetânica. Entre 50-100 Hz a contração muscular tetânica aumenta com o aumento da frequência, *zumbido* ou formigamento sensorial (ativam fibras IIA e IIB).[3]

O uso de corrente com frequências menores que 10 Hz têm duplo objetivo:

1. Favorecer as condições da musculatura em responder adequadamente a sobrecarga de trabalho ativo, denominado aquecimento pré-fortalecimento;
2. Reduzir os impactos negativos após uma grande atividade muscular principalmente buscando oxigenar a musculatura, favorecer a remoção de catabólitos, toxinas e ácido láctico e, por fim, promover a liberação de β-endorfina, gerando efeito analgésico.

Alguns equipamentos oferecem programas predefinidos, caso contrário, basta mantermos frequências abaixo de 10 Hz por um período acima de 5 minutos sobre a musculatura a ser recrutada.

Os efeitos tardios da EENM agem na neuroplasticidade e são suscetíveis para modificar as propriedades viscoelásticas musculares e favorecer a ação e o desenvolvimento de unidades motoras de contração rápida. A EENM bem aplicada tem não apenas efeito sobre os ganhos de força, mas também sobre a vascularização do músculo, com repercussão trófica. Influências vasculares são dependentes da frequência dos impulsos, sendo os mais eficazes de 10, 20 ou 50 Hz.

Um aspecto importante deve ser levado em consideração quando se usa a eletroestimulação para fins de contração muscular: o efeito de habituação à corrente aplicada. Entende-se por habituação a característica de ignorar um estímulo que acontece com uma certa constância e por isso fica sem importância. O SNC acostuma-se com o estímulo elétrico e atenua seu efeito, que é refletido na contração muscular. Modulações na frequência, intensidade e duração dos pulsos de corrente fazem com que haja uma diminuição no processo de habituação.

## Estimulação Elétrica Funcional (FES)

A FES é uma corrente de eletroestimulação que tem como base a produção da contração através de estimulação elétrica e se enquadra dentro da EENM. Esta contração eliciada por meio da eletroestimulação pode ser combinada com movimentos voluntários, e a coordenação entre os controles naturais e artificiais ao ser praticado regularmente é efetiva em restaurar funções e melhorar a execução de atividades de vida diária.

A FES permite uma entrada seletiva repetitiva aferente até o sistema nervoso central e ativa não só a musculatura local, como também os mecanismos reflexos necessários para a reorganização da atividade motora e movimentos que estão prejudicados por causa da lesão dos neurônios motores superiores.[14]

Os efeitos tardios da FES agem na neuroplasticidade e são suscetíveis de modificar as propriedades viscoelásticas musculares e favorecer a ação e o desenvolvimento de unidades motoras de contração rápida.[15] Porém, é necessário um domínio das propriedades elétricas e musculares durante o treinamento, a fim de se evitar a fadiga precoce.

## Corrente Russa
A corrente russa gera contração através da despolarização do nervo motor, assim como a FES. A diferença entre elas está na frequência portadora da corrente, que na FES é de 1.000 Hz e na russa é de 2.000 Hz a 2.500 Hz. Quando se aumenta a frequência portadora da corrente, ela se torna mais suportável, pois o nosso organismo não é sensível a essa frequência, com isso, a resistência diminui, e a frequência não encontra nenhuma barreira até chegar à fibra nervosa. Logo, esta corrente permite um aumento na intensidade sem que se torne desconfortável.

A frequência da corrente russa é modulada em um modo conhecido como *burst*. Cada *burst* vai ser modulado de acordo com o tipo de fibra que se deseja estimular (branca ou vermelha). Para fibras brancas, frequências mais altas, na ordem de 80 Hz, são indicadas. Já para fibras vermelhas, a frequência indicada é a de 20 Hz.

Além da modulação da frequência esta corrente possibilita o controle do ciclo útil que será utilizado em porcentagem. O ciclo de 10% é indicado para atrofia severa ou flacidez severa, 30% para atrofia moderada ou flacidez relativamente importante, e 50% para o final da recuperação de atrofia e para recuperação de tônus muscular.

## Contraindicações e Cuidados Relacionados com a Fonoaudiologia
A eletroestimulação é contraindicada em casos de cardiopatias severas, em portadores de marca-passo, sobre os seios carotídeos, sobre tumores cancerígenos, em regiões com falta de sensibilidade, para eliciar contrações muito longas, em pacientes epilépticos só com autorização médica por escrito, em pacientes com estado febril, em regiões com dermatites e dermatoses, em casos de ausência de cognição, com altas intensidades na região de pescoço e face, em crianças sindrômicas graves com finalidade de contração, em recém-natos, sobre feridas, para eliciar contrações sobre áreas excessivamente aderentes decorrentes do esvaziamento cirúrgico ou radioterapia e em doenças degenerativas avançadas onde a fadiga seja um componente importante do quadro clínico.

## ELETROESTIMULAÇÃO EM CANTORES PROFISSIONAIS
Cantores são profissionais da voz que possuem grande demanda vocal, bem como uma gama enorme de graus de exigência e requintes específicos a depender do seu gênero musical.[16] Uma decorrência de tais características pode ser a influência de desconfortos na produção da voz cantada durante o desempenho vocal em *performances* artísticas, pois todos os ajustes específicos da dinâmica do canto são influenciados por ajustes laríngeos e supralaríngeos.

O canto representa uma modalidade artística que se utiliza dos mesmos órgãos fonoarticulatórios utilizados para a fala, porém vale ressaltar que para a produção da voz falada os ajustes ocorrem de forma natural e inconsciente, ou seja, não são treinados previamente, enquanto no canto todos os ajustes são treinados nos momentos de ensaios e estão diretamente relacionados com as exigências da música e com o estilo musical do cantor.[17]

Para a produção da voz cantada é necessário que o cantor possua uma grande intimidade com sua voz, a fim de preservar e não desenvolver inadequações que possam comprometer seu desempenho e rendimento vocal, pois é bastante frequente, em razão da demanda e dos ajustes sofisticados que o canto exige, os cantores se queixarem de algumas dificuldades vocais durante a execução de seus repertórios.[18] Alguns fatores orgânicos e comportamentais podem contribuir para que o cantor venha apresentar esse repertório de queixas expressas em forma de sinais e sintomas vocais durante o canto, como, por exemplo, a presença de refluxo gastroesofágico, alterações laríngeas, inadaptações fônicas, alterações de vias aéreas superiores (rinite, sinusite, desvio de septo, faringites, tonsilites etc.), técnica vocal deficiente, fonotraumas, baixa resistência vocal e estresses físico e mental.

Para o bom desempenho vocal do cantor é necessário ainda o conhecimento e treinamento acerca do uso adequado do instrumento vocal, e o acompanhamento regular de um médico, professor de canto e fonoaudiólogo, assim, conseguirá uma maior proteção do seu aparelho vocal durante *performances* artísticas.

A atuação fonoaudiológica na população de cantores visa avaliar os parâmetros perceptivo-auditivos, acústicos e de autoavaliação em situações de fala e canto para determinar o controle das habilidades fonatórias e a existência de ajustes inadequados do trato vocal nessa categoria de usuários profissionais da voz.

É importante destacar que certas qualidades acústicas desejáveis na voz de um cantor somente são acessíveis quando a laringe e seus músculos extrínsecos estão em um estado relaxado.[19] A tensão da musculatura extrínseca e a tensão vocal durante a fonação são problemas encontrados nos desempenhos destes profissionais.

O cansaço vocal também é um sintoma muito reportado na rotina de cantores profissionais e amadores e pode refletir estados de desgaste e inflamação do tecido muscular, edema de lâmina própria e a reconstrução dos tecidos laríngeos que ocorrem após uso vocal contínuo. Isso é comparável ao desconforto que um atleta sente enquanto se exercita ativamente, e a química muscular está sendo quebrada.[20]

Uma prática essencial no trabalho vocal do cantor é a realização do aquecimento vocal que irá preparar a musculatura laríngea antes do uso vocal contínuo e já foi comprovado que promove uma melhora da qualidade da voz e dos parâmetros acústicos de perturbação de frequência e amplitude, relação harmônico ruído e nos formantes, relacionados com uma produção vocal mais estável e equilibrada.[21] Desta forma, o aquecimento da musculatura envolvida no processo de fonação possibilita menos esforço durante o canto e maior controle vocal.

O trabalho de intervenção vocal de cantores tem como objetivo proporcionar uma voz com máxima eficiência e mínimo esforço vocal, e para alcançar esse objetivo é necessária uma abordagem que envolva o treino de habilidades, como: resistência cardiorrespiratória, força, flexibilidade, resistência muscular, potência, velocidade, coordenação, agilidade, equilíbrio e precisão. Nesse contexto, a eletroestimulação associada à prática de exercícios vocais específicos constitui uma ferramenta interessante por proporcionar respostas musculares que podem auxiliar no relaxamento laríngeo e no fortalecimento e aumento da resistência laríngea durante o canto.

A compreensão das exigências vocais do cantor profissional, das habilidades fonatórias e dos ajustes vocais desenvolvidos no canto determinarão as possibilidades de uso da eletroestimulação como recurso terapêutico nessa categoria profissional. Diante da avaliação clínica o profissional pode eleger os parâmetros de aplicação da eletroterapia para benefício do paciente em questão, com a seleção criteriosa dos sítios, posicionamento de eletrodos, tipo de corrente, frequência, largura de pulso, tempo de estímulo e intensidade indicados.

A TENS vem sendo utilizada como método terapêutico na área da voz para auxiliar no alívio de dores musculares agudas e crônicas, promover melhora da vascularização na região laríngea e auxílio no relaxamento muscular em casos de disfonia. A metodologia de aplicação tem sido: baixa frequência e largura de pulso alta (10 Hz e 200 μs), pulso quadrático bifásico simétrico, intensidade no limiar motor, aplicação de 20 a 30 minutos duas ou três vezes por semana por cerca de 12 sessões.[22-26]

Guimarães[27] apresentou um estudo com disfonia hipercinética com uso da TENS para o relaxamento da musculatura laríngea (Fig. 22-1) como fase preliminar ao tratamento, criando melhores condições para o desenvolvimento da terapia e para a aplicação das técnicas convencionais. O autor afirma que os pacientes que receberam a TENS atingiram relaxamento muscular mais rapidamente e com qualidade superior, quando comparados aos pacientes que não receberam a estimulação elétrica. Em outro estudo, Guimarães[28] observou que o relaxamento laríngeo foi mais rápido e mais duradouro nos pacientes disfônicos que receberam TENS em comparação aos que não receberam, segundo o autor, a TENS reduz a sintomatologia dolorosa e cria melhores condições fisiológicas para o desenvolvimento de outras terapias.

Além de ser utilizada para favorecer um padrão fonatório equilibrado a TENS também pode ser utilizada em casos de lesões laríngeas causadas por hiperfunção vocal, como os nódulos, trazendo ganhos na qualidade vocal, redução no tamanho das lesões laríngeas, melhora do grau da disfonia, aumento do TMF e fechamento glótico, diminuição da tensão das pregas vocais, redução da atividade elétrica muscular e da dor.[23,24]

Estudos que utilizaram a corrente de analgesia, TENS, com objetivo de promover o relaxamento das musculaturas cervical e laríngea de disfônicos, optaram pelo posicionamento de eletrodos com o uso de dois canais, sendo um sobre a região da cartilagem tireóidea, e o outro sobre o músculo trapézio (Fig. 22-2).[24,28,29] Pode-se ainda realizar o relaxamento cervical com eletrodos na região submandibular, músculo trapézio e esternocleidomastóideo.[22,23,25,26]

A utilização da eletroestimulação também se mostra eficaz no momento do desaquecimento vocal, onde mesmo o cantor respeitando todos os cuidados vocais durante a atividade vocal, sua voz apresenta sinais e desgaste por causa do grau de demanda de utilização da voz. Logo, a utilização dessa ferramenta associada a exercícios vocais pode favorecer a recuperação da função fonatória.

Há inúmeras aplicabilidades da TENS em cantores profissionais, desde o alívio de dores musculares e melhora da vascularização na região laríngea até o auxílio no relaxamento muscular da região de cintura escapular e da laringe, aumentando a propriocepção das musculaturas cervical e laríngea e favorecendo o equilíbrio fonatório.

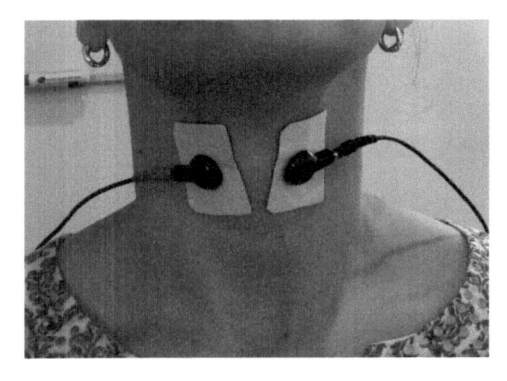

**Fig. 22-1.** Posicionamento de eletrodos em laringe.

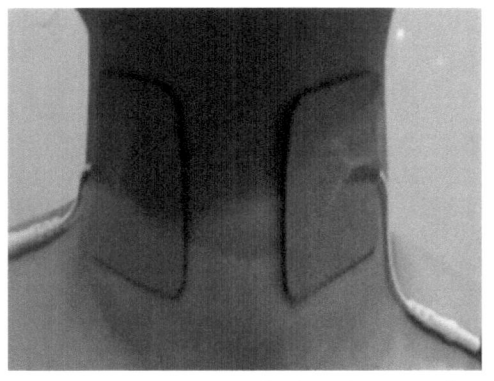

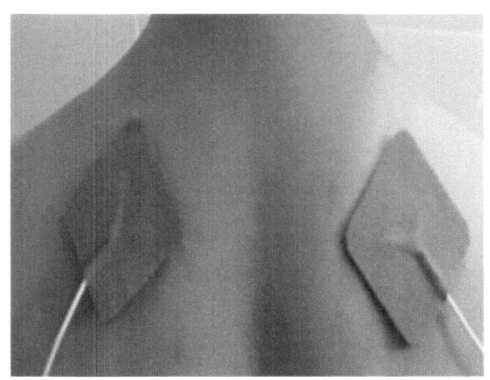

**Fig. 22-2.** Posicionamento de eletrodos, segundo Mansuri et al.[29]

Outra possibilidade do uso da eletroestimulação é com as correntes de EENM associadas à terapia fonoaudiológica com o objetivo de favorecer a hipertrofia muscular e as adaptações metabólicas necessárias para otimizar o desempenho vocal. Logo, deve ser contemplada como recurso auxiliar no trabalho de condicionamento vocal de cantores, proporcionando força, potência e resistência aos músculos responsáveis pela produção da voz.

Para eliciar contrações da musculatura intrínseca da laringe sugere-se utilizar eletrodos mais próximos, que possibilitam um grau de ativação muscular mais profundo de forma efetiva. A ordem de ativação da unidade motora com EENM depende do diâmetro do axônio e da distância entre o axônio e o eletrodo ativo, porém pode variar entre indivíduos.[30,31] É indicado o uso de eletrodos retangulares sobre a lâmina da cartilagem tireóidea, com cerca de 1 cm de distância entre eles (Fig. 22-1). Esta posição favorecerá que o estímulo elétrico penetre nas camadas musculares da laringe até atingir as pregas vocais.

Sabendo que estas correntes agem nos neurônios aferentes promovendo contrações musculares, é importante pensar sobre o processo de hipertrofia muscular, definido como o aumento na secção transversa do músculo, que resulta no aumento do tamanho e do número de filamentos de actina e miosina com consequente adição de sarcômeros em paralelo dentro das fibras musculares já existentes, gerando aumento da força contrátil.[32]

O treinamento de resistência vocal destes profissionais traz ainda adaptações metabólicas, como aumento nos níveis mitocondriais em tamanho e número, de enzimas oxidativas, na densidade capilar e na dependência da gordura armazenada, como energia. Logo, o treino vocal pode ter um foco aeróbico para melhorar a eficiência da produção de ATP com exercícios de durações mais longas, causando adaptações no músculo esquelético, nas mitocôndrias e na capacidade respiratória;[33,34] ou um foco no condicionamento anaeróbico para facilitar a atividade de média e alta intensidades com recuperação rápida entre cada exercício, compensando a fadiga sem experimentar uma diminuição no desempenho.

As frequências mais baixas da EENM estão associadas ao aumento da microcirculação local e mobilização do sistema sensório-motor (5 Hz-15 Hz), em seguida temos as frequências que eliciam contrações musculares das fibras lentas (30 Hz), as frequências que ativam a contração muscular das fibras rápidas (80 Hz) e as frequências intermediárias que são consideradas mistas por ativar a contração de fibras tipos I e II (50 Hz).

A largura de pulso deve estar associada ao objetivo terapêutico e ao tipo de fibra que se deseja estimular. No caso do treinamento laríngeo são indicadas larguras de pulso altas que possibilitam que o estímulo penetre na laringe, porém pode-se variar a largura de pulso de acordo com a frequência e tipo de fibra que está sendo estimulada. Sendo assim, em fibras tipo I, de contração lenta e resistentes à fadiga, sugere-se utilizar largura de pulso maior e em fibras tipo II, de contração rápida e fatigáveis, o ideal é utilizar largura de pulso mais baixa.

Quando o profissional prepara um programa de aquecimento vocal para o cantor, ele deve ter em mente as características da musculatura laríngea, as propriedades elétricas que eliciam a contração da musculatura desejada e os exercícios vocais que devem ser associados a este programa de treinamento.

Além das possibilidades de uso da EENM na laringe, este recurso pode promover uma melhora do desempenho muscular quando aplicado nos músculos orofaciais que são importantes para comunicação e expressão do cantor. Embora, a literatura suporte uma correlação positiva entre o uso de EENM e aumento da força muscular e amplitude de movimento,[35,36] pesquisas limitadas investigaram o efeito da estimulação neuromuscular nos músculos lingual, labial e bucal em termos de produção e inteligibilidade da fala.[37]

Apesar dos inúmeros benefícios com o uso da EE em cantores, é importante conhecer de forma aprofundada a aplicabilidade deste recurso e estar atento aos riscos, pois o uso de intensidades elevadas pode gerar desconfortos e espasmos glóticos, e o número excessivo de contrações eliciadas pelo equipamento associadas aos exercícios vocais pode gerar fadiga nas musculaturas laríngea e orofacial.

## CONSIDERAÇÕES FINAIS

A eletroestimulação constitui um método eficaz no treinamento e condicionamento vocal de cantores profissionais e amadores por oferecer resultados eficazes no relaxamento ou ativação da musculatura laríngea e paralaríngea, porém é necessário um conhecimento aprofundado acerca da utilização dessa ferramenta auxiliar no trabalho de reabilitação e habilitação vocal.

Vale ressaltar que a eletroestimulação é um recurso tecnológico auxiliar, não tendo como objetivo substituir a terapia vocal convencional e produz resultados satisfatórios quando combinada a exercícios vocais específicos na terapia e treinamento vocais.

## REFERÊNCIAS BIBLIOGRÁFICAS

1. Robinson AJ, Snyder-Mackler L. Eletrofisiologia Clínica. 2. ed. Porto Alegre: Ed. Artmed; 2001.
2. Prentice WE. Modalidades Terapêuticas Para Fisioterapeutas. 2 ed. Porto Alegre: Ed. Artmed; 2004.
3. Low J, Reed A. Eletroterapia Aplicada: Princípios E Prática. 3rd ed. São Paulo: Manole; 2001.
4. Bergquist A, Clair J, Lagerquist O, et al. Neuromuscular electrical stimulation: implications of the electrically evoked sensory volley. Eur J Appl Physiol. 2011;10:2409-26.
5. Kitchen S. Eletroterapia: Prática Baseada em Evidências. São Paulo: Manole ed; 2003. p. 11a.
6. Nelson RM, Hayes KW, Currier DP. Eletroterapia clínica. São Paulo: Manole ed; 200. p. 3a.
7. Melzack R, Wall PD. Pain mechanisms: a new theory. Science. 1965;150(11):971-79.
8. Raimundo AKS, Sousa LA, Silveira RF, et al. Dosagem de serotonina sistêmica após aplicação da eletroestimulação nervosa transcutânea (TENS). Fisioter Mov. 2009;22(3):365-74.
9. Silva TFG, Suda EY, Marçulo CA, et al. Comparação dos efeitos da estimulação elétrica nervosa transcutânea e da hidroterapia na dor, flexibilidade e qualidade de vida de pacientes com fibromialgia. Fisioter Pesq. 2008;15(2):118-24.
10. Kitchen S, Bazin S. Eletroterapia de Clayton. São Paulo, Manole; 1998.
11. Junqueira LCU, Carneiro J. Biologia celular e molecular. 7. ed. Ed. Guanabara Koogan; 2000.

12. Delitto A, Rose S J. Comparative comfort of three waveforms used in electrically eliciting quadriceps femoris muscle contraction. Phys Ther. 1986;66(11):1704-1707.
13. Delitto A, Snyder-Mackler L, Robinson AJ. Estimulação elétrica do músculo: técnicas e aplicações. In: Robinson AJ, Snyder-Mackler L. Eletrofisiologia Clínica - eletroterapia e teste eletrofisiológico. 2. ed. Porto Alegre: Artmed editora; 2001. p. 119-45.
14. Lianza S. Estimulação Elétrica Funcional. Tese De Livre Docência. Universidade Federal Do Rio De Janeiro. 1990.
15. Alfieri V. Electrical treatment of spasticity. Reflex tonic activity in hemiplegic patients and selected specific electrostimulation. Scand J Rehab Med. 1982;14(4):177-82.
16. Costa HO, Duprat A, Eckley C, Andrada e Silva MA. Caracterização do profissional da voz para o otorrinolaringologista. Braz J Otorhinolaryngol. 2000;66(2):129-34.
17. Pimenta J, Silva FF, Pimenta A O. Avaliação do cantor - A biomecânica do canto. In: Cesar AM, Maksud SS. Fundamentos e práticas em Fonoaudiologia. Rio de Janeiro: Revinter; 2016. p. 255-269.
18. Amorim GO, Rolim JE. Disodias. In: Ferreira T. Distúrbios da Comunicação Oral em adultos e idosos – Manual prático. São Paulo: Booktoy; 2019. p. 151-175.
19. Roy N, Leeper HA. Effects of the Manual Laryngeal Musculoskeletal Tension Reduction Technique as a Treatment for Functional Voice Disorders: Perceptual and Acoustic Measures. J Voice. 1993;7(3):242-9.
20. Carroll T, Nix J, Hunter E, et al. Objective Measurement of Vocal Fatigue in Classically Trained Singers: A Pilot Study of Vocal Dosimetry Data. Otolaryngol Head Neck Surg. 2006;135(4):595-602.
21. Amir O, Amir N, Michaeli O. Evaluating the Influence of Warmup on Singing Voice Quality Using Acoustic Measures. 2005;252-60.
22. Conde M de CM, Siqueira LTD, Vendramini JE, et al. Transcutaneous Electrical Nerve Stimulation (TENS) and Laryngeal Manual Therapy (LMT): Immediate Effects in Women With Dysphonia. J Voice. 2018;32(3):385.e17-385.e25.
23. Guirro RRJ, Bigaton DR, Berni KCS, et al. Estimulação elétrica nervosa transcutânea em mulheres disfônicas TT – Transcutaneous electrical nerve stimulation in dysphonic women. Pro Fono. 2008;20(3):189-94.
24. Santos JKO, Silvério KCA, Diniz ONFC, Gama ACC. Evaluation of Electrostimulation Effect in Women With Vocal Nodules. J Voice. 2016;30(6):769.e1-769.e7.
25. Silverio KCA, Brasolotto AG, Siqueira LTD, et al. Effect of application of transcutaneous electrical nerve stimulation and laryngeal manual therapy in dysphonic women: Clinical trial. J Voice. 2015;29(2):200-8.
26. Siqueira LTD, Silverio KCA, Brasolotto AG, et al. Efeitos da terapia manual laríngea e da estimulação elétrica nervosa transcutânea (TENS) na diadococinesia laríngea em mulheres disfônicas: estudo clínico randomizado. CoDAS. 2017;29(3):1-9.
27. Guimarães BTL. A eletroestimulação nervosa transcutânea no relaxamento laríngeo. Revista Lugar em Fonoaudiologia. 1992.
28. Guimarães BTL. Relaxamento laríngeo com o uso da eletroestimulação nervosa transcutânea (TENS): um estudo comparativo. Revista Lugar em Fonoaudiologia. 2000.
29. Mansuri B, Torabinezhad F, Jamshidi AA, et al. Application of High-Frequency Transcutaneous Electrical Nerve Stimulation in Muscle Tension Dysphonia Patients With the Pain Complaint: The Immediate Effect. J Voice. 2019;1-10.
30. Clamann HP, Gillies JD, Skinner RD, Henneman E. Quantitative measures of output of a motoneuron pool during monosynaptic reflexes. J Neurophysiol. 1974;37(6):1328-37.
31. Delitto A, Snyder-Mackler L. Two theories of muscle strength augmentation using percutaneous electrical stimulation. Phys Ther. 1990;70(3):158-64.
32. Bompa TO. Treinamento de força consciente. São Paulo: Phorte. 2000.
33. Brooks G, Fahey T, Baldwin K. Exercise Physiology: Human bioenergetics and its applications. McGraw Hill. 2005;4:109.

34. McArdle WD, Katch FI, Katch VL. Exercise Physiology: Nutrition, Energy, and Human Performance. Philadelphia, Lippincott Williams & Wilkins; 2010.
35. Binder-Macleod SA, Lee SCK. Assessment of the efficacy of functional electrical stimulation in patients with hemiplegia. Top Stroke Rehabil. 1997;3(4):88-98.
36. Doucet BM, Lam A, Griffin L. Neuromuscular Electrical Stimulation for Skeletal Muscle Function. Yale J Biol Med. 2012;85(2):201-15.
37. Safi MF, Wright-Harp W, Lucker JR, Payne JC, Harris O. A Review of Electrical Stimulation and Its Effect on Lingual, Labial and Buccal Muscle Strength. Int J Orofac Myol. 2014;40:12-29.

# AVALIAÇÃO AERODINÂMICA E ACÚSTICA DA FONTE DE VOZ

CAPÍTULO 23

Johan Sundberg • Filipa M. B. Lã

## INTRODUÇÃO

Os sons vocais são resultantes da vibração das pregas vocais a partir da corrente de ar advinda dos pulmões, gerando assim uma corrente de ar pulsante. Este fluxo de ar é um som que percorre o trato vocal antes de ser irradiado para o ar livre. Uma descrição detalhada da função da voz humana pode ser encontrada em Sundberg, 1987.[1,2] Aqui, apenas uma breve visão geral será fornecida.

A modelagem do som é determinada por três fatores principais:

1. A pressão subglótica ($P_{Sub}$);
2. As características de vibração das pregas vocais;
3. A forma do trato vocal.

A $P_{Sub}$ é determinada pelo sistema respiratório e controla a intensidade vocal; quanto maior a pressão, mais forte/intenso o som.[3,4] As características de vibração das pregas vocais são controladas pelos músculos laríngeos. Alguns podem variar seu comprimento e tensão, determinando, assim, sua frequência de vibração glótica. Outros músculos laríngeos podem variar a adução da prega vocal. Isto determina o tipo de fonação, que varia de soprosa/hipofuncional à tensa/hiperfuncional. O trato vocal atua como um ressonador com ressonâncias que aparecem em certas frequências. Estas são governadas por sua forma que, por sua vez, determina as propriedades acústicas das vogais e consoantes.

Tanto do ponto de vista clínico, quanto pedagógico, a função das pregas vocais é particularmente importante. Os distúrbios de voz são geralmente causados por alterações desta função e por hábitos fonatórios inadequados que tendem a causar lesões fonotraumáticas dos tecidos das pregas vocais. As características do fluxo de ar pulsante resultante, chamado de *fonte de voz*, podem ser analisadas ao eliminar, a partir do som irradiado, a influência das propriedades de transferência do som no trato vocal, um procedimento denominado de *filtragem inversa*.

Este capítulo oferece uma visão geral prática sobre como gravar, analisar e interpretar medidas que refletem os três fatores fisiológicos que formam a onda sonora. Será descrito o uso de um dispositivo de gravação que permite gravações concomitantes de áudio, eletroglotografia (EGG), pressão intraoral e sinais de fluxo de ar, o *Sistema Híbrido*. Além disso, a gravação e análise de sinais com a ferramenta de software livre Sopran (www.tolvan.com) serão demonstradas. Para obter uma descrição completa da função fonatória, são necessárias a análise da fonte de voz e a medição de $P_{Sub}$. Tal análise pode ser realizada utilizando a filtragem inversa das gravações de sequências diminuendo com a sílaba/pa/. A seguir, isto será descrito com certo detalhe em termos de apresentações de um conjunto de parâmetros da fonte de voz: *quociente fechado* ($CQ_{Fechado}$), *velocidade máxima de declínio de fluxo* (MFDR), *amplitude de pulso pico a pico* (p-t-p), dominância da frequência fundamental *da voz* (H1-H2) e *fluxo de ar médio (U)*. Também serão fornecidas explicações sobre como extrair alguns outros parâmetros relevantes: *frequência fundamental ($f_0$)*, *pressão subglótica* ($P_{Sub}$), *limiar de pressão fonatória* (PTP) *e limiar da pressão de colisão* (CTP).

## FONTE DE VOZ
### Geração de Som

Se for adequadamente acionada, as pregas vocais são levadas à vibração, quando uma pressão subglótica é gerada por uma compressão do sistema respiratório. Esta pressão provoca o afastamento das pregas vocais, de modo que se produz uma corrente de ar glótica. A elasticidade das pregas vocais e os efeitos aerodinâmicos gerados pela corrente de ar glótica interagem então para fechar a glote.

Existem três efeitos aerodinâmicos que causam a vibração. A abertura da glote é produzida pelo fato de que a pressão de ar abaixo da glote é maior do que acima dela. Isto afasta a parte inferior das pregas, produzindo um perfil da glote em forma de cunha, veja a série de fotos na Figura 23-1. A separação das pregas então se desloca para cima, completando a abertura da glote.

O efeito de Bernoulli produz uma rarefação das partículas do ar, ou seja, uma diminuição da pressão, nas camadas laterais da corrente de ar da glote. O efeito é gerado pelo fato de que as camadas laterais da corrente de ar são forçadas a percorrer uma distância maior do que as camadas centrais. Isto significa que a pressão ao longo da superfície da prega vocal é baixada, de tal forma que é gerada uma força de sucção. Isto contribui para medializar as pregas vocais, ou seja, para movê-las de volta para a linha média.

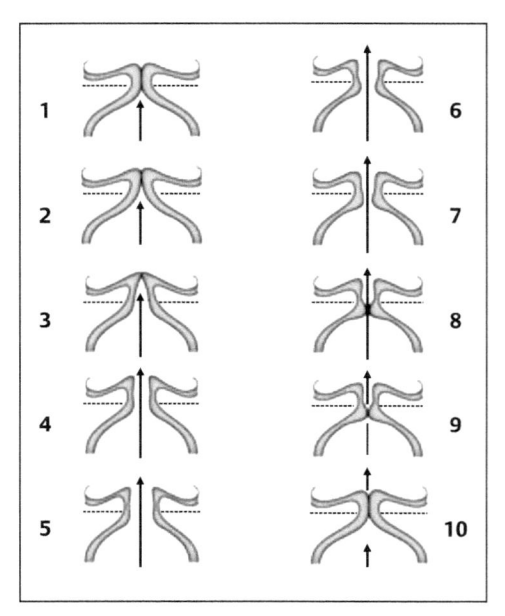

**Fig. 23-1.** Sequência do ciclo de vibração da prega vocal.

Um terceiro efeito é produzido pela forma afunilada do perfil da glote. Isto implica que a corrente de ar é comprimida na parte inferior, e mais larga na parte superior da glote. Como consequência, a pressão é menor na parte superior do que na parte inferior da glote, e isto gera uma força de sucção que ajuda a se aproximar também da parte superior da mesma.

Como resultado destes três efeitos, a glote é forçada a fechar logo após um fluxo de ar ter começado a passar entre as pregas vocais. Mas quando a glote é fechada, a pressão subglótica as separa novamente, e todo o processo é repetido. Dessa forma, a vibração das pregas vocais abre e fecha alternadamente o fluxo de ar glótico, criando assim um fluxo de ar pulsante, a fonte de voz.[5] As características deste fluxo de ar contribuem de forma importante para as propriedades timbrísticas do som vocal produzido.

As propriedades da fonte vocal podem ser ilustradas em termos de uma curva, mostrando o fluxo de ar glótico *versus* o tempo, um *glotograma de fluxo* (FLOGG), veja Figura 23-2. Ele contém informações relevantes em termos perceptuais, clínicos e pedagógicos. Caracteriza-se por uma sequência de pulsos quase triangulares rodeados por partes planas. Os pulsos são produzidos quando a glote está aberta, permitindo a passagem do fluxo de ar. A porção plana corresponde à fase fechada.

A duração de um ciclo completo, ou seja, o período, obviamente determina quantos períodos se encaixam em um segundo. Assim, o período é o inverso da frequência, o que determina a percepção do tom da voz. A frequência é medida em Hertz (Hz), especificando o número de períodos por segundo. Se a duração de um ciclo for 1/440 de um segundo, a frequência é de 440 Hz, e o tom percebido é A4.

O FLOGG possui várias propriedades que são frequentemente mensuradas. A duração do pulso de fluxo é uma delas. Sua duração é a *fase aberta*, portanto a *fase fechada* é a diferença entre o período e a fase aberta. Ele tende a aumentar com o aumento da intensidade vocal e também quando há aumento da adução glótica, ou seja, quando a voz se torna mais hiperfuncional.

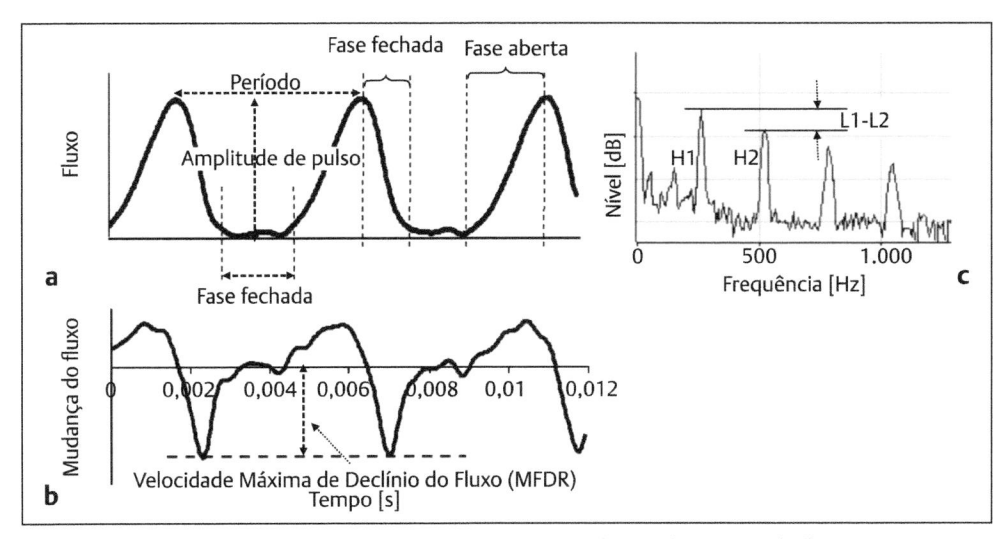

**Fig. 23-2.** Glotograma de fluxo, sua derivada (**a,b**), o espectro de um glotograma de fluxo (**c**) e parâmetros da fonte vocal.

Também a amplitude do pulso de fluxo é controlada pela adução glótica e pela pressão subglótica; quanto maior a pressão e quanto mais fraca a adução, maior a amplitude do pulso.

A inclinação máxima da parte móvel do pulso de fluxo tem um grande efeito sobre o espectro da fonte vocal. É geralmente referida como a *velocidade máxima de declínio do fluxo*, MFDR. Ela é determinada pela amplitude do pulso e pela duração da fase fechada e, por sua vez, determina a intensidade do som produzido.[6]

O fechamento glótico pode ser mais ou menos completo, portanto, muitas vezes a fase fechada é mais corretamente referida como a fase quasifechada. Se incompleto, o ar turbulento passará através da glote durante a fase quasifechada, e isto gera ruído e causa uma qualidade de voz soprosa.

Uma característica perceptualmente ainda mais relevante do FLOGG é a semelhança entre os períodos adjacentes. Se as durações dos períodos não forem exatamente as mesmas, ou seja, se a vibração for mais ou menos aperiódica, a voz soará disfônica, por exemplo, rouca ou rugosa.

Acusticamente, a fonte vocal é uma corda de tons senoidais que soam simultaneamente, denominados *parciais*. Suas frequências formam uma série harmônica, de modo que o número parcial $n$ tem a frequência de $n$ vezes a frequência do parcial mais baixo, que é referido como a *fundamental*.

## Fatores de Controle
### *Pressão Subglótica*
O aumento da pressão de ar nos pulmões e na traqueia, chamada de $P_{Sub}$, tem uma influência extremamente forte sobre as propriedades da fonte glótica e, portanto, também sobre o glotograma de fluxo. Portanto, a análise da fonte vocal não é muito informativa, a menos que a $P_{Sub}$ seja conhecida.

A $P_{Sub}$ pode ser facilmente capturada como a pressão oral durante a oclusão para a consoante /p/. Como essa consoante não é vozeada, ela é produzida com uma sem vibração glótica, ou seja, com as pregas vocais levemente abduzidas. Além disso, essa consoante é produzida com a boca fechada. Isto implica que a via aérea entre a boca e a cavidade oral está aberta e, portanto, a pressão oral é igual à pressão pulmonar.

Pode-se facilmente imaginar que a *amplitude de pulso de pico a pico (amplitude CA)* aumenta quando a $P_{Sub}$ é aumentada, sendo as outras condições iguais. A relação é bastante forte, como pode ser visto na Figura 23-3; o coeficiente de determinação ($R^2$) indica que mais de 90% da variação da amplitude de pulso de pico a pico pode ser explicada pela variação de $P_{Sub}$. A equação da linha de tendência também indica que a amplitude de pulso de pico a pico tende a ganhar quase 0,3 L/s para cada decímetro (dm) de aumento da $P_{Sub}$.

O aumento de $P_{Sub}$ normalmente prolonga a duração da fase fechada do ciclo glótico. Isto é ilustrado na Figura 23-4. Os dados diferiram um pouco entre os cantores, mas como ilustrado pela linha de tendência em baixas pressões, o efeito é muito forte, enquanto é quase nulo em altas pressões.

Considerando o fato de que o aumento de $P_{Sub}$ aumenta a amplitude CA e prolonga a fase fechada, é óbvio que um aumento dessa amplitude aumentará a inclinação do final do percurso do pulso de fluxo do ar ou em outras palavras, quanto maior a $P_{Sub}$, mais abruptamente o fluxo de ar glótico é interrompido. Isto significa que a *velocidade máxima de declínio do fluxo*, MFDR, aumenta com o aumento de $P_{Sub}$. Isto pode ser visto na Figura 23-5, que mostra a MFDR como função de $P_{Sub}$ para vozes masculinas em um tom médio. A relação tende a ser linear, mas difere entre os indivíduos. Um aumento de 1 dm de $P_{Sub}$

está associado a um aumento de MFDR entre 500 e 1.300 L/s². Assim, a MFDR está fortemente e linearmente relacionada com a $P_{Sub}$. Além disso, ela representa a força de excitação do trato vocal, e, como mencionado, determina a amplitude da onda sonora. Isto significa que a $P_{Sub}$ é a principal ferramenta para controlar a intensidade vocal.

A $P_{Sub}$ tem um forte efeito também sobre a **diferença de nível entre a primeira e a segunda parcial** do espectro da fonte vocal. Isso é ilustrado na Figura 23-6, mostrando este parâmetro como função de $P_{Sub}$. Dependendo da $P_{Sub}$, a diferença de nível entre estas parciais pode variar entre 4 dB e 20 dB. O efeito é intenso para baixas pressões e pequeno para altas pressões, de modo que a relação pode ser aproximada com uma função de potência.

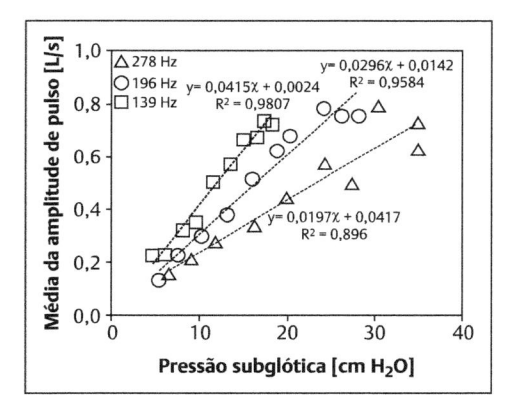

**Fig. 23-3.** Amplitude de pulso, calculada em cinco barítonos classicamente treinados, em função da pressão subglótica. Linhas tracejadas e equações mostram as linhas de tendência. Os símbolos se referem às frequências fundamentais.

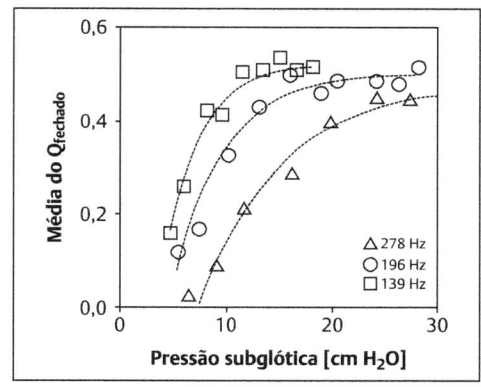

**Fig. 23-4.** Quociente fechado, com uma média de cinco barítonos classicamente treinados, em função da pressão subglótica. As curvas tracejadas e as equações das linhas de tendência. Os símbolos se referem às frequências fundamentais.

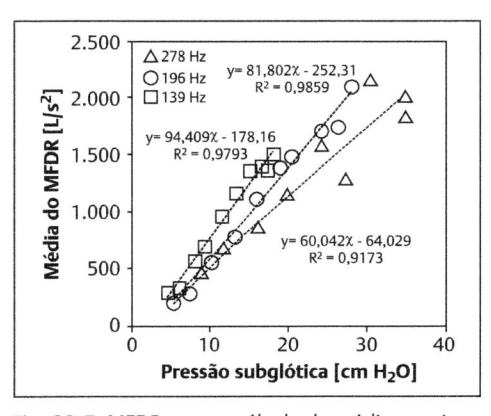

**Fig. 23-5.** MFDR, com o cálculo da média em cinco barítonos classicamente treinados, em função da pressão subglótica. As linhas tracejadas e as equações mostram as linhas de tendência. Os símbolos se referem às frequências fundamentais.

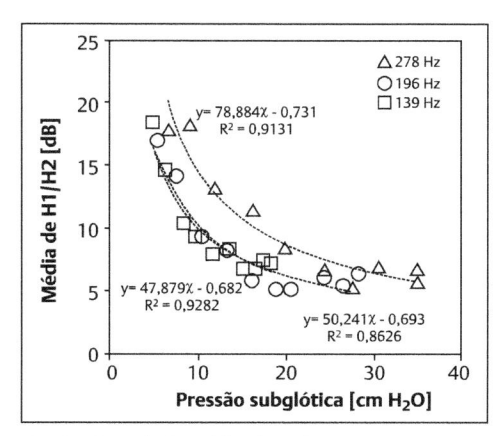

**Fig. 23-6.** H1/H2, média de todos os cinco barítonos treinados classicamente, em função da pressão subglótica. As curvas tracejadas e as equações mostram as linhas de tendência. Os símbolos se referem às frequências fundamentais.

O FLOGG, repetido em qualquer sinal periódico, pode ser expresso como um conjunto de parciais harmônicos que soam simultaneamente, significando que suas frequências formam uma série harmônica, $f_{hn}=n*f_{h1}$, onde n é o número do harmônico h. Por exemplo, se a frequência do parcial mais baixo for 110 Hz, as frequências dos parciais mais altos são 220, 330, 440...Hz.

Existem duas relações simples entre a forma de onda e as características do espectro da fonte vocal. O aumento da MFDR, ou seja, aumento do ruído vocal, reduz o grau de inclinação do envelope do espectro da fonte. Além disso, o aumento da amplitude de CA aumenta a amplitude da fundamental proveniente da fonte glótica.

## Adução Glótica

A capacidade de fechar rapidamente a glote tem um valor de sobrevivência: evitar que objetos sejam sugados para os pulmões durante a inspiração. Além disso, durante o esforço, por exemplo, para levantamento de peso, os pulmões são geralmente comprimidos, criando assim uma alta pressão pulmonar que estabiliza a caixa torácica e fornece um suporte estável para os braços. A glote precisa ser fechada com grande força para manter altas pressões de ar nos pulmões, portanto, para o fechamento da glote ou adução glótica, os músculos precisam ser rápidos e fortes. Tal adução tem um forte efeito sobre a voz. A adução firme produz uma voz tensa ou hiperfuncional, enquanto a fonação soprosa ou hipofuncional resulta de uma fraca adução.

A maioria dos efeitos da adução glótica sobre o FLOGG é fácil de imaginar. Se a força de adução for aumentada, as pregas vocais tenderão a vibrar com menor amplitude e a manter a glote fechada durante uma porção mais longa do período vibratório. Assim, o quociente fechado torna-se maior, e a amplitude do pulso AC fica menor. Como esta amplitude controla a amplitude da fundamental proveniente da fonte glótica, uma fundamental enfraquecida pode ser um sinal de aumento da adução glótica. Além disso, o aumento da fase fechada tende a aumentar a inclinação do percurso final do pulso de fluxo e, portanto, a aumentar a MFDR. Entretanto, a MFDR também depende da amplitude AC, que diminui se a adução for aumentada, portanto, uma adução glótica mais firme não é necessariamente acompanhada por um aumento de MFDR. Lembrando que a MFDR determina a amplitude, isto significa que uma adução glótica mais firme não produz necessariamente uma voz mais forte/intensa.

De fato, a relação entre a amplitude do pulso e a MFDR, que é chamada de *quociente de amplitude*, demonstrou estar associada à abdução glótica. Em outras palavras, um aumento desta relação é frequentemente um sinal de diminuição do grau de adução glótica, de modo que a fonação tensa/hiperfuncional está geralmente associada a um baixo valor do quociente de amplitude. Na maioria das vezes, este quociente é normalizado em relação ao período, dividindo-se o quociente de amplitude com o período.

Também é fácil perceber que o aumento da adução glótica reduzirá o fluxo de ar, portanto, uma determinada $P_{Sub}$ gerará um fluxo de ar menor, se a adução glótica for aumentada. Isto significa que a relação entre pressão e fluxo, que em física é denominada de *Resistência*, aumentará se a adução for aumentada. Em outras palavras, a fonação tensa é normalmente associada à elevada resistência glótica.

## Tensão e Alongamento das Pregas Vocais

O tom dos sons vocais é controlado pela frequência da vibração das pregas vocais. É determinado pela frequência do espectro mais baixo parcial, a *frequência fundamental* ($f_o$).

Seu parâmetro de controle fisiológico é o comprimento e a tensão das pregas, propriedades que são reguladas, principalmente, por dois músculos laríngeos, o cricotireóideo e o tireoaritenóideo. O primeiro move a cartilagem tireóidea anterior e caudalmente, e a cricoide posterior e cranialmente. O último torna as pregas mais rígidas. Ressalta-se que a contração conjunta do cricotireóideo e tireoaritenóideo também aumenta os valores de *fo*.

Também um aumento de $P_{Sub}$ aumenta um pouco a $f_0$. Tornando as pregas vocais alongadas e tensas à vibração também requer uma $P_{Sub}$ mais alta do que as pregas encurtadas e frouxas. Como consequência, a variação de $f_0$ precisa ser acompanhada de um aumento de $P_{Sub}$.

## GRAVAÇÃO
### Equipamento

Para registrar o fluxo de ar na fonação, uma máscara de fluxo é utilizada na maioria das vezes. Essa máscara apresenta uma série de furos, que são cobertos com uma fina malha metálica, tornando mais difícil a passagem do ar. Portanto, a pressão na máscara será maior do que a pressão atmosférica fora da máscara. A diferença de pressão entre o interior e o exterior da máscara é proporcional ao fluxo de ar. Esta diferença de pressão pode ser convertida em um sinal que pode ser gravado em arquivos de computador.

A maioria dos dispositivos de gravação é construída para sinais de áudio, que oscilam muito rapidamente; idealmente, os sinais de áudio refletem com precisão as vibrações da membrana do microfone. Tais sinais são denominados de corrente alternada ou sinais CA. Sistemas de gravação comumente usados não podem gravar sinais que mudam lentamente, que são denominados de corrente contínua ou sinais DC.

A pressão oral durante a pronúncia da consoante /p/ é um exemplo de um sinal DC, mudando muito lentamente para permitir gravações com um sistema comum. Outro exemplo de um sinal DC fonatório é o fluxo de ar médio, que pode revelar a presença de um vazamento glótico. Portanto, um sistema DC é necessário para dados quantitativos sobre tal vazamento.

A saída de um microfone é uma voltagem oscilatória. Tais sinais são chamados de sinais **analógicos**. Os sistemas digitais não podem lidar com sinais analógicos. Eles precisam registrar qual é a voltagem em momentos de tempo extremamente densos e compactados. O resultado é chamado de sinal **digital**. Os conversores analógicos para digitais (AD) realizam esta transformação. O truque é que o conversor verifica qual é a voltagem do sinal analógico a um certo número de vezes por segundo. Este número é chamado de **taxa de amostragem**. Para seguir os detalhes finos da voltagem oscilatória, a taxa de amostragem precisa ser alta, mais precisamente, precisa ser duas vezes maior do que a frequência mais alta no espectro que se deseja analisar. Por exemplo, se alguém quiser medir componentes do espectro a 10.000 Hz, a taxa de amostragem deve ser de, pelo menos, 20.000 Hz. Em geral, não há muito para ser visualizado acima de 10.000 Hz em um espectro de fala e canto. Para análise de vogais, muitas vezes não há parciais de espectro forte acima de 8.000 Hz, portanto 16.000 Hz é uma frequência de amostragem comumente utilizada em tais estudos. Para gravações de alta fidelidade, 44.100 Hz são frequentemente utilizados.

Para medir a quantidade de fluxo de ar durante a fase quase fechada, ou seja, o vazamento glótico, é necessário utilizar um sinal representando o fluxo de ar absoluto em vez de meramente a amplitude das oscilações do fluxo de ar.

## Sistemas

Há vários sistemas disponíveis no mercado que podem registrar o fluxo e a pressão. Por exemplo, o Sistema Fonatório Aerodinâmico (PAS), KayPENTAX Modelo 6600 (New Jersey, NY, EUA) permite medições de parâmetros fonatórios, acústicos e aerodinâmicos, como frequência, pressão sonora, fluxo de ar e pressão do ar. Mais informações sobre como usar esse equipamento podem ser encontradas em outros lugares.[7,8] Outro sistema disponível é o sistema MS-110 da Glottal Enterprises (Syracuse, NY, EUA), que permite medições de pressão e fluxo durante a fonação. Mais informações sobre este equipamento podem ser encontradas em outros lugares.[7,9]

O sistema MS-110 da Glottal Enterprises pode ser combinado com um microprocessador digital Laryngograph (Laryngograph, Londres, Reino Unido) para gravações simultâneas de dois sinais AC e dois DC (Fig. 23-7). Portanto, além da pressão e do fluxo, este *Sistema Híbrido* também pode gravar sinais de áudio e eletrolaringográficos (ELG). Assim, a gravação destes sinais oferece medidas dos quatro principais componentes envolvidos na produção da voz. As possibilidades oferecidas por este sistema não foram descritas antes; portanto, na seção seguinte será descrita sua utilização.

## *O Sistema Híbrido*

Como mencionado, quatro canais podem ser gravados simultaneamente pelo Sistema Híbrido, tipicamente áudio, ELG, mais conhecido como eletroglotografia (EGG), pressão intraoral e sinais de fluxo. O sistema digitaliza estes sinais e os envia através de um contato USB para um computador.

O sinal de áudio é obtido de um microfone omnidirecional acoplado à cabeça, tipo condensador Knowles EK3132 com resposta plana de banda larga de 100 Hz a 10 kHz. A posição do microfone pode ser ajustada de acordo com as recomendações publicadas.[10]

O sinal ELG é obtido por dois eletrodos colocados em cada lado da lâmina da cartilagem tireóidea. Ele mede uma corrente elétrica muito fraca que passa entre as pregas vocais.[11] Assim, a forma de onda resultante reflete mudanças na condutividade da corrente elétrica: o pico máximo corresponde ao contato máximo, enquanto as fendas são produzidas pelos eventos de diminuição de contato. Outros sistemas de gravação de contato das pregas vocais se referem ao sinal correspondente, como o eletroglotograma (EGG). Informações detalhadas sobre como colocar os eletrodos e como gravar podem ser encontradas em outro lugar.[12]

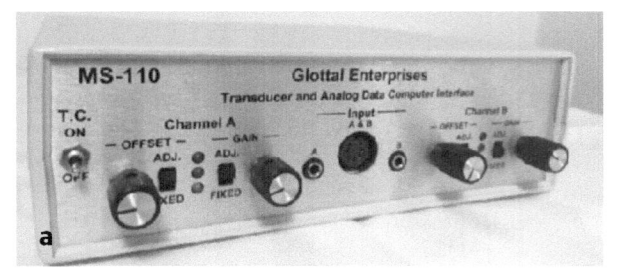

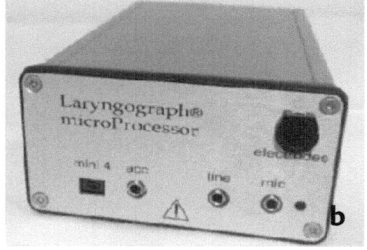

**Fig. 23-7.** O Sistema Híbrido composto por: (**a**) unidade MS-110 com Transdutor e Interface do Computador com Dados Analógicos da Glottal Enterprises Transducer e (**b**) unidade de microprocessador Laryngograph®.

Tanto a pressão intraoral, quanto o fluxo de ar são capturados por dois transdutores de pressão, cada um inserido em um dos dois orifícios da máscara de fluxo que acompanha o sistema (Glottal Enterprises, NY, EUA). Esta máscara deve ser segurada firmemente no rosto; uma vedação perfeita da máscara é necessária para uma medição correta do fluxo de ar. Este sinal é adequado para filtragem inversa e pode ser usado para medições de nível de pressão sonora com base no fluxo de ar que não dependem da colocação precisa do microfone ou de uma sala com tratamento de som. Por outro lado, as máscaras de fluxo às vezes têm ressonâncias que podem complicar a filtragem inversa.

O transdutor de pressão é fixado a um adaptador plástico que é inserido a um tubo plástico de cerca de 3 mm de diâmetro. A extremidade deste tubo deve ser inserida no canto da boca, e o contato com a língua deve ser evitado.

Tanto os sinais de pressão intraoral, quanto os de fluxo de ar são enviados por um cabo dividido para a interface do computador MS-110 da Glottal Enterprises. Esta unidade, por sua vez, é conectada por um cabo de sua tomada de saída a uma porta mini4 do microprocessador Laryngograph®. Para permitir o ajuste de compensação (*offset*) DC dos sinais de pressão intraoral e fluxo de ar, os interruptores *OFFSET* no painel frontal do MS-110 devem ser ajustados para ADJ. Em seguida, o *offset* pode ser ajustado por meio do botão ao lado dos interruptores. Da mesma forma, para permitir o ajuste do ganho, deve-se aplicar o mesmo procedimento nos interruptores e botões direitos para pressão e fluxo, canais A e B. Observe que antes de ajustar o ganho, a calibração do fluxo e pressão deve ser concluída, e nenhuma alteração deve ser feita durante a gravação.

O microprocessador Laryngograph® digitaliza estes dois sinais junto com os sinais de áudio e ELG e os envia para um computador através da conexão USB. A Figura 23-8 mostra como o microfone, os eletrodos e os transdutores de pressão e fluxo são conectados às duas unidades montadas do Sistema Híbrido.

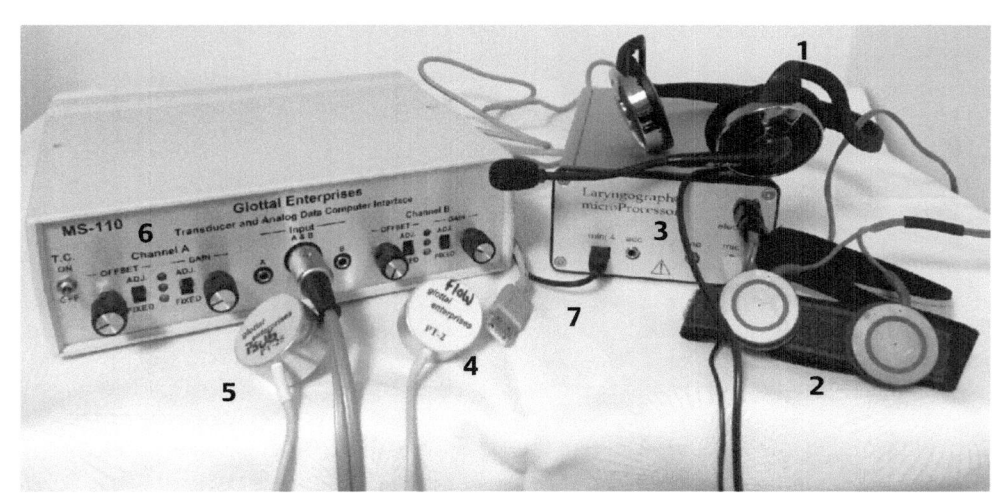

**Fig. 23-8.** Montagem do Sistema Híbrido. Microfone de cabeça (1) e eletrodos (2) estão ambos conectados à unidade de microprocessador Laryngograph® (3). Os transdutores de fluxo (4) e pressão (5) são acoplados à interface da Glottal Enterprises (6), que por sua vez é conectada de um minijack a um miniplugue 4 à unidade Laryngograph® (7).

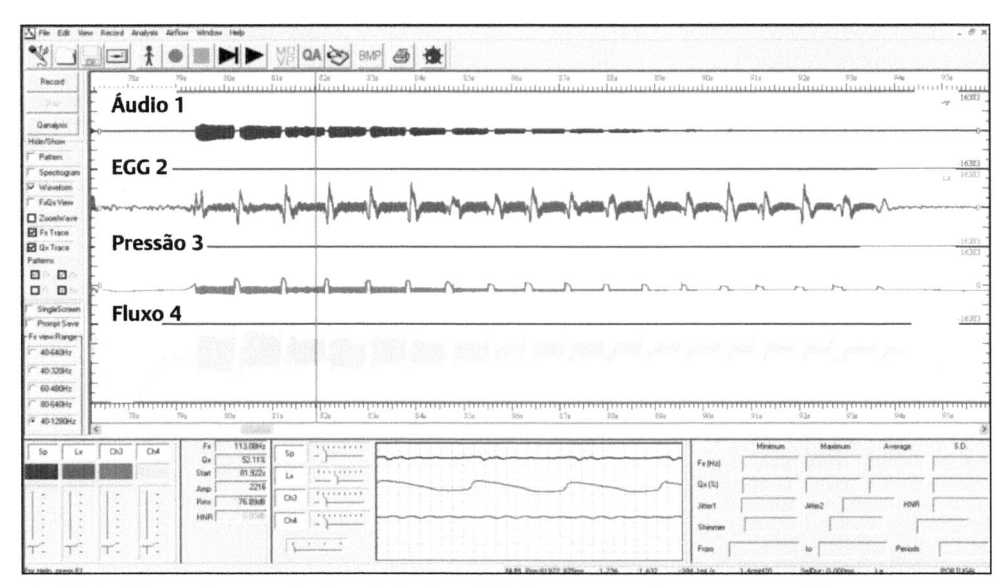

**Fig. 23-9.** *Software* de gravação Speech Studio, exibindo quatro canais em tempo real durante uma gravação de sinais de áudio (1), ELG (2), pressão (3) e fluxo de ar (4). A pequena janela exibida na parte inferior amplia um momento da gravação, mostrando três ciclos vibratórios.

O *software* de gravação que vem com o Sistema Híbrido, Speech Studio Software (www.laryngograph.com), exibe cada um dos quatro sinais gravados individualmente, com cores diferentes. Um exemplo de como estes quatro canais são exibidos em tempo real durante uma gravação é fornecido na Figura 23-9. O *software* exibe vários segundos da gravação na janela grande e uma visão detalhada de apenas alguns ciclos vibratórios em uma janela menor abaixo.

### Calibração do Sistema

Como para qualquer outro equipamento de gravação, o Sistema Híbrido requer calibração antes do início de uma gravação. Enquanto o sinal ELG não requer calibração, os outros sinais necessitam. O primeiro procedimento é ajustar o *offset* para os sinais de pressão e fluxo de ar (de preferência registrados nos canais 3 e 4), de modo que os sinais para pressão zero e fluxo de ar zero estejam localizados perto da parte inferior dos respectivos *displays* (visores) dos canais. Isto é necessário porque não há ajuste automático dos níveis de zero para o fluxo de ar e para a pressão.

Para calibrar o fluxo de ar, uma quantidade conhecida de ar é inserida no sistema em uma duração conhecida. Para este fim, o dispositivo de calibração, FC1, pode ser usado. O transdutor de fluxo de ar é inserido em um orifício (Fig. 23-10b). O fluxo é obtido esvaziando 140 mL de ar contido na seringa para dentro do FC1. O início e o fim deste procedimento devem ser anunciados no canal de áudio.

A unidade PC1 pode ser usada para calibração da pressão (Fig. 23-10a). Ela contém uma seringa e uma escala visual que vai de 0 a 20 cmH$_2$O. A calibração começa com a movimentação do cursor da escala visual de 0 a 20 cmH$_2$O usando a seringa e, depois ajustando

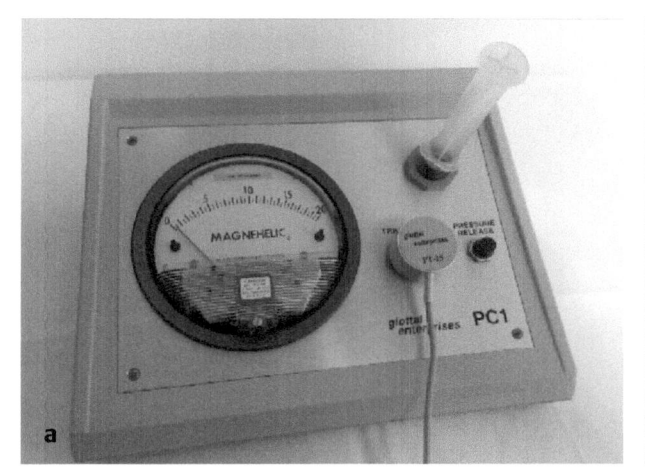

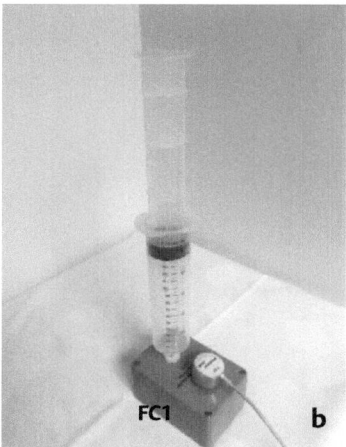

**Fig. 23-10.** Unidades de calibração do Sistema Híbrido para pressão intraoral (PC1, **a**) e fluxo de ar (FC1, **b**).

o 0 novamente pressionando o deslocamento do zero no PC1. Novamente, estes valores devem ser anunciados no canal de áudio.

A calibração do sinal de áudio também é obrigatória. Isto pode ser feito colocando o microfone próximo a um medidor de nível sonoro e gravando uma onda senoidal de 1.000 Hz com o nível de pressão sonora lido pelo medidor. Uma onda senoidal pode ser facilmente obtida do *software Tone* personalizado (disponível gratuitamente em www.Tolvan.com). Observe que se a onda senoidal não estiver sendo usada como tom de calibração, então a ponderação dB-C deve ser selecionada no medidor de nível sonoro. Novamente, o valor do nível de pressão sonora (SPL – *sound pressure level*) deve ser anunciado no canal de áudio.

Uma vez terminada a calibração do equipamento, é aconselhável anunciar o *Fim da calibração* no canal de áudio. É desnecessário dizer que a gravação de calibração deve ser salva e registrada como *Calibração*, seguida da data da gravação. Informações detalhadas sobre a calibração e medições SPL podem ser encontradas em outros lugares.[10]

## PROCEDIMENTOS DE GRAVAÇÃO

### *Software*

Uma vez calibrado o sistema, podem ser feitas gravações de diferentes tarefas vocais. É aconselhável obter múltiplas medidas de um assunto em uma sessão. Independente da escolha da medida, é importante que a tarefa seja tentada antes da gravação, para que tanto o pesquisador quanto o participante se sintam à vontade com a tarefa e seu desempenho. Levando em conta os possíveis efeitos de aprendizagem, as tarefas devem ser repetidas pelo menos três vezes.[8]

A posição do microfone deve ser escolhida levando em conta tanto a tarefa, como a análise subsequente. Idealmente, o microfone deve ser posicionado o mais próximo possível da bochecha, perto da comissura labial. Isto é para garantir um sinal de áudio sem sons de estalo e efeitos de reflexos sonoros na sala. A medição da distância da boca até o microfone é crucial e deve ser anunciada no canal de áudio. Uma vez posicionado o microfone, e medida a distância, o microfone não deve ser movido.[10]

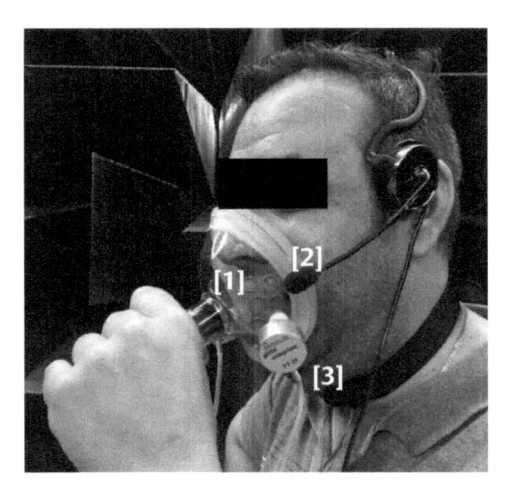

**Fig. 23-11.** Exemplo de uma sessão de gravação usando o Sistema Híbrido. O participante está segurando uma máscara de fluxo [1], com transdutores de pressão (lado esquerdo) e de fluxo (lado direito), um microfone de cabeça [2] e um par de eletrodos [3] para aquisição de dados.

O posicionamento dos eletrodos ELG é crítico; muitas vezes, é necessário tentar várias posições enquanto se monitora a forma de onda obtida. A aplicação de gel de contato nos eletrodos também é aconselhável para melhorar a qualidade do sinal.

Deve-se tomar especial cuidado para garantir que o tubo conectado ao transdutor de pressão oral seja colocado de modo que sua extremidade esteja localizada dentro dos lábios do participante. O transdutor de pressão de fluxo de ar deve ser inserido no outro orifício da máscara. O participante deve ser instruído a manter o pescoço reto e a manter a máscara firmemente selada no rosto (Fig. 23-11).

## Tarefas Vocais

Dependendo da tarefa vocal, diferentes parâmetros podem ser extraídos. A repetição da sílaba /pa/,/pi/ ou /pæ/com nível de intensidade continuamente decrescente em diferentes pontos é recomendada para extração de resistência glótica, $P_{Sub}$, fluxo médio de ar (U), limiar da pressão de fonação (PTP) e limiar da pressão de colisão (CTP). Esta tarefa permite medições de $P_{Sub}$ como a pressão oral durante a oclusão para a consoante /p/.[13,14] A sequência deve ser executada em legato e com /p/ não aspirado para fornecer picos de pressão planos. Isto pode exigir algum treinamento, especialmente se os sujeitos não estiverem treinados.[15]

Para medidas de PTP e CTP, é recomendável uma sequência diminuindo na sílaba /pæ/, iniciando em ruído médio e diminuindo até cessar a voz.[14,16] Esta tarefa deve ser repetida várias vezes para a mesma $f_0$, para que um meio confiável possa ser obtido.

Algumas limitações de desempenho da tarefa e medidas de $P_{Sub}$ devem ser mencionadas. Falar suavemente em $f_0$ constante pode ser difícil mesmo para vozes treinadas, especialmente quando existe uma patologia na laringe.[16,17] Além disso, medidas precisas são difíceis de obter para $P_{Sub}$ muito baixo.[16] Além disso, a $P_{Sub}$ aumenta com a adução glótica (Ibid.). A nasalização deve ser evitada, pois uma abertura velofaríngea reduz a pressão intraoral durante a oclusão com /p/.[17]

## Como Usar a Calibração

Antes de medir o áudio, a pressão e o fluxo de ar, deve ser usada a calibração gravada. O método mais seguro é anexar o arquivo de calibração à gravação. O *software* gratuito Sopran (www.Tolvan.com) será usado aqui para demonstrar como as calibrações podem ser alcançadas, e as medições extraídas.

Uma vez aberto o Sopran, os arquivos de calibração e gravação devem ser arrastados para a mesma janela do Sopran. O resultado será um arquivo de oito canais, com os primeiros quatro canais (canais 0 a 3) correspondentes à tarefa gravada, e os outros quatro (canais 4 a 7) contendo a calibração. Um processamento destes 8 canais é agora necessário. Para isso, o Sopran vem com um módulo de *Processamento* que permite anexar e excluir canais. Abra o *Processamento*, vá para *Editar* e execute os seguintes passos mostrados na Figura 23-12. O resultado final será um arquivo de quatro canais, com a

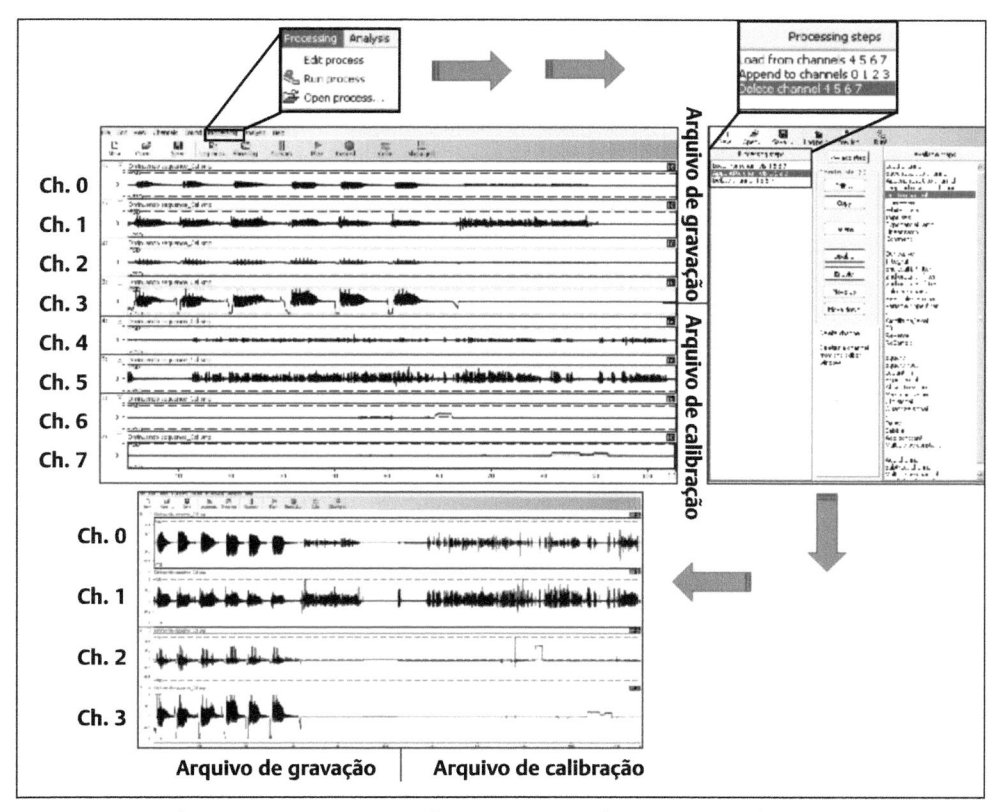

**Fig. 23-12.** Procedimento para juntar canais de arquivos separados. Primeiro, ambos os arquivos separados (isto é, arquivos de calibração e de gravação) são arrastados para a mesma janela Sopran, de modo que todos os canais sejam exibidos em dados brutos; os canais 0 a 3 correspondem aos sinais de áudio, ELG, pressão intraoral e fluxo de ar do arquivo de gravação, enquanto os canais 4 a 7 contêm os sinais de áudio, ELG, pressão intraoral e fluxo de ar do arquivo de calibração. Após executar o roteiro Anexo em Sopran (à direita), um arquivo contendo quatro canais será obtido (parte inferior), com os canais de calibração unidos ao final dos quatro canais do arquivo gravado.

gravação no início e a calibração no final. O arquivo resultante deverá ser salvo com um novo nome, por exemplo, Pæ diminuendos_Calibração e, importante, escolhendo a alternativa de extensão.smp.

Para permitir a calibração dos sinais de áudio, pressão e fluxo de ar, o arquivo precisa ser reaberto em Sopran. Para a calibração de áudio, selecione uma parte da onda senoidal de calibração de 1.000 Hz. Em seguida, vá para o módulo *Edit* em *Sopran* e escolha a opção *Calibrar*. No *Nível de Seleção* [dB] escreva o valor do medidor SPL que foi gravado. Se você tiver predefinido seu medidor de nível de pressão sonora para a Ponderação dB-C, a opção de leitura dB-C deve ser selecionada. Em seguida, pressione *Calibrar* (Fig. 23-13). A unidade Pascal [Pa] aparecerá agora no canal de áudio. Salve este arquivo escolhendo o formato de arquivo.smp com um novo nome.

Para calibrar os picos de pressão, o mesmo procedimento precisa ser repetido, mas agora escolha *Duas amplitudes [Pa]*. Uma linha vertical rosa aparece na extremidade esquerda dos canais. Pressione e arraste o pequeno círculo na parte inferior dessa linha para que ele fique verde. Arraste-o ao longo do canal de pressão para que ele atinja a porção plana do sinal de calibração. Repita este procedimento novamente, de modo que você acabe com dois cursores verdes, delimitando a porção plana do sinal de pressão, ou seja, 20 cmH$_2$O. Escreva cmH$_2$O como a unidade para este canal. Em seguida, escreva 20 cmH$_2$O, abaixo do *Valor médio entre os cursores verdes [cmH$_2$O]*. Repita este procedimento, mas agora com os cursores roxos sobre as pressões zero (Fig. 23-14).

O último passo é calibrar o fluxo de ar. Destacar o sinal de calibração do fluxo, escrever 140 mL na janela marcada *Integral da janela de seleção*, selecionar o canal de fluxo na

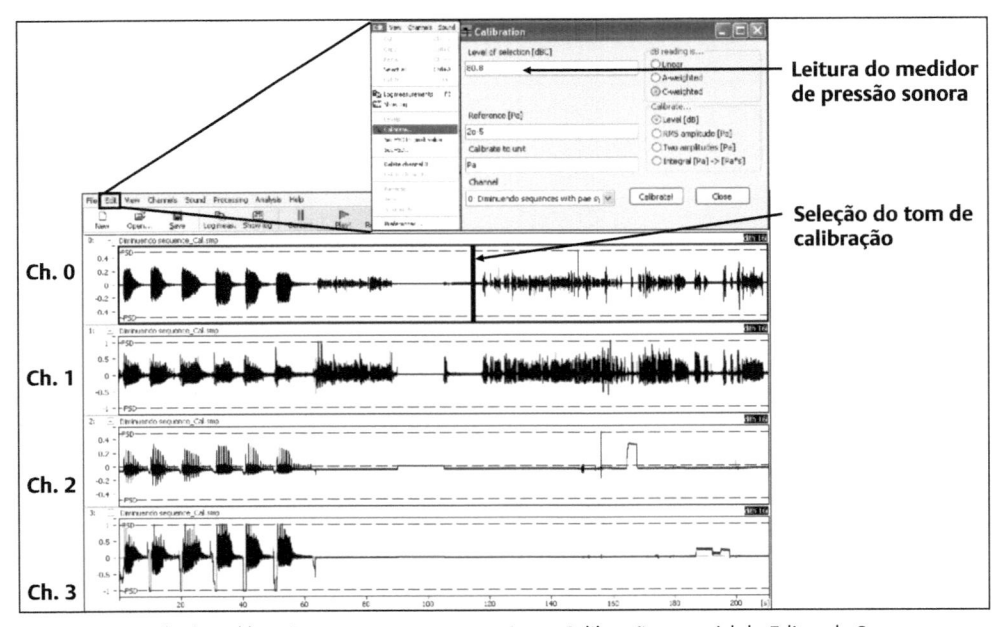

**Fig. 23-13.** Janela de Calibração que aparece ao pressionar Calibração no módulo Editar de Sopran ao escolher a opção Nível. A leitura da pressão sonora deve ser inserida em Nível de seleção, e Pascal é a unidade de calibração.

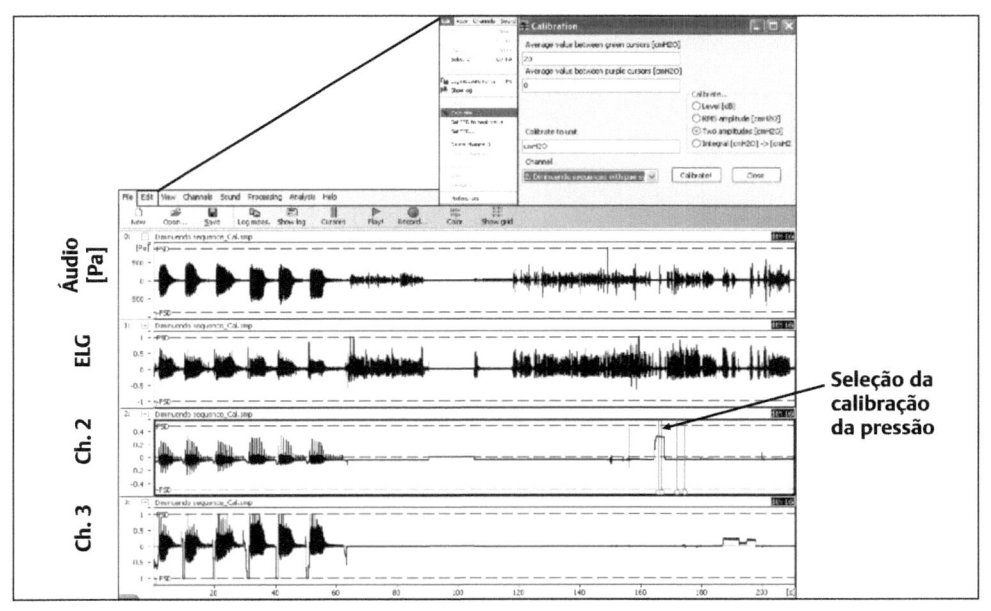

**Fig. 23-14.** Janela de calibração que aparece ao pressionar Calibração no módulo Edit da Sopran ao escolher a opção Duas amplitudes. Inserir a medida máxima de calibração (isto é, 20 cm $H_2O$) sob Valor médio entre os cursores verdes e o valor zero sob Valor médio entre os cursores roxos, e usar cm$H_2O$ como unidade de calibração.

janela inferior e pressionar *Calibrar*. Em seguida, salvar o arquivo no formato.smp e fornecer um novo nome (Fig. 23-15). Todos os canais do arquivo estão agora prontos para serem analisados.

## ANÁLISE
### Fonte Vocal
A filtragem inversa é uma técnica que permite a análise do som produzido pela fonte glótica. Ela se baseia no fato de que as propriedades de transferência de som do trato vocal podem ser previstas, se as frequências formadoras e suas larguras de banda forem conhecidas. Desde que a frequência fundamental seja mais de uma oitava menor que a primeira frequência de formação, as frequências de formação podem ser detectadas em termos de picos no envelope do espectro. No caso de vogais orais, suas larguras de banda normalmente variam dentro de limites bastante estreitos.

Existem várias ferramentas de *software* que podem ser usadas para filtragem inversa manual, semiautomática e automática. Aqui, o procedimento será descrito com referência ao módulo de *Filtragem Inversa em Sopran*.

O sinal a ser analisado pode ser de fluxo ou de áudio. Após destacar uma seção do sinal, ele é mostrado no *display* (visor) do *filtro Inverso* que está disponível sob o módulo de *Análise*. O *display* mostra, nas janelas superior e inferior, a forma de onda e o espectro do sinal bruto e filtrado, respectivamente (Fig. 23-16). Os formadores podem ser adicionados na tela de espectro após pressionar o botão direito do *mouse*. Os formantes

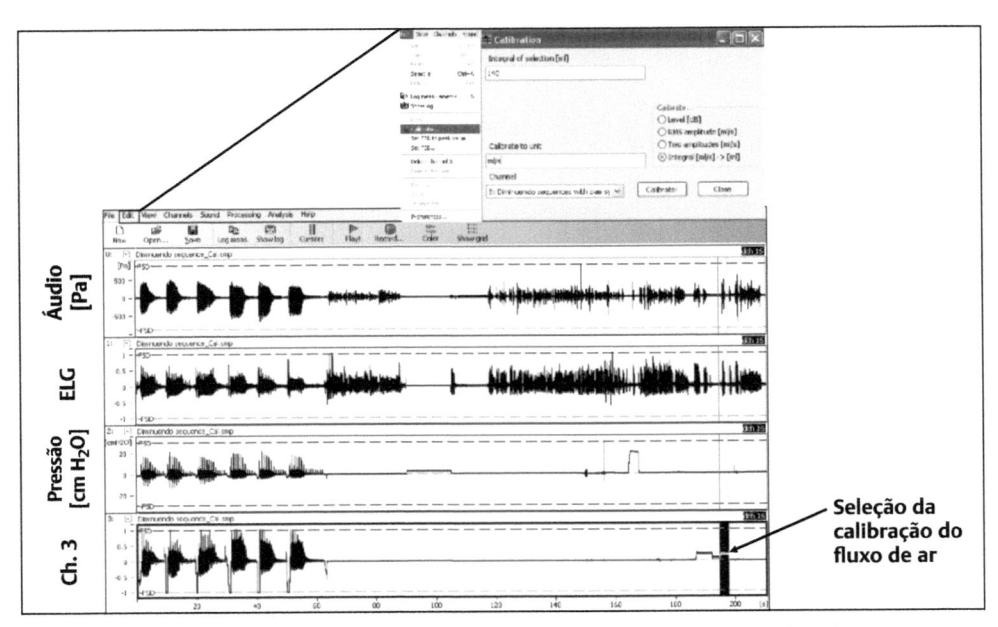

**Fig. 23-15.** Janela de calibração que aparece ao pressionar Calibração no módulo Editar do Sopran ao escolher a opção Integral. A janela foi preenchida para calibrar o sinal de áudio usando Pascal como referência. O cursor verde indica o valor máximo (10 mL/s), enquanto o roxo indica o valor mínimo (0 mL/s).

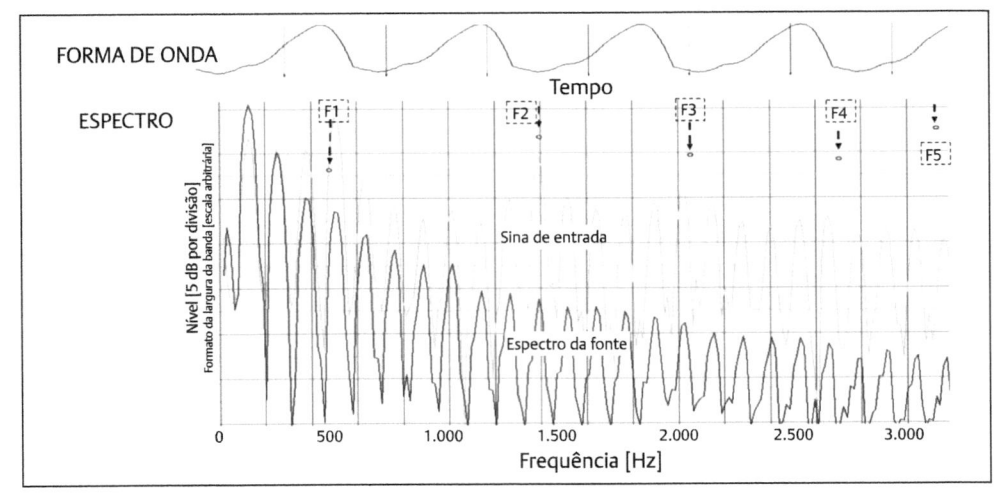

**Fig. 23-16.** Exibição em Sopran do filtro inverso. Os círculos abertos mostram as frequências do formante.

preliminares são inseridos nas frequências dos picos no envelope do espectro. Em média, para vozes adultas não deve haver mais de um formante por 1.000 Hz, mas os formantes são geralmente mais próximos ou mais afastados. Ao colocar os dois formantes mais baixos, é muito útil lembrar a tabela de vogais F1&F2 (Fig. 23-17), que mostra as frequências aproximadas destes formantes para vogais diferentes.

Um pequeno círculo aberto no *display* (visor) mostra onde um formante foi colocado ao longo do eixo horizontal de frequência. Sua posição vertical mostra sua largura de banda e, se o símbolo for colocado entre as duas curvas paralelas, a largura de banda selecionada está dentro dos limites dos valores típicos de largura de banda.

Ao ajustar as frequências e larguras de banda dos formantes, o alvo é uma fase fechada sem ondulações combinada com um envelope de espectro tão vazio quanto possível de quedas e picos próximos aos formantes. Como pode ser visto na Figura 23-16, a forma de onda resultante, ou seja, o glotograma de fluxo e o espectro da fonte vocal são ambos exibidos em tempo quase real nas janelas superior e inferior, respectivamente.

O glotograma de fluxo mostra o fluxo de ar através do espaço entre as pregas vocais em vibração, como mencionado, bem como seu espectro. Como foi mostrado na Figura 23-2, os glotogramas de fluxo são geralmente analisados com uma série de parâmetros. Os mais importantes estão listados a seguir. Todos eles estão disponíveis em *Medições de parâmetros de fluxo glótico* localizados sob o módulo *Análise*:

- Amplitude máxima do pulso de fluxo, *amplitude* CA, definida como a amplitude de pico a pico do glotograma de fluxo;
- Velocidade máxima de declínio de fluxo, *MFDR*, definida como o valor mínimo da derivada do glotograma de fluxo;

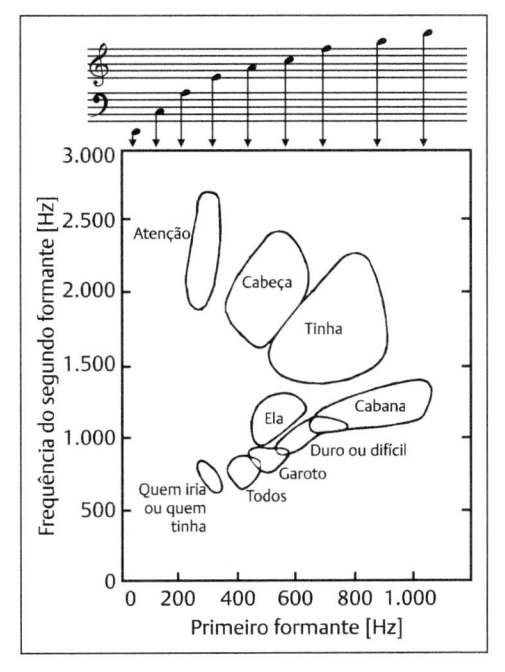

**Fig. 23-17.** Frequências formantes de vogais [Hz]. O painel superior mostra a primeira frequência formante em notação musical.

- Quociente fechado, $Q_{fechado}$, definido como a relação entre a duração da fase fechada e a duração do período;
- Quociente de amplitude, *AQ*, definido como a relação entre a amplitude AC e MFDR;
- Quociente de Amplitude Normalizado, *NAQ*, definido como AQ multiplicado pela frequência fundamental;
- A diferença de nível entre a fundamental e o segundo parcial do espectro da fonte vocal, H1-H2.

A maioria dos parâmetros da fonte de voz é fortemente influenciada pela $P_{Sub}$, como foi ilustrado pelos dados das Figuras 23-3 a 23-6, que foram derivados de cinco cantores ocidentais profissionais, classicamente treinados. Tais cantores podem geralmente variar a $P_{Sub}$ sistematicamente, sem alterar o tom e a adução glótica. Como pode ser visto na figura, a dependência de $P_{Sub}$ é bastante forte. Portanto, é necessário especificar em que $P_{Sub}$ foi mensurado um parâmetro específico de glotograma de fluxo, caso contrário, as informações não são muito significativas.

## Fluxo de Ar (U)

Uma estimativa razoavelmente precisa do fluxo de ar pode ser obtida mesmo sem acesso a uma máscara de fluxo. Para ausência de vazamento glótico, o truque é usar as informações contidas no glotograma de fluxo. O pulso de fluxo é então aproximado como um triângulo, com a amplitude do pulso como a altura e a base igual à duração da fase aberta, ou seja, o quociente aberto multiplicado pelo período (Fig. 23-2); a unidade é então litro/segundo (altura do pulso) multiplicado pela duração da fase aberta em segundo, de modo que a unidade resultante é simplesmente litro. Esta operação produz a quantidade de volume de ar contida em cada pulso. Multiplicando-a com a frequência fundamental, ou seja, o número de pulsos por segundo fornece o fluxo de ar estimado em litros por segundo.

## Resistência Glótica

A resistência glótica reflete como o ar tem dificuldade de percorrer através da glote. Por exemplo, a resistência é alta, quando a fenda é estreita e baixa, quando a glote está aberta. A resistência glótica varia com a adução glótica, portanto, é relevante do ponto de vista clínico; o uso habitual da fonação hiperfuncional/tensa tende a causar distúrbios de voz.[18] A resistência é baixa na fonação soprosa/hipofuncional relaxada, alta na fonação hiperfuncional/tensa e infinita, quando a glote é completamente fechada.

A resistência é definida como a relação entre pressão e fluxo, portanto a resistência glótica é a relação entre a $P_{Sub}$ e o fluxo médio de ar glótico. Ela pode ser medida em $cmH_2O$ por litro por segundo. A unidade também pode ser Quilopascal, kPa (1 kPa = 10 $cmH_2O$) por cm cúbico (1 litro = 1.000 $cm^3$). Como mencionado, a $P_{Sub}$ pode ser mensurada como a pressão oral durante a oclusão para a consoante /p/, e o fluxo médio pode ser estimado como acabou de ser descrito.

## Frequência Fundamental

Existem muitas ferramentas de *software* diferentes para medir a *fo*. Um *software* gratuito comumente utilizado é o *Praat* (de Paul Boersma e David Weenink). Ele permite a extração de vários parâmetros acústicos do sinal de áudio. No capítulo atual, propomos um método alternativo, extraindo $f_0$ do sinal EGG. O uso deste sinal tem a vantagem de evitar os efeitos do ruído ambiental e da acústica do ambiente.[11]

O módulo de *Análise em Sopran* contém a opção *Correlograma*. Esta última calcula o coeficiente de correlação entre duas janelas de tempo adjacentes que variam em comprimento. Quando as janelas contêm exatamente o período $f_0$, a correlação atinge valores extremamente altos. O coeficiente de correlação é representado pela escuridão da curva no *display*. Também quando as janelas contêm dois períodos, uma correlação alta é atingida, mas geralmente não tão alta quanto a da fundamental. Para medir a $f_0$, a curva mais escura deve ser selecionada. Pressione a tecla [ ] no canto superior direito do visor, e um lápis aparecerá na tela, permitindo a colocação de cercas azuis que delimitam a curva mais escura. A tecla ✂ deve ser pressionada para apagar as partes do sinal que não contêm som. O *software* então escolhe o valor $f_0$ correspondente.[19] Pressione a tecla [ ] para exibir o canal $f_0$ em *Sopran* (Fig. 23-18). A saída é um arquivo com formato.smp contendo as curvas de $f_0$ que podem ser exportadas para um arquivo excel.

## Estimativa de $P_{Sub}$ a Partir da Pressão Intraoral

Boas estimativas da $P_{Sub}$ podem ser obtidas a partir da pressão intraoral durante a oclusão da consoante /p/, desde que os picos de pressão sejam planos em vez de inclinados.[18] Um pico plano sinaliza uma $P_{Sub}$ constante. Deve-se tomar cuidado para evitar a invasão da saliva no tubo intraoral. A Figura 23-19 fornece exemplos de picos de pressão válidos e não válidos.

Para obter os valores dos picos de pressão, o *Sopran* possui um módulo de *Análise* em que várias opções podem ser assinaladas. Para medições de $P_{Sub}$, recomenda-se marcar *Nome do arquivo, Tempo, Seleção do tempo de início, Valor médio* e *Desvio-padrão*. Para obter

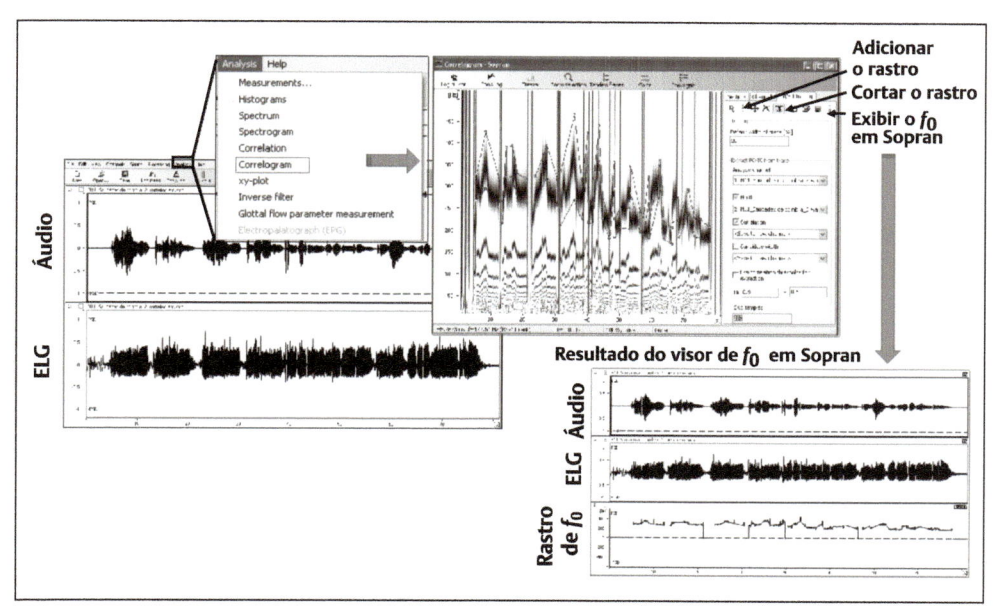

**Fig. 23-18.** Módulo de correlograma em Sopran exibindo o sinal eletrolaringográfico (ELG) para a sílaba /pae/ cantada como diminuendo (à esquerda), com a correspondente saída de correlograma (meio) e suas barreiras colocadas manualmente, delimitando o contorno, cujos valores foram então extraídos correspondentes às correlações mais altas para extração de $f_0$ em Hertz (Hz) (à direita).

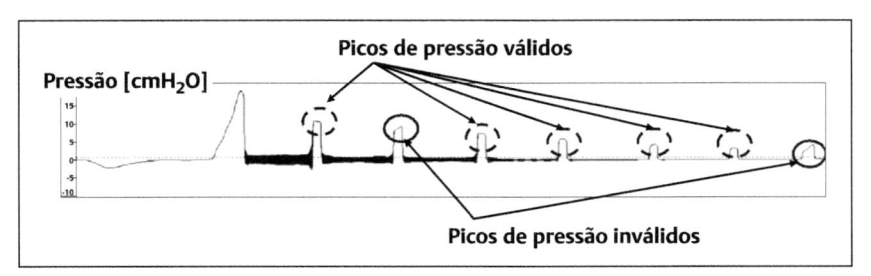

**Fig. 23-19.** Picos de pressão intraoral mensurados durante uma sequência de diminuendo usando a sílaba /pae/. Os círculos sólidos e tracejados apontam para picos de pressão não válidos e válidos como estimativas de $P_{sub}$, respectivamente.

| Nome do arquivo | De [s] | Avg [cmH$_2$O] | SD [cmH$_2$O] |
|---|---|---|---|
| Paes diminuendos_Calibrated.smp | 2,3 | 16,6 | 0,1 |
| Paes diminuendos_Calibrated.smp | 3,1 | 15,4 | 0,0 |
| Paes diminuendos_Calibrated.smp | 3,8 | 14,5 | 0,1 |
| Paes diminuendos_Calibrated.smp | 4,6 | 11,5 | 0,2 |
| Paes diminuendos_Calibrated.smp | 5,3 | 8,3 | 0,0 |
| Paes diminuendos_Calibrated.smp | 6,1 | 6,0 | 0,1 |
| Paes diminuendos_Calibrated.smp | 6,8 | 4,0 | 0,0 |

**Fig. 23-20.** Arquivo Excel contendo medidas obtidas a partir da mensuração de picos de pressão em Sopran.

estes valores, selecione apenas o canal de pressão e depois uma porção plana e estável do pico de pressão. Pressione a tecla *Log* de medição na parte superior dos canais exibidos. Repita o mesmo procedimento para todos os picos de pressão em uma sequência de diminuendo. Uma janela aparecerá com todas estas informações que poderão ser copiadas para um arquivo Excel (Fig. 23-20).

### Limiar de Pressões de Fonação e de Colisão

Dois valores de $P_{Sub}$ são particularmente informativos em relação à função de fonação: *limiar da pressão de fonação* (PTP) e *limiar da pressão de colisão* (CTP). O PTP é definido como a $P_{Sub}$ mais baixa necessária para gerar vibração da prega vocal.[20] O PTP depende do coeficiente de pressão transglótica (k), da velocidade da onda de mucosa das pregas vocais (c), da espessura da prega vocal (T), do coeficiente médio de amortecimento da vibração mecânica no tecido (B) e da largura média glótica pré-fonatória (w).[21]

$$PTP \geq \left(\frac{2k}{T}\right)(Bc)\left(\frac{w}{2}\right)$$

Uma medida alternativa ao PTP é o CTP, definido como a pressão mínima necessária para iniciar a colisão da prega vocal. Esta medida também reflete a mobilidade da prega vocal. PTP e CTP são altamente correlacionados ($R^2 = 0,945$).[22]

$$CTP = 1,3857*PTP + 0,5$$

O CTP é calculado como a média entre a menor pressão que causa o contato da prega vocal e a maior pressão que não produz tal contato, conforme revelado pela amplitude do sinal EGG.[16] Sua variação com parâmetros fisiológicos é semelhante àquelas válidas para o PTP. A vantagem de usar esta medida é que os sujeitos não precisam realizar a fonação tão suavemente como para o PTP; as pregas vocais falham em contato a pressões mais elevadas do que para vibrações sem contato. Além disso, a reprodutibilidade tende a ser melhor para o CTP. Entretanto, o CTP pode ser impossível de se obter para vozes hipofuncionais e para tons altos, pois sob estas condições não pode haver contato com pregas vocais (Ibid.).

## Relevância Clínica, Terapêutica e Pedagógica de PTP e de CTP

O PTP é uma medida que depende das propriedades físicas (comprimento, espessura e viscosidade), bem como das propriedades vibratórias das pregas vocais, pois reflete sua disposição para vibrar, ou seja, sua mobilidade. Valores mais altos de PTP são esperados, quando as pregas vocais são rígidas, como nas pregas alongadas e mais finas, por exemplo, $fo$ altas.[20,21] Por outro lado, são esperados valores crescentes de PTP com o aumento da viscosidade do tecido das pregas vocais. Esta situação pode acontecer durante a desidratação.[21,23] As variações do PTP parecem ser maiores com os níveis de hidratação para a fonação em tom alto em comparação à fonação de baixo tom.[21,24] Além disso, mesmo quando os níveis de hidratação são altos, os valores de PTP foram encontrados como sendo diretamente proporcionais à fadiga vocal.[25,26] Isto pode ser decorrente do fato de que a fadiga vocal aumenta a rigidez da prega vocal.[27] Pelo contrário, valores mais baixos de PTP estão associados a percepções de facilidade de fonação,[25,28] ou durante uma fonação mais eficiente e sem esforço.[29] Como o PTP permite inferir sobre o estado físico do tecido mucoso, ele é clinicamente relevante. Lesões e inflamações envolvem efeitos no tecido das pregas vocais e, portanto, tendem a elevar o PTP.[30]

O CTP também é uma medida de valor clínico. Ele aumenta como consequência da fadiga vocal, especialmente em vozes não treinadas.[31] O CTP foi considerado maior durante a gravidez em comparação ao pós-gravidez. Isto pode ser por causa da diminuição da mobilidade da mucosa da prega vocal associada à retenção de líquidos e viscosidade do tecido durante a gravidez. Tais condições estão associadas às elevadas concentrações de ambos os hormônios esteroides femininos durante o último trimestre da gravidez.[22]

O PTP tem-se mostrado relevante também ao avaliar os efeitos da terapia de voz. Por exemplo, os valores de PTP caíram significativamente nas professoras após a terapia de voz ressonante.[32] Também os efeitos imediatos dos lubrificantes sobre a função fonatória podem ser revelados pelo PTP. O uso de manitol parece ter um efeito de curto prazo de facilidade de fonação (20 minutos) em comparação ao uso de água e o Entertainer's Secret Throat Relief.[33] Além disso, também o PTP é utilizado para avaliar os efeitos do aumento das concentrações de ambos os hormônios esteroides femininos na mobilidade da prega vocal durante a gravidez. Valores aumentados de PTP foram encontrados durante o último trimestre da gravidez. Foi feita a hipótese de que isto estava relacionado com o aumento da rigidez das pregas vocais.[22]

Além disso, os efeitos do treinamento vocal foram examinados em termos de PTP. A fadiga vocal aumentou os valores de PTP mais em pessoas com pouca ou nenhuma experiência vocal do que em cantores profissionais.[34] Além disso, exercícios de aquecimento parecem afetar o PTP de forma dependente do tom; o aumento do PTP é observado em tons altos, mas não em tons baixos,[35] e o PTP mínimo é encontrado em tons confortáveis.[9] Os efeitos do PTP podem diferir entre os gêneros; o PTP diminuiu significativamente após o aquecimento em mulheres, mas não em homens.[36]

Foram encontrados valores aumentados de CTP após exercícios utilizando tubos ressonantes na água.[31,34] Da mesma forma que PTP, o CTP diminuiu após o aquecimento.[15]

## PERSPECTIVA

Aqui apresentamos uma série de métodos diferentes para reunir dados sobre a função fonatória. Alguns deles consomem tempo, mas fornecem informações bastante valiosas sobre a função da voz. Por exemplo, a filtragem inversa é demorada e requer competência especial. Por outro lado, ela oferece informações detalhadas sobre a força da excitação do trato vocal e, se complementada com dados sobre pressão subglótica, fornece informações sobre a eficiência e outros aspectos do estado fisiológico do mecanismo glótico.

O EGG/ELG, ao contrário, é um método mais direto que produz informações menos detalhadas sobre a função fonatória, concentrando-se nas características de vibração da prega vocal, em termos de contato da prega vocal. Se combinado com medidas de pressão subglótica, pode revelar mobilidade da prega vocal, em termos de CTP.

Naturalmente, as medidas ideais de voz devem fornecer uma descrição da qualidade de voz percebida. Tal cenário ainda deve ser produzido pela pesquisa de voz. Atualmente, o Sistema Híbrido descrito neste capítulo tem o potencial de ser desenvolvido nessa direção. Deve-se notar, entretanto, que algumas propriedades da qualidade da voz que escapam à percepção auditiva ainda podem ser bastante importantes do ponto de vista clínico. Portanto, o refinamento da medição da função da voz deve ser o objetivo final da pesquisa da voz.

## REFERÊNCIAS BIBLIOGRÁFICAS

1. Sundberg J. The Science of the Singing Voice. Dekalb, Illinois: Northern Illinois University Press. 1987.
2. Sundberg J. Ciência da Voz – Fatos sobre a Voz na Fala e no Canto. São Paulo: Edusp; 2015.
3. Björklund S, Sundberg J. Relationship Between Subglottal Pressure and Sound Pressure Level in Untrained Voices. J Voice. 2015;30(1):15-20.
4. Schutte HK. The Efficiency of Voice Production. Groningen: State University Hospital [dissertation]. 1980.
5. Fant G. Acoustic theory of speech production. The Hague, The Netherlands: Mouton & Co. N.V., Publishers;1960.
6. Sundberg J. Flow glottogram and subglottal pressure relationship in singers and untrained voices. J Voice. 2018;32(1):23-31.
7. Hilman RE, Klober JB. Aerodynamic Measure of Voice Production. In: Kent RD, Ball MJ. (Eds.). Voice Quality Measurement. San Diego, CA: Singular Publishing Group; 2000.
8. Stemple J, Weinrich B, Brehm SB. Aerodynamic Measurement of Vocal Function: Phonatory, Aerodynamic System. In:  Ma EP-M, Yiu EM -L. (Eds.). Handbook of Voice Assessments. San Diego, CA: Plural Publishing Inc; 2011. p. 7-20.

9. Solomon NP. Assessment of Laryngeal Airway Resistance and Phonation Threshold Pressure: Glottal Enterprises. In: Ma EP -M, Yiu EM -L. (Eds.). Handbook of Voice Assessments. San Diego, CA: Plural Publishing Inc; 2011. p. 31-49.
10. Sävec JG, Granqvist S. Tutorial and Guidelines on Measurement of Sound Pressure Level in Voice and Speech. Journal of Speech, Language, and Hearing Research. 2018;61(3):441-461.
11. Baken RJ, Orlikoff RF. Clinical Measurement of Speech and Voice. 2nd Edition. San Diego: Singular Thomson Learning; 2000.
12. Epstein R. Electroglottography: Speech Studio Laryngograph. In: Ma EP-M, Yiu EM-L. (Eds.) Handbook of Voice Assessment. San Diego, CA: Plural Publishing; 2011. p. 165-74.
13. Rothenberg M. Breath Stream Dynamics of Simple-Released-Plosive Production, Bibliotheca Phonetica No. 6. Basel: Karger. 1968.
14. Smitheran JR, Hixon TJ. A Clinical Method for Estimating Laryngeal Airway Resistance during Vowel Production. Journal of Speech and Hearing Disorders. 1981;46(2):138-46.
15. Jiang J, O'Mara T, Conley D, Handson D. Phonation threshold pressure measurements during phonation by airflow interruption. Laryngoscope. 2009;109(3):425:32.
16. Enflo L, Sundber J. Vocal fold collision threshold pressure: An alternative to phonation threshold pressure? Logopedics Phoniatrics Vocology. 2009;34:210-17.
17. Fisher KV, Swank PR. Estimating Phonation Threshold Pressure. Journal of Speech, Language and Hearing Research. 1997;40:1122-9.
18. Holmberg EB, Hillman RE, Perkell JS. Glottal airflow and transglottal air pressure measurements for male and female speakers in soft, normal, and loud voice. The Journal of the Acoustical Society of America. 1988;84(2):511-29.
19. Granqvist S, Hammarberg B. The correlogram: a visual display of periodicity. Journal of the Acoustical Society of America. 2003;114(5):2934-45.
20. Titze IR. The physics of small-amplitude oscillation of the vocal folds. Journal of the Acoustical Society of America. 1988;83(4):1536-52.
21. Verdolini-Marston K, Titze IR, Druker DG. Changes in phonation threshold pressure with induced conditions of hydration. Journal of Voice. 1990;4:142-51.
22. Lã FMB, Sundberg J. Pregnancy and the singing voice: reports from a case study. Journal of Voice. 2012;26(4):431-9.
23. Fisher K, Roxe D, MacMillan A, Sobecks J. The effect of body fluid removal on phonation. Presented at the Annual Convention of the Speech-Language-Heating Association, November, San Antonio, TX. 1998.
24. Verdolini K, Titze IR, Fennell A. Dependence of phonatory effort on hydration level. Journal of Speech and Hearing Research. 1994;37:1001-7.
25. Solomon NP, DiMattia MS. Effects of a Vocally Fatiguing Task and Systemic Hydration on Phonation Threshold Pressure. Journal of Voice. 2000;14(3):341-62.
26. Solomon NP, Glaze LE, Arnold RR, van Mersbergen M. Effects of a Vocally Fatiguing Task and Systemic Hydration on Men's Voices. Journal of Voice. 2003;17(1):31-46.
27. Chan RW, Titze IR. Dependence of phonation threshold pressure on vocal tract acoustics and vocal fold tissue mechanics. The Journal of the Acoustical Society of America. 2006;119(4):2351-62.
28. Chang A, Karnell MP. Perceived Phonatory Effort and Phonation Threshold Pressure Across a Prolonged Voice Loading Task: A Study of Vocal Fatigue. J Voice. 2004;18(4):454-66.
29. Scherer. Aerodynamic Assessment in Voice Production. CVS Status and Progress Report. 1991;1:151-66.
30. Titze IR. Phonation Threshold Pressure Measurement with a Semi-Occluded Vocal Tract. Journal of Speech, Language and Hearing Research. 2009;52:1062-72.
31. Enflo L, Sundberg J, McAllister A. Collision and Phonation Threshold Pressures Before and After Loud, Prolonged Vocalization in Trained and Untrained Voices. J Voice. 2013;27(5):527-30.
32. Chen SH, Hsiao TY, Chung YM, Chiang SC. Outcome of Resonant Voice Therapy for Female Teachers With Voice Disorders: Perceptual, Physiological, Acoustic, Aerodynamic, and Functional Measurements. 2007.

33. Roy N, Tanner K, Gray SD, et al. An evaluation of the effects of three laryngeal lubricants on phonation threshold pressure (PTP). J Voice. 2003;17(3):331-42.
34. Enflo L, Sundberg J, Romedahl C, McAllister A. Effects on Vocal Fold Collision and Phonation Threshold Pressure of Resonance Tube Phonation with Tube End in Water. Journal of Speech, Language and Hearing Research. 2013;1530-8.
35. Motel T, Fisher KV, Leydon C. Vocal warm-up increases phonation threshold pressure in soprano singers at high pitch. J Voice. 2003;17:160-7.
36. McHenry M, Johnson J, Foshea B. The effect of specific versus combined warm-up strategies on the voice. Journal of Voice. 2009;23:572-6.

# ÍNDICE REMISSIVO

Entradas acompanhadas por um *f* ou um *q* em itálico
indicam figuras e quadros, respectivamente.

## A

Abordagem(ns)
  do professor, 21
    em diferentes contextos, 21
      da comunicação oral, 21
      da saúde vocal, 21
    fonoaudiológicas, 101, 107-115
      das habilidades comunicativas, 101
        do locutor, 101
      no aprimoramento, 107-115
        da comunicação em público, 107-115
          importância da voz, 113
AEM (Alterações Estruturais Mínimas)
  nas DVI, 284
    cantor 1, 285
    cantor 2, 285
Alta Performance
  cantor de, 273-280
    condicionamento vocal para, 273-280
      adaptações musculares, 277
      bioenergética, 279
      duração do programa de, 279
      fisiologia do exercício, 275
      treinamento muscular, 277
      treino, 279
        e sucesso, 279
Analgesia
  fotobiomodulação na, 229
Análise
  CTP, 348
  fluxo de ar, 346
  fonte vocal, 343
  frequência fundamental, 346
  $P_{Sub}$, 347
    estimativa de, 347
      a partir da pressão intraoral, 347
  PTP, 348
  resistência glótica, 346

Apresentação
  preparação para, 125
    papel do fonoaudiólogo, 125
    comunicação, 126
    liderança, 126
Aprimoramento
  da comunicação em público, 107-115
    abordagem fonoaudiológica, 107-115
    importância da voz, 113
Aquecimento
  da voz, 100
    do locutor, 100
  vocal, 84
Área
  da ponteira, 225
    na fotobiomodulação, 225
Arrocha
  voz profissional cantada no, 265
    atuação *in loco* na, 265
Articulação
  exercícios de, 246
    na reabilitação fonoaudiológica, 246
    de cantores, 246
  na preparação vocal, 85
    cênica, 85
  na voz do jornalista, 55
Artista(s)
  de alta demanda, 263
    estilo musical, 263
    uso profissional da voz, 263
    tempo de, 263
Aspecto(s) Acústico(s)
  dos cantos, 253
    popular, 253
    e erudito, 253
Assessoria
  em locução, 185-196
    na audiodescrição, 185-196
      comunicação oral e, 188

**353**

# ÍNDICE REMISSIVO

enfoque legal no Brasil, 186
prática de, 192
  atividades, 192
  princípios, 192
processo de, 188
  fala no, 188
  voz no, 188
ASSEVOX (Programa de Assessoria Vocal para o Professor), 22
Assistência Técnica
  pericial, 42
  em telesserviços, 42
Ator(es)
  cuidado com o, 63
    em fonoaudiológica(s), 63
      atuação, 63
      atualidades, 63
      roda da criação vocal, 64
  vozes do, 71-92
    ERIV.DS, 73
    preparação vocal cênica, 81
      composição sonora, 83
      exercícios propostos, 84
        aquecimento vocal, 84
        articulação, 85
        desaquecimento vocal, 84
        emoção vocal, 85
        respiratórios, 84
      voz da personagem, 83
        construção da, 83
      urgência vocal, 88
        em atores-cantores, 88
Atriz(es)
  vozes da, 71-92
    ERIV.DS, 73
    preparação vocal cênica, 81
      composição sonora, 83
      exercícios propostos, 84
        aquecimento vocal, 84
        articulação, 85
        desaquecimento vocal, 84
        emoção vocal, 85
        respiratórios, 84
      voz da personagem, 83
        construção da, 83
      urgência vocal, 88
        em atrizes-cantoras, 88
Atuação Fonoaudiológica
  articulação, 55
  caminhando para o futuro, 58
  com locutores, 95-106
    cuidados com a saúde vocal, 99
    demanda vocal, 97

fonoaudiólogo e, 98
habilidades comunicativas do, 101
  abordagens fonoaudiológicas, 101
  produção vocal voltada à locução, 101
    bases da, 101
  locução radiofônica, 95
    além-rádio, 95
diferenças na, 251-257
  nos cantos, 251-257
    erudito, 251-257
    popular, 251-257
em voz profissional, 4
  evolução da, 4
enfoque da, 164
  para novos profissionais da voz, 164
    autonomia, 164
    conhecimento do público-alvo, 165
    conteúdo, 165
    estética, 165
    estilo, 164
    expressão corporal, 166
    identidade, 164
    modulação vocal, 166
    precisão articulatória, 165
    recursos de ênfase, 166
    resistência, 165
    velocidade de fala, 165
gestos, 56
intenção comunicativa, 58
intervenção, 5
  com foco em expressividade, 5
linguagem, 57
na produção vocal, 303-311
  no teatro musical, 303-311
    atendimento do cantor, 307
no cuidado com o ator, 63
  roda da criação vocal, 64
perspectivas na, 131-154
  sotaque, 131-154
    aspectos gerais, 131
    avaliação fonoaudiológica, 136
      estrangeiro, 145
      regional, 137
    princípios gerais, 134
    treinamento para
      modificação de, 148, 150
        estrangeiro, 150
        regional, 148
prosódia, 56
similaridades na, 251-257
  nos cantos, 251-257
    erudito, 251-257
    popular, 251-257
voz, 55

Atuação Pedagógica
  na produção vocal, 303-311
    no teatro musical, 303-311
      atendimento do cantor, 307
Atuação
  *in loco*, 259-270
    na voz profissional cantada, 259-270
      artistas de alta demanda, 263
      atendimento, 260
        reflexões acerca do, 269
      bastidores, 262
Atualidade(s)
  fonoaudiológicas, 63
    no cuidado com o ator, 63
    roda da criação vocal, 64
Audiodescrição
  locução na, 185-196
    assessoria em, 185-196
      comunicação oral e, 188
      enfoque legal no Brasil, 186
      prática de, 192
        atividades, 192
        princípios, 192
      processo de, 188
        fala no, 188
        voz no, 188
Autoavaliação
  papel do fonoaudiólogo na, 120
    da comunicação, 120
    da liderança, 120
Autonomia
  do profissional da voz, 164
    enfoque para, 164
      na atuação fonoaudiológica, 164
Autorregulação
  questionário de, 17
    reduzido, 17
Avaliação
  da expressividade, 122q
    protocolo de, 122q
  da fonte de voz, 329-350
    acústica, 329-350
    aerodinâmica, 329-350
      análise, 343
      fatores de controle, 332
      geração de som, 330
      gravação, 335, 339
        procedimentos de, 339
      perspectiva, 350
  papel do fonoaudiólogo na, 120
    da comunicação, 120
    da liderança, 120
  vocal, 15
    de professores, 15

Avaliação Fonoaudiológica
  da voz profissional, 237-247
    cantada, 237-247
      anamnese, 238
      comportamento vocal, 238
      multidimensional, 239
      olhar multidisciplinar, 237
  sotaque, 136
    estrangeiro, 145
      análise da fala, 147
       avaliações complementares, 148
      coleta da fala, 147
      entrevista, 147
      escala de controle fonológico, 146q
      objetivo do cliente, 146
    regional, 137
      análise da fala, 139
       avaliações complementares, 145
      coleta da fala, 139
      curva entoacional, 144f
      entrevista inicial, 137
      objetivos do cliente, 137
      QARSEF, 139q
      sugestão de palavras, 141q
      texto para, 141q

## B
Base(s)
  da produção vocal, 101
    voltadas à locução, 101
      agilidade articulatória, 103
      controle do *pitch*, 103
      coordenação pneumofônica, 102
      desenvolvendo habilidades, 104
        de expressividade, 104
        de interpretação, 104
        de leitura, 104
      dicção, 103
      postura, 102
      respiração, 102
      ressonância, 103
Bastidor(es)
  na atuação *in loco*, 262
  na voz profissional cantada, 262

## C
Canto(s)
  distorções vocais no, 283-300
    aspectos, 283-300
      acústicos, 283-300
      estilísticos, 283-300
      fisiológicos, 283-300

DVI, 284
    AEM, 284
    conceituação, 284
erudito, 297
DVI e, 297
popular e erudito, 251-257
    atuação fonoaudiológica nos, 251-257
    diferenças na, 251-257
    similaridades na, 251-257
Cantor(es)
    atuação *in loco* nos, 263, 267
    da noite, 268
    de banda-bailes, 268
    de musicais, 267
    de trio elétrico, 263
    de alta performance, 273-280
        condicionamento vocal para, 273-280
            adaptações musculares, 277
            bioenergética, 279
            duração do programa de, 279
            fisiologia do exercício, 275
            treinamento muscular, 277
            treino, 279
            e sucesso, 279
    de teatro musical, 307, 308
        atendimento do, 307
            fonoaudiológico, 307
        treinamento do, 308
            aplicações pedagógicas no, 308
    importância para, 237
    do olhar multidisciplinar, 237
    profissionais, 315-325
        aplicabilidade da eletroestimulação em, 315-325
            características das correntes, 316
                eletroterapêuticas, 316
            contraindicações, 321
            correntes terapêuticas, 318
            eletrofisiologia, 315
            fonoaudiologia, 321
                cuidados relacionados com a, 321
            formas terapêuticas, 318
CEV (Centro de Estudos da Voz), 22
CID (Classificação Internacional de Doenças), 201
CIF (Classificação Internacional de Funcionalidade, Incapacidade e Saúde)
    capítulos da, 205$q$, 206$q$, 207$q$
        referente às funções, 206$q$
            mentais, 206$q$
        relacionados, 205$q$, 207$q$
            com a fala, 205$q$
            com a voz, 205$q$

com apoio, 207$q$
com as áreas principais da vida, 207$q$
com as interações interpessoais, 207$q$
com as relações interpessoais, 207$q$
com atitudes, 207$q$
com mudanças ambientais, 207$q$
    feitas pelo ser humano, 207$q$
com o ambiente natural, 207$q$
com políticas, 207$q$
com produtos, 207$q$
com relacionamentos, 207$q$
com serviços, 207$q$
com sistemas, 207$q$
com tecnologia, 207$q$
definições na, 204$q$
detalhamento das, 204$q$
dimensões da, 205$q$, 206$q$
    referente às funções, 206$q$
        mentais, 206$q$
    relacionadas, 205$q$, 207$q$
        com a fala, 205$q$
        com a voz, 205$q$
        com apoio, 207$q$
        com as áreas principais da vida, 207$q$
        com as interações interpessoais, 207$q$
        com as relações interpessoais, 207$q$
        com atitudes, 207$q$
        com mudanças ambientais, 207$q$
            feitas pelo ser humano, 207$q$
        com o ambiente natural, 207$q$
        com políticas, 207$q$
        com produtos, 207$q$
        com relacionamentos, 207$q$
        com serviços, 207$q$
        com sistemas, 207$q$
        com tecnologia, 207$q$
DVRT e, 199-218
    breve relato sobre, 199
    da funcionalidade humana, 203$f$
    na prática, 213
        FNI, 214$f$, 217$q$
            aproximação do conteúdo, 216$q$
            desempenho nas atividades, 216$q$
            indicadores, 216$q$
            qualificadores genéricos, 217$q$
            relacionada com os códigos CIF, 214$f$
        modelo integrador, 203$f$
    protocolo, 200
        definição de, 200
        fatores de risco, 201
    questões relacionadas com a CIF, 201
    sob o olhar da CIF, 208

Competência
  fonatória, 244
    exercícios de, 244
      na reabilitação fonoaudiológica, 244
Composição
  sonora, 83
    na preparação vocal, 83
      cênica, 83
Comprimento
  de onda, 225
    na fotobiomodulação, 225
Comunicação
  em público, 107-115
    aprimoramento da, 107-115
      abordagem fonoaudiológica, 107-115
  na mídia, 51
  oral, 21, 188
    do professor, 21
      abordagens da, 21
        em diferentes contextos, 21
    e audiodescrição, 188
  papel na, 117-128
    do fonoaudiólogo, 117-128
      autoavaliação, 120
      avaliação, 120
        da expressividade, 122q
      e equidade de gênero, 126
      em diferentes gerações, 127
      evolução do trabalho, 119
      preparação para apresentação, 125
      programas de desenvolvimento, 125
      tarefas de comunicação, 128
  profissional, 108, 155-166, 182
    aperfeiçoamento da, 182
      resultados do treinamento auditivo no, 182
    na situação de falar em público, 108
      contribuição fonoaudiológica, 108
    demandas contemporâneas em, 155-166
      novos profissionais da voz, 157
        atuação fonoaudiológica para, 164
        seus contextos, 157
      tipos de geração, 155
        principais características, 155
Condicionamento Vocal
  para cantor, 273-280
    de alta performance, 273-280
      adaptações musculares, 277
      bioenergética, 279
      duração do programa de, 279
      fisiologia do exercício, 275
      treinamento muscular, 277
      treino, 279
        e sucesso, 279

Contextualização
  do universo, 61, 65
  da voz, 61, 65
    na dublagem, 61
    do imitador, 65
Conteúdo
  do profissional da voz, 165
    enfoque para, 165
    na atuação fonoaudiológica, 165
Controle
  fatores de, 332
    adução glótica, 334
    pregas vocais, 334
      alongamento das, 334
      tensão das, 334
    $P_{Sub}$, 332
    processamento auditivo e, 169
      da fala, 169
      da voz, 169
Corrente(s)
  e formas terapêuticas, 318
    EENM, 319
    FES, 320
    russa, 321
    TENS, 318
  eletroterapêuticas, 316
    características das, 316
CPV-P (Condição de Produção Vocal-Professor), 16
Credibilidade
  informação e, 52
    na voz do jornalista, 52
Criação Vocal
  roda da, 64
CTP (Limite da Pressão de Colisão), 348
  relevância de, 349
    clínica, 349
    pedagógica 349
    terapêutica, 349

# D

Demanda
  vocal, 97
    do locutor, 97
Demanda(s) Contemporânea(s)
  em comunicação profissional, 155-166
    novos profissionais da voz, 157
      atuação fonoaudiológica para, 164
      seus contextos, 157
    tipos de geração, 155
      principais características, 155
Desaquecimento
  da voz, 100
    do locutor, 100

vocal, 84
Desempenho
　muscular, 227
　　fotobiomodulação no, 227
Desenvolvimento
　programas de, 125
　　papel do fonoaudiólogo nos, 125
　　　de comunicação, 125
　　　de liderança, 125
Diferença(s)
　na atuação fonoaudiológica, 251-257
　　nos cantos popular, 251-257
　　e erudito, 251-257
Distorção(ões) Vocal(is)
　ariepiglótica 291*f*
　aspirada, 292*f*
　e terminologia, 300
　　dificuldade de comunicação, 300
　　entre ciência e arte, 300
　fontes de, 295*q*
　　características sonoras, 295*q*
　　comportamento das, 295*q*
　no canto, 283-300
　　aspectos, 283-300
　　　acústicos, 283-300
　　　estilísticos, 283-300
　　　fisiológicos, 283-300
　　DVI, 284
　　　AEM, 284
　　　conceituação, 284
　　pontos de articulação das, 286
　　DVI, 293
　　　controle nas, 293
　　　variações nas, 293
　　glóticas, 286
　　no trato vocal, 288*q*
　　　possíveis comportamentos, 288*q*
　　supraglóticas, 287
　　vestibular, 289*f*
Distúrbio(s) Vocal(is)
　em professores, 13
　　prevalência de, 13
　　　avaliação vocal, 15
　　　intervenção fonoaudiológica, 18
Dose
　na fotobiomodulação, 226
Dosimetria
　da fotobiomodulação, 225
　　área da ponteira, 225
　　comprimento de onda, 225
　　dose, 226
　　energia, 226
　　　densidade de, 226

fluência, 226
irradiância expressa, 226
potência, 225
　densidade de, 226
tempo, 225
DSI (*Dysphonia Severity Index*), 15
Dublador
　voz do, 61-67
　　cuidado com o ator, 63
　　　atuação fonoaudiológica no, 63
　　　atualidades fonoaudiológicas no, 63
　　universo da dublagem, 61
　　contextualização do, 61
Dublagem
　universo da voz na, 61
　　contextualização do, 61
　　　documentários narrativos, 63
　　　localização, 62
　　　voz original, 62
DVI (Distorções Vocais Intencionais), 283
　controle nas, 293
　e gêneros musicais, 296
　　canto erudito, 297
　　MCC, 296
　　sonoridade, 297
　　tradicional, 296
　o que são, 284
　　AEM, 284
　　　cantor 1, 285
　　　cantor 2, 285
　　conceituação, 284
　　　distorções vocais não intencionais, 284
　　　o que é considerado, 284
　　　o que não é considerado, 284
　variações nas, 293
DVRT (Distúrbio de Voz Relacionado ao Trabalho), 29
　e CIF, 199-218
　　breve relato sobre, 199
　　funcionalidade humana, 203*f*
　　na prática, 213
　　　FNI, 214*f*, 217*q*
　　　　aproximação do conteúdo, 216*q*
　　　　desempenho nas atividades, 216*q*
　　　　indicadores, 216*q*
　　　　qualificadores genéricos, 217*q*
　　　　relacionada com os códigos CIF, 214*f*
　　　modelo integrador, 203*f*
　　protocolo, 200
　　　definição de, 200
　　　fatores de risco, 201
　　questões relacionadas com a CIF, 201
　　sob o olhar da CIF, 208

# E

EAFP (Escala de Autoavaliação ao Falar em Público), 110
Edema
  fotobiomodulação no, 227
EENM (Estimulação Elétrica Neuromuscular), 319
Efeito(s) Terapêutico(s)
  da fotobiomodulação, 227
    analgesia, 229
    desempenho muscular, 227
    edema, 227
    inflamação, 227
    regeneração tecidual, 229
    relaxamento muscular, 228
    sistêmica, 230
Eletrodo(s)
  posicionamento de, 323f, 324f
    em laringe, 323f
    segundo Mansuri et al., 324f
Eletroestimulação
  aplicabilidade da, 315-325
    em cantores profissionais, 315-325
      características das correntes, 316
        eletroterapêuticas, 316
      contraindicações, 321
      correntes terapêuticas, 318
      eletrofisiologia, 315
      fonoaudiologia, 321
        cuidados relacionados com a, 321
      formas terapêuticas, 318
Eletrofisiologia, 315
Emoção(ões), 86f
  vocal, 85
    na preparação vocal, 85
    cênica, 85
Empreendedor(es)
  voz profissional dos, 163
    contextos, 163
Energia
  na fotobiomodulação, 226
    densidade de, 226
Ênfase
  recursos de, 166
    do profissional da voz, 166
      enfoque, 166
        na atuação fonoaudiológica, 166
Enfoque
  da atuação fonoaudiológica, 164
    para novos profissionais da voz, 164
      autonomia, 164
      conhecimento do público-alvo, 165
      conteúdo, 165

estética, 165
estilo, 164
expressão corporal, 166
identidade, 164
modulação vocal, 166
precisão articulatória, 165
recursos de ênfase, 166
resistência, 165
velocidade de fala, 165
  legal, 186
    da audiodescrição, 186
    no Brasil, 186
Equidade
  de gênero, 126
    foco em, 126
      comunicação com, 126
      liderança com, 126
ERIV.DS (Exercícios Rítmicos de Impacto Aplicados à Voz), 71, 73
  sequência selecionada, 78q
    com as descrições devidas, 78q
    com as explicações devidas, 78q
Esports (Esporte Eletrônico)
  jogos associados a, 158q
    gêneros mais comuns, 158q
  profissionais do, 158
    voz profissional, 158
      contextos, 158
Estética
  do profissional da voz, 165
    enfoque para, 165
      na atuação fonoaudiológica, 165
Estilo
  do profissional da voz, 164
    enfoque para, 164
      na atuação fonoaudiológica, 164
Estimulação
  do processamento auditivo, 173
    profissionais que podem se beneficiar, 175q
      habilidade, 175q
        objetivo terapêutico e, 175q
ESV (Escala de Sintomas Vocais), 17
Exercício(s)
  para reabilitação fonoaudiológica, 243
    vocal, 243
      de cantores, 243
    propostos, 84
      na preparação vocal cênica, 84
        aquecimento vocal, 84
        articulação, 85
        desaquecimento vocal, 84
        emoção vocal, 85
        respiratórios, 84

Expressão Corporal
  do profissional da voz, 166
    enfoque para, 166
    na atuação fonoaudiológica, 166
Expressividade
  avaliação da, 122q
    protocolo de, 122q
  em telesserviços, 29-47
    avaliação da, 45
    dimensão da, 44
      de fala, 44
      vocal, 44
    fonoaudiologia em, 29
      mais de 30 anos de, 29
    foco em, 5
      intervenção, 5
      fonoaudiológica, 5
    habilidades de, 104
      desenvolvendo, 104
      na locução, 104
  na voz profissional, 1-7
    falada, 1-7
      atuação fonoaudiológica, 4
      expressividade da fala, 1
      oficina de leitura expressiva, 6

# F
Fabiano Juffu
  entrevista com, 68
Fala
  controle da, 169
    processamento auditivo e, 169
  expressividade da, 1, 44
    em telesserviços, 44
      ações voltadas à, 45
      dimensão da, 44
  no processo de locução, 188
    na audiodescrição, 188
  velocidade da, 165
    do profissional da voz, 165
      enfoque, 165
      na atuação fonoaudiológica, 165
Falar
  em público, 108, 113
    situação de, 108, 113
      comunicação profissional na, 108
        contribuição fonoaudiológica
          para, 108
        importância da voz na, 113
FES (Estimulação Elétrica Funcional), 320
Fluência
  na fotobiomodulação, 226

FNI (Ficha de Notificação Individual), 217q
  correspondência, 216q
    por aproximação do conteúdo, 216q
  desempenho nas atividades, 216q
  indicadores, 216q
  qualificadores genéricos, 217q
    da CIF, 217q
  relacionada com os códigos CIF, 214f
Fonoaudiologia
  em telesserviços, 29
    mais de 30 anos de, 29
Fonoaudiólogo
  atuação do, 98
  e o locutor, 98
  papel do, 117-128
    na comunicação, 117-128
      autoavaliação, 120
      avaliação, 120
        da expressividade, 122q
      e equidade de gênero, 126
      em diferentes gerações, 127
      preparação para apresentação, 125
      programas de desenvolvimento, 125
      tarefas de comunicação, 128
    na liderança, 117-128
      e equidade de gênero, 126
      em diferentes gerações, 127
      evolução do trabalho, 119
      programas de desenvolvimento, 125
Fonte de Voz
  avaliação da, 329-350
    acústica, 329-350
    aerodinâmica, 329-350
      análise, 343
      fatores de controle, 332
      geração de som, 330
      gravação, 335, 339
        procedimentos de, 339
      perspectiva, 350
Forró
  voz profissional cantada no, 265
  atuação *in loco* na, 265
Fotobiomodulação
  aplicada à voz profissional, 223-234
    efeitos terapêuticos da, 227
      analgesia, 229
      desempenho muscular, 227
      edema, 227
      fotobiomodulação sistêmica, 230
      inflamação, 227
      regeneração tecidual, 229
      relaxamento muscular, 228

fundamentos básicos, 223
    dosimetria, 225
    princípios, 223, 224
        da fotobiomodulação, 224
        físicos, 223
    laserterapia, 230
        aplicabilidades clínicas, 231
Funcionalidade
    humana, 203f
        modelo integrador da, 203f
        segundo a CIF, 203f

## G

Gênero
    equidade de, 126
        foco em, 126
            comunicação com, 126
            liderança com, 126
    musicais, 296
        DVI e, 296
            canto erudito, 297
            MCC, 296
            sonoridade e, 297
            voz na música tradicional, 296
Geração(ões)
    de som, 330
    diferentes, 127
        foco em, 127
            comunicação com, 127
            liderança com, 127
    tipos de, 155
        na comunicação profissional, 155
        principais características, 155
Gesto(s)
    e a voz do jornalista, 56
Gravação
    equipamento, 335
    procedimentos de, 339
        calibração, 341
        como usar, 341
        *software*, 339
        tarefas vocais, 340
    sistema(s), 336
        híbrido, 336
            calibração do, 338

## H

Habilidade(s)
    auditivas, 174q
        possíveis dificuldades e, 174q
            potencialmente relacionadas, 174q

comunicativas, 101
    do locutor, 101
        abordagens fonoaudiológicas, 101
        produção vocal voltada à locução, 101
        bases da, 101
    desenvolvendo, 104
        na locução, 104
            de expressividade, 104
            de interpretação, 104
            de leitura, 104
Hidratação
    e cuidados, 100
        com a saúde vocal, 100
        do locutor, 100

## I

Identidade
    do profissional da voz, 164
        enfoque para, 164
        na atuação fonoaudiológica, 164
IDV (Índice de Desvantagem Vocal), 17
IDV-10 (Índice de Desvantagem
    Vocal – 10), 17
IFV (Índice de Fadiga Vocal), 17
Imitador
    voz do, 61-67
        universo, 65
        contextualização do, 65
Imitador(es)
    entrevistas com, 68-70
        na íntegra, 68-70
            Fabiano Juffu, 68
            Rapha Vélez, 68
            Thiago Gonçalo, 69
    universo do, 65
        contextualização do, 65
Inflamação
    fotobiomodulação na, 227
Influenciador(es)
    digitais, 161
        voz profissional dos, 161
        contextos, 161
Informação
    e credibilidade, 52
        na voz do jornalista, 52
Intenção
    comunicativa, 58
        na voz do jornalista, 58
Interpretação
    habilidades de, 104
        desenvolvendo, 104
        na locução, 104

Intervenção
  fonoaudiológica, 5, 18
    com foco em expressividade, 5
    em professores, 18
Intervenção
  na voz profissional, 174
    sugestões de estratégias para, 174
      treinamento auditivo, 176
Irradiância
  expressa, 226
  na fotobiomodulação, 226

## J
Jogo(s)
  associados a *esports*, 158q
  gêneros mais comuns, 158q
Jornalista
  voz do, 51-58
    atuação fonoaudiológica, 54
      articulação, 55
      caminhando para o futuro, 58
      gestos, 56
      intenção comunicativa, 58
      linguagem, 57
      prosódia, 56
      voz, 55
    comunicação na mídia, 51
    credibilidade, 52
    informação, 52

## L
Laringe
  posicionamento em, 323f
    de eletrodos, 323f
LASER (*Light Amplification by Stimulated Emission of Radiation*/Amplificação de Luz por Emissão Estimulada de Radiação), 223
Laserterapia
  aplicada à voz profissional, 230
    aplicabilidades clínicas, 231
LED (*Light-Emitting Diode*/Diodo Emissor de Luz), 223
Leitura
  expressiva, 6
    oficina de, 6
      conteúdo da, 7
      proposta da, 6
    habilidades de, 104
      desenvolvendo, 104
      na locução, 104
LIAAC (Laboratório Integrado de Análise Acústica e Cognição), 7

Liderança
  papel na, 117-
    do fonoaudiólogo, 117-
LIF Voz (Laboratório de Investigação Fonoaudiológica em Voz), 23
Linguagem
  na voz do jornalista, 57
Lista
  de sinais, 16
    e sintomas, 16
  de voz, 16
Locução
  na audiodescrição, 185-196
    assessoria em, 185-196
      comunicação oral, 188
      enfoque legal no Brasil, 186
    prática, 192
      atividades, 192
      princípios, 192
      processo, 188
        fala no, 188
        voz no, 188
    produção vocal voltada à, 101
      bases da, 101
    radiofônica, 95
      a locução além-rádio, 95
Locutor(es)
  atuação fonoaudiológica com, 95-106
    cuidados com a saúde vocal, 99
    demanda vocal, 97
    fonoaudiólogo e o, 98
    habilidades comunicativas do, 101
      abordagens fonoaudiológicas, 101
      produção vocal voltada à locução, 101
        bases da, 101
      locução radiofônica, 95
        além-rádio, 95

## M
MASER (*Microwave Amplification by Stimulated Emission of Radiation*), 223
MCC (Música Comercial Contemporânea)
  DVI e, 296
Mídia
  comunicação na, 51
Modulação Vocal
  do profissional da voz, 166
    enfoque para, 166
    na atuação fonoaudiológica, 166
Mundo Corporativo
  voz profissional no, 164
    contexto, 164

# ÍNDICE REMISSIVO

Música
  tradicional, 296
    DVI e, 296

# N

Novo(s) Profissional(is)
  da voz, 157
    atuação fonoaudiológica para, 164
      autonomia, 164
      conhecimento do público-alvo, 165
      conteúdo, 165
      estética, 165
      estilo, 164
      expressão corporal, 166
      identidade, 164
      modulação vocal, 166
      precisão articulatória, 165
      recursos de ênfase, 166
      resistência, 165
      velocidade de fala, 165
    seus contextos, 157
      do *esports*, 158
      empreendedores, 163
      influenciadores digitais, 161
      mundo corporativo, 164
NR (Norma Regulamentadora), 29
  17, 30
    anexo II, 30
    PSV, 30

# O

Oficina
  de leitura, 6
    expressiva, 6
      conteúdo da, 7
      proposta da, 6
Onda
  comprimento de, 225
  na fotobiomodulação, 225

# P

PCMSO (Programa de Controle Médico e Saúde Ocupacional), 30
PCV (Programa de Conservação Vocal), 30
PEED (Protocolo de Estratégias de Enfrentamento na Disfonia), 17
Perícia
  em teleserviços, 42
Personagem
  voz da, 83
    construção da, 83

Potência
  na fotobiomodulação, 225, 226
    densidade de, 226
PPAV (Protocolo do Perfil de Participação e Atividades Vocais), 17
Precisão
  articulatória, 165
    do profissional da voz, 165
      enfoque para, 165
      na atuação fonoaudiológica, 165
Preparação Vocal
  cênica, 81
    composição sonora, 83
    exercícios propostos, 84
      aquecimento vocal, 84
      articulação, 85
      desaquecimento vocal, 84
      emoção vocal, 85
      respiratórios, 84
    urgência vocal, 88
      em atrizes-cantoras, 88
    voz da personagem, 83
      construção da, 83
Processamento Auditivo
  voz profissional e, 169-182
    casos, 179
    controle, 169
      da fala, 169
      da voz, 169
    dificuldades relatadas, 174*q*
      habilidades auditivas relacionadas, 174*q*
    estimulação, 173
    intervenção, 174
      estratégias para, 174
    resultados do treinamento auditivo, 182
      no trabalho de aperfeiçoamento, 182
        da comunicação profissional, 182
Produção Vocal
  no teatro musical, 303-311
    atuação, 303-311
      fonoaudiológica, 303-311
        atendimento do cantor, 307
      pedagógica, 303-311
        aplicações no treinamento, 308
Professor(es)
  avaliação de, 15
    vocal, 15
  intervenção em, 18
    fonoaudiológica, 18
  voz do, 11-23
    abordagens em diferentes contextos, 21
      da comunicação oral, 21
      da saúde vocal, 21

contextualização da, 11
    no trabalho docente, 11
distúrbios vocais, 13
    prevalência de, 13
Programa(s)
    de desenvolvimento, 125
        papel do fonoaudiólogo nos, 125
            de comunicação, 125
            de liderança, 125
Prosódia
    na voz do jornalista, 56
Protocolo
    DVRT, 200
        definição de, 200
        fatores de risco, 201
    PRRD-Geral (Protocolo de Rastreio de Disfonia Geral), 16
$P_{Sub}$ (Pressão Subglótica), 332
PSV (Programa de Saúde Vocal), 30
    gerenciamento do, 32
        atendimentos de urgência, 36
        avaliações vocais, 35
            admissional, 35
            demissional, 35
            periódica, 35
        encaminhamento, 36
            para atendimento clínico externo, 36
        ergonomia vocal, 35
            avaliações da, 35
        exercícios vocais regulares, 35
            em grupo, 35
        fluxograma do, 33f
        palestras, 35
        treinamentos, 35
    plano de ação do, 34f
        fluxograma do, 34f
PTP (Limite da Pressão de Fonação), 348
    relevância de, 349
        clínica, 349
        pedagógica 349
        terapêutica, 349
Público-Alvo
    conhecimento do, 165
    do profissional da voz, 165
        enfoque, 165
            na atuação fonoaudiológica, 165

## Q
Questionário
    de autorregulação, 17
    reduzido, 17
QVV (Protocolo de Qualidade de Vida em Voz), 17

## R
Rapha Vélez
    entrevista com, 68
Reabilitação Fonoaudiológica
    da voz profissional cantada, 237-247
        exercícios, 243
            com sons facilitadores, 244
            de articulação, 246
            de competência fonatória, 244
            de respiração, 243
            de ressonância, 245
            de trato vocal semiocluído, 244
Regeneração
    tecidual, 229
        fotobiomodulação na, 229
Relaxamento
    muscular, 228
        fotobiomodulação no, 228
Resistência
    do profissional da voz, 165
        enfoque, 165
            na atuação fonoaudiológica, 165
Respiração
    exercícios de, 243
        na reabilitação fonoaudiológica, 243
        de cantores, 243
    na preparação vocal, 85f
        cênica, 85f
Ressonância
    exercícios de, 245
        na reabilitação fonoaudiológica, 245
        de cantores, 245
Risco(s) Ocupacional(is)
    a saúde vocal, 38
        nos telesserviços, 38
            ajustes vocais, 39
            alimentação, 40
            fatores emocionais, 40
                influência dos, 40
            hidratação, 42
            quadros, 39
                alérgicos, 39
                inflamatórios, 39
            ruído ambiental, 41

## S
Saúde Vocal
    do locutor, 99
        cuidados com a, 99
            aquecimento da voz, 100
            desaquecimento da voz, 100
            hidratação, 100

do professor, 21
  abordagens da, 21
    em diferentes contextos, 21
  em telesserviços, 29-47
    fonoaudiologia em, 29
      mais de 30 anos de, 29
    ocupacional do teleoperador, 30
      dimensão da, 30
        assistência técnica pericial, 42
        gerenciamento do PSV, 32
        perícia, 42
        riscos ocupacionais, 38
*Screening Index*
  *for voice disorders*, 17
Sertanejo
  voz profissional cantada no, 265
    atuação *in loco* na, 265
Similaridade(s)
  na atuação fonoaudiológica, 251-257
    nos cantos popular, 251-257
    e erudito, 251-257
Som(ns)
  facilitadores, 244
    exercícios com, 244
    na reabilitação fonoaudiológica, 244
  geração de, 330
Sonoridade
  e gênero musical, 297
    DVI, 297
Sotaque
  aspectos gerais, 131
  atuação fonoaudiológica, 131-154
    perspectivas na, 131-154
    princípios gerais da, 134
  avaliação fonoaudiológica, 136
    estrangeiro, 145
      análise da fala, 147
      avaliações complementares, 148
      coleta da fala, 147
      entrevista, 147
      escala de controle fonológico, 146q
      objetivo do cliente, 146
    regional, 137
      análise da fala, 139
      avaliações complementares, 145
      coleta da fala, 139
      curva entoacional, 144f
      entrevista inicial, 137
      objetivos do cliente, 137
      QARSEF, 139q
      sugestão de palavras, 141q
      texto para, 141q

treinamento para modificação de, 148, 150
  estrangeiro, 150
  regional, 148, 153
    análise de fala, 153
    articulatório, 149
    identificação dos alvos, 148
    prosódico, 148
  variação linguística, 133f
    esquema teórico relacionado, 133f
SSPS (*Self-Statements During Public Speaking*), 110

# T

TACCOM (Teste de Autoavaliação de Competência Comunicativa), 111q
Tarefa(s)
  de comunicação, 128
    papel do fonoaudiólogo nas, 128
Teatro Musical
  produção vocal no, 303-311
    atuação na, 303-311
    fonoaudiológica, 303-311
      atendimento do cantor, 307
    pedagógica, 303-311
      aplicações no treinamento, 308
Teleoperador
  saúde vocal do, 30
    ocupacional, 30
      dimensão, 30
Telesserviço(s)
  expressividade em, 29-47
    dimensão da, 44
    de fala, 44
    vocal, 44
  fonoaudiologia em, 29
    mais de 30 anos de, 29
  saúde vocal em, 29-47
    fonoaudiologia em, 29
      mais de 30 anos de, 29
    ocupacional do teleoperador, 30
      dimensão, 30
        assistência técnica pericial, 42
        gerenciamento do PSV, 32
        perícia, 42
        riscos ocupacionais, 38
Tempo
  na fotobiomodulação, 225
TENS (Neuroestimulação Elétrica Transcutânea), 318
Thiago Gonçalo
  entrevista com, 69
TPAC (Transtornos do Processamento Auditivo Central), 170

Trabalho
  docente, 11
    contextualização no, 11
    da voz do professor, 11
Trato Vocal
  semiocluído, 244
    exercícios de, 244
      na reabilitação fonoaudiológica, 244
Treinamento
  do cantor, 308
    de teatro musical, 308
      aplicações pedagógicas no, 308
  na voz profissional, 176, 178, 182
    auditivo, 176, 182
      fechamento auditivo, 177
      figura-fundo, 177
      integração binaural, 178
      objetivo, 176
      ordenação temporal, 176
      resolução temporal, 176
      resultados, 182
      separação binaural, 178
    dos aspectos que envolvem
      a comunicação, 178
      habilidades a serem desenvolvidas, 178
      objetivo, 178
    metacognitivo, 178
      estratégias, 179
      objetivo, 178

## U

Urgência Vocal
  em atrizes-cantoras, 88
  em atores-cantores, 88
URICA – VOZ, 17

## V

Velocidade
  de fala, 165
    do profissional da voz, 165
      enfoque para, 165
        na atuação fonoaudiológica, 165
Voz(es)
  da atriz, 71-92
    ERIV.DS, 73
    preparação vocal cênica, 81
      composição sonora, 83
      exercícios propostos, 84
        aquecimento vocal, 84
        articulação, 85
        desaquecimento vocal, 84
        emoção vocal, 85
        respiratórios, 84
    voz da personagem, 83
      construção da, 83
    urgência vocal, 88
      em atrizes-cantoras, 88
  distorcidas, 285
    aspectos das, 285
    perceptivo-auditivos, 285
  do ator, 71-92
    ERIV.DS, 73
    preparação vocal cênica, 81
      composição sonora, 83
      exercícios propostos, 84
        aquecimento vocal, 84
        articulação, 85
        desaquecimento vocal, 84
        emoção vocal, 85
        respiratórios, 84
    voz da personagem, 83
      construção da, 83
    urgência vocal, 88
      em atrizes-cantoras, 88
  do dublador, 61-67
    cuidado com o ator, 63
      atuação fonoaudiológica no, 63
      atualidades fonoaudiológicas no, 63
    universo da dublagem, 61
      contextualização do, 61
  do imitador, 61-67
    universo, 65
      contextualização do, 65
  do jornalista, 51-58
    atuação fonoaudiológica, 54
      articulação, 55
      caminhando para o futuro, 58
      gestos, 56
      intenção comunicativa, 58
      linguagem, 57
      prosódia, 56
      voz, 55
    comunicação na mídia, 51
    credibilidade, 52
    informação, 52
  do locutor, 100
    aquecimento da, 100
    desaquecimento da, 100
  do professor, 11-23
    abordagens em diferentes contextos, 21
      da comunicação oral, 21
      da saúde vocal, 21
    contextualização da, 11
      no trabalho docente, 11
    distúrbios vocais, 13
      prevalência de, 13

fonte de, 329-350
   avaliação da, 329-350
      acústica, 329-350
      aerodinâmica, 329-350
   importância da, 113
      na situação, 113
         de falar em público, 113
   na dublagem, 61
      contextualização do universo da, 61
      documentários narrativos, 63
      localização, 62
      voz original, 62
   no processo de locução, 188
      na audiodescrição, 188
   novos profissionais da, 157
      atuação fonoaudiológica para, 164
         autonomia, 164
         conhecimento do público-alvo, 165
         conteúdo, 165
         estética, 165
         estilo, 164
         expressão corporal, 166
         identidade, 164
         modulação vocal, 166
         precisão articulatória, 165
         recursos de ênfase, 166
         resistência, 165
         velocidade de fala, 165
      seus contextos, 157
         do *esports*, 158
         empreendedores, 163
         influenciadores digitais, 161
         mundo corporativo, 164
Voz Profissional
   cantada, 237-247, 259-270
      atuação *in loco* na, 259-270
         atendimento, 260
            reflexões acerca do, 269
         artistas de alta demanda, 263
         bastidores, 262
      avaliação fonoaudiológica da, 237-247
         anamnese, 238
         comportamento vocal, 238
         multidimensional, 239
         olhar multidisciplinar, 237
      reabilitação fonoaudiológica da, 237-247
         exercícios para, 243
   e processamento auditivo, 169-182
      casos, 179
      controle, 169
         da fala, 169
         da voz, 169
      dificuldades relatadas, 174q
         habilidades auditivas relacionadas, 174q
      estimulação, 173
      intervenção, 174
         estratégias para, 174
      resultados do treinamento auditivo, 182
         no trabalho de aperfeiçoamento, 182
            da comunicação profissional, 182
   falada, 1-7
      expressividade na, 1-7
         atuação fonoaudiológica, 4
         da fala, 1
         oficina de leitura expressiva, 6
   fotobiomodulação aplicada à, 223-234
      efeitos terapêuticos da, 227
         analgesia, 229
         desempenho muscular, 227
         edema, 227
         fotobiomodulação sistêmica, 230
         inflamação, 227
         regeneração tecidual, 229
         relaxamento muscular, 228
      fundamentos básicos, 223
         dosimetria, 225
         princípios, 223, 224
            da fotobiomodulação, 224
            físicos, 223
      laserterapia, 230
         aplicabilidades clínicas, 231